『十四五』时期国家重点出版物出版专项规划项目

『儿科疾病诊疗规范』丛书

儿科免疫系统疾病诊疗规范

第2版

中华医学会儿科学分会 组织编写

人民卫生出版社
·北 京·

图书在版编目（CIP）数据

儿科免疫系统疾病诊疗规范 / 赵晓东，宋红梅主编. —2 版. —北京：人民卫生出版社，2023.10
ISBN 978-7-117-35295-6

Ⅰ. ①儿… Ⅱ. ①赵… ②宋… Ⅲ. ①小儿疾病 - 免疫性疾病 - 诊疗 - 规范 Ⅳ. ①R729-65

中国国家版本馆 CIP 数据核字（2023）第 181832 号

儿科免疫系统疾病诊疗规范
Erke Mianyixitong Jibing Zhenliao Guifan
第 2 版

主　　编：赵晓东　宋红梅
组织编写：中华医学会儿科学分会
出版发行：人民卫生出版社（中继线 010-59780011）
地　　址：北京市朝阳区潘家园南里 19 号
邮　　编：100021
E - mail：pmph @ pmph.com
购书热线：010-59787592　010-59787584　010-65264830
印　　刷：北京瑞禾彩色印刷有限公司
经　　销：新华书店
开　　本：889 × 1194　1/32　　印张：15.5　　插页：1
字　　数：432 千字
版　　次：2016 年 9 月第 1 版　　2023 年 10 月第 2 版
印　　次：2023 年 10 月第 1 次印刷
标准书号：ISBN 978-7-117-35295-6
定　　价：99.00 元
打击盗版举报电话：010-59787491　E-mail：WQ @ pmph.com
质量问题联系电话：010-59787234　E-mail：zhiliang @ pmph.com
数字融合服务电话：4001118166　E-mail：zengzhi @ pmph.com

编写委员会

总 主 编　桂永浩　王天有

副总主编　孙　锟　黄国英　罗小平　母得志　姜玉武

主　　编　赵晓东　宋红梅

副 主 编　唐雪梅　王晓川　杨　军　吴小川

编　　委（按姓氏笔画排序）

马明圣　中国医学科学院北京协和医院
王晓川　复旦大学附属儿科医院
毛华伟　首都医科大学附属北京儿童医院
卢美萍　浙江大学附属儿童医院
安云飞　重庆医科大学附属儿童医院
孙金峤　复旦大学附属儿科医院
杨　军　深圳市儿童医院
杨　曦　重庆医科大学附属儿童医院
杨思睿　吉林大学白求恩第一医院
吴小川　中南大学湘雅二医院
何庭艳　深圳市儿童医院
宋红梅　中国医学科学院北京协和医院

张志勇　重庆医科大学附属儿童医院
周　纬　上海儿童医学中心
赵晓东　重庆医科大学附属儿童医院
唐雪梅　重庆医科大学附属儿童医院

编写秘书　杨　曦

序　言

第2版“儿科疾病诊疗规范”丛书是在深受欢迎的2016版基础上，本着高质量、高水平、同质化服务儿科人群的宗旨，由中华医学会儿科学分会率领全国儿科资深专家共同编写。

儿童保健和儿科医疗技术的发展日新月异，新理念、新技术、新方法不断涌现，尖端技术和设备不断更新。与此同时，我国有待进一步完善的儿科医疗资源和同质化的医疗质量需要与时俱进、相对统一的行业诊疗规范，并由此规范诊疗行为，缩小和消除不同地域、不同机构和不同医师之间存在的儿科医疗水平和服务效率的差距，提升临床诊治效果和降低诊疗费用。该诊疗规范同时可以作为卫生和健康管理机构培训和评价儿科医师岗位胜任力的宝贵资源。

在第1版所涉及的儿科临床领域基础上，该版的修订新增了儿童消化系统疾病、神经系统疾病、皮肤病、眼科疾病、罕见病、康复和儿科临床营养支持治疗这7个领域的诊疗规范，以及分别扩充了儿童保健和发育行为这两个领域。旨在有利于儿科医师跟踪和应对儿科世界的变化发展、疾病谱的变迁与医疗模式的调整、多维度医疗保健服务模式的建立以及慢性病与慢性病管理等。充分体现了儿科服务对象在行为习惯、社会条件以及环境状况等方面的因素将通过多维度复杂的相互作用对疾病产生影响。该版的修订突出了专业核心能力，并使之与主要实践环节相结合，加入相对成熟的新技术、新方法。在内容丰富的基础上，努力提升系统性、实用性和可读性。为了体现诊治思路且便于快速领会，特别更新突出了诊疗流程图。

使用该套丛书的儿科专业人员，在规范儿科临床服务的同时，可以借此学习儿科以及相关学科国内外新理念、新理论和新技术等新进展。可在一定程度上有助于儿科医疗工作者确定符合客观条件、符合社会需要的日常服务标准及研究方向，有助于选定具有学术意义、学术创新的研究课题，且与国家对儿科临床医学人才的专业素质要求相一致。期待本套丛书成为各级儿科从业人员日常学习和参考的案头工具书，为儿科学科发展起到积极的促进作用！

桂永浩　王天有

2023 年 3 月

前　言

儿童免疫学是儿科学的重要分支，是连接儿科学与基础免疫学的重要桥梁。绝大多数儿科疾病均有免疫机制参与。具体讲，儿科疑难复杂病的诊断、疾病靶标的精准定位、先进的诊疗手段的研发均离不开免疫学。每一名儿科医生都应该掌握必要的免疫学知识，以适应新时代儿科医学的发展。

儿童免疫学涵盖的原发性免疫缺陷病（PID）、儿童过敏性疾病和儿童风湿性疾病，免疫系统功能异常是这几类疾病最重要的发病机制。儿童免疫系统发育特征决定了儿童时期的这几类疾病也具有鲜明的、不同于成人的疾病特点。可见，儿童免疫学涵盖的上述三类经典疾病其实同宗同源，具有深厚的内在联系。还值得强调的是，儿童免疫性疾病许多临床表型也与儿科学各亚学科（专业）密切相关。因此，儿科免疫性疾病的诊疗过程必须采取学科交叉的方法。

近10年是儿童免疫学进入爆发式发展时期，免疫学发展速度非常迅猛，大量的基础和相关转化研究成果如雨后春笋般涌现。随着高通量测序技术的广泛应用，原发性免疫缺陷病致病基因增长到目前的400多个，除经典免疫分子外，表观遗传、核酸和蛋白质稳态维持等一系列相关基因变异导致的原发性免疫缺陷病不断被发现。诸多免疫通路的运行规律以原发性免疫缺陷病病例为研究对象得以破解。众多小分子/大分子药物依托免疫靶点得以发明并应用于临床，多种原发性免疫缺陷病的基因治疗完成了临床试验。同样，儿童风湿病/过敏性疾病的理论研究和临床实践也在飞速发展，人们对感染过程的深入解析，阐明了感染本身的转归规律，也部分阐明了肿瘤发生的多种机制。

《儿科免疫系统疾病诊疗规范》于 2014 年出版，受到了国内儿科医师的一致好评，认为本书实用性强，有效搭建了儿科医学教科书与临床实践之间的桥梁。本书出版后的这些年，很多儿科免疫性疾病在诊断、治疗方面均有较大进展，有鉴于此，有必要对第一版的内容进行更新、修改、充实和提高。

希望该书的再版，能得到广大儿科医师的认同，也恳切希望广大读者在阅读过程中不吝赐教，欢迎发送邮件至邮箱 renweifuer@ pmph.com，或扫描封底二维码，关注“人卫儿科学”，对我们的工作予以批评指正，以期再版修订时进一步完善，更好地为大家服务。

赵晓东

2023 年 8 月

获取图书配套增值内容步骤说明

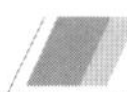

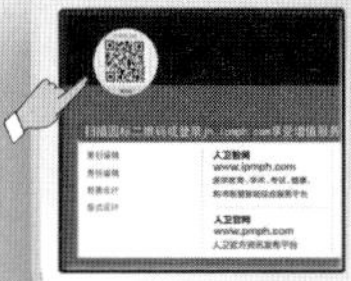

第一步

扫描封底圆形二维码或打开增值服务激活平台（jh.ipmph.com）注册并登录

第二步

刮开并输入激活码激活图书增值服务

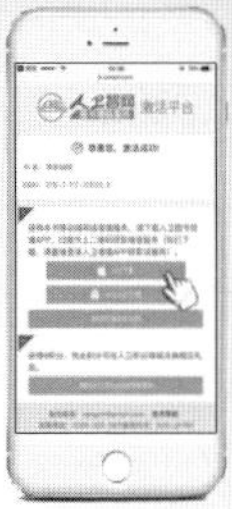

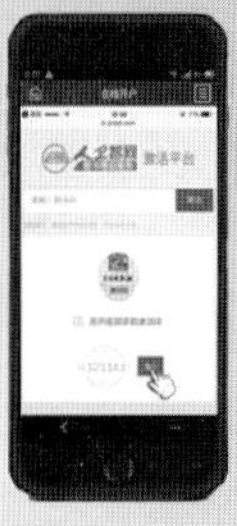

第三步

下载“人卫”APP客户端或打开人卫图书增值网站

第四步

登录客户端
使用“扫一扫”
扫描书内二维码
即可直接浏览相应资源

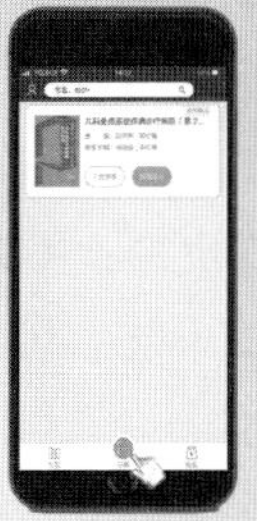

目 录

第一章　儿童免疫学总论

第一节　免 疫 系 统

免疫(immunity)是机体的生理性保护机制，其本质为识别自身，排除异己；具体功能包括：防御感染，清除衰老、损伤或死亡的细胞，识别和清除突变细胞。免疫功能失调可致异常免疫反应，即免疫缺陷、过敏反应、自身免疫、炎症反应和发生恶性肿瘤。

免疫系统由免疫器官、免疫细胞和免疫分子组成。

1. 免疫器官　胸腺和骨髓属于中枢免疫器官，为免疫细胞成熟分化的部位；脾脏、全身淋巴结和黏膜淋巴组织是周围免疫器官，为成熟 T 和 B 淋巴细胞定居和发生免疫应答的场所。

2. 免疫细胞　主要为多能造血干细胞(stem cell，SC)在骨髓微环境中及特殊细胞因子诱导下分化发育而来的淋巴细胞、自然杀伤细胞、单核吞噬细胞、粒细胞、红细胞、肥大细胞和血小板等。SC 发育为淋巴干细胞(lymphoid stem cell，SL)，在骨髓微环境中分化发育为成熟 B 细胞(CD19 阳性)，另一部分 SL 离开骨髓到达胸腺，在胸腺微环境中分化为成熟 T 细胞(CD3 阳性，CD4 或 CD8 单阳性)。CD4T 细胞的功能为调节免疫反应，称为辅助性 T(Th)细胞。Th 细胞进一步分化为许多亚群，如分泌干扰素-γ(IFN-γ)和白细胞介素(interleukin，IL)-2 的 Th1 细胞，分泌 IL-4、IL-5、IL-6 和 IL-8 等的 Th2 细胞，分泌 IL-9 的 Th9 细胞、分泌 IL-17 的 Th17 细胞和分泌 IL-10 的调节性 T(Treg)细胞等。CD8 细胞的主要功能是杀伤抗原，称为细胞毒性 T 细胞(cytotoxic T cell，CTL)。

嗜酸性粒细胞、肥大细胞、上皮细胞、内皮细胞、成骨细胞、破骨细胞、成纤维细胞等也参与免疫反应，广义而言，也属于免疫细胞。

3. 免疫分子　免疫细胞通过合成、分泌和表达免疫分子及其受体发挥生物功能。这些分子包括细胞膜和细胞质内分子，如B细胞抗原受体（B cell antigen receptor，BCR）和T细胞抗原受体（T cell antigen receptor，TCR）、主要组织相容性分子（MHC）、Toll样受体（TLR）、共刺激分子CD40-CD40配体和CD28-CD80/86等；可溶性分子，如免疫球蛋白、补体、各种细胞因子和趋化因子（黏附分子）等参与免疫应答。

（赵晓东）

参考文献

1. 朱平，林文棠. 临床免疫学. 北京：高等教育出版社，2011.

第二节　免疫应答

免疫应答是免疫细胞识别和清除抗原分子的过程，可分4个阶段。

1. 抗原呈递阶段　抗原呈递细胞（antigen-presenting cell，APC）如单核吞噬细胞，树突状细胞（dendritic cell，DC）吞噬、分解抗原，形成MHC-抗原复合物，并将抗原信息呈递给Th细胞。T细胞则通过TCR及其他辅助分子接收抗原信息。

2. 淋巴细胞增殖和分化阶段

（1）增殖阶段：T细胞接受抗原信息，并在共刺激分子作用下开始增殖。

（2）分化阶段：APC的TLR分子与病原相关分子模式（PAMPs）结合，促进APC分泌各种细胞因子，诱导初始T细胞（Th0）向不同T细胞亚群分化，如Th1、TFH（辅助B细胞分泌免疫球蛋白，Ig）、Th17和Treg细胞。Th1、Th2、Th9和Th17细胞扩大免疫和炎症反应。Treg细胞抑制免疫反应和诱导免疫耐受。

3. 免疫效应阶段 免疫效应阶段的目的是清除体内的异源性(抗原)物质,包括微生物、过敏原、肿瘤细胞等。DC、NK 细胞和中性粒细胞等固有免疫细胞在首次接触抗原时吞噬抗原并产生大量炎症因子。T 和 B 淋巴细胞属于适应性免疫细胞,在固有免疫的调节下,对抗原产生特异性免疫反应,具有免疫记忆作用,并反馈性调节固有免疫细胞。

(1) 细胞免疫:是早期抗感染和抗肿瘤最重要的机制。Th1 细胞分泌 IFN-γ 促进 CTL 和 NK 活性,CTL 触发靶细胞凋亡,NK 细胞非特异性杀伤病毒感染和肿瘤靶细胞,IFN-α 和 IFN-β 具有直接抗病原微生物作用等。

(2) 体液免疫:参与感染后期的防御机制。TFH(以往被归入 Th2)细胞辅助 B 细胞产生抗体具有中和抗原的作用。抗体与病原形成免疫复合物有利于吞噬、调理功能。分泌型 IgA 是黏膜局部免疫功能的重要组分。抗体依赖细胞介导的细胞毒作用(ADCC)不需补体参与而直接杀伤靶细胞。

(3) 补体作用:补体活化产物 C3a、C5a 和 C4a 诱导肥大细胞脱颗粒,C3a 和 C5a 促进白细胞趋化性,C4b 具有中和病毒的作用,C5a 诱导膜攻击复合物溶解细胞,C3b 是重要的调理素。

(4) 中性粒细胞:其趋化、吞噬和细胞内杀菌功能依赖于体液因子的调节,包括补体分子、细胞因子和特异性抗体。

在清除抗原物质的同时,免疫反应亦造成炎症损伤:IL-6、IL-1 和 TNF 等促炎症因子促使内皮细胞、成纤维细胞、嗜碱性粒细胞等分泌更大量而广泛的炎症因子,造成炎症反应和免疫性病理损伤。

4. 淋巴细胞凋亡 致病微生物被清除后,大量淋巴细胞通过凋亡形式死亡,使其数量恢复到免疫应答前的水平,少数存活的淋巴细胞成为记忆淋巴细胞。记忆淋巴细胞再次遇到相应致病微生物时,发生即刻免疫反应,是机体重要的抗感染机制。

(赵晓东)

参考文献

1. 朱平，林文棠. 临床免疫学. 北京：高等教育出版社，2011.
2. 李冀，宋红梅. 儿童免疫性疾病的整合分类建议介绍. 中华儿科杂志，2010，48(12):959-963.

第三节　免疫应答失调与疾病

免疫应答的目的是清除抗原物质，维持自身稳定。一旦抗原物质被清除，免疫应答通过 Treg 细胞调节作用和淋巴细胞凋亡等机制，使免疫应答恢复平稳。如若免疫细胞和免疫分子组成的免疫网络发生异常，可发生异常免疫反应：免疫功能持续亢进，发生严重或持久的免疫损伤，将发生炎症性、过敏性和自身免疫性疾病。反之，免疫功能低下，则发生免疫缺陷病和肿瘤。临床医生的任务是维持适当的免疫反应和淋巴细胞凋亡，避免过度或不足的免疫反应，以保持机体的恒定。

一、影响免疫应答的调控因素

影响免疫应答的调控因素众多，大体可分为内因和外因。内因是指宿主的遗传学背景（基因组学），外因则指环境因素对基因功能表达的影响。

（一）遗传背景

主要由单基因突变引起的免疫功能异常，以往称为原发性免疫缺陷病（primary immunodeficiency disease，PID），至 2019 年底已超过 430 种。导致 PID 的多基因突变或多态性亦可能影响免疫网络，导致复杂、广泛的疾病谱，包括自身免疫性、过敏性疾病、肿瘤、抗感染免疫功能低下和严重炎症反应。虽然遗传学背景极为重要，但疾病的临床表型也依赖于环境因素的影响。

（二）年龄

年龄是影响免疫应答的重要因素，传统认为小儿时期，特别是新生儿期免疫系统不成熟。实际上，出生时免疫器官和免疫细胞均已相当成熟，免疫功能低下与未接触抗原，尚未建立免疫记忆有关。

1. 单核/巨噬细胞　因缺乏辅助因子，其趋化、黏附、吞噬、氧化杀菌、产生细胞因子和抗原呈递能力均较成人差。新生儿期接触抗原或过敏原的类型和剂量不同将改变 DC 的免疫调节功能，影响日后的免疫状态。

2. 中性粒细胞　出生后 12 小时内受分娩的刺激，外周血中性粒细胞数较高，72 小时后逐渐下降，继后逐渐上升达成人水平。由于储藏库空虚，严重新生儿败血症易发生中性粒细胞减少。

3. T 淋巴细胞及细胞因子　成熟 T 细胞占外周血淋巴细胞的 80%，出生时淋巴细胞数目较少，6~7 个月时超过中性粒细胞的百分率，6~7 岁时两者相当；此后随年龄增长，逐渐降至老年的低水平。97% 脐血 T 细胞为 CD45RA“初始”T 细胞（成人为 50%），而非 CD45RO 记忆性 T 细胞。新生儿 Th 细胞功能较成人差，以 Th1 细胞为甚。Th2 细胞功能相对占优势，有利于避免母子免疫排斥反应。随抗原反复刺激，T 细胞各项功能逐渐升高。

4. NK 细胞和 ADCC　NK 细胞表面标记 CD56 于出生时几乎不表达，生后 1~5 个月时达成人水平。ADCC 功能仅为成人的 50%，于 1 岁时达到成人水平。

5. B 淋巴细胞及 Ig　胎儿和新生儿 B 细胞不产生 IgG 和 IgA。IgG 和 IgA 分泌型 B 细胞分别于 2 岁和 5 岁时达成人水平。由于 Th2 细胞功能不足，B 细胞不能产生抗荚膜多糖细菌抗体（IgG2），致使 2 岁内婴幼儿易患荚膜细菌感染。IgG 是唯一能通过胎盘的 Ig 类别，发生在妊娠后期。32 周胎儿血清 IgG 浓度低于 400mg/dl，而足月新生儿血清 IgG 高于其母体 5%~10%。生后 3 个月血清 IgG 降至最低点，至 10~12 个月时体内 IgG 均为自身产生，8~10 岁时达成人水平。胎儿期已能产生 IgM，出生后更快，男孩于 3 岁时，女孩于 6 岁时达到成人血清水平。脐血 IgM 水平增高，提示宫内感染。IgA 发育最迟，至青春后期才达成人水平。分泌型 IgA 于新生儿期不能测出，2 个月时唾液中可测到，2~4 岁时达成人水平。

6. 补体和其他免疫分子 母体的补体不转输给胎儿，新生儿补体经典途径（CH50、C3、C4和C5）活性是其母亲的50%~60%，生后3~6个月达到成人水平。旁路途径的各种成分发育更为落后，以未成熟儿为甚。新生儿血浆纤连蛋白浓度仅为成人的1/3~1/2，未成熟儿则更低。未成熟儿甘露糖结合血凝素（MBL）至生后10~20周达足月新生儿水平。

（三）营养

营养素作为免疫细胞和免疫分子的物质基础，是正常免疫应答的保证。营养素也通过免疫调节，参与免疫反应。一种营养素缺乏，可影响其他营养素吸收和生物学功能，使其对免疫应答的影响更为复杂。

1. 蛋白质-热能营养不良 广泛的免疫功能损伤包括固有免疫反应（黏膜屏障、DC、中性粒细胞）和适应性免疫反应（抗原特异性抗体产生、胸腺萎缩、T细胞数量减少、以CD4T细胞尤甚、淋巴细胞增殖反应降低、产生细胞因子能力受损等）。严重的蛋白质-热能营养不良总伴有微量营养素（微量元素和维生素）缺乏，更加重了免疫功能损伤。

2. 微量元素缺乏 锌参与100多种金属酶功能活性，缺乏会引起胸腺萎缩、T细胞数减少和功能缺失，吞噬细胞也受到影响。铁缺乏主要影响T细胞增殖和产生细胞因子，降低中性粒细胞氧化杀菌功能和抑制IgG亚类合成。其他影响免疫功能的微量元素有：铜、镁、钙、钴和硒。

3. 维生素缺乏 维生素A缺乏引起T细胞生长、活化和分化障碍，阻碍记忆性T细胞形成，降低特异性抗体生成。近年证实维生素D缺乏引起感染易感性、自身免疫性和过敏性疾病。其他影响免疫功能的维生素有维生素B_1、B_2、B_6、B_{12}、C、E，生物素，泛酸，叶酸和烟酸。

（四）感染

几乎所有感染均可引起一过性免疫功能低下，人类免疫缺陷病毒（HIV）感染是典型的例子。感染的临床表型取决于宿主免疫功能状态和病原体毒力两方面，其结果可能是一过性、隐性、显性、潜伏性感染和病原携带状态。应该强调的是:并非免疫应答越强,抗感染免疫效应就越高。一些毒力不强的病原体可引起个别宿主过度的免疫应答,导致严重的炎症,如系统性炎症综合征、巨噬细胞活化综合征等,造成宿主组织损伤,甚至危及生命。感染是许多自身免疫性疾病的诱发因素,如A组溶血性链球菌咽峡炎是风湿热的病因。

(五) 其他影响因素

神经-内分泌系统和免疫系统之间存在双向调节作用,神经递质、内分泌激素及神经细胞分泌的细胞因子共同参与免疫调控,形成网络,以应对内外环境变化,达到协调一致。若该网络失衡,机体稳态被破坏,则可发生各种疾病。药物,特别是抗肿瘤和抗代谢制剂,能抑制免疫细胞,非特异性下调免疫应答。心理压力、抑郁、应激状态、严重外伤、剧烈运动、环境污染、性别和生活方式等都能影响免疫反应。

二、免疫应答失调引起的疾病

免疫应答失调引起的疾病,即免疫性疾病,包括免疫缺陷病、过敏性疾病、自身炎症和自身免疫性疾病、移植排斥反应和肿瘤。许多以往发病机制不明的疾病,现已明确有免疫学机制的参与。由于免疫反应总是伴有炎症反应,炎症反应是免疫反应的一个侧面,可认为以炎症表现的临床疾病,均有免疫性机制的参与。

免疫性疾病临床表现复杂,疾病病程各异,临床诊断和治疗路径难以统一,显得较为混乱。这显然对患儿及其家庭造成诸多不利,也妨碍了我国儿科学学科发展。中华医学会儿科学分会有关学组在循证基础上,已陆续制定部分免疫性疾病的临床诊疗建议或共识,发表在《中华儿科杂志》上,一些疾病的诊疗意见还将相继问世。撰写本书的目的正是为了向广大儿科医师提供可供参考的免疫性疾病临床诊疗规范。

除一般性治疗外,免疫性疾病治疗的共同点是使用免疫调节剂促使失调的免疫应答恢复正常。按照免疫调节剂的功能,可分为免疫抑制剂和免疫增强剂。前者用于抗炎症、抗自身免疫反应、抗过敏、抗移植排斥反应和抗肿瘤,后者用于抗感染、抗过敏和抗肿瘤。总体而言,多数免疫抑制剂的用药指针较为明确,临床疗效易于评估,其中一些制剂已经得到循证支持,并被列为规范化治疗,如 IVIG 治疗急性期川崎病,糖皮质激素、抗代谢药物和单克隆抗体制剂治疗恶性肿瘤、幼年性特发性关节炎和系统性红斑狼疮等,成为公认的一线药物。然而,多数免疫增强剂的用药指针较为模糊,临床疗效不易评估,未被列入规范治疗方案。

当前困扰儿科医生的突出问题是如何正确使用免疫调节剂。首先应明确是否存在免疫功能低下,治疗继发性免疫缺陷病的原则是及早寻找诱因,排除病因后免疫功能即可恢复。大约 80% 的原发性免疫缺陷病存在不同程度低 IgG(或特异性抗体)血症,IVIG 替代治疗是绝对的适应证。少数原发性免疫缺陷病如 IFN-γ/IL-12 及其受体缺陷者可使用 IFN-γ 和 IL-12 治疗。其他免疫增强剂对原发性免疫缺陷病并无疗效。儿科医生应正确掌握免疫调节剂的使用,避免盲目性,使广大患儿从中受益。

(赵晓东)

参考文献

1. BOUSFIHA A, JEDDANE L, PICARD C, et al. Human Inborn Errors of Immunity: 2019 Update of the IUIS Phenotypical Classification. Journal of Clinical Immunology, 2020, 40(1): 66-81.
2. GATENBY P, LUCAS R, SWAMINATHAN A. Vitamin D deficiency and risk for rheumatic diseases: an update. Current Opinion In Rheumatology, 2013, 25(2): 184-191.

第二章　原发性免疫缺陷病

第一节　原发性免疫缺陷病概述

免疫缺陷病(immunodeficiency,ID)系免疫细胞或其组成成分量或质的变化,导致机体对多种病原体易感性显著增高的一组疾病。根据病因及发病机制不同,免疫缺陷病可分为由先天遗传性因素所致的原发性免疫缺陷病(primary immunodeficiency,PID)、生后环境因素或其他原发疾病所致,当去除不利因素后免疫功能可恢复正常的继发性免疫缺陷病(secondary immunodeficiency)或称免疫功能低下(immunocompromised),或继发于人类免疫缺陷病毒(HIV)感染所致即获得性免疫缺陷综合征(acquired immunodeficiency syndrome,AIDS)。

1940 年以前即有数种 PID 被描述,包括 Thorpe 和 Handley 于 1929 年描述的皮肤黏膜念珠菌病(mucocutaneous candidiasis),1926 年 Syllaba 和 Henner 描述的毛细血管扩张、共济失调(ataxia-telangiectasia)综合征和 1937 年 Wiskott 描述的湿疹、血小板减少伴免疫缺陷综合征(Wiskott-Aldrich syndrome)。细胞免疫缺陷最初于 1950 年由 Glanzmann 和 Riniker 描述,1958 年 Hitzig 则发现抗体缺陷和细胞免疫缺陷在一个患者同时存在,称为瑞士型无丙种球蛋白血症。1952 年,Bruton 报道了先天性无丙种球蛋白血症。此后的 1954 年,第一例获得性无丙种球蛋白血症(当时的名称)成年病例,亦即普通变异型免疫缺陷病由 Sanford 报道。从此原发性免疫缺陷病作为免疫系统遗传病受到广泛的关注和研究,不仅使该类疾病的防治水平迅速提高,更因为 PID 作为人类免疫系统的基因突变模型,为免疫学的发展作出了巨大贡献。

1. 定义 免疫缺陷病(immunodeficiency disorders)系指免疫系统一个或多个组分异常,导致感染易感性增高的一组异质性疾病。原发性免疫缺陷病由涉及免疫功能的基因突变引起,多为单基因遗传性疾病。PID 以反复感染为突出特点,亦可伴有自身免疫、恶性肿瘤、过敏及炎症反应性疾病。随着对免疫相关基因的不断解析,越来越多的单基因突变被发现主要导致自身免疫、炎症反应等免疫失调临床表型,远远超出了既往固有的免疫功能“缺陷”导致“感染”的认识。因此,现在将原发性免疫缺陷病更名为免疫出生错误(inborn errors of immunity,IEI)。

由于 PID 是一类遗传性疾病,症状出现时间通常偏早,于婴幼儿时期即出现反复感染者多见。但是,也有不少 PID 病患可在青春期甚至成年期才出现症状。

2. 发病率和患病率 PID 属罕见病,基于人群的发病率数据总体缺乏。目前西方国家患病率主要以病例登记方式获得,部分开展 PID 新生儿筛查国家阐明了某些 PID(如 SCID)的准确发病率。如瑞士人口为 700 万,报告病例为 518 例;挪威人口为 445 万,报告病例数为 372 例,提示 PID 的患病率约为 1/10 000 活产婴。更近的流行病学研究显示,北美、欧洲多国的有明显症状的 PID 总体患病率可达 1/2 000 活产婴,可能与筛查、诊断手段不断提高有关。

我国尚无 PID 发病率和患病率资料。我国 PID 分子诊断水平近年来大幅度提高,尤其是高通量测序的广泛临床应用,促进了大量 PID 患儿确诊,包括多种极为罕见的病种。全国确诊病例总数达数千例,但仍可能有大量 PID 患儿漏诊,并未接受及时有效的治疗。在我国开展 PID 新生儿筛查十分重要,不仅将提供重要 PID 病种的发病率数据,更对 PID 精准治疗和全生命周期管理奠定基础。

3. 我国 PID 防治的现状和发展趋势 1988 年北京儿童医院冯雷医生编写《原发性免疫缺陷病》一书,介绍了国外 PID 诊治情况,并收集了零散的国内资料。中华医学会儿科学分会免疫学组亦在其后多年里在全国各地举办有关免疫缺陷病学习班,在专业期刊上撰写讲座,组织病例讨论和进行问题解答,进一步在早期阶段促进了儿科医师对 PID 的关注。由于 PID 是临床表型极为复杂的异质性疾病群，确诊有赖于免疫学筛查、免疫功能分析和分子诊断，1998 年第四届全国儿科免疫学会制定了 PID 的诊断筛查步骤，拟定了覆盖全国的 14 个 PID 诊断中心、建立 PID 登记制度。中国香港大学儿童和青少年医学系在帮助中国内地 PID 临床实践和研究方面作出了巨大贡献，牵头建设了 PID 病例登记网站，为内地 PID 疑似患儿提供免费基因分析。正是由于基因确诊的 PID 病例不断增多，广大儿科医师逐步认识到 PID 的真实存在，吸引了更多的儿科医师从事免疫专业，建立起对 PID 的兴趣。

正是基于多年来对 PID 的诊断和治疗进行广泛的基础教育和具体临床实践，儿科医生和患儿家庭均提高了对 PID 警惕，诊断方法也大为改善，疑似和确诊患儿数量在进入 2000 年后成倍增长，尤其是近 5 年更为突出。PID 患儿数量的增加，患儿家属对 PID 确诊和治疗的期盼，都从一个侧面反映了社会的需要。我国社会经济持续、快速地发展，社会对医疗服务不断提出新的需求，疾病谱也相应发生极大的变化。在我国优生优育的国策指引下，作为单基因遗传病的 PID 愈来愈受到社会和政府部门的重视。

我国 PID 临床实践和研究的发展阶段始于 7~8 年前，表现在广大医生，甚至群众对 PID 的认知度明显提高，疑似和确诊的患儿明显增加，更多的患儿父母和家庭成员期盼对患儿进行确诊和治疗，采用基因或蛋白质水平作出确诊的病例愈来愈多。上海、北京和重庆分别总结了单中心较大系列 PID 分布状况。由于受到疾病临床表型认识不足和诊断方法学的限制，用基因确诊的 PID 主要集中于以下 5 种疾病：X-连锁无丙种球蛋白血症（XLA）、X-连锁高 IgM 综合征（XHIGM）、湿疹血小板减少伴免疫缺陷综合征（WAS）、X-连锁慢性肉芽肿病（XCGD）和 X-连锁重症联合免疫缺陷病（XSCID）。与此同时，单中心、单病种研究业已开展，上海对 XLA 的临床表型和基因型作了较为深入的研究。重庆对 WAS 的临床基因型、回复突变和临床表型的关系，对 XHIM 基因、蛋白表达、临床表型及 T 细胞亚群与自身免疫相关性研究，同时对这两种疾病进行了干细胞移植治疗及系统研究。许多新的 PID 在国内被确诊，如黏附分子缺乏症Ⅰ型（LAD Ⅰ）、X-连锁多内分泌腺病肠病伴免疫失调综合征（IPEX）、白介素 7Rα 缺陷、Ig μ 重链缺陷、白介素 *12Rβ1* 基因突变、*STAT3* 突变性高 IgE 血症和 *DOCK8* 突变所致的高 IgE 综合征等。

静脉注射丙种球蛋白（IVIG）治疗低（无）丙种球蛋白血症在全国范围业已普及，一些地区已将 IVIG 作为医疗保险的基本药物，为治疗 PID 提供了保证。近年上海和重庆成功进行干细胞（主要为骨髓或脐带血干细胞）移植治疗部分 PID（如 SCID、XHIGM、WAS 和 CGD）取得良好效果，成功率为 65%~80%。估计全国接受干细胞移植治疗的 PID 患儿已达 50 余例，一些患儿移植后无病生存长达 6 年以上。

PID 属于慢性疾病，需要长期的随访，随着患儿数量的增多，更应该加强患儿的管理。要转换医疗行为模式，从“单纯生物学模式”转向“心理-社会-生物学模式”。从“以医生为中心”转向“以患者为中心”和“以家庭为中心”的医疗卫生服务。为此，中华医学会儿科学分会免疫学组建立了中国原发性免疫缺陷病关爱中心网站，患儿家长通过网站相互交流、畅谈心得、增强信心，也在网上与医生交谈，查阅有关疾病的知识，进行遗传学咨询。这些活动增强了患儿及家长的信心，改善了患儿的生存质量，获得了积极的社会反响。

对儿科医生和免疫专科医生进行有关 PID 知识的继续教育是持续开展 PID 工作的要素之一。中华医学会儿科学分会免疫学组通过各种形式开展 PID 及相关知识的继续教育活动，儿科期刊是最为有效的教育平台。近 5 年各单位多次组织以 PID 为主题的学术会议或继续教育学习班，通过以上高层次继续教育项目的实施，促进了我国青年一代儿童免疫专科医师的成长，为我国 PID 防治和研究的可持续发展奠定了良好的基础。

经过对 PID 认知的启蒙阶段和发展阶段，我国正进入 PID 研究的成熟发展期。所谓“成熟”是指 PID 的基本知识在儿科医生，甚至一般群众中更为普及；PID 诊疗中心的诊治能力进一步提高，从而提高 PID 早期确诊率和患儿生存率，改善患儿生存质量。为此，我国儿科免疫专科医生在今后 5~10 年里应关注以下几项工作。

1. 建立 PID 早期识别线索体系 PID 的共同临床表现是反复、严重和难治的感染。虽然现在西方国家常用的所谓“十大预警症状”被视为经典临床线索,但即使在发达国家也要向一般医生和群众解读哪些是疑似 PID 的高危因素。而且,由于尚缺乏可靠的临床证据,上述警示症状预测价值仍十分有限。再者,我国国情与西方国家相差很大,结合我国国情,制定自己的临床疑似诊断意见或早期识别的线索体系十分必要。

2. 完善 PID 免疫功能分析和分子诊断平台建设 PID 的确诊有赖于深度的免疫功能分析和基因/蛋白分析,实验室和技术体系建设尤为重要。应统筹全国的 PID 诊治中心,分工合作,规范结合临床疑似诊断的实验室筛查路径。

3. 加强疾病登记,开展多中心合作 尽管多中心 PID 单病种或多病种研究已在我国开展,由于各中心的疾病分类和诊断标准不尽一致,其结果也不相同。部分病例在不同中心同时就诊,必然纳入多个中心的观察,造成病例的重复登记。因此,至今国内发表的资料均不能反映我国 PID 的真实情况,急需建立和认真实行多中心联合的全国性疾病登记制度。

4. 适时开展新生儿筛查 发达国家的经验表明新生儿筛查 PID,特别是重症联合免疫缺陷病(severe combined immunodeficiency, SCID),早期确诊并予以及早治疗(干细胞移植)是拯救患儿生命,改善其生活质量的有效措施。对于减低社会经济负担,提高成本-效益比率也有不可低估的作用。新生儿外周血淋巴细胞绝对计数是很重要的提示线索,凡<3 000/μl 者,应考虑 SCIDs 的可能性,进行进一步免疫学和基因分析。采用 T 细胞抗原受体组装过程中产生的 T 细胞剪切环(TRECs)进行 SCID 的新生儿筛查已被证明是行之有效的办法,目前在美国 16 个州和我国台湾省已实施。我国应考虑将 TRECs 检测纳入现在运行的纸片法新筛体系,以便早期发现 SCID 患儿,及时实施救治。

5. 开展科学研究,阐明人体免疫系统运行机制和发现新型 PID PID 是研究人体免疫系统运行机制的绝佳天然模型,也是近年来免疫学研究的热点领域。对一些疑难 PID 的探索有望发现新基因并阐明其功能。比如高 IgE 血症易于发生感染的原因是因 STAT3 依赖性 Th17 细胞缺乏所致,这一结果让人们认识到 STAT3、IgE 和 Th17 细胞三者的关系。以前认为巨噬细胞活化综合征(MAS)并非遗传性疾病,但现在已经发现众多病例可能具有“双基因”突变遗传基础。

6. 加强 PID 培训与公众教育 应当继续 PID 的培训,不断提升基层医生对 PID 的认知力,还包括扩大 PID 社会影响力,吸引政府、公众、企业、慈善基金参与 PID 救助,力争建立全社会参与的 PID 诊疗、心理辅导和研究系统。希望在不久的将来,PID 会成为国家疾病预防控制中心重点关注和纳入正规管理的疾病。

(赵晓东)

参考文献

1. BOUSFIHA A, JEDDANE L, PICARD C, et al. Human Inborn Errors of Immunity: 2019 Update of the IUIS Phenotypical Classification. Journal of Clinical Immunology, 2020, 40(1): 66-81.

2. 杨军,赵晓东. 中国原发性免疫缺陷病治疗现状与展望. 中华儿科杂志, 2018, 56(3): 163-165.

3. 朱平,林文棠. 临床免疫学. 北京:高等教育出版社,2011.

第二节 原发性免疫缺陷病分类

目前 PID 的分类是根据 2019 年国际免疫学会联合会(International Union of Immunological Societies, IUIS)公布的最新分类标准,包括了 400 多种缺陷基因所致的 PID,共分为 10 大类:联合免疫缺陷病、其他已明确的免疫缺陷综合征、抗体缺陷为主的免疫缺陷病、免疫失调性疾病,先天性吞噬细胞数目、功能缺陷,天然免疫缺陷,自身炎症性疾病、补体缺陷、骨髓衰竭性疾病和免疫缺陷拟表型,详见表 2-1~2-10。

表 2-1　联合免疫缺陷

疾病名称	致病基因	遗传方式	OMIM	T 细胞	B 细胞	血清 Ig	相关特征
1. 重症联合免疫缺陷病（T-B+ SCID）							
γc 缺陷（IL-2 受体共有 γ 链缺陷，CD132 缺陷）	*IL2RG*	XL	308380	↓↓	正常或↑	↓	NK 细胞↓↓
JAK3 激酶缺陷	*JAK3*	AR	600173	↓↓	正常或↑	↓	NK 细胞↓↓
IL-7 受体 α 链缺陷	*IL7R*	AR	146661	↓↓	正常或↑	↓	NK 细胞正常
CD45 缺陷	*PTPRC*	AR	151460	↓↓	正常	↓	正常 γ/δT 细胞
CD3δ 缺陷	*CD3D*	AR	186790	↓↓	正常	↓	正常 NK 细胞，无 γ/δT 细胞
CD3ε 缺陷	*CD3E*	AR	186830	↓↓	正常	↓	正常 NK 细胞，无 γ/δT 细胞
CD3 ζ 缺陷	*CD247*	AR	186780	↓↓	正常	↓	正常 NK 细胞，无 γ/δT 细胞
Coronin-1A 缺陷	*CORO1A*	AR	605000	↓↓	正常	↓	胸腺存在
LAT 缺陷	*LAT*	AR	602354	正常或↓	正常或↓	↑	典型 SCID 或 CID，腺病，脾大，反复感染，自身免疫现象
2. 重症联合免疫缺陷病（T-B-SCID）							
RAG1 缺陷	*RAG1*	AR	179615	↓↓	↓↓	↓	NK 细胞正常，但移植排斥风险升高，可能是由于 NK 细胞活化

续表

疾病名称	致病基因	遗传方式	OMIM	T 细胞	B 细胞	血清 Ig	相关特征
RAG2 缺陷	*RAG2*	AR	179616	↓↓	↓↓	↓	NK 细胞正常，但移植排斥风险升高，可能是由于 NK 细胞活化
交联修复蛋白 1C (Artemis) 缺陷	*DCLRE1C*	AR	605988	↓↓	↓↓	↓	NK 细胞正常，但移植排斥风险升高，可能是由于 NK 细胞活化，辐射敏感
DNA PKcs 缺陷	*PRKDC*	AR	615966	↓↓	↓↓	可变	NK 细胞正常，辐射敏感，小头畸形
Cernunnos/XLF 缺陷	*NHEJ1*	AR	611290	↓↓	↓↓	↓	NK 细胞正常，辐射敏感，小头畸形
DNA 连接酶 Ⅳ 缺陷	*LIG4*	AR	601837	↓↓	↓↓	↓	NK 细胞正常，辐射敏感，小头畸形
腺苷脱氨酶 (ADA) 缺陷	*ADA*	AR	608958	↓↓	进行性↓	进行性↓	低 NK，骨缺损，可能有肺泡蛋白沉积症，认知缺陷
AK2 缺失	*AK2*	AR	103020	↓↓	↓↓	↓	网状发育不全伴中性粒细胞减少，耳聋
活化 RAC2 缺失	*RAC2*	AD GOF	602049	↓↓	↓↓	↓，特异性抗体反应差	反复细菌和病毒感染，淋巴组织增生；中性粒细胞减少

续表

疾病名称	致病基因	遗传方式	OMIM	T细胞	B细胞	血清 Ig	相关特征
3. 症状较轻的联合免疫缺陷病（CID）							
CD40配体（CD154）缺陷	*CD40LG*	XL	308230	正常或↓	sIgM+IgD+细胞存在，其他缺乏	IgM正常或↑，其他↓	严重机会性感染，先天性中性粒细胞减少症，肝炎和胆管炎，隐孢子虫感染，胆管细胞型肝癌，自身免疫性血细胞减少，外周神经外胚瘤
CD40缺陷	*CD40*	AR	606843	正常	sIgM+IgD+细胞存在，其他缺乏	IgM正常或↑，其他↓	中性粒细胞减少症，机会性感染，胃肠道和肝胆疾病，隐孢子虫感染
ICOS缺陷	*ICOS*	AR	604558	正常	正常	↓反复感染，自身免疫	反复感染，自身免疫，胃肠炎，肉芽肿
ICOSL缺陷	*ICOSLG*	AR	605717	↓	↓	↓	反复细菌和病毒感染，中性粒细胞减少症
CD3γ缺陷	*CD3G*	AR	186740	数目正常，但TCR↓	正常	正常	严重程度可变的免疫缺陷和自身免疫
CD8缺陷	*CD8A*	AR	186910	无D8，CD4正常	正常	正常	反复感染，可能无症状
ZAP-70缺陷（LOF）	*ZAP70*	AR	269840	CD8↓，CD4正常但功能缺陷	正常	正常	可能有免疫失调，自身免疫

续表

疾病名称	致病基因	遗传方式	OMIM	T 细胞	B 细胞	血清 Ig	相关特征
ZAP-70 结合畸形和激活突变	*ZAP70*	AR（LOF/GOF）	617006	CD8↓，CD4 正常或↓	正常或↓	IgA 正常，IgM↓，IgG 正常或↓，有保护性抗体反应	严重自身免疫（大疱性天疱疮，炎症性肠炎）
MHC Ⅰ类缺陷	*TAP1*	AR	170260	CD8↓，CD4 正常，淋巴细胞 MHC Ⅰ缺陷	正常	正常	血管炎，坏疽性脓皮病
MHC Ⅰ类缺陷	*TAP2*	AR	170261	CD8↓，CD4 正常，淋巴细胞 MHC Ⅰ缺陷	正常	正常	血管炎，坏疽性脓皮病
MHC Ⅰ类缺陷	*TAPBP*	AR	601962	CD8↓，CD4 正常，淋巴细胞 MHC Ⅰ缺陷	正常	正常	血管炎，坏疽性脓皮病
MHC Ⅰ类缺陷	*B2M*	AR	109700	CD8↓，CD4 正常，淋巴细胞 MHC Ⅰ缺陷	正常	正常	肺部感染，皮肤肉芽肿，缺乏 β2m 相关蛋白质 MHCI，CD1a，CD1b，CD1c
MHC Ⅱ类缺陷 A 组	*CIITA*	AR	603200	CD4↓，淋巴细胞 MHC Ⅱ 表达减少	正常	正常或↓	发育停滞，呼吸道和胃肠道感染，肝胆道疾病

续表

疾病名称	致病基因	遗传方式	OMIM	T 细胞	B 细胞	血清 Ig	相关特征
MHC Ⅱ类缺陷 B 组	*RFXANK*	AR	603200	CD4↓，淋巴细胞 MHC Ⅱ 表达减少	正常	正常或↓	发育停滞，呼吸道和胃肠道感染，肝胆道疾病
MHC Ⅱ类缺陷 C 组	*RFX5*	AR	601863	CD4↓，淋巴细胞 MHC Ⅱ 表达减少	正常	正常或↓	发育停滞，呼吸道和胃肠道感染，肝胆道疾病
MHC Ⅱ类缺陷 D 组	*RFXAP*	AR	601861	CD4↓，淋巴细胞 MHC Ⅱ 表达减少	正常	正常或↓	发育停滞，呼吸道和胃肠道感染，肝胆道疾病
IKAROS 缺陷	*IKZF1*	AD DN	603023	没有记忆 T 细胞	没有记忆 B 细胞	↓	反复肺部感染，肺孢子菌，早期 CID 发生
DOCK8 缺陷	*DOCK8*	AR	243700	数量下降，幼稚 CD8 T↓，耗竭 CD8 + TEM↑，MAIT、NKT↓，γδT↑，增殖不良，Treg↓伴功能缺陷	总 B 细胞↑，记忆性 B 细胞↓，外周 B 细胞耐受性差	IgM↓，IgG 和 IgA 正常或↑，IgE↑↑，抗体反应差	NK 细胞功能低下，嗜酸性粒细胞增多，反复感染，皮肤的病毒，真菌和葡萄球菌感染，严重特应性/过敏性疾病，肿瘤易感

续表

疾病名称	致病基因	遗传方式	OMIM	T 细胞	B 细胞	血清 Ig	相关特征
DOCK2 缺陷	*DOCK2*	AR	601322	↓	正常	IgG 正常或↓，抗体反应↓	早期侵袭性病毒性疱疹，细菌感染，NK 细胞数量正常但功能缺陷，造血和非造血细胞对干扰素反应↓
Rhoh 缺陷	*RHOH*	AR	602037	数目正常，NaiveT 细胞多样性↓，对 CD3 增殖↓	正常	正常	HPV 感染，肺肉芽肿，传染性软疣，淋巴瘤
STK4 缺陷	*STK4*	AR	614868	CD4↓，NaiveT 细胞↓，TEM 和 TEMRA↑，增殖功能↓	记忆 B 细胞↓	IgM↓，IgG、IgA、IgE↑；抗体反应受损	间歇性中性粒细胞减少症，细菌、病毒（HPV、EBV、软疣）、念珠菌感染，淋巴组织增生，自身免疫性血细胞减少，淋巴瘤，先天性心脏病
TCRα 缺陷	*TRAC*	AR	615387	缺乏 TCRαβ 除了少量 CD3-dim TCRαβ，大部分为 γδT 细胞，增殖功能↓	正常	正常	反复病毒、细菌、真菌感染，免疫失调，自身免疫性疾病，腹泻

续表

疾病名称	致病基因	遗传方式	OMIM	T 细胞	B 细胞	血清 Ig	相关特征
LCK 缺陷	*LCK*	AR	615758	CD4 和 Treg↓，T 细胞多样性受限，TCR 信号↓	正常	IgG/IgA 正常，IgM↑	反复感染，免疫失调，自身免疫性疾病
ITK 缺陷	*ITK*	AR	186973	进行性 CD4T 细胞↓，T 细胞活化↓	正常	血清 Ig 正常或减少	EBV 相关淋巴组织增生，淋巴瘤，免疫失调
MALT1 缺陷	*MALT1*	AR	615468	数量正常，增殖功能↓	正常	数量正常，特异性抗体↓	细菌、真菌、病毒感染
CARD11 缺陷（LOF）	*CARD11*	AR LOF	615206	数量正常，主要为初始 T 细胞，增殖功能↓	正常，主要为过渡性 B 细胞	↓/↓↓	肺孢子菌肺炎，细菌和病毒感染
BCL10 缺陷	*BCL10*	AR	616098	数量正常，记忆 T/Treg↓，对抗原和抗 CD3 增殖功能↓	数量正常，记忆/转化 B 细胞↓	↓	反复细菌、病毒、念珠菌感染，胃肠炎

续表

疾病名称	致病基因	遗传方式	OMIM	T 细胞	B 细胞	血清 Ig	相关特征
IL-21 缺陷	*IL21*	AR	615767	数量正常，功能正常或↓	↓，记忆 B 细胞和转化 B 细胞↓	低丙种球蛋白血症，特异性抗体反应↓，IgE↑	严重早发性结肠炎，反复鼻窦-肺部感染
IL-21R 缺陷	*IL21R*	AR	615207	数量正常，细胞因子产生↓，增殖功能↓	正常，记忆 B 细胞和转化 B 细胞↓		反复感染，肺孢子菌感染，隐孢子虫感染，肝脏疾病
OX40 缺陷	*TNFRSF4*	AR	615593	数量正常，抗原特异性记忆 CD4T↓	数量正常，记忆性 B 细胞↓	正常	对 HHV8 的免疫功能受损，Kaposi 肉瘤
IKBKB 缺陷	*IKBKB*	AR	615592	数量正常，Treg/γ/δT 缺如，TCR 活化受损	数量正常，功能↓	↓	反复细菌、真菌、病毒感染，机会感染
NIK 缺陷	*MAP3K14*	AR	604655	数量正常，增殖功能↓	↓，转化记忆 B 细胞↓	Ig's↓	NK 数量及功能降低，反复细菌、病毒、隐孢子虫感染

续表

疾病名称	致病基因	遗传方式	OMIM	T 细胞	B 细胞	血清 Ig	相关特征
RelB 缺陷	*RELB*	AR	604758	数量正常，多样性功能↓，对丝裂原增殖功能↓，对抗原无反应	B 细胞数量明显↓	正常 Ig 水平但特异性抗体反应受损	反复感染
RelA 单倍剂量不足	*RELA*	AD	618287	正常或↑	正常	正常	慢性皮肤黏膜溃疡，NFkB 活化受损，炎症细胞因子生成减少
Moesin 缺陷	*MSN*	XL	300988	数量正常，增殖和趋化功能↓	数量↓	Ig's 持续性↓	反复细菌感染，水痘，中性粒细胞减少
TFRC 缺陷	*TFRC*	AR	616740	数量正常，增殖功能↓	数量正常，记忆性 B↓	↓	反复感染，中性粒细胞减少，血小板减少
c-Rel 缺陷	*REL*	AR	164910	正常，记忆 CD4↓，增殖功能↓	↓，大部分为 naïve，少数转化记忆 B 细胞，增殖功能↓	↓，特异性抗体反应↓	反复细菌、分枝杆菌、沙门氏菌、机会性病原体感染，固有免疫缺陷

续表

疾病名称	致病基因	遗传方式	OMIM	T 细胞	B 细胞	血清 Ig	相关特征
FCHO1 缺陷	*FCHO1*	AR	613437	↓,增殖功能↓	数量正常	正常	反复感染(病毒、分枝杆菌、细菌、真菌),淋巴组织增生,发育不良,活化引起 T 细胞死亡↑,网格蛋白介导的内吞缺陷

注:SCID/CID 包括:有母体 T 细胞植入的 SCID 婴儿可能有 T 细胞数量正常但功能异常;这些细胞可能导致自身免疫性血细胞减少或移植物抗宿主疾病。一些可导致 SCID 的基因次形态突变,可导致 Omenn 综合征(OS),或"leaky"SCID,或更不严重的联合免疫缺陷表型。与无义突变引起的典型 SCID 相比,OS 和 leaky SCID 可与外周血自体 T 细胞>300/μl 有关,和增殖反应减少而不是缺失。在 RAG12 和其他 SCID 相关基因的等位基因序列中可以发现一系列临床发现,包括典型 SCID、OS、渗漏型 SCID、CID、伴有 T 淋巴细胞减少的肉芽肿、自身免疫和 CD4 T 淋巴细胞减少。这里列出的一些基因可能和 Table7 中列出的一些基因存在临床重叠。

XL:X-连锁遗传;AR:常染色体隐性遗传;AD:常染色体显性遗传;LOF:功能丧失性;GOF:功能获得性;TCR:T 细胞受体;HLH:噬血细胞淋巴组织细胞增生症;FHL:家族性噬血细胞淋巴组织细胞增生症;MDS:骨髓发育不良综合征;FGR:胎儿生长受限;HSM:肝脾大;(H)SM:不同程度肝大;IBD:炎症性肠病;EBV:Epstein-Barr 病毒;HSV:单纯疱疹病毒;HHV6:人类疱疹病毒 6;VZV:水痘带状疱疹病毒;HPV:人乳头瘤病毒;BCG:卡介苗;N:中性粒细胞;M:单核细胞;MEL:黑色素细胞;L:淋巴细胞;NK:自然杀伤细胞;MDC:髓样树突状细胞;NF-κB:核因子 κB;TIR:Toll 和白细胞介素-1 受体;TLR:Toll 样受体;IFN:干扰素;AML:急性粒细胞性白血病;CMML:慢性髓单核细胞白血病。

↓:下降;↓↓:显著下降;↑:增高。

以下同此表。

表 2-2 伴有典型症状的免疫缺陷综合征

疾病名称	致病基因	遗传方式	OMIM	T 细胞	B 细胞	血清 Ig	相关特征
1. 伴先天性血小板减少性的免疫缺陷							
Wiskott-Aldrich 综合征（WAS LOF）	*WAS*	XL	300392	数量进行性↓、抗 CD3 反应异常	数量正常	IgM↓，抗多糖抗体反应↓、IgA 和 IgE 常↑	血小板减少伴体积减小，湿疹，反复细菌/病毒感染，血性腹泻，淋巴瘤，自身免疫性疾病、IgA 肾病，有 XL-血小板减少的患者出现并发症的时间较晚，预期寿命较好，但最终出现与 WAS 相似的并发症
WIP 缺陷	*WIPF1*	AR	602357	↓，抗 CD3 反应缺陷	正常或↓	IgE↑，其余正常	血小板减少伴/不伴体积减小，反复细菌和病毒感染，湿疹，血性腹泻，WAS 蛋白缺陷
Arp2/3 介导的细分枝缺陷	*ARPC1B*	AR	604223	正常	数量正常	Ig 和 IgE↑，其余正常	轻度血小板数量减少（体积正常），反复侵袭性感染，结肠炎，血管炎，自身抗体（ANA、ANCA）阳性，嗜酸性粒细胞增多，Arp2/3 缺陷致肌动蛋白细分枝障碍

续表

疾病名称	致病基因	遗传方式	OMIM	T 细胞	B 细胞	血清 Ig	相关特征
2. 除表 2-1 的 DNA 修复障碍性疾病							
共济失调毛细血管扩张症	*ATM*	AR	607585	进行性↓、丝裂原增殖反应↓，新生儿筛查可能有 TRECs 和 T 细胞↓	正常	IgA、IgE 和 IgG 亚类常↓，IgM 单体↑，抗体不同程度↓	共济失调，毛细血管扩张尤其是巩膜，肺部感染，淋巴网状内皮细胞瘤和其他恶性肿瘤，甲胎蛋白增高，辐射敏感性增高，染色体不稳定，染色体易位
Nijmegen 断裂综合征	*NBS1*	AR	602667	进行性↓，新生儿筛查可能有 TRECs 和 T 细胞↓	不同程度↓	IgA、IgE 和 IgG 亚类常↓，IgM 单体↑，抗体不同程度↓	小头畸形，特殊面容，淋巴瘤，实体肿瘤，辐射敏感性增高，染色体不稳定
Bloom 综合征	*BLM*（*RECQL3*）	AR	604610	正常	正常	↓↓	身材矮小，特殊面容，光敏性红斑，骨髓衰竭，白血病，淋巴瘤，染色体不稳定
免疫缺陷伴着丝粒不稳及特殊面容，ICF1	*DNMT3B*	AR	602900	正常或↓，PHA 刺激反应可能↓	正常或↓	↓/↓↓，抗体不同程度↓	面部畸形特征，发育迟滞，巨舌，细菌/机会性感染，吸收障碍，恶性肿瘤，染色体 1、9、16 多组态

续表

疾病名称	致病基因	遗传方式	OMIM	T 细胞	B 细胞	血清 Ig	相关特征
免疫缺陷伴着丝粒不稳及特殊面容,ICF2	*ZBTB24*	AR	614064	正常或↓	正常或↓	↓/↓↓,抗体不同程度↓	面部畸形特征,巨舌,细菌/机会性感染;吸收障碍,恶性肿瘤,染色体 1、9、16 多组态
免疫缺陷伴着丝粒不稳及特殊面容,ICF3	*CDCA7*	AR	609937	正常或↓,PHA 刺激反应可能↓	正常或↓	↓/↓↓,抗体不同程度↓	面部畸形特征,巨舌,细菌/机会性感染;吸收障碍,恶性肿瘤,染色体 1、9、16 多组态
免疫缺陷伴着丝粒不稳及特殊面容,ICF4	*HELLS*	AR	603946	正常或↓	正常或↓	↓/↓↓,抗体不同程度↓	面部畸形特征,巨舌,细菌/机会性感染;吸收障碍,恶性肿瘤,染色体 1、9、16 多组态
PMS2 缺陷	*PMS2*	AR	600259	正常	B 细胞↓,转化或未转化	IgA 和 IgG↓,IgM↑,抗体反应异常	反复感染,咖啡牛奶斑,淋巴瘤,结直肠癌,脑部肿瘤
RNF168 缺陷[高辐射敏感性,免疫缺陷,生理缺陷,学习障碍(RIDDLE)综合征]	*RNF168*	AR	612688	正常	正常	IgA 或 IgG↓	身材矮小,轻度运动障碍共济失调,学习障碍(智力正常),可轻微特殊面容或小头畸形,辐射敏感

续表

疾病名称	致病基因	遗传方式	OMIM	T 细胞	B 细胞	血清 Ig	相关特征
MCM4 缺陷	*MCM4*	AR	602638	正常	正常	正常	NK 细胞数量降低，功能障碍，病毒感染（EBV、HSV、VZV），身材矮小，B 细胞淋巴瘤，肾上腺功能不足
X-连锁网状色素紊乱(POLA1 缺陷)	*POLA1*	XL	301220	未知	未知	未知	色素沉着，特征面容，肺和胃肠道受累
POLE1（聚合酶 ε1 亚基）缺陷（FILS 综合征）	*POLE*	AR	174762	正常；T 细胞增殖↓	记忆性 B 细胞↓	IgG2 和 IgM↓，PPS 抗体缺陷	反复呼吸道感染，脑膜炎，特殊面容，青紫，身材矮小
POLE2（聚合酶 ε2 亚基）缺陷	*POLE2*	AR	602670	↓，新生儿筛查 TRECS ↓，抗原增殖反应缺陷	↓↓	低丙种球蛋白血症	反复感染，播散性卡介苗感染，自身免疫病（1 型糖尿病），甲状腺功能减退，面部畸形
连接酶 I 缺陷	*LIG1*	AR	126391	↓，γδ T ↑，丝裂原增殖反应↓	正常	低丙种球蛋白血症，抗体反应↓	反复细菌和病毒感染，发育迟缓，光敏感，辐射敏感，大细胞性红细胞
NSMCE3 缺陷	*NSMCE3*	AR	608243	数量↓，丝裂原和抗原反应↓	正常	IgG 和 IgA 正常，IgM↑，对 PPS 抗体反应↓	重症肺病（病毒性可能），胸腺发育不良，染色体裂断，辐射敏感

续表

疾病名称	致病基因	遗传方式	OMIM	T 细胞	B 细胞	血清 Ig	相关特征
ERCC6L2（Hebo 缺陷）	*ERCC6L2*	AR	615667	↓	↓	正常	面容畸形，小头畸形，骨髓衰竭
GINS1 缺陷	*GINS1*	AR	610608	正常或↓	正常或↓	IgA ↑，IgM 和 IgG ↓	中性粒细胞减少症，胎儿生长受限，NK 细胞极低
3. 胸腺缺陷伴先天性畸形							
DiGeorge 综合征/腭-心-面综合征，染色体 22q11.2 缺失综合征（22q11.2DS）	通常在 22 号染色体大片段缺失（3 Mb）	AD	602054	正常或↓，5% 在新生儿期 CD3T 细胞 <1 500/μl	正常	正常或↓	甲状旁腺功能减退症，心脏圆锥动脉干畸形，咽腭发育不全，特殊面容，智力障碍
DiGeorge 综合征/腭-心-面综合征	不明	散发		正常或↓	正常	正常或↓	甲状旁腺功能减退症，心脏圆锥动脉干畸形，咽腭发育不全，特殊面容，智力障碍
TBX1 缺陷	*TBX1*	AD	602054	正常或↓，可能新生儿筛查 TERCs ↓	正常	正常或↓	甲状旁腺功能减退症，心脏圆锥动脉干畸形，咽腭发育不全，特殊面容，智力障碍
CHARGE 综合征（CHD7 缺陷）	*CHD7*	AD	608892	正常或↓，可能新生儿筛查 TERCs ↓，PHA 增殖反应↓	正常	正常或↓	眼缺损，心脏畸形，后鼻孔闭锁，智力障碍，生殖器和耳畸形，中枢神经系统畸形，有的有 SCID 样表现

续表

疾病名称	致病基因	遗传方式	OMIM	T 细胞	B 细胞	血清 Ig	相关特征
CHARGE 综合征(SEMA3E 缺陷)	*SEMA3E*	AD	608166	正常或↓,可能新生儿筛查 TERCs ↓,PHA 增殖反应↓	正常	正常或↓	眼缺损,心脏畸形,后鼻孔闭锁,智力障碍,生殖器和耳畸形,中枢神经系统畸形,有 SCID 样表现者伴 TRECs 降低
CHARGE 综合征	不明			正常或↓,可能新生儿筛查 TERCs ↓,PHA 增殖反应↓	正常	正常或↓	眼缺损,心脏畸形,后鼻孔闭锁,智力障碍,生殖器和耳畸形,中枢神经系统畸形,有 SCID 样表现者伴 TRECs 降低
翼螺旋裸 FOXN1 缺陷	*FOXN1*	AR	601705	↓↓	正常	↓	重症感染,异常胸腺上皮,免疫缺陷,先天性秃头,甲营养不良,神经管缺陷
FOXN1 单倍体剂量不足	*FOXN1*	AD	600838	出生时↓↓,成年时正常	正常或↓	未知	反复呼吸道细菌和病毒感染,皮肤受累(湿疹、皮炎),甲营养不良
染色体 10p13-p14 缺失综合征(10p13-p14DS)	*Del10p13-p14*	AD	601362	正常,偶有淋巴细胞↓和丝裂原、抗体增殖反应↓,可有胸腺发育不良	正常	正常	甲状旁腺功能减退,肾病,耳聋,发育迟缓,特殊面容,可有心脏缺陷,伴或不伴反复感染

续表

疾病名称	致病基因	遗传方式	OMIM	T 细胞	B 细胞	血清 Ig	相关特征
染色体 11q 缺失综合征(Jacobsen syndrome)	*11q23del*	AD	147791	↓,NK 细胞↓	↓,转化性记忆 B 细胞↓	低丙种球蛋白血症,抗体反应↓	反复呼吸道感染,多发疣,面容畸形,发育迟缓
4. 免疫-骨发育不良性疾病							
软骨毛发发育不良(CHH)	*RMRP*	AR	157660	变化大(正常到 SCID),增殖功能受损	正常	正常或↓,抗体不同程度↓	短肢性侏儒症伴干骺端发育不良,头发稀少,骨髓衰竭,自身免疫病,易患淋巴瘤和其他肿瘤,生精障碍,肠神经元发育不良
Schimke 免疫-骨发育不良	*SMARCAL1*	AR	606622	↓	正常	正常	身材矮小,脊柱骨骺发育不良,胎儿生长受限,肾病,细菌、病毒、真菌感染,可有 SCID 表现,骨髓衰竭
MYSM1 缺陷	*MYSM1*	AR	612176	T 淋巴细胞↓,初始 T 细胞↓,NK 细胞↓	B 细胞不成熟	低丙种球蛋白血症	身材矮小,反复感染,先天性骨髓衰竭,脊髓发育不良,B 细胞和粒细胞免疫缺陷,骨骼畸形,白内障,发育迟缓

续表

疾病名称	致病基因	遗传方式	OMIM	T 细胞	B 细胞	血清 Ig	相关特征
MOPD1 缺陷	*RNU4ATAC*	AR	601428	正常,NK 细胞功能下降	总数和记忆 B 细胞↓	低丙种球蛋白血症,特异性抗体不同程度↓	反复细菌感染,淋巴结病,脊柱骨骺发育不良,极度胎儿生长受限,视网膜变性,特殊面容,可有小头畸形,身材矮小
免疫骨骼发育不良伴神经发育异常 EXTL3 缺陷	*EXTL3*	AR	617425	↓	正常	正常到↓	身材矮小,颈椎管狭窄,神经发育障碍,嗜酸性粒细胞↑,可能有婴儿早期死亡
5. 高 IgE 综合征(HIES)							
AD-HIES STAT3 缺陷(Job 综合征)	*STAT3*	AD(LOF)显性负突变	147060	总体正常,Th17、Tfh 细胞、MAIT、NKT↓,Tregs 可能↓,对 STAT3 活化细胞因子反应受损	正常,记忆 B 细胞↓,BAFF 表达↑,对 STAT3 活化细胞因子反应受损	IgE↑↑,特异性抗体产生↓	特殊面容(宽鼻梁),金黄色葡萄球菌感染(疖,肺脓肿,肺大疱),肺曲霉菌病,肺孢子菌,湿疹,皮肤黏膜念珠菌病,关节过伸,骨质疏松和骨折,脊柱侧弯,乳牙滞留,冠状动脉和脑动脉瘤形成

续表

疾病名称	致病基因	遗传方式	OMIM	T 细胞	B 细胞	血清 Ig	相关特征
IL-6 受体缺陷	*IL-6R*	AR	147880	正常或↑，对丝裂原反应正常	总数和记忆B细胞正常，转化B细胞↓	血清IgM、IgG、IgA正常或↓，IgE↑↑，特异性抗体产生↓	反复化脓性感染，冷脓肿，循环 IL-6 水平↑
IL-6 信号转导（IL6ST）缺陷	*IL6ST*	AR	618523	Th17 细胞↓	转化和未转化记忆B细胞↓	IgE↑，特异性抗体产生不同程度受影响	细菌感染，疖，湿疹，肺脓肿，骨折，脊柱侧弯，乳牙滞留，颅缝早闭
ZNF341 缺陷 AR-HIES	*ZNF341*	AR	618282	Th17 和 NK 细胞↓	正常，记忆B细胞↓，对STAT3活化细胞因子反应受损	IgE 和 IgG↑，特异性抗体产生↓	AD-HIES 的拟表型，轻度面容畸形，早发湿疹，MCC，皮肤细菌感染，脓肿，反复呼吸道细菌感染（金黄色葡萄球菌），肺脓肿，肺大疱，关节过伸，骨折和乳牙滞留
ERBIN 缺失	*ERBB2IP*	AD	606944	循环 Treg↑	正常	IgE 轻度↑	反复呼吸道感染，对金黄色葡萄球菌敏感，湿疹；关节过伸，脊柱侧弯；部分患者动脉扩张

续表

疾病名称	致病基因	遗传方式	OMIM	T 细胞	B 细胞	血清 Ig	相关特征
Loeys-Dietz 综合征	*TGFBR1*	AD	609192/610168	正常	正常	IgE↑	反复呼吸道感染，湿疹，食物过敏；关节过伸，脊柱侧弯，乳牙滞留；主动脉瘤
Comel-Netherton 综合征	*SPINK5*	AR	605010	正常	转换和未转换 B 细胞↓	IgE 和 IgA↑，抗体不同程度↓	先天性鱼鳞病，结节性脆发症，特应质；细菌感染↑，发育停滞
PGM3 缺陷	*PGM3*	AR	172100	CD8 和 CD4 T 细胞可↓	B 细胞和记忆 B 细胞↓	IgG 和 IgA 正常或↑，大部分伴高 IgE、嗜酸性细胞↑	严重特应质，自身免疫病，细菌和病毒感染，骨骼异常发育不良：身材矮小，短指，特殊面容，智力障碍伴认知功能障碍，部分患者中枢系统髓鞘形成延迟
CARD11 缺陷(杂合突变)	*CARD11*	AD LOF	617638	总体正常，但 T 细胞活化和增殖受损；偏向 Th2	正常到↓	IgE↑，特异性抗体产生↓，NF-κB 和 mTORC1 通路受损	可变特应质，湿疹，食物过敏，嗜酸性粒细胞↑；皮肤病毒感染，反复呼吸道感染；淋巴瘤；CID

续表

疾病名称	致病基因	遗传方式	OMIM	T 细胞	B 细胞	血清 Ig	相关特征
6. 维生素 B_{12} 和叶酸代谢缺陷							
转钴胺素 2 缺陷	*TCN2*	AR	613441	正常	不定	↓	大细胞贫血，全血细胞减少症，长期未治疗者（维生素 B_{12}）可致智力障碍
SLC46A1/PCFT 基因突变导致的遗传性叶酸吸收障碍	*SLC46A1*	AR	229050	数量和活化可变	不定	↓	大细胞贫血，发育不良，长期未治疗者可致智力障碍
亚甲基四氢叶酸脱氢酶 1（MTHFD1）缺陷	*MTHFD1*	AR	172460	低胸腺输出，体外增殖正常	↓	多糖抗原抗体反应受损或差	反复细菌感染，肺孢子菌，大细胞贫血，发育不良，中性粒细胞减少症，癫痫发作，智力障碍，叶酸治疗有效
7. 无汗性外胚层发育不良伴免疫缺陷（EDA-ID）							
EDA-ID NEMO/IKBKG 缺陷（外胚层发育不良，免疫缺陷）	*NEMO*（*IKBKG*）	XL	300248	正常或↓，TCR 活化↓	正常，记忆 B 细胞和同型转换 B 细胞↓	↓，部分伴 IgA、IgM↑，特异性抗体反应差，抗多糖抗原抗体↓	无汗性外胚层发育不良（部分患者），各种感染（细菌、分枝杆菌、病毒和真菌），结肠炎，圆锥齿，皮肤、牙齿和头发不同程度缺陷，单核细胞功能失调

续表

疾病名称	致病基因	遗传方式	OMIM	T 细胞	B 细胞	血清 Ig	相关特征
EDA-ID（IKBA GOF）	*IKBA*（*NFKBIA*）	AD GOF	164008	总 T 细胞数量正常，TCR 活化受损	B 细胞数量正常，BCR 活化受损，记忆 B 细胞和同型转换 B 细胞↓	IgA 和 IgG↓，IgM↑，特异性抗体反应差，抗多糖抗原抗体↓	无汗性外胚层发育不良，各种感染（细菌、分枝杆菌、病毒和真菌），结肠炎，皮肤、牙齿和头发不同程度缺陷，T 细胞和单核细胞功能失调
EDA-ID（IKBKB GOF）	*IKBKB*	AD GOF	618204	↓，TCR 活化受损	数量正常，功能↓	↓	反复细菌、病毒、真菌感染；不同程度外胚层缺损
8. 钙通道缺陷							
ORAI-1 缺陷	*ORAI1*	AR	610277	正常，TCR 活化受损	正常	正常	自身免疫病，EDA，非进行性肌病
STIM1 缺陷	*STIM1*	AR	605921	正常，TCR 活化受损	正常	正常	自身免疫病，EDA，非进行性肌病
9. 其他缺陷							
嘌呤核苷磷酸化酶（PNP）缺陷	*PNP*	AR	164050	进行性↓	正常	正常或↓	自身免疫性溶血性贫血，神经损伤

续表

疾病名称	致病基因	遗传方式	OMIM	T 细胞	B 细胞	血清 Ig	相关特征
免疫缺陷伴多发性肠闭锁	*TTC7A*	AR	609332	不定，部分 TRECs↓或缺失，可能出生时有 SCID 表型	正常或↓	IgG、IgM 和 IgA↓↓	细菌(脓毒症)、真菌和病毒感染，多发性肠闭锁，常伴宫内羊水过多和夭折
Tricho-Hepato-Enteric 综合征(THES)	*TTC37/SKIV2L*	AR	222470/614602	IFN-γ 产生受损	不同程度的转化记忆 B 细胞↓	低丙种球蛋白血症，可能抗体反应↓	呼吸系统感染；胎儿生长受限；面部畸形特征，羊毛状发；早发难治性腹泻，肝硬化；血小板异常
肝小静脉闭塞病伴免疫缺陷(VODI)	*SP110*	AR	604457	正常，(记忆 T 细胞↓)	正常(记忆 B 细胞↓)	IgG、IgM 和 IgA↓，生发中心和组织浆细胞缺如	肝小静脉闭塞病，易患肺孢子菌肺炎、CMV 感染、念珠菌感染，血小板减少，肝脾大，脑脊髓白质营养不良
BCL11B 缺陷	*BCL11B*	AD	617237	↓，增殖功能↓	正常	正常	先天性障碍，新生儿牙齿，畸形面容，胼胝体缺失，神经认知障碍
Vici 综合征(EPG5 缺陷)	*EPG5*	AR	615068	CD4T 细胞↓↓	↓	↓，尤其 IgG2	胼胝体发育不全，白内障，心肌病，皮肤色素减退，智力障碍，小头畸形，反复感染，慢性皮肤黏膜念珠菌病

续表

疾病名称	致病基因	遗传方式	OMIM	T 细胞	B 细胞	血清 Ig	相关特征
HOIL1 缺陷	*HOIL1*（*RBCK1*）	AR	610924	数量正常	正常（记忆 B 细胞↓）	多糖类抗原抗体↓	细菌感染，自身炎症，支链淀粉病
HOIP 缺陷	*RNF31*	AR	612487	数量正常	正常（记忆 B 细胞↓）	↓	细菌感染，自身炎症，支链淀粉病，淋巴管扩张
Hennekam 淋巴管扩张症-淋巴水肿综合征（CCBE1 缺陷）	*CCBE1*	AR	612753	↓/可变	↓/可变	↓	淋巴管扩张症和淋巴水肿伴特殊面容和其他生理缺陷
Hennekam 淋巴管扩张症，淋巴水肿综合征（FAT4 缺陷）	*FAT4*	AR	612411	↓/可变	↓/可变	↓	淋巴管扩张症和淋巴水肿伴特殊面容和其他生理缺陷
激活核因子相关新生突变，红细胞 2-样（NFE2L2）	*NFE2L2*	AD	617744	未报道	转化记忆 B 细胞↓	低丙种球蛋白血症，抗体反应↓	反复呼吸道和皮肤感染，生长迟缓，发育推迟，脑白质病变；同型半胱氨酸水平升高；应激反应基因表达增加
STAT5b 缺陷	*STAT5B*	AR	245590	轻度↓，Treg 数量和功能↓	正常	高丙种球蛋白血症，IgE↑	生长激素不敏感矮小症，生理缺陷，湿疹，淋巴细胞性间质性肺炎，自身免疫病

续表

疾病名称	致病基因	遗传方式	OMIM	T 细胞	B 细胞	血清 Ig	相关特征
STAT5b 缺陷	*STAT5B*	AD(显性负突变)	604260	正常	正常	IgE↑	发育不良;湿疹(与 AR STAT5 相比无免疫缺陷)
1 型歌舞伎综合征(KMT2D 缺陷)	*KMT2D*(*MLL2*)	AD	602113	正常	正常	IgA↓,偶 IgG↓	特殊面容,唇/腭裂或高腭弓,骨骼畸形,身材矮小,智力障碍,先天性心脏病,50% 出现反复感染(中耳炎,肺炎),可有自身免疫病
2 型歌舞伎综合征(KDM6A 缺陷)	*KDM6A*	XL(女性可罹患)	300128	正常	正常	IgA↓,偶 IgG↓	
KMT2A 缺陷(Wiedemann-Steiner 综合征)	*KMT2A*	AD	605130	正常	转化和未转化记忆 B 细胞↓	低丙种球蛋白血症,抗体反应下降	呼吸道感染;身材矮小;眼距过宽;肘部多毛;发育推迟;智力障碍

注:Table2 疾病总数 58;基因突变总数 62;新发免疫错误 12:LIG1;FOXN1 haploinsufficiency;IL6R;IL6ST;ZNF341;ERBB2IP;TGFBR1;TGFBR2;AD LOF CARD11;AD GOF IKBKB;SKIV2L;NFE2L2

表 2-3　抗体为主缺陷

疾病名称	致病基因	遗传方式	OMIM	血清 Ig	相关特征
1. 全部血清 Ig 严重降低伴 B 细胞显著降低或缺如，无丙种球蛋白血症					
Btk 缺陷，X-连锁无丙种球蛋白血症（XLA）	*BTK*	XL	300300	多数各类免疫球蛋白↓，部分患者可检测到 Ig	严重细菌感染，前 B 细胞数量正常
μ 重链缺陷	*IGHM*	AR	147020	各类 Ig↓	严重细菌感染，前 B 细胞数量正常
λ5 缺陷	*IGLL1*	AR	146770	各类 Ig↓	严重细菌感染，前 B 细胞数量正常
Igα 缺陷	*CD79A*	AR	112205	各类 Ig↓	严重细菌感染，前 B 细胞数量正常
Igβ 缺陷	*CD79B*	AR	147245	各类 Ig↓	严重细菌感染，前 B 细胞数量正常
BLNK 缺陷	*BLNK*	AR	604515	各类 Ig↓	严重细菌感染，前 B 细胞数量正常
P110δ 缺陷	*PIK3CD*	AR	602839	各类 Ig↓	严重细菌感染，自身免疫并发症（IBD）
P85 缺陷	*PIK3R1*	AR	615214	各类 Ig↓	严重细菌感染，血细胞减少，前 B 细胞降低或缺如
E47 转录因子缺陷	*TCF3*	AD	616941	各类 Ig↓	反复细菌感染
E47 转录因子缺陷	*TCF3*	AR	147141	各类 Ig↓	严重、反复细菌感染，发育不良
SLC39A7（ZIP7）缺陷	*SLC39A7*	AR	601416	各类 Ig↓	早发感染，水疱型皮肤病，发育不良，血小板减少

续表

疾病名称	致病基因	遗传方式	OMIM	血清 Ig	相关特征
Hoffman 综合征/TOP2B 缺失	*TOP2B*	AD	126431	各类 Ig↓	反复感染，面部畸形，四肢畸形
2. 至少两种血清 Ig 显著降低伴 B 细胞正常或降低，CVID 表型					
普通变异型免疫缺陷病（CVID）	不明	不定		IgG、IgA 和/或 IgM↓	临床表现多样，大多易患反复感染，部分有多克隆性淋巴组织增生、自身免疫性血细胞减少和/或肉芽肿病
活化 p110δ 综合征（APDS）	*PIK3CD GOF*	AD	615513（APDS1）	IgM 正常或↑，IgG 和 IgA↓	严重细菌感染；记忆 B 细胞↓，转化 B 细胞↑，EBV ± CMV 病毒血症，淋巴结肿大/脾大，自身免疫病，淋巴组织增生，淋巴瘤
活化 p110δ 综合征（APDS）	*PIK3R1*	AD	616005（APDS2）	IgM 正常或↑，IgG 和 IgA↓	严重细菌感染；记忆 B 细胞↓，转化 B 细胞↑，淋巴结肿大/脾大，淋巴组织增生，淋巴瘤，发育延迟
PTEN 缺陷（LOF）	*PTEN*	AD	158350	正常或↓	淋巴组织增生，自身免疫病，发育延迟
CD19 缺陷	*CD19*	AR	107265	IgG、IgA 和/或 IgM↓	反复感染，可有肾小球肾炎（CD81 突变消除 CD19 的表达，从而表型复制 CD19 突变）
CD81 缺陷	*CD81*	AR	186845	IgG↓，IgA 和 IgM 正常或↓	反复感染，可有肾小球肾炎 CD81 突变消除 CD19 的表达，从而表型复制 CD19 突变

续表

疾病名称	致病基因	遗传方式	OMIM	血清 Ig	相关特征
CD20 缺陷	*CD20*	AR	112210	IgG↓,IgA 和 IgM 正常或↑	反复感染
CD21 缺陷	*CD21*	AR	120650	IgG↓,抗肺炎链球菌反应受损	反复感染
TACI 缺陷	*TNFRSF13B*（*TACI*）	AR/AD	604907	IgG、IgA 和/或 IgM↓	临床表现和单等位基因的外显率多样
BAFF 受体缺陷	*TNFRSF13C*（*BAFF-R*）	AR	606269	IgG 和 IgM↓	临床表现多样
TWEAK 缺陷	*TNFSF12*	AD	602695	IgM 和 IgA↓,缺乏抗肺炎球菌抗体	肺炎,细菌感染,疣,血小板减少,中性粒细胞减少症
TRNT1 缺陷	*TRNT1*	AR	612907	B 细胞↓,低丙种球蛋白血症	先天性铁粒幼细胞性贫血,耳聋,发育迟缓
NFKB1 缺陷	*NFKB1*	AD	164011	IgG、IgA 和 IgM 正常或↓,B 细胞正常或↓,记忆 B 细胞↓	反复鼻窦、肺部感染,COPD,EBV 感染淋巴组织增生,自身免疫性血细胞减少,脱发,自身免疫性甲状腺炎
NFKB2 缺陷	*NFKB2*	AD	615577	血清 IgG、IgA 和 IgM↓,B 细胞↓	反复鼻窦、肺部感染,脱发,内分泌疾病

续表

疾病名称	致病基因	遗传方式	OMIM	血清 Ig	相关特征
IKAROS 缺陷	*IKZF1*	AD(单倍剂量不足)	603023	IgG、IgA 和 IgM↓，B 细胞正常或↓，B 细胞和 Ig 水平可能随年龄降低	前 B 细胞↓，反复鼻窦、肺部感染；ALL 风险↑。自身免疫病，CVID 表型
IRF2BP2 缺陷	*IRF2BP2*	AD	615332	低丙种球蛋白血症，IgA↓↓	反复感染，可能有自身免疫与炎症性疾病
ATP6AP1 缺陷	*ATP6AP1*	XL	300197	不定	肝病，白细胞减少，低铜
ARHGEF1 deficiency	*ARHGEF1*	AR	618459	低丙种球蛋白血症，抗体缺失	反复感染，支气管扩张
SH3KBP1(CIN85) deficiency	*SH3KBP1*	XL	300310	IgM，IgG↓；抗体缺失	严重细菌感染
SEC61A1 deficiency	*SEC61A1*	AD	609213	低丙种球蛋白血症	严重反复呼吸道感染
RAC2 deficiency	*RAC2*	AR	602049	IgG、IgA、IgM↓，B 细胞正常或↓；对疫苗的抗体反应↓	反复鼻窦、呼吸道感染，选择性 IgA↓，链球菌感染后肾小球肾炎，荨麻疹
甘露糖基寡糖类葡糖苷酶缺陷(MOGS)	*MOGS*(*GCS1*)	AR	601336	IgG、IgA、IgM↓，B 细胞↑，对疫苗的抗体反应↓	细菌和病毒感染，严重神经疾病，又称先天性Ⅱb 型糖基化障碍(CDG-Ⅱb)

续表

疾病名称	致病基因	遗传方式	OMIM	血清 Ig	相关特征
3. 血清 IgA 及 IgM 显著降低伴 IgM 正常或升高，B 细胞数量正常，高 IgM					
AID 缺陷	*AICDA*	AR	6055258	IgG 和 IgA ↓，IgM ↑；记忆 B 细胞正常但缺乏体细胞高频突变	细菌感染，淋巴结和生发中心增大，自身免疫病
AID 缺陷	*AICDA*	AD	605257	IgG ↓或缺失，IgA 缺失，IgM ↑；正常记忆 B 细胞体细胞高频突变	细菌感染，淋巴结和生发中心增大，突变只定位于核输出信号
UNG 缺陷	*UNG*	AR	191525	IgG 和 IgA ↓，IgM ↑	淋巴结和生发中心增大
INO80	*INO80*	AR	610169	IgG 和 IgA ↓，IgM ↑	严重细菌感染
MSH6	*MSH6*	AR	600678	IgG 不同程度↓，部分 IgM ↑，B 细胞正常，转化记忆性 B 细胞↓，Ig 重转换障碍，体细胞高突变缺失	家族或个人肿瘤史

续表

疾病名称	致病基因	遗传方式	OMIM	血清 Ig	相关特征
4. 同型、轻链或功能缺陷伴 B 细胞数目大致正常					
Ig 重链突变/缺失	14q32 突变或染色体缺失	AR		IgG 和/或 IgA 亚类缺失、IgE 可缺失	可无临床症状
Kappa 链缺陷	*IGKC*	AR	147200	全部 Ig 为 lambda 轻链	无临床症状
IgG 亚类缺陷	不明	?		1 种或多种 IgG 亚类↓	常无临床症状，少数特异性抗原抗体反应差，反复细菌或病毒感染
IgG 亚类缺陷伴 IgA 缺陷	不明	?		IgA↓，1 种或多种 IgG 亚类↓	反复细菌感染
选择性 IgA 缺陷	不明	?		IgA↓或缺失，其余 Ig 正常，亚类和特异抗体正常	可能无症状细菌感染，自身免疫轻度增高
特异性抗体缺陷伴 Ig 和 B 细胞正常	不明	?		正常	对特异性抗原的抗体产生缺陷
婴儿暂时性低丙种球蛋白血症	未知	?		IgG 和 IgA↓	产生抗疫苗抗原抗体正常，常不伴明显感染
CARD11 GOF	*CARD11*	AD GOF	607210	B 数量增高（因 NF-κB）活化	脾大，淋巴结肿大，疫苗反应差
选择性 IgM 缺陷	不明	?		血清 IgM 缺失	肺炎链球菌和细菌感染

表 2-4　免疫失调性疾病

疾病名称	致病基因	遗传方式	OMIM	T 细胞	B 细胞	功能缺陷	相关特征
1. 家族性噬血淋巴组织细胞增生症（FHL 综合征）							
穿孔素缺陷（FHL2）	*PRF1*	AR	170280	活化的 T 细胞↑	正常	NK 和 CTL 细胞毒功能↓或缺如	发热，(H)SM，HLH，血细胞减少
UNC13D/Munc 13-4 缺陷（FHL3）	*UNC13D*	AR	608897	活化的 T 细胞↑	正常	NK 和 CTL 功能↓或缺如（细胞毒功能和/或脱颗粒）	发热，(H)SM，HLH，血细胞减少
Syntaxin 11 缺陷（FHL4）	*STX11*	AR	605014	活化的 T 细胞↑	正常	NK 和 CTL 功能↓或缺如（细胞毒功能和/或脱颗粒）	发热，(H)SM，HLH，血细胞减少
STXBP2/Munc 18-2 缺陷（FHL5）	*STXBP2*	AR/AD	601717	活化的 T 细胞↑	正常	NK 和 CTL 功能↓或缺如（细胞毒功能和/或脱颗粒）	发热，(H)SM，HLH，血细胞减少，肠病
FAAP24 缺陷	*FAAP24*	AR	610884	活化的 T 细胞↑	正常	杀伤自体转染 EBV 的 B 细胞缺陷，NK 细胞功能正常	EBV 感染引起的淋巴组织增生性疾病
SLC7A7 缺陷	*SLC7A7*	AR	222700	正常	正常	巨噬细胞炎症反应↑，NK 细胞功能正常	溶尿蛋白不耐受，出血倾向，肺泡蛋白沉积

续表

疾病名称	致病基因	遗传方式	OMIM	T细胞	B细胞	功能缺陷	相关特征
2. 伴有色素减退的FHL							
Chediak-Higashi综合征	*LYST*	AR	606897	活化的T细胞↑	正常	NK和CTL功能↓或缺如(细胞毒功能和/或脱颗粒)	部分伴白化病,反复感染,发热,HSM,巨大溶酶体,中性粒细胞减少,血细胞减少,出血倾向,进行性神经功能障碍
2型Griscelli综合征	*RAB27A*	AR	603868	正常	正常	NK和CTL功能↓或缺如(细胞毒功能和或脱颗粒)	部分伴白化病,发热,HSM,HLH,血细胞减少
2型Hermansky-Pudlak综合征	*AP3B1*	AR	603401	正常	正常	NK和CTL功能↓或缺如(细胞毒功能和或脱颗粒)	部分伴白化病,反复感染,肺纤维化,出血增加,中性粒细胞减少,HLH
10型Hermansky-Pudlak综合征	*AP3D1*	AR	617050	正常	正常	NK和CTL功能↓或缺如(细胞毒功能和/或脱颗粒)	眼皮肤白化病,严重中性粒细胞减少,反复感染,癫痫发作,听力丧失,神经发育延迟

续表

疾病名称	致病基因	遗传方式	OMIM	T 细胞	B 细胞	功能缺陷	相关特征
3. 调节性 T 细胞功能缺陷							
X-连锁多内分泌腺病肠病伴免疫失调综合征(IPEX)	*FOXP3*	XL	300292	正常	正常	CD4+CD25+FOXP3+调节性 T 细胞(Treg)缺如(和/或功能缺陷)	自身免疫性肠病,早发性糖尿病,甲状腺炎溶血性贫血,血小板减少,湿疹,IgA、IgE 升高
CD25 缺陷	*IL2RA*	AR	147730	正常或↓	正常	CD4+ CD25+ 细胞缺如伴 Treg 功能受损	淋巴组织增生,自身免疫,体外 T 细胞增殖功能受损
CD122 缺陷	*IL2RB*	AR	618495	记忆 CD8T 细胞↑,Tregs↓	记忆 B 细胞↑	IL2Rβ 表达↓,IL2/IL15 信号调节障碍,未成熟 NK 细胞↑	淋巴组织增生,淋巴结肿大,肝脾大,自身免疫性溶血性贫血,皮炎,肠病,高丙种球蛋白血症,反复病毒(ENV、CMV)感染
CTLA4 缺陷(ALPS-V)	*CTLA4*	AD	123890	↓	↓	Treg 功能受损	自身免疫性血细胞减少,肠病,间质性肺病,淋巴外淋巴细胞浸润,反复感染

续表

疾病名称	致病基因	遗传方式	OMIM	T 细胞	B 细胞	功能缺陷	相关特征
LRBA 缺陷	*LRBA*	AR	606453	CD4 数量正常或↓,T 细胞失调	B 细胞数量正常或↓	大多数 IgG 和 IgA ↓↓	反复感染,炎症性肠病,自身免疫病,EBV 感染
DEF6 缺陷	*DEF6*	AR	610094	轻度 CD4 和 CD8 淋巴细胞↓	B 细胞数量正常或↓	Treg 功能受损	肠病,肝脾大,心肌病,反复感染
STAT3 突变 GOF	*STAT3*	AD(GOF)	102582	↓	↓	STAT3 信号转导增强,致 Th17 分化增多、淋巴组织增生和自身免疫,Tregs 数量降低且功能受损	淋巴组织增生,实体器官自身免疫病,反复感染
BACH2 缺陷	*BACH2*	AD	605394	进行性 T 细胞↓	记忆 B 细胞发育障碍	特异性转录因子表达单倍体不足	淋巴细胞性结肠炎,鼻窦、肺部感染
FERMT1 缺陷	*FERMT1*	AR	173650	正常	正常	胞内 IgG、IgM、IgA,基底膜下的胶体中的 C3 ↑	以先天性水疱、皮肤萎缩、光敏、皮肤脆弱和脱屑为特征的皮肤病

续表

疾病名称	致病基因	遗传方式	OMIM	T 细胞	B 细胞	功能缺陷	相关特征
4. 伴或不伴淋巴组织增生的自身免疫性疾病							
APECED(APS-1),自身免疫性多腺体综合征	*AIRE*	AR/AD	607358	正常	正常	AIRE 是胸腺内自身反应性 T 细胞阴性选择和 Tregs 的产生检查点	自身免疫病:甲状旁腺和甲状腺功能减退,肾上腺功能不全,糖尿病,性腺功能障碍和其他内分泌异常,慢性皮肤黏膜念珠菌病,牙釉质发育不全,脱发,肠病,恶性贫血
ITCH 缺陷	*ITCH*	AR	606409	未评估	未评估	可能通过影响自身反应性效应 T 细胞的无能诱导和 Tregs 的产生致免疫失调	早发性慢性肺病(间质性肺病),自身免疫病(甲状腺炎、1 型糖尿病、慢性腹泻或肠病、肝炎),发育迟缓,特殊面容
三肽基肽酶Ⅱ缺陷	*TPP2*	AR	190470	↓	↓	TPP2 缺陷致过早免疫衰老和免疫失调	不同程度淋巴组织增生,严重自身免疫血细胞减少,高丙种球蛋白血症,反复感染

续表

疾病名称	致病基因	遗传方式	OMIM	T 细胞	B 细胞	功能缺陷	相关特征
JAK1 GOF	*JAK1*	AD GOF	147795	未评估	未评估	JAK1 过度活化	HSM，嗜酸性粒细胞增多，嗜酸性粒细胞性肠炎，甲状腺疾病，发育迟缓，病毒感染
脯肽酶缺陷	*PEPD*	AR	613230	正常	正常	多肽酶 D	常有自身抗体，慢性皮肤溃疡，湿疹，感染
5. 伴结肠炎的免疫失调性疾病							
IL-10 缺陷	*IL10*	AR	124092	正常	正常	IL-10 无功能性分泌	炎症性肠病(IBD)，毛囊炎，反复呼吸道疾病，关节炎
IL-10R 缺陷	*IL10RA*	AR	146933	正常	正常	白细胞对 IL-10 无应答	IBD，毛囊炎，反复呼吸道疾病，关节炎，淋巴瘤
IL-10Rb 缺陷	*IL10RB*	AR	123889	正常	正常	白细胞对 IL-10、IL-22、IL-26、IL-28A、IL-28B 和 IL-29 无应答	IBD，毛囊炎，反复呼吸道疾病，关节炎，淋巴瘤
NFAT5 单倍体缺乏	*NFAT5*	AD	604708	正常	正常	记忆 B 细胞和浆母细胞↓	IBD，反复鼻窦、肺部感染
TGFB1 缺乏	*TGFB1*	AR	618213	正常	正常	抗 CD3T 细胞增殖功能↓	IBD，免疫缺陷，反复病毒感染，小头畸形，脑病

续表

疾病名称	致病基因	遗传方式	OMIM	T细胞	B细胞	功能缺陷	相关特征
RIPK1 缺乏	*RIPK1*	AR	618108	↓	正常或↓	MAPK、NFκB 通路活化↓	反复感染，早发 IBD，进行性多发性关节炎
6. 自身免疫性淋巴细胞增生综合征（ALPS，Canale-Smith syndrome）							
ALPS-FAS	*TNFRSF6*	AD/AR	134637	双阴T细胞、TCR α/β^{+} $CD4^{-}CD8^{-}$↑	正常，记忆性B细胞↓	FAS 途径细胞凋亡障碍	脾大，淋巴结病，自身免疫性血细胞减少，易患淋巴瘤，IgG 和 IgA 正常或增高，血清 FasL、IL-10、维生素 B_{12} 升高
ALPS-FASLG	*TNFSF6*	AR	134638	双阴T细胞↑	正常	FAS 途径细胞凋亡障碍	脾大，淋巴结病，自身免疫性血细胞减少，SLE，可溶性 FasL 不高
ALPS-caspase10	*CASP10*	AD	601762	双阴T细胞↑	正常	淋巴细胞凋亡障碍	淋巴结病，脾大，自身免疫病
ALPS-caspase 8	*CASP8*	AR	601763	双阴T细胞轻度↑	正常	淋巴细胞凋亡障碍和活化障碍	淋巴结病，脾大，细菌和病毒感染，低丙种球蛋白血症
FADD 缺陷	*FADD*	AR	602457	双阴T细胞↑	正常	淋巴细胞凋亡障碍	脾功能减退，细菌和病毒感染，脑病和肝功能障碍反复发作

续表

疾病名称	致病基因	遗传方式	OMIM	T细胞	B细胞	功能缺陷	相关特征
7. 易感EBV和淋巴增殖性疾病							
SH2D1A缺陷（XLP1）	*SH2D1A*	XL	300490	活化T细胞正常或↑	记忆B细胞↓	NK细胞和CTL细胞毒功能正常	EBV感染引起的临床和免疫学特征：HLH，淋巴组织增生，再生障碍性贫血，淋巴瘤，低丙种球蛋白血症，缺乏iNKT细胞
XIAP缺陷（XLP2）	*XIAP*	XL	300079	活化T细胞正常或↑，iNKT正常或↓	记忆B细胞正常或↓	CD95诱导T细胞凋亡增强，AICD（活化诱导细胞凋亡）增强	EBV感染，脾大，淋巴组织增生，HLH，结肠炎，IBD，肝炎，iNKT细胞降低，
CD27缺陷	*CD27*	AR	615122	正常	无记忆B细胞	EBV感染后低免疫球蛋白血症	EBV感染引起的临床特征，HLH，再生障碍性贫血，低iNKT细胞，B细胞淋巴瘤
CD70缺陷	*CD70*	AR	602840	数量正常，Treg↓，活化和功能↓	记忆B细胞↓	低丙种球蛋白血症，对一些疫苗/感染抗体反应↓	EBV易感，霍奇金淋巴瘤，部分患者自身免疫病

续表

疾病名称	致病基因	遗传方式	OMIM	T细胞	B细胞	功能缺陷	相关特征
CTPS1 缺陷	*CTPS1*	AR	615897	正常或↓，对抗原增殖功能↓	记忆B细胞↓	IgG 正常或↑，对抗原增殖功能↓	反复/慢性细菌和病毒(EBV、VZV)感染，EBV 相关淋巴组织增生，B 细胞非霍奇金淋巴瘤
CD137 缺陷(41BB)	*TNFRSF9*	AR	602250	正常	正常	IgG↓，IgA↓，对 T 细胞依赖/非依赖性抗原反应↓，T 细胞增殖↓，IFN-γ 分泌，细胞毒性	EBV 相关淋巴组织增生，B 细胞淋巴瘤，慢性活动性 EBV 感染
RASGRP1 缺陷	*RASGRP1*	AR	603962	活化、增殖和迁移功能差，naiveT 细胞↓	活化、增殖和迁移功能差	IgM 和 IgG 正常，IgA↑	反复肺炎，疱疹病毒感染，EBV 相关淋巴瘤；NK 细胞功能↓
RLTPR(CARMIL2)缺陷	*CARMIL2*	AR	610859	数量正常，CD4↑，$CD4^+$和$CD8^+$ naiveT 细胞↑，Treg、MAIT↓，CD28 诱导功能↓	B 细胞数量正常，记忆B细胞↓	免疫球蛋白正常或减低，T 细胞依赖性抗体反应差	反复细菌、真菌和分枝杆菌感染，病毒性疣，软疣，EBV 相关淋巴组织增生性疾病或肿瘤，特应质

续表

疾病名称	致病基因	遗传方式	OMIM	T 细胞	B 细胞	功能缺陷	相关特征
MAGT1 缺陷（XMEN）	*MAGT1*	XL	300853	CD4↓，胸腺输出降低，抗 CD3 增殖反应差，CD4/CD8 比率反向，MAIT 细胞↓	正常，但记忆 B 细胞↓	进行性低丙种球蛋白血症，NK 细胞和 CTL 毒性↓（由于 NKG2D 表达受损）	EBV 感染，淋巴瘤，病毒感染，呼吸道和胃肠道感染，糖基化缺失
PRKCD 缺陷	*PRKCD*	AR	176977	正常	记忆 B 细胞↓，CD25B 细胞↑	B 细胞凋亡缺陷	反复感染，慢性 EBV 感染，淋巴组织增生，SLE 样自身免疫病（肾病和抗磷脂抗体综合征），IgG 低

表 2-5　吞噬细胞缺陷

疾病名称	致病基因	遗传方式	OMIM	受累细胞	功能障碍	相关特征
1. 先天性中性粒细胞减少						
弹性蛋白酶缺陷（SCN1）	*ELANE*	AD	130130	N	髓系分化	易发生 MDS/白血病，严重先天性中性粒细胞减少或周期性中性粒细胞减少

续表

疾病名称	致病基因	遗传方式	OMIM	受累细胞	功能障碍	相关特征
GFI 1 缺陷（SCN2）	*GFI1*	AD	600871	N	髓系分化	B/T 淋巴细胞减少
HAX1 缺陷（Kostmann 病）（SCN3）	*HAX1*	AR	605998	N	髓系分化	认知和神经系统缺陷伴 HAX1 两个亚型缺陷，易发生 MDS/白血病
G6PC3 缺陷（SCN4）	*G6PC3*	AR	611045	N	髓系分化，趋化作用，O^{2-}产生	先天性心脏病，泌尿生殖道畸形，内耳性耳聋，躯干四肢静脉扩张
VPS45 缺陷（SCN5）	*VPS45*	AR	610035	N	髓系分化，迁移	髓外造血，骨髓纤维化，肾肿大
糖原贮积症 1b	*G6PT1*	AR	602671	N+M	髓系分化，趋化作用，O^{2-}产生	空腹低血糖，乳酸酸中毒，高脂血症，肝大
X-连锁中性粒细胞减少/骨髓发育不良 WAS GOF	*WAS*	XL GOF	300392	N	分化和有丝分裂；WASpGTP 酶结合域 GOF 突变引起	中性粒细胞减少，髓系成熟障碍，单核细胞减少症，不同程度淋巴组织异常
P14/LAMTOR2 缺陷	*LAMTOR2*	AR	610389	N + M	内涵体生成	中性粒细胞减少，低丙种球蛋白血症，CD8 细胞毒功能降低，部分白化病，生长发育落后
Barth 综合征（3-甲基戊烯二酸Ⅱ）	*TAZ*	XL	300394	N+L+Mel	线粒体功能	心肌病，肌病，发育迟缓，中性粒细胞减少

续表

疾病名称	致病基因	遗传方式	OMIM	受累细胞	功能障碍	相关特征
Cohen 综合征	*VPS13B*	AR	607817	N	髓系分化	特殊面容，智力障碍，肥胖，耳聋，中性粒细胞减少
Clericuzio 综合征(皮肤异色症伴中性粒细胞减少)	*USB1*	AR	613276	N	髓系分化	视网膜病，发育迟缓，特殊面容，皮肤异色症
JAGN1 缺陷	*JAGN1*	AR	616012	N	髓系分化	髓系成熟障碍，骨质疏松
3-甲基戊烯二酸尿症	*CLPB*	AR	616254	N	髓系分化，线粒体蛋白	神经认知发育障碍，小头畸形，低血糖，肌张力低下，共济失调，惊厥，白内障，胎儿生长受限
G-CSF 受体缺陷	*CSF3R*	AR	138971	N	应激性粒细胞生成紊乱	
SMARCD2 缺陷	*SMARCD2*	AR	601736	N	染色质重构，髓系分化，中性粒细胞分化和功能缺陷	中性粒细胞减少，发育迟缓，骨骼异常，造血干细胞，骨髓发育不良
特殊颗粒缺陷	*CEBPE*	AR	189965	N	晚期成熟和整体功能障碍	中性粒细胞减少，具有双核的中性粒细胞
Shwachman-Diamond 综合征	*SBDS*/*DNAJC2*/*EFL1*	AR	60744/61705/617941	N/N+HSC	中性粒细胞成熟、趋化、核糖体生物发生	全血细胞减少，胰腺外分泌功能不全，软骨发育异常

续表

疾病名称	致病基因	遗传方式	OMIM	受累细胞	功能障碍	相关特征
HYOU1 缺陷	*HYOU1*	AR	601746	N	未折叠蛋白反应	低血糖，炎症性并发症
SRP54 缺陷	*SRP54*	AD	604857	N	蛋白移动至 ER，髓系分化，中性粒细胞功能缺陷	中性粒细胞减少，胰腺外分泌功能不全
2. 趋化功能缺陷						
白细胞黏附分子 1 缺陷（LAD1）	*ITGB2*	AR	600065	N+M+L+NK	黏附，趋化作用，内吞作用，T/NK 细胞毒功能	脐带延迟脱落，皮肤溃疡，牙周炎，白细胞增多
白细胞黏附分子 2 缺陷（LAD2）	*SLC35C1*	AR	605881	N+M	血管内滚动，趋化作用	轻度 LAD1 表现伴 hh 血型，生长延迟，发育迟缓
白细胞黏附分子 3 缺陷（LAD3）	*FERMT3*	AR	607901	N+M+L+NK	黏附，趋化作用	LAD1 表现，出血倾向
Rac 2 缺陷	*RAC2*	ADLOF	608203	N	黏附，趋化作用，O^{2-} 产生	伤口愈合延迟，白细胞增多
β-肌动蛋白缺陷	*ACTB*	AD	102630	N+M	迁移	智力障碍，身材矮小
局限性青少年牙周炎	*FPR1*	AR	136537	N	甲酰化肽诱导的趋化	仅牙周炎

续表

疾病名称	致病基因	遗传方式	OMIM	受累细胞	功能障碍	相关特征
Papillon-Lefèvre 综合征	*CTSC*	AR	602365	N+M	趋化作用	牙周炎，部分有掌跖角化病
WDR1 缺陷	*WDR1*	AR	604734	N	扩散，存活，趋化作用	轻度中性粒细胞减少，伤口愈合差，严重口腔炎，中性粒细胞核内肌动蛋白骨架异常
纤维囊性变	*CFTR*	AR	602421	仅 M	趋化作用	呼吸道感染，胰腺功能不全，汗液氯增高
中性粒细胞减少伴联合免疫缺陷（MKL1 缺陷）	*MKL1*	AR	606078	N+M+L+NK	细胞骨架基因表达降低	轻度血小板减少
3. 呼吸爆发缺陷						
X-连锁慢性肉芽肿病（CGD）gp91phox	*CYBB*	XL	306400	N+ M	杀伤（O^{2-} 产生障碍）	感染，自身炎症，IBD，Kell 位点缺失的患者有 McLeod 表型
CGD p22phox	*CYBA*	AR	608508	N+ M	杀伤（O^{2-} 产生障碍）	感染，自身炎症
CGD	*CYBC1*	AR	618334	N+ M	杀伤（O^{2-} 产生障碍）	感染，自身炎症
CGD p47phox	*NCF1*	AR	608512	N+ M	杀伤（O^{2-} 产生障碍）	感染，自身炎症

续表

疾病名称	致病基因	遗传方式	OMIM	受累细胞	功能障碍	相关特征
CGD p67phox	*NCF2*	AR	608515	N+ M	杀伤（O^{2-} 产生障碍）	感染，自身炎症
CGD p40phox	*NCF4*	AR	601488	N+ M	杀伤（O^{2-} 产生障碍）	感染，自身炎症
G6PD 缺陷Ⅰ型	*G6PD*	XL	305900	N	O^{2-} 产生降低	感染
4. 其他非淋巴组织缺陷						
GATA2 缺陷（MonoMac 综合征）	*GATA2*：干细胞缺陷	AD	137295	M+ 外周血 DC	多系血细胞降低	易发分枝杆菌、HPV、组织胞浆菌病感染，肺泡蛋白沉积症，MDS/AML/CMMoL，淋巴瘤
先天性肺泡蛋白沉积症（CSF2RA 突变）	*CSF2RA*	XL（假常染色体）	300770	肺泡巨噬细胞	GM-CSF 信息传递	肺泡蛋白沉积症
先天性肺泡蛋白沉积症（CSF2RB 突变）	*CSF2RB*	AR	614370	肺泡巨噬细胞	GM-CSF 信息传递	肺泡蛋白沉积症

表 2-6　天然免疫缺陷

疾病名称	致病基因	遗传方式	OMIM	受累细胞	功能障碍	相关特征
1. 呈孟德尔遗传的分枝杆菌病						
IL-12/IL-23 受体 β1 链缺陷	*IL12RB1*	AR	601604	L + NK	IFN-γ 分泌	易感染分枝杆菌和沙门氏菌

续表

疾病名称	致病基因	遗传方式	OMIM	受累细胞	功能障碍	相关特征
IL-12p40（IL-12 和 IL-23）缺陷	*IL12B*	AR	161561	M	IFN-γ 分泌	易感染分枝杆菌和沙门氏菌
IL-12Rβ2 缺陷	*IL12RB2*	AR	601642	L+NK	IFN-γ 分泌	易感染分枝杆菌和沙门氏菌
IL-23R 缺陷	*IL23R*	AR	607562	L+NK	IFN-γ 分泌	易感染分枝杆菌和沙门氏菌
IFN-γ 受体 1 缺陷	*IFNGR*1	AR	209950	M + L	IFN-γ 结合和信号传递	易感染分枝杆菌和沙门氏菌
IFN-γ 受体 1 缺陷	*IFNGR1*	AD	615978	M+L	IFN-γ 结合和信号传递	易感染分枝杆菌和沙门氏菌
IFN-γ 受体 2 缺陷	*IFNGR2*	AR	147569	M + L	IFN-γ 信号传递	易感染分枝杆菌和沙门氏菌
STAT1 缺陷（AD LOF）	*STAT1*	ADLOF	614892	M + L	IFN-γ 信号传递	易感染分枝杆菌和沙门氏菌
巨噬细胞 gp91Phox 缺陷	*CYBB*	XL	300645	仅 M	杀伤功能（O^{2-} 产生）	仅易感染分枝杆菌
IRF8 缺陷（AD）	*IRF8*	AD	614893	M+L	cDCs 和 Th1 细胞分化障碍	易感染分枝杆菌
IRF8 缺陷（AR）	*IRF8*	AR	226990	M	循环单核细胞和 DCs 缺乏，部分患者 NK 细胞数量和功能↓	易感染分枝杆菌和其他致病原如 EBV
SPPL2a 缺陷	*SPPL2A*	AR	608238	M+L	cDCs 和 Th1 细胞分化受损	易感染分枝杆菌和沙门氏菌

续表

疾病名称	致病基因	遗传方式	OMIM	受累细胞	功能障碍	相关特征
Tyk2 缺陷	*TYK2*	AR	611521	M+L	对 IL-10、IL-12、IL-23 和Ⅰ型干扰素细胞反应受损	易感染胞内细菌(分枝杆菌，沙门氏菌)和病毒
P1104A TYK2 纯合	*TYK2*	AR	176941	L	对 IL-23 的细胞反应受损	MSMD 或肺结核
ISG15 缺陷	*ISG15*	AR	147571		IFN-γ 产生缺陷	易感染分枝杆菌(BCG)，脑钙化
RORγt 缺陷	*RORC*	AR	602943	L+N	RORγT 蛋白功能缺乏，IFN-γ 产生缺陷，产生 IL-17A/F 的 T 细胞缺失	易感染分枝杆菌和念珠菌
JAK1 缺陷(LOF)	*JAK1*	ARLOF	147795	N+L	JAK1 活化的细胞因子↓，IFN-γ 产生↓	易感染分枝杆菌和病毒，泌尿道癌
2. 疣状表皮发育不良(HPV)						
EVER1 缺陷	*TMC6*	AR	605828	角质细胞	EVER1、EVER2 和 CIB1 在角质细胞中形成复合物	人乳头瘤病毒(HPV)(B1 组)感染和皮肤癌(EV 型)

续表

疾病名称	致病基因	遗传方式	OMIM	受累细胞	功能障碍	相关特征
EVER2 缺陷	*TMC8*	AR	605829	角质细胞	EVER1、EVER2 和 CIB1 在角质细胞中形成复合物	人乳头瘤病毒(HPV)(B1 组)感染和皮肤癌(EV 型)
CIB1 缺陷	*CIB1*	AR	618267	角质细胞	EVER1、EVER2 和 CIB1 在角质细胞中形成复合物	人乳头状瘤病毒(HPV)(B1 组)感染和皮肤癌(EV 型)
WHIM(疣,低免疫球蛋白血症,感染,骨髓粒细胞减少综合征)	*CXCR4*	AD GOF	162643	白细胞	趋化因子受体 CXCR4 对配体 CXCL12(SDF-1)反应增强	疣,中性粒细胞减少,B 细胞减少,低丙种球蛋白血症
3. 易发生严重病毒感染						
STAT1 缺陷	*STAT1*	ARLOF	600555	白细胞和其他细胞	STAT1 依赖性 IFN-α/β/γ 反应和 λ 反应受损	严重病毒和分枝杆菌感染
STAT2 缺陷	*STAT2*	AR	600556	白细胞和其他细胞	STAT2 依赖性 IFN-α/β 和 λ 反应受损	严重病毒感染(播散性麻疹疫苗感染)
IRF9 缺陷	*IRF9*	AR	147574	白细胞和其他细胞	IRF9- 和 ISGF3- 依赖的 IFN-α/β 和 λ 反应	严重流感

续表

疾病名称	致病基因	遗传方式	OMIM	受累细胞	功能障碍	相关特征
IRF7 缺陷	*IRF7*	AR	605047	白细胞/浆细胞源性树突状细胞/非造血细胞	IFN-α/β/γ 和 IFN-λ 产生受损	严重流感
IFNAR1 缺陷	*IFNAR1*	AR	107450	白细胞和其他细胞	IFNAR1 依赖的 IFN-α/β 反应	黄热病疫苗和麻疹疫苗导致的严重疾病
IFNAR2 缺陷	*IFNAR2*	AR	602376	广泛表达	IFNAR2 依赖的 IFN-α/β 反应	严重病毒感染(播散性麻疹疫苗感染，HHV6)
CD16 缺陷	*FCGR3A*	AR	146740	NK 细胞	NK 功能受累	严重疱疹病毒感染，尤 VZV/EBV/HPV
MDA5 缺陷	*IFIH1*	ARLOF	606951	广泛表达	病毒识别受损	鼻病毒和其他 RNA 病毒感染
RNA 聚合酶Ⅲ缺陷	*POLR3A*	AD	614258	白细胞和其他细胞	IFN 介导的对 VZV 或 polyI:C 反应和病毒识别受损	严重 VZV 感染
RNA 聚合酶Ⅲ缺陷	*POLR3C*	AD	617454	白细胞和其他细胞	IFN 介导的对 VZV 或 polyI:C 反应和病毒识别受损	严重 VZV 感染

续表

疾病名称	致病基因	遗传方式	OMIM	受累细胞	功能障碍	相关特征
RNA 聚合酶Ⅲ缺陷	*POLR3F*	AD	617455	白细胞和其他细胞	IFN 介导的对 VZV 或 polyI:C 反应和病毒识别受损	严重 VZV 感染
4. 单纯疱疹病毒脑炎（HSE）						
TLR3 缺陷	*TLR3*	AD/AR	613002	中枢神经系统（CNS）固有细胞和成纤维细胞	TLR3 依赖性 IFN-α/β/γ 反应受损	单纯疱疹病毒 1 型脑炎（临床不全外显率），严重肺部流感；VZV
UNC93B1 缺陷	*UNC93B1*	AR	608204	CNS 固有细胞和成纤维细胞	UNC93B 依赖性 IFN-α/β/γ 反应受损	单纯疱疹病毒 1 型脑炎
TRAF3 缺陷	*TRAF3*	AD	601896	CNS 固有细胞和成纤维细胞	TRAF3 依赖性 IFN-α/β/γ 反应受损	单纯疱疹病毒 1 型脑炎
TRIF 缺陷	*TICAM1*	AD/AR	607601	CNS 固有细胞和成纤维细胞	TRIF 依赖性 IFN-α/β/γ 反应受损	单纯疱疹病毒 1 型脑炎

续表

疾病名称	致病基因	遗传方式	OMIM	受累细胞	功能障碍	相关特征
TBK1 缺陷	*TBK1*	AD	604834	CNS 固有细胞和成纤维细胞	TBK1 依赖性 IFN-α/β/γ 反应受损	单纯疱疹病毒 1 型脑炎
IRF3 缺陷	*IRF3*	AD	616532	CNS 固有细胞和成纤维细胞	HSV1 诱导的 IFN-α、β 产生和 IRF3 磷酸化降低	单纯疱疹病毒 1 型脑炎
DBR1 缺陷	*DBR1*	AR	607024	CNS 固有细胞和成纤维细胞	抗病毒 IFNs 产生受损	脑干 HSE，其他脑干病毒性感染
5. 易感侵袭性真菌						
CARD9 缺陷	*CARD9*	AR	607212	单核吞噬细胞	CARD9 信号通路	侵袭性念珠菌感染，深部皮肤真菌病和其他侵袭性真菌感染
6. 易患皮肤黏膜念珠菌病						
IL-17RA 缺陷	*IL17RA*	AR	605461	上皮细胞/成纤维细胞/单核吞噬细胞	IL-17RA 信号通路受损	慢性黏膜皮肤念珠菌病（CMC），毛囊炎

续表

疾病名称	致病基因	遗传方式	OMIM	受累细胞	功能障碍	相关特征
IL-17RC 缺陷	*IL17RC*	AR	610925	上皮细胞/成纤维细胞/单核吞噬细胞	IL-17RC 信号通路受损	CMC
IL-17F 缺陷	*IL17F*	AD	606496	T 细胞	含 IL-17F 的二聚体	CMC，毛囊炎
STAT1 GOF	*STAT1*	AD GOF	600555	T/B/单核细胞	STAT1 获得性功能突变影响分泌 IL-17 的 T 细胞发育	CMC，各种真菌、细菌和病毒(HSV)感染，自身免疫病(甲状腺炎，糖尿病，血细胞减少症)，肠病
ACT 缺陷	*TRAF3IP2*	AR	607043	T 细胞/成纤维细胞	成纤维细胞对 IL-17A、IL-17F 无反应，T 细胞对 IL-17E 无反应	CMC，眼睑炎，毛囊炎，巨舌
7. TLR 信号通路缺陷伴细菌易感染						
IRAK-4 缺陷	*IRAK4*	AR	606883	L+N+M	TIR-IRAK4 信号通路受损	细菌感染(化脓性)
MyD88 缺陷	*MYD88*	AR	602170	L+N+M	TIR-MyD88 信号通路受损	细菌感染(化脓性)
IRAK1 缺陷	*IRAK1*	XL	300283	L+N+M	TIR-IRAK1 信号通路受损	细菌感染，Xq28 的 MECP2 和 IRAK1 大片段新缺失致 X-连锁 MECP2 缺陷相关综合征

续表

疾病名称	致病基因	遗传方式	OMIM	受累细胞	功能障碍	相关特征
TIRAP 缺陷	*TIRAP*	AR	614382	L+N+M	TIRAP 信号传递，成纤维细胞和白细胞 TLR1/2、TLR2/6 和 TLR4 刺激降低	儿童期葡萄球菌感染
8. 其他非造血组织有关的先天性免疫缺陷						
先天性无脾（ICA）RPSA 缺陷	*RPSA*	AD	271400	无脾	RPSA 编码核糖体蛋白 SA（核糖体亚单位成分）	菌血症（无荚膜细菌）
先天性无脾（ICA）HMOX 缺陷	*HMOX*	AR	141250	巨噬细胞	HO-1 调节铁再循环和血红素依赖性损伤	溶血，肾炎，炎症
锥虫病	*APOL1*	AD	603743	体细胞	C 成孔血清蛋白	锥虫病
NBAS 缺陷致急性肝衰竭	*NBAS*	AR	608025	体细胞和造血细胞	ER 应激	发热致肝衰竭
急性坏死性脑病	*RANBP2*	AR	601181	广泛表达	核孔蛋白	发热致急性脑病
CLCN7 缺陷伴骨硬化病	*CLCN7*	AR	602727	破骨细胞	分泌溶酶体	骨硬化病伴低钙血症，神经系统表现
SNX10 缺陷伴骨硬化病	*SNX10*	AR	614780	破骨细胞	分泌溶酶体	骨硬化病伴视力障碍

续表

疾病名称	致病基因	遗传方式	OMIM	受累细胞	功能障碍	相关特征
OSTM1 缺陷伴骨硬化病	*OSTM1*	AR	607649	破骨细胞	分泌溶酶体	骨硬化病伴低钙血症，神经系统表现
PLEKHM1 缺陷伴骨硬化病	*PLEKHM*	AR	611466	破骨细胞	分泌溶酶体	骨硬化病
TCIRG1 缺陷伴骨硬化病	*TCIRG1*	AR	604592	破骨细胞	分泌溶酶体	骨硬化病伴低钙血症
TNFRSF11A 缺陷伴骨硬化病	*TNFRSF11A*	AR	603499	破骨细胞	破骨细胞生成	骨硬化病
TNFSF11 缺陷伴骨硬化病	*TNFSF11*	AR	602642	基质细胞	破骨细胞生成	骨硬化病伴严重生长迟缓
NCSTN 缺陷化脓性汗腺炎	*NCSTN*	AD	605254	上皮细胞	毛囊 γ 分泌酶调节角化	Verneuil 疾病/化脓性汗腺炎伴压疮
PSEN 缺陷化脓性汗腺炎	*PSEN*	AD	613737	上皮细胞	毛囊 γ 分泌酶调节角化	Verneuil 疾病/化脓性汗腺炎伴皮肤色素沉着
PSENEN 缺陷化脓性汗腺炎	*PSENEN*	AD	613736	上皮细胞	毛囊 γ 分泌酶调节角化	Verneuil 疾病/化脓性汗腺炎

续表

疾病名称	致病基因	遗传方式	OMIM	受累细胞	功能障碍	相关特征
9. 其他白细胞有关的先天免疫缺陷						
IRF4 单倍不足	*IRF4*	AD	601900	L+M	IRF4 是多向转录因子	Whipple 病
IL-18BP 缺陷	*IL18BP*	AR	604113	白细胞和其他细胞	IL-18BP 中和分泌 IL-18	暴发性病毒性肝炎

表 2-7　自身炎症性疾病

疾病名称	致病基因	遗传方式	OMIM	受累细胞	功能障碍	相关特征
1. Ⅰ型干扰素病						
STING-相关血管病变，婴儿期起病(SAVI)	*TMEM173*	AR	612374	未评估 T/B 细胞	STING 激活 NFκB 和 IRF3 转录通路来减少 IFN 表达	皮肤血管病变，炎症性肺部疾病，全身，ICC，FCL
ADA2 缺陷	*ADA2*	AR	607575	未评估 T/B 细胞	ADAs 使细胞外腺苷失活，并通过腺苷受体终止信号传递	结节性多动脉炎，儿童期、早发性复发性缺血性脑卒中及发热；一些患者出现低球蛋白血症
TREX1 缺陷，Aicardi-Goutieres 综合征 1(AGS1)	*TREX1*	AR	606609	未评估 T/B 细胞	胞内异常 ss DNA 积累致Ⅰ型 IFN↑	典型 AGS、SLE、FCL

续表

疾病名称	致病基因	遗传方式	OMIM	受累细胞	功能障碍	相关特征
RNASEH2B 缺陷，AGS2	*RNASEH2B*	AR	610326	未评估 T/B 细胞	胞内异常 RNA-DNA 杂合积累致Ⅰ型 IFN↑	典型 AGS，SP
RNASEH2C 缺陷，AGS3	*RNASEH2C*	AR	610330	未评估 T/B 细胞	胞内异常 RNA-DNA 杂合积累致Ⅰ型 IFN↑	典型 AGS
RNASEH2A 缺陷，AGS4	*RNASEH2A*	AR	606034	未评估 T/B 细胞	胞内异常 RNA-DNA 杂合积累致Ⅰ型 IFN↑	典型 AGS
SAMHD1 缺陷，AGS5	*SAMHD1*	AR	606754	未评估 T/B 细胞	胞质 dNTP 失调致Ⅰ型 IFN↑	典型 AGS、FCL
ADAR1 缺陷，AGS6	*ADAR1*	AR	146920	未评估 T/B 细胞	双链 RNA 底物经催化腺苷脱氨转为肌苷缺陷，致Ⅰ型 IFN↑	典型 AGS、BSN、SP
AGS7	*IFIH1*	ADGOF	615846	未评估 T/B 细胞	*IFIH1* 基因编码胞质病毒 RNA 受体，通过衔接分子 MAVS 活化Ⅰ型 IFN 信号传递	典型 AGS、SLE、SP、SMS
DNAse Ⅱ缺陷	*DNASE2*	AR1	126350	未评估 T/B 细胞	DNA 酶Ⅱ降解和消除 DNA。DNase Ⅱ活性的丧失诱导Ⅰ型干扰素信号	AGS

续表

疾病名称	致病基因	遗传方式	OMIM	受累细胞	功能障碍	相关特征
DNASE1L3 缺陷引起的儿童 SLE	*DNASE1L3*	AR	614420		DNASE1L3 是一种降解细胞外 DNA 的内切酶。DNASE1L3 缺乏会降低凋亡细胞的清除率	极早发的 SLE，补体水平↓，自身抗体（dsDNA、ANCA），狼疮肾炎，低补体性荨麻疹血管炎综合征
脊柱软骨发育不良伴免疫失调（SPENCD）	*ACP5*	AR	171640	未评估 T/B 细胞	IFN 的上调可能与 pDC 有关	身材矮小，SP，ICC，SLE，血小板减少，自身免疫性溶血性贫血，可有反复细菌和病毒感染
X-连锁网状色素病	*POLA1*	XL	301220	未评估 T/B 细胞	POLA1 参与胞质 RNA：DNA 合成，缺陷时Ⅰ型 IFN↑	色素沉着，特殊面容，肺部和胃肠道疾病
USP18 缺陷	*USP18*	AR	607057	未评估 T/B 细胞	ISG15 的负性调节缺陷致 IFN↑	TORCH 样综合征
PAS1 缺陷	*OAS1*	ADGOF	163450	B 细胞↓	RNA 识别引起干扰素↑	肺泡蛋白沉积症、皮疹
2. 炎症小体缺陷						
家族性地中海热	*MEFV*	ARGOF	249100	成熟粒细胞和细胞因子活化的单核细胞	炎症小体介导的 IL1β 诱导增加	反复发热，秋水仙碱诱导的浆膜炎和炎症，易患血管炎和炎症性肠病

续表

疾病名称	致病基因	遗传方式	OMIM	受累细胞	功能障碍	相关特征
家族性地中海热		AD	134610	成熟粒细胞和细胞因子活化的单核细胞	通常 M694del 突变	反复发热，秋水仙碱诱导的浆膜炎和炎症，易患血管炎和炎症性肠病
甲羟戊酸激酶缺陷（高 IgD 综合征）	*MVK*	AR	260920	体细胞和造血细胞	影响胆固醇合成，致病机制不明	周期性发热，白细胞增多症伴 IgD 增高
Muckle-Wells 综合征	*NLRP3*（*NALP3*/*CIAS1*/*PYPAF1*）	AD GOF	191900	中性粒细胞和单核细胞	cryopyrin 缺陷影响白细胞凋亡、NFkB 信号传递和 IL-1 产生	荨麻疹，SNHL，淀粉样变性
家族性冷自身炎症综合征 1	*NLRP3*	AD GOF	120100	中性粒细胞和单核细胞	cryopyrin 缺陷影响白细胞凋亡、NFkB 信号传递和 IL-1 产生	非瘙痒性荨麻疹，关节炎，遇冷发热、寒战和白细胞增多
新生儿发病多系统炎症性疾病（NOMID）或慢性婴儿神经皮肤关节综合征（CINCA）	*NLRP3*	AD GOF	607115	中性粒细胞和软骨细胞	cryopyrin 缺陷影响白细胞凋亡、NFkB 信号传递和 IL-1 产生	新生儿皮疹，慢性脑膜炎，关节病伴发热和炎症

续表

疾病名称	致病基因	遗传方式	OMIM	受累细胞	功能障碍	相关特征
家族性冷自身炎症综合征 2	*NLRP12*	AD GOF	611762	中性粒细胞和单核细胞	cryopyrin 缺陷影响白细胞凋亡、NFkB 信号传递和 IL-1 产生	非瘙痒性荨麻疹，关节炎，遇冷发热、寒战和白细胞增多
NLRC4-MAS（巨噬细胞活动综合征）或家族性冷自身炎症综合征 4	*NLRC4*	AD GOF	616050 616115	中性粒细胞、单核细胞和巨噬细胞	NLRC4 功能获得性突变，引起 IL-1β、IL-18↑和巨噬细胞活化	严重肠结肠炎，巨噬细胞活化综合征
PLAID（PLCγ2 相关抗体缺陷和免疫失调）	*PLCG2*	AD GOF	614878	B 细胞、NK 细胞和肥大细胞	突变活化 IL-1 通路	冷性荨麻疹，低免疫球蛋白血症，自身免疫
家族性冷自身炎症综合征 3 或 APLAID（c2120A>C）	*PLCG2*	AD GOF	614468	B 细胞、NK 细胞和肥大细胞	突变活化 IL-1 通路	冷性荨麻疹，低免疫球蛋白血症，自身免疫
NLRP1 缺陷	*NLRP1*	AR	606579	白细胞	IL-18 和半胱天冬酶 1↑，提示炎症小体受累	角化不良，自身免疫，关节炎
NLRP1 GOF	*NLRP1*	ADGOF	615225	角化细胞	IL1β↑	掌跖癌，角膜瘢痕形成；复发性呼吸道乳头状瘤病

续表

疾病名称	致病基因	遗传方式	OMIM	受累细胞	功能障碍	相关特征
3. 非炎症小体相关情况						
TNF受体相关性周期综合征（TRAPS）	*C2BP1*	AD	142680	中性粒细胞和单核细胞	55-kD TNF受体突变致细胞内受体滞留或结合TNF的可溶性细胞因子↓	反复发热，浆膜炎，皮疹，眼和关节炎症
无菌化脓性关节炎，坏疽性脓皮病，压疮（PAPA）综合征，高锌血症和高钙网蛋白血症	*PSTPIP1*（*C2BP1*）	AD	604416	造血组织，活化的T细胞上调	肌动蛋白重构障碍，致炎症时生理性信号传递异常	破坏性关节炎，炎症性皮疹，肌炎
Blau综合征	*NOD2*（*CARD15*）	AD	186580	单核细胞	CARD15核苷酸结合位点突变，可能破坏与脂多糖和NF-κB信号传递的相互作用	葡萄膜炎，肉芽肿性滑膜炎，屈曲指，皮疹，脑神经病，30%发生克罗恩结肠炎
ADAM17缺陷	*ADAM17*	AR	614328	白细胞和上皮细胞	TNF-α产生缺陷	早发性腹泻，皮肤病变
慢性复发性多灶性骨髓炎和先天性异常红细胞生成性贫血（Majeed综合征）	*LPIN2*	AR	609628	中性粒细胞和骨髓细胞	不明	慢性复发性多灶性骨髓炎，输血依赖性贫血，皮肤炎症性疾病

续表

疾病名称	致病基因	遗传方式	OMIM	受累细胞	功能障碍	相关特征
DIRA(IL-1受体拮抗剂缺陷)	*IL1RN*	AR	612852	中性粒细胞和单核细胞	IL-1受体拮抗剂突变致IL-1持续活性	新生儿起病无菌性多灶性骨髓炎,骨膜炎和脓疱疮
DITRA(IL-36受体拮抗剂缺陷)	*IL36RN*	AR	614204	角质细胞和白细胞	*IL-36RN*突变致IL-8产生↑	脓疱型银屑病
SLC29A3突变	*SLC29A3*	AR	602782	白细胞和骨细胞		色素沉着过度,组织细胞增生-淋巴结病综合征
CAMPS(CARD14介导银屑病)	*CARD14*	AD	602723	主要为角质细胞	*CARD14*突变致NF-kB通路活化和IL-8产生↑	银屑病
家族性巨颌症	*SH3BP2*	AD	118400	基质细胞和骨细胞	巨噬细胞和NF-kB过度活化	下颌骨退行性变
CANDLE(慢性非典型中性粒细胞性皮炎伴脂肪营养不良)	*PSMB8*	AR/AD	256040	角化细胞,B细胞脂肪细胞	突变导致未知机制的IFN信号↑	挛缩,脂膜炎,ICC,发热
CANDLE(慢性非典型中性粒细胞性皮炎伴脂肪营养不良)	*PSMG2*	AR	609702	淋巴细胞	突变导致未知机制的IFN信号↑	脂膜炎、脂肪营养不良、自身免疫性溶血性贫血

续表

疾病名称	致病基因	遗传方式	OMIM	受累细胞	功能障碍	相关特征
COPA 缺陷	*COPA*	AD	6011924	中性粒细胞和组织特异性细胞	*COPA* 突变致外壳蛋白复合物Ⅰ(COPⅠ)介导的细胞内转运缺陷	自身免疫炎症性关节炎,间质性肺部病,Th17 失调和自身抗体产生
Otulipenia/ORAS	*OTULIN*	AR	615712	白细胞	增强 LUBAC 诱导性 NF-KB 活性,致前炎症因子水平↑	发热,腹泻,皮炎
A20 缺陷	*TNFAIP3*	AD LOF	616744	淋巴细胞	NF-KB 信号传递抑制通路缺陷	关节疼痛,黏膜溃疡,眼部炎症
AP1S3 缺陷	*AP1S3*	AR	615781	角化细胞	扰乱 TLR3 转录	脓疱型银屑病
ALPI 缺陷	*ALPI*	AR	171740	小肠上皮细胞	肠内 LPS 抑制不足	IBD
TRIM22	*TRIM22*	AR	606559	巨噬细胞,肠上皮细胞	肉芽肿性结肠炎	IBD
T 细胞淋巴瘤样皮下脂膜炎(TIM3 缺陷)	*HAVCR2*	AR	618398	白细胞	由于检查点信号的缺陷,炎性小体活性增加	脂膜炎、HLH、多克隆皮肤 T 细胞浸润或 T 细胞淋巴瘤

注:CSF:脑脊液;SLE:系统性红斑狼疮;TORCH:弓形虫,其他,风疹,巨细胞病毒,疱疹病毒感染;SNHL:感觉神经性耳聋;AGS:Aicardi-Goutières 综合征;BSN:双侧纹状体坏死;FCL:家族性冻疮样狼疮;ICC:颅内钙化;pDCs:浆细胞源树突状细胞;SP:痉挛性瘫痪;SMS:Singleton-Merten 综合征;ssDNA:单链 DNA

表 2-8 补体缺陷

疾病名称	致病基因	遗传方式	OMIM	实验室发现	相关特征
C1q 缺陷（C1QA）	*C1QA*	AR	120550	CH50 溶血活性缺陷，经典途径活性缺陷，凋亡细胞清除率↓	SLE，荚膜细菌感染
C1q 缺陷（C1QB）	*C1QB*	AR	120570	CH50 溶血活性缺陷，经典途径活性缺陷，凋亡细胞清除率↓	SLE，荚膜细菌感染
C1q 缺陷（C1QC）	*C1QC*	AR	120575	CH50 溶血活性缺陷，经典途径活性缺陷，凋亡细胞清除率↓	SLE，荚膜细菌感染
C1r 缺陷	*C1R*	AR	613785	CH50 溶血活性缺陷，经典途径活性缺陷	SLE，荚膜细菌感染，Ehlers-Danlos 表型
C1r 牙周 Ehlers-Danlos	*C1R*	AD GOF	613785	正常 CH50	色素沉着过度，皮肤脆弱
C1s 缺陷	*C1S*	AR	613785	CH50 溶血活性缺陷，经典途径活性缺陷	SLE，荚膜细菌感染，Ehlers-Danlos 表型
C1s 牙周 Ehlers-Danlos	*C1S*	AD GOG	613785	正常 CH50	色素沉着过度，皮肤脆弱
C4 完全缺陷	*C4A*+ *C4B*	AR	120810	CH50 溶血活性缺陷，经典途径活性缺陷，C4A 和 C4B 双等位突变/缺失/转换致完全补体缺陷	SLE，荚膜细菌感染，C4A 或 C4B 部分缺失常见，患者宿主防御的能力受影响较轻
C2 缺陷	*C2*	AR	217000	CH50 溶血活性缺陷，经典途径活性缺陷	SLE，荚膜细菌感染，动脉硬化

续表

疾病名称	致病基因	遗传方式	OMIM	实验室发现	相关特征
C3 缺陷(LOF)	*C3*	AD	120700	CH50 和 AH50 溶血活性缺陷,调理活性缺陷,抗体免疫反应缺陷	感染,肾小球肾炎,非典型溶血尿毒综合征伴 GOF 突变
C3 GOF	*C3*	AD GOF	120700	补体激活↑	非典型溶血尿毒综合征
C5 缺陷	*C5*	AR	120900	CH50 和 AH50 溶血活性缺陷,杀伤细菌功能缺陷	播散性奈瑟菌感染
C6 缺陷	*C6*	AR	217050	CH50 和 AH50 溶血活性缺陷,杀伤细菌功能缺陷	播散性奈瑟菌感染
C7 缺陷	*C7*	AR	217070	CH50 和 AH50 溶血活性缺陷,杀伤细菌功能缺陷	播散性奈瑟菌感染
C8α 缺陷	*C8A*	AR	120950	CH50 和 AH50 溶血活性缺陷,杀伤细菌功能缺陷	播散性奈瑟菌感染
C8γ 缺陷	*C8G*	AR	120930	CH50 和 AH50 溶血活性缺陷,杀伤细菌功能缺陷	播散性奈瑟菌感染
C8β 缺陷	*C8B*	AR	120960	CH50 和 AH50 溶血活性缺陷,杀伤细菌功能缺陷	播散性奈瑟菌感染
C9 缺陷	*C9*	AR	120940	CH50 和 AP50 溶血活性缺陷,杀伤细菌功能缺陷	轻度播散性奈瑟菌感染
MASP2 缺陷	*MASP2*	AR	605102	植物凝集素活化通路缺陷	化脓性感染,炎症性肺部疾病,自身免疫性疾病

续表

疾病名称	致病基因	遗传方式	OMIM	实验室发现	相关特征
纤胶凝蛋白 3 缺陷	*FCN3*	AR	604973	纤胶凝蛋白 3 通路补体活化缺陷	呼吸道感染，脓肿
C1 抑制剂缺陷	*SERPING1*	AD	606860	随 C4/C2 消耗补体途径自发性活化，高分子量激肽产生缓激肽致接触系统自发激活	遗传性血管性水肿
因子 B GOF	*CFB*	ADGOF	612924	功能获得性突变伴自发性 AH50↑	非典型溶血尿毒综合征
因子 B LOF	*CFB*	AR	615561	补体旁路途径活化缺陷	荚膜细菌感染
因子 D 缺陷	*CFD*	AR	134350	CH50 溶血活性缺陷	奈瑟菌感染
备解素缺陷	*CFP*	XL	300383	CH50 溶血活性缺陷	奈瑟菌感染
因子 I 缺陷	*CFI*	AR	217030	随 C3 消耗补体旁路途径自发性活化	感染，播散性奈瑟菌感染，非典型溶血尿毒综合征，子痫前期
因子 H 缺陷	*CFH*	AR/AD	134370	随 C3 消耗补体旁路途径自发性活化	感染，播散性奈瑟菌感染，非典型溶血尿毒综合征，子痫前期
因子 H 相关蛋白缺陷	*CFHR1~5*	AR/AD	134371，600889，605336，605337，608593	CH50 和 AH50 正常，抗因子 H 自身抗体，1 个或多个 *CFHR* 基因缺失导致易患自身抗体介导的非典型溶血尿毒综合征	老年性非典型溶血尿毒综合征，播散性奈瑟菌感染
血栓调节蛋白缺陷	*THBD*	AD	188040	CH50 和 AH50 正常	非典型溶血尿毒综合征

续表

疾病名称	致病基因	遗传方式	OMIM	实验室发现	相关特征
膜辅蛋白(CD46)缺陷	*CD46*	AD	120920	补体旁路途径抑制剂,C3b结合降低	非典型溶血尿毒综合征,感染,子痫前期
攻膜复合物抑制剂(CD59)缺陷	*CD59*	AR	107271	红细胞对补体介导的溶血高敏感性	溶血性贫血,多发神经性疾病
CD55缺陷(CHAPEL病)	*CD55*	AR	125240	补体对内皮细胞高反应性	蛋白丢失性肠病,血栓

表 2-9 骨髓衰竭性疾病

疾病名称	致病基因	遗传方式	OMIM	T细胞	B细胞	其他受影响细胞	相关特征
1. 骨髓衰竭伴免疫缺陷(Fanconi贫血)							
Fanconi贫血A型	*FANCA*	AR	227650	正常或↓	正常或↓	HSC	NK细胞正常或↓,CNS、骨骼、皮肤、心脏、胃肠道、泌尿生殖系统异常,染色体断裂增加
Fanconi贫血B型	*FANCB*	XLR	300514	正常或↓	正常或↓	HSC	NK细胞正常或↓,CNS、骨骼、皮肤、心脏、胃肠道、泌尿生殖系统异常,染色体断裂增加
Fanconi贫血C型	*FANCC*	AR	227645	正常或↓	正常或↓	HSC	NK细胞正常或↓,CNS、骨骼、皮肤、心脏、胃肠道、泌尿生殖系统异常,染色体断裂增加

续表

疾病名称	致病基因	遗传方式	OMIM	T 细胞	B 细胞	其他受影响细胞	相关特征
Fanconi 贫血 D1 型	*BRCA2*	AR	605724	正常或↓	正常或↓	HSC	NK 细胞正常或↓,CNS、骨骼、皮肤、心脏、胃肠道、泌尿生殖系统异常,染色体断裂增加
Fanconi 贫血 D2 型	*FANCD2*	AR	227646	正常或↓	正常或↓	HSC	NK 细胞正常或↓,CNS、骨骼、皮肤、心脏、胃肠道、泌尿生殖系统异常,染色体断裂增加
Fanconi 贫血 E 型	*FANCE*	AR	600901	正常或↓	正常或↓	HSC	NK 细胞正常或↓,CNS、骨骼、皮肤、心脏、胃肠道、泌尿生殖系统异常,染色体断裂增加
Fanconi 贫血 F 型	*FANCF*	AR	603647	正常或↓	正常或↓	HSC	NK 细胞正常或↓,CNS、骨骼、皮肤、心脏、胃肠道、泌尿生殖系统异常,染色体断裂增加
Fanconi 贫血 G 型	*XRCC9*	AR	614082	正常或↓	正常或↓	HSC	NK 细胞正常或↓,CNS、骨骼、皮肤、心脏、胃肠道、泌尿生殖系统异常,染色体断裂增加
Fanconi 贫血 I 型	*FANCI*	AR	609053	正常或↓	正常或↓	HSC	NK 细胞正常或↓,CNS、骨骼、皮肤、心脏、胃肠道、泌尿生殖系统异常,染色体断裂增加
Fanconi 贫血 J 型	*BRIP1*	AR	609954	正常或↓	正常或↓	HSC	NK 细胞正常或↓,CNS、骨骼、皮肤、心脏、胃肠道、泌尿生殖系统异常,染色体断裂增加

续表

疾病名称	致病基因	遗传方式	OMIM	T 细胞	B 细胞	其他受影响细胞	相关特征
Fanconi 贫血 L 型	*FANCL*	AR	614083	正常或↓	正常或↓	HSC	NK 细胞正常或↓,CNS、骨骼、皮肤、心脏、胃肠道、泌尿生殖系统异常,染色体断裂增加
Fanconi 贫血 M 型	*FANCM*	AR	618096	正常或↓	正常或↓	HSC	NK 细胞正常或↓,CNS、骨骼、皮肤、心脏、胃肠道、泌尿生殖系统异常,染色体断裂增加
Fanconi 贫血 N 型	*PALB2*	AR	610832	正常或↓	正常或↓	HSC	NK 细胞正常或↓,CNS、骨骼、皮肤、心脏、胃肠道、泌尿生殖系统异常,染色体断裂增加
Fanconi 贫血 O 型	*RAD51C*	AR	613390	正常或↓	正常或↓	HSC	NK 细胞正常或↓,CNS、骨骼、皮肤、心脏、胃肠道、泌尿生殖系统异常,染色体断裂增加
Fanconi 贫血 P 型	*SLX4*	AR	613951	正常或↓	正常或↓	HSC	NK 细胞正常或↓,CNS、骨骼、皮肤、心脏、胃肠道、泌尿生殖系统异常,染色体断裂增加
Fanconi 贫血 Q 型	*ERCC4*	AR	615272	正常或↓	正常或↓	HSC	NK 细胞正常或↓,CNS、骨骼、皮肤、心脏、胃肠道、泌尿生殖系统异常,染色体断裂增加

续表

疾病名称	致病基因	遗传方式	OMIM	T 细胞	B 细胞	其他受影响细胞	相关特征
Fanconi 贫血 R 型	*RAD51*	AR	617244	正常或↓	正常或↓	HSC	NK 细胞正常或↓,CNS、骨骼、皮肤、心脏、胃肠道、泌尿生殖系统异常,染色体断裂增加
Fanconi 贫血 S 型	*BRCA1*	AR	617883	正常或↓	正常或↓	HSC	NK 细胞正常或↓,CNS、骨骼、皮肤、心脏、胃肠道、泌尿生殖系统异常,染色体断裂增加
Fanconi 贫血 T 型	*UBE2T*	AR	616435	正常或↓	正常或↓	HSC	NK 细胞正常或↓,CNS、骨骼、皮肤、心脏、胃肠道、泌尿生殖系统异常,染色体断裂增加
Fanconi 贫血 U 型	*XRCC2*	AR	617247	正常或↓	正常或↓	HSC	NK 细胞正常或↓,CNS、骨骼、皮肤、心脏、胃肠道、泌尿生殖系统异常,染色体断裂增加
Fanconi 贫血 V 型	*MAD2L2*	AR	617243	正常或↓	正常或↓	HSC	NK 细胞正常或↓,CNS、骨骼、皮肤、心脏、胃肠道、泌尿生殖系统异常,染色体断裂增加
Fanconi 贫血 W 型	*RFWD3*	AR	317784	正常或↓	正常或↓	HSC	NK 细胞正常或↓,CNS、骨骼、皮肤、心脏、胃肠道、泌尿生殖系统异常,染色体断裂增加

续表

疾病名称	致病基因	遗传方式	OMIM	T 细胞	B 细胞	其他受影响细胞	相关特征
MIRAGE（骨髓发育不良、生长受限、肾上腺发育不全、生殖器表型、肠病）	*SAMD9*	AD GOF	617053	未报道	未报道	HSC，骨髓细胞	胎儿生长受限、性腺异常、肾上腺功能衰竭、MDS 伴 7 号染色体畸变、感染易感性、肠病、脾脏缺失
共济失调全血细胞减少综合征	*SAMD9L*	AD GOF	611170	正常	↓	HSC，骨髓细胞	MDS，神经系统特征
2. 先天性角化不良 DKC 伴骨髓衰竭和端粒功能失调							
DKCX1	*DKCI*	XL	305000	正常或↓	正常或↓	HSC	骨髓衰竭、肺肝纤维化、指甲营养不良、白斑、网状皮肤色素沉着；小头畸形，神经发育延迟
DKCA1	*TERC*	AD	127550	正常或↓	正常或↓	HSC	骨髓衰竭、肺肝纤维化、指甲营养不良、白斑、网状皮肤色素沉着；小头畸形，神经发育延迟
DKCA2	*TERT*	AD	187270	正常或↓	正常或↓	HSC	骨髓衰竭、肺肝纤维化、指甲营养不良、白斑、网状皮肤色素沉着；小头畸形，神经发育延迟
DKCA3	*TINF2*	AD	604319	正常或↓	正常或↓	HSC	骨髓衰竭、肺肝纤维化、指甲营养不良、白斑、网状皮肤色素沉着；小头畸形，神经发育延迟

续表

疾病名称	致病基因	遗传方式	OMIM	T 细胞	B 细胞	其他受影响细胞	相关特征
DKCA4	*RTEL1*	AD	616373	正常或↓	正常或↓	HSC	骨髓衰竭、肺肝纤维化、指甲营养不良、白斑、网状皮肤色素沉着；小头畸形，神经发育延迟
DKCA5	*TINF2*	AD	268130	正常或↓	正常或↓	HSC	骨髓衰竭、肺肝纤维化、指甲营养不良、白斑、网状皮肤色素沉着；小头畸形，神经发育延迟
DKCA6	*ACD*	AD	616553	正常或↓	正常或↓	HSC	骨髓衰竭、肺肝纤维化、指甲营养不良、白斑、网状皮肤色素沉着；小头畸形，神经发育延迟
DKCB1	*NOLA3*	AR	224230	正常或↓	正常或↓	HSC	骨髓衰竭、肺肝纤维化、指甲营养不良、白斑、网状皮肤色素沉着；小头畸形，神经发育延迟
DKCB2	*NOLA2*	AR	613987	正常或↓	正常或↓	HSC	骨髓衰竭、肺肝纤维化、指甲营养不良、白斑、网状皮肤色素沉着；小头畸形，神经发育延迟
DKCB3	*WRAP53*	AR	613988	正常或↓	正常或↓	HSC	骨髓衰竭、肺肝纤维化、指甲营养不良、白斑、网状皮肤色素沉着；小头畸形，神经发育延迟

续表

疾病名称	致病基因	遗传方式	OMIM	T 细胞	B 细胞	其他受影响细胞	相关特征
DKCB4	*TERT*	AR	613989	正常或↓	正常或↓	HSC	骨髓衰竭、肺肝纤维化、指甲营养不良、白斑、网状皮肤色素沉着；小头畸形，神经发育延迟
DKCB5	*RTEL1*	AR	615190	正常或↓	↓	HSC	指甲营养不良、白斑、骨髓衰竭、严重 B 细胞免疫缺陷、胎儿生长受限、生长发育不良，小头畸形、小脑发育不全和食管功能障碍
DKCB6	*PARN*	AR	616353	正常或↓	正常或↓	HSC	发育迟缓，小头畸形，小脑发育不全，
DKCB7	*ACD*	AR	616553	正常或↓	正常或↓	HSC	骨髓衰竭，肺和肝纤维化，指甲发育不良，白斑，网状皮肤色素沉着；小头畸形，神经发育延迟
BMSF1(SRP72-缺陷)	*ARP72*	AD	602122	未评估	未评估	HSC	骨髓衰竭，先天性神经性耳聋
BMFS5	*TP53*	AD	618165	未评估	↓	HSC	红细胞发育不良，B 细胞缺陷
Coats plus 综合征	*STN1*	AR	613129	正常	正常	HSC	胎儿生长受限，过早衰老，全血细胞减少，骨髓细胞减少，血管扩张引起的胃肠道出血，颅内钙化，端粒异常
Coats plus 综合征	*CTC1*	AR	617053	未报道	未报道	HSC	胎儿生长受限，过早衰老，全血细胞减少，骨髓细胞减少，血管扩张引起的胃肠道出血，颅内钙化，端粒异常

表 2-10 免疫出生缺陷的拟表型

疾病名称	基因缺陷/可能机制	外周血 T 细胞	外周血 B 细胞	血清 Ig	相关表现/相似的 PID
1. 伴体细胞突变					
自身免疫性淋巴组织增生症（ALPS-SFAS）	*TNFRSF6* 体细胞突变	双阴性 T 细胞↑	正常，$CD5^+$B 细胞数量增多	正常或↓	脾大，淋巴结病，自身免疫性血细胞减少，淋巴细胞凋亡缺陷/ALPS-FAS
RAS 相关自身免疫性白细胞增生症（RALD）	*KRAS*（GOF）体细胞突变	正常	B 细胞增多	正常或↓	脾大，淋巴结病，自身免疫性血细胞减少，粒细胞增多症，单核细胞增多症，淋巴细胞凋亡缺陷/ALPS 样表型
RAS 相关自身免疫性白细胞增生症（RALD）	*NRAS*（GOF）体细胞突变	双阴性 T 细胞↑	正常	正常或↓	脾大，淋巴结病，自身抗体/ALPS 样
ALPS 样 Cryopyrin 病（Muckle-Wells/CINCA/NOMID 样综合征）	*NLRP3* 体细胞突变	正常	正常	正常	荨麻疹样皮疹，关节病，神经系统体征
STAT5b 体细胞突变致嗜酸细胞增多症	*STAT5b*（GOF）体细胞突变	正常	正常	正常	嗜酸性粒细胞增多，特应性皮炎，荨麻疹，腹泻
2. 伴自身抗体					
慢性黏膜皮肤念珠菌病（伴或不伴 APECED 综合征）	AIRE 生殖细胞突变，致抗 IL-17 和/或 IL-22 自身抗体	正常	正常	正常	内分泌腺病，慢性皮肤黏膜念珠菌病/CMC

续表

疾病名称	基因缺陷/可能机制	外周血 T 细胞	外周血 B 细胞	血清 Ig	相关表现/相似的 PID
成年起病的免疫缺陷伴感染分枝杆菌	抗 IFN-γ 自身抗体	初始 T 胞↓	正常	正常	分枝杆菌、真菌、沙门氏菌和水痘带状疱疹病毒感染、MSMD 或 CID
反复皮肤感染	抗 IL-6 自身抗体	正常	正常	正常	葡萄球菌感染/STAT3 缺陷
肺泡蛋白沉积症	抗 GM-CSF 自身抗体	正常	正常	正常	肺泡蛋白沉积症，隐球菌脑膜炎，播散性奴卡菌病/CSF2RA 缺陷
获得性血管性水肿	抗 C1 抑制剂自身抗体	正常	正常	正常	血管性水肿/C1 抑制剂缺陷(遗传性血管性水肿)
非典型溶血尿毒综合征	抗补体因子 H 自身抗体	正常	正常	正常	非典型溶血尿毒综合征/补体旁路途径自发活化
胸腺瘤伴低丙种球蛋白血症(Good 综合征)	抗多种细胞因子自身抗体	CD8 细胞↑	正常	正常	侵袭性细菌、病毒或机会感染，自身免疫，PRCA，扁平苔藓，血细胞减少，结肠炎，慢性腹泻

(赵晓东)

参考文献

1. BOUSFIHA A, JEDDANE L, PICARD C, et al. Human Inborn Errors of Immunity: 2019 Update of the IUIS Phenotypical Classification. Journal of Clinical Immunology, 2020, 40(1): 66-81.

第三节　免疫功能评估

免疫网络极为复杂，测定全部免疫成分包括不同的细胞和各种免疫分子的功能几乎是不可能的。为此，在进行原发性免疫缺陷病实验室诊断时，需根据病史、临床体征、家族史，分层次进行免疫功能评估，包括：初筛试验，进一步检查，及特殊或研究性实验。

（一）初筛试验

1. 血常规　是反映外周血白细胞、血小板、血红蛋白、淋巴细胞绝对计数、中性粒细胞计数、嗜酸性粒细胞计数的主要指标。自幼白细胞减少，尤其是中性粒细胞减少：见于先天性中性粒细胞减少症（SCN）、周期性中性粒细胞减少症、高 IgM 综合征等。持续白细胞升高，尤其是中性粒细胞升高：见于白细胞黏附分子缺陷病（LAD1、LAD2、LAD3）、慢性肉芽肿病（CGD）等。自幼血小板减少伴湿疹：高度怀疑 WAS 综合征。自幼外周血淋巴细胞减少：高度怀疑重症联合免疫缺陷病（SCID），外周血中 80% 为 T 细胞，因此外周血淋巴细胞绝对计数可代表 T 细胞数量，正常值为 $(2\sim6)\times10^9$/L；$<2\times10^9$ 为可疑 T 细胞减少，$<1.5\times10^9$ 则可确诊。一旦发现婴儿期 T 细胞数量减少（因为正常婴儿外周血淋巴细胞丰富），应在一个时期内重复检查，并作涂片观察形态学，必要时启动其他免疫功能筛查。

血红蛋白：原发性免疫缺陷病患者由于反复感染，常常伴有贫血或自身免疫性溶血性贫血。

中性粒细胞内巨大空泡见于 Chediak-Higashi 综合征，而双叶和肾形核仁则提示次级颗粒缺乏症。

2. 免疫球蛋白测定　应建立不同年龄正常儿童 IgG、IgM、IgA 和

IgE 值(表 2-11、表 2-12)。免疫球蛋白水平在正常同龄儿均值的 2*SD* 范围内可视为正常。IgE 增高见于高 IgE 综合征或某些吞噬细胞功能异常(如 CGD)。IgD 的临床意义尚不十分清楚,但最近发现 IgD 升高(>150U/ml 或 20mg/ml)见于复发性感染和周期性发热、淋巴结炎、关节炎综合征。

表 2-11　不同年龄儿童血清免疫球蛋白水平

年龄	IgG(g/L)	IgM(g/L)	IgA(g/L)
新生儿	9.76±1.96	0.14±0.04	0.00
2 个月	3.85±0.95	0.38±0.10	0.00
6 个月	4.86±1.22	0.56±0.15	0.18±0.08
1 岁	6.52±1.51	0.81±0.23	0.31±0.12
3 岁	7.45±1.75	0.89±0.24	0.68±0.28
6 岁	8.12±1.80	0.88±0.30	0.89±0.29
12 岁	11.81±1.96	0.96±0.28	1.26±0.31
成人	12.31±1.93	1.01±0.28	2.02±0.4

注:表中数值为均值±标准差,摘自:临床输血与检验杂志,2010,12(01):55-57.

表 2-12　不同年龄正常人群血清总 IgE 水平

年龄	IgE 水平(U/ml)	年龄	IgE 水平(U/ml)
6~12 月	2~34	9~12 岁	2~696
1~2 岁	2~97	13~15 岁	2~629
3 岁	2~199	16~17 岁	2~537
4~6 岁	2~307	18 岁及以上	2~214
7~8 岁	2~403		

注:摘自 Martins TB, et al. J Allergy Clin Immunol, 2014, 133(2):589-591.

3. 补体 CH50 活性、C3 和 C4 水平　总补体缺陷可用 CH50 活性法测定,其原理为血清补体成分能通过经典补体途径溶解抗体结合的羊红细胞,CH50 正常值为 50~100U/ml。C3 占总补体的 50% 以上,C4 是仅次于 C3 的主要补体成分。C3 正常值新生儿期为 570~1 160mg/L,1~3 个月 530~1 310mg/L,3 个月~1 岁 620~1 800mg/L,1~10 岁 770~1 950mg/L。C4 正常值为新生儿期 70~230mg/L,1~3 个月 70~270mg/L,3~10 岁 70~400mg/L。

4. 抗 A、抗 B 或抗 AB 同族凝集素　代表 IgM 类抗体功能。正常情况下,生后 6 个月婴儿抗 A、抗 B 滴度至少为 1∶8(AB 血型者例外)。儿童同族血凝素滴度极低提示抗体功能差。湿疹血小板减少伴免疫缺陷病患儿伴有低 IgM 血症以及同族凝集素滴度下降或测不出。

5. 抗链球菌溶血素 O(ASO)和嗜异凝集素滴度　由于广泛的食物、吸入物以及呼吸道细菌都存在诱发这些自然抗体的抗原,故一般人群嗜异凝集素滴度均 >1∶10,代表 IgG 类抗体。若血清 ASO 在 12 岁后仍低于 50U 可提示 IgG 抗体反应缺陷。

6. 四唑氮蓝染料(NBT)试验　NBT 为淡黄色可溶性染料,还原后变成蓝黑色颗粒。正常中性粒细胞进行吞噬时,糖代谢己糖磷酸旁路被激活,产生的氢离子和超氧根使 NBT 还原。未经刺激的中性粒细胞具有此还原能力者为 8%~14%,慢性肉芽肿病患者通常低于 1%,甚至测不出。白细胞呼吸爆发试验,是无色二羟罗丹明(DHR)经白细胞氧化反应,形成有荧光的 DHR,经流式细胞分析测定荧光,检测白细胞氧化功能,此方法较 NBT 试验更准确,是诊断慢性肉芽肿病的功能试验。

7. 胸部 X 线片及 CT　婴幼儿期缺乏胸腺影者提示 T 细胞功能缺陷。新生儿期常规胸部 X 线片检查胸腺影,是筛查胸腺发育不全的重要手段。但是,一些后天因素如重症感染、皮质激素使用亦会导致胸腺萎缩,应注意鉴别。

(二) 进一步检查

1. 淋巴细胞亚群分析　CD3 代表总 T 细胞。$CD3^+$ 细胞又可分为 $CD4^+$(辅助/诱导性,Th)T 细胞及 $CD8^+$(细胞毒性,CTL)T 细胞。一般而言,$CD3^+CD4^+$细胞数 <500/μl 时可视为细胞免疫受损,<200/μl 时则为严重缺陷。CD4/CD8 比例 <1 时提示细胞免疫被抑制,当 <0.3 时,则为严重 T 细胞缺陷。$CD19^+$细胞代表 B 细胞。B 细胞在外周血淋巴细胞中占 10%~20%,随年龄有一定变异。$CD16^+CD56^+$细胞代表 NK 细胞。

随着近年来流式细胞术的快速发展,淋巴细胞亚群得以更加精确地分析,从而对诸多 PID 诊断具有重要价值。不同年龄外周血淋巴细胞亚群数量和百分率见表 2-13。

表 2-13 不同年龄正常人群外周血淋巴细胞亚群(个/μl)

	性别	0~28 天	1~6 个月	6~12 个月	1~4 岁	4~8 岁	8~12 岁	12~18 岁
总淋巴细胞	男	3 470~6 630	3 680~7 340	3 730~8 760	2 790~6 350	2 280~3 820	2 020~3 610	1 780~3 440
	女	3 270~6 110	4 020~6 450	3 780~8 110	2 980~5 950	2 370~4 290	2 020~3 500	1 760~3 000
CD3T 细胞	男	1 856~4 021	2 179~4 424	2 187~6 352	1 794~4 247	1 424~2 664	1 325~2 276	1 184~2 144
	女	2 421~4 577	2 766~4 068	2 488~5 422	1 775~3 953	1 480~2 847	1 297~2 480	1 169~2 071
CD4T 细胞	男	1 330~3 105	1 261~3 018	1 125~3 768	902~2 253	686~1 358	531~1 110	522~1 084
	女	1 744~3 226	1 890~2 988	1 433~3 874	948~2 477	767~1 592	621~1 258	554~1 109
CD8T 细胞	男	657~1 152	556~1 687	686~2 278	580~1 735	518~1 125	480~1 112	489~1 009
	女	609~1 348	658~1 276	710~1 843	531~1 521	553~1 127	509~1 050	423~900
B 细胞	男	344~2 090	734~2 265	916~1 832	461~1 456	280~623	216~536	203~476
	女	292~859	667~2 045	807~1 804	537~1 464	304~777	247~578	177~416
NK 细胞	男	267~730	290~780	306~896	270~1 053	258~727	246~792	210~804
	女	266~602	221~722	243~924	241~978	227~668	203~584	232~789
CD4：CD8	男	1.98~3.10	1.47~3.23	0.93~2.52	0.90~2.13	0.87~1.94	0.81~1.66	0.65~1.65
	女	1.97~3.32	1.62~3.77	1.28~3.40	1.05~2.53	1.02~2.05	0.92~1.73	0.85~1.76

注：摘自 Yuan Ding, et al. J Allergy Clin Immunol, 2018, 142(3):970-973.e8.

2. 淋巴细胞增殖反应 体外淋巴细胞受到特异性抗原、丝裂原、同种异体淋巴细胞等刺激,发生增殖或克隆扩增是淋巴细胞的重要功能之一。目前常用的T细胞刺激物为植物凝集素(PHA)、大刀豆素A(concanavalin A,Con A)、美洲商陆(Phytolacca Americana L,PWM)、抗CD3抗体。T细胞依赖的B细胞刺激物为PWM 、多糖和抗原(PPD、细菌、病毒和霉菌),非T细胞依赖的B细胞刺激物为内毒素、抗免疫球蛋白、EBV、葡萄球菌蛋白A(SAC)和放线菌丝裂原。目前多用荧光染料琥珀酰亚胺酯CSFE稀释法测定淋巴细胞增殖。当淋巴细胞增殖反应降低时,提示细胞免疫功能受损。

3. TREC分析 通过外周血PCR测定T细胞受体删除环(T cell receptor excision circle,TREC),反映胸腺输出功能。主要用于筛查新生儿血样中的SCID所致的T淋巴细胞减少患者。

4. KREC分析 通过外周血PCR测定κ元素重组环(κ-element recombination circle,KREC),评估B细胞数量,可和KREC联用,用于新生儿筛查。

5. 迟发皮肤过敏试验(delayed cutaneous hypersensitivity,DCH) DCH反映Th1细胞功能。将一定量抗原注入皮内,24~72小时观察注射部位的反应。反应结果分为:(0)无反应;(+)仅有红斑;(++)红斑及硬结;(+++)出现疱疹;(++++)大疱和溃疡。(++)视为阳性反应;(0)~(+)为阴性反应,提示Th1细胞功能低下。常用的抗原和用量为腮腺炎病毒疫苗1mg/ml,旧结核菌类(1∶1 000)也可用结核菌纯蛋白衍化物(PPD)、毛真菌素(1∶30)、白念珠菌素(1∶100)、白喉类毒素(1∶100),以上抗原均为0.1ml皮内注射。若上述皮试阴性,可加大浓度重复试验,如将破伤风、白喉类毒素和白念珠菌素浓度改为1∶10。

DCH为记忆性免疫反应,皮试前应接种过这些疫苗或有相应的感染史。因此,2岁以内儿童可能因未曾致敏,而出现阴性反应。应同时进行5种以上抗原皮试,只要有一种抗原皮试阳性,即可说明TH1细胞功能正常。当上述皮试均为阴性时,而又能证明曾接种过这些疫苗或有相应的感染史时,则可确定为TH1细胞功能低下。糖皮质激素、免疫抑制剂的使用会抑制 DCH 反应。

6. IgG 亚类 IgG 亚类包括 IgG1、IgG2、IgG3、IgG4，其在总 IgG 中的成分分别为 70%、20%、7% 和 3%。不同年龄 IgG 亚类正常值不同，不同实验室的结果也不完全一致，最好应建立本地区和本实验室的正常参数值。一般认为低于均值以下 2*SD* 者，视为缺陷，表 2-14 为 2018 年报道的我国不同年龄正常儿童 IgG 亚类参数值。

表 2-14 正常儿童血清 IgG 及其亚类水平(g/L)

年龄	IgG1	IgG2	IgG3	IgG4
1~6 个月	2.78(1.38~6.55)	0.85(0.39~2.53)	0.13(0.04~0.79)	0.06(0.01~0.84)
6~12 个月	3.64(1.55~7.26)	0.73(0.18~2.17)	0.19(0.04~0.77)	0.03(0~0.82)
1~2 岁	5.15(2.88~8.37)	0.87(0.242~203)	0.19(0.06~0.61)	0.07(0.01~0.61)
2~3 岁	5.26(3.05~8.82)	1.23(0.58~3.33)	0.14(0.03~0.42)	0.11(0.01~1.1)
3~4 岁	6.33(2.73~8.65)	1.8(0.72~3.93)	0.2(0.06~0.95)	0.21(0.02~2.08)
4~6 岁	7.05(3.74~7.79)	1.87(0.69~4.14)	0.25(0.06~0.85)	0.29(0.03~1.49)
6~9 岁	6.19(2.42~10.74)	1.93(0.71~5.11)	0.2(0.03~0.91)	0.28(0.01~1.2)
10~12 岁	6.76(2.45~10.2)	2.29(0.88~6.19)	0.27(0.05~0.86)	0.37(0.04~2.59)
13~16 岁	7.45(2.57~10.24)	2.92(0.76~7.77)	0.28(0.04~1.34)	0.38(0.01~2.1)

注：以均值表示，括号内为第 2.5~97.5 百分位范围。摘自 Liu Z, et al. A reference interval for serum IgG subclasses in Chinese children. PLoS ONE, 2018, 13(3): e0192923.

7. 抗体反应 血清免疫球蛋白水平不一定能代表抗体反应能力。抗体应答主要通过检测蛋白和多糖抗原诱导的 IgG 抗体应答。蛋白抗原 IgG 应答可采用：破伤风、白喉、流感嗜血杆菌 B、肺炎蛋白连接疫苗等，亦可采用甲肝、乙肝疫苗。多糖抗原 IgG 应答可采用：肺炎链球菌多价多糖疫苗。抗体应答检测可在 2 岁以上儿童及成人使用。若能确定患儿未接种过白喉、破伤风疫苗，使用该疫苗接种，并于第 3 次接种后 2~3 周测定抗白喉或破伤风抗体滴度，可反映抗体(IgG1)功能。为进一步观察抗体反应，可做伤寒疫苗接种后的抗体滴度测定，抗“H”抗原的抗体代表特异性 IgG 类，抗“O”抗原的抗体代表特异性 IgM 类。在第 3 次接种后 3 周,如测定滴度>1 : 40 为正常。抗肺炎球菌和脑膜炎球菌多糖抗原疫苗接种后能反映产生特异性 IgG2 抗体的能力。但 2 岁内小儿反应微弱,因而受到限制。麻疹、风疹和水痘-带状疱疹病毒抗体效价也是有价值的抗体反应能力测定手段。

8. HLA 配型 HLA 配型用于原发性免疫缺陷病的诊断,主要是用于发现嵌合体。严重细胞免疫缺陷患儿可因胎儿期来自母体的淋巴细胞或由于异体输血和血浆,其中含有淋巴细胞而发生淋巴细胞嵌合体。同一 HLA 位点具有 2 种 HLA 抗原,或患儿 HLA 抗原为其父母 HLA 抗原以外的血清型均提示嵌合体存在,表明异体淋巴细胞已移植入患儿体内。

(三)特殊或研究性实验

1. 流式细胞术分析致病蛋白 流式细胞术可用于检测原发性免疫缺陷病中关键致病蛋白的表达和功能,以快速地诊断疾病。

(1)流式细胞术可分析胞内蛋白:通过单克隆抗体染色,测定单核细胞或血小板中 BTK 蛋白,T 细胞内 WASP、SAP、XIAP、FOXP3 蛋白,可快速诊断 XLA、WAS、XLP-1、XLP-2、IPEX。

(2)流式细胞术分析表面蛋白:测定 T 细胞表面 CD40L 分子,可快速诊断高 IgM 综合征。测定白细胞表面 CD18 蛋白,可快速诊断白细胞黏附分子缺陷病Ⅰ型(LADⅠ)。

(3)CD107a:分析静息状态的 T 细胞、NK 细胞不表达 CD107a,当受到活化刺激后,胞内 CD107a 随脱颗粒过程移行到细胞膜表面,用单克隆抗体染色测定 CD107a,可反映这些细胞脱颗粒状况。在 HLH、Chediak-higash 综合征时 CD107a 表达异常降低。

2. 细胞因子及其受体 目前可通过多种方法测定细胞因子浓度,包括流式细胞术测定胞内细胞因子、CBA 法、Bio-Plex 悬液芯片法、ELISA 法、放射免疫分析法(RIA)、免疫印迹法等。还可通过 RIA 法测定许多可溶性细胞因子受体,如可溶性 TNF-α 受体、CD4 受体、CD8 受体、CD23(FCRⅡ)、FC 受体和细胞间黏附分子-1(CD54、ICAM-1)。

3. 酶测定　腺苷脱氨酶(ADA)和嘌呤核苷磷酸酶(PNP)缺乏时,可测定红细胞内的ADA和PNP。测定羊水红细胞内该酶有助于产前诊断。

4. 基因突变分析　多数原发性免疫缺陷病为单基因遗传,编码功能蛋白质的DNA序列已被克隆,可通过基因分析明确突变位点,诊断患者,发现携带者,并为携带者的胎儿作产前基因诊断。原发性免疫缺陷病基因突变需考虑生殖细胞突变及体细胞突变。

（杨　军）

参考文献

1. 杨富强. 各年龄段儿童血清免疫球蛋白水平分析. 临床输血与检验,2010,12(01):55-5.
2. LIU Z,DENG C,LI P,et al. A reference interval for serum IgG subclasses in Chinese children. PLoS One,2018,13(3):e0192923.
3. MARTINS TB,BANDHAUER ME,BUNKER AM,et al. New childhood and adult reference intervals for total IgE. J Allergy Clin Immunol,2014,133(2):589-591.
4. DING Y,ZHOU L,XIA Y,et al. Reference values for peripheral blood lymphocyte subsets of healthy children in China. J Allergy Clin Immunol,2018,142(3):970-973.e978.

第四节　原发性免疫缺陷疾病临床表现及早期识别

一、临床表现

原发性免疫缺陷病(PID)是由于宿主免疫功能受损所致的疾病状况。临床表现涉及疾病史、症状和体征等,往往多系统受累。由于其种类繁多,临床表现复杂多样,免疫功能受损的表现是其突出的特点。免疫的基本功能包括免疫防御、免疫自稳和耐受、免疫监视三个主要方面。因此,PID 的临床表现也突出表现为这三大基本功能受损引起的临床症状和体征。

(一) 免疫防御功能受损主要体现为宿主抵御病原微生物感染的能力削弱

PID 的患者抗感染能力减弱,对病原的易感性增强,因此出现不同于正常免疫状况的感染特征。由于不同种类 PID 免疫防御受损的程度不同,感染的特征也不同。一般常有以下表现特点:

1. 感染起病的时间和严重程度

(1) 不同的 PID 感染发生的时间会有差异。单纯的抗体缺陷病多于 6 月龄后起病,足月儿 6 月龄内出现反复严重感染一般不考虑单纯的抗体缺陷病所致。而联合免疫缺陷病和吞噬细胞缺陷病可在 6 月龄内发生反复严重的感染。

(2) PID 引起的感染往往表现为反复、迁延或严重,甚至致死性。

通过对患者感染的上述临床特点进行收集,有利于对患者是否有 PID 及 PID 的大致种类进行初步的临床判断。

2. 易感病原

(1) 对病原微生物普遍易感,这种情况多发生于 T 细胞功能受损的 PID,也就是联合免疫缺陷病。患者往往对细菌(包括胞内和胞外菌)、真菌、病毒等各种病原均易感。从病史和感染病原的直接证据可以作出判断。

(2) 对某几类病原易感。PID 引起的不同的免疫受累环节各不相同。如果从临床感染病原的特点进行分析,可以看出抗体缺陷病往往易感胞外菌、肠道病毒,对其他病毒和真菌及胞内菌易感性与正常宿主接近。吞噬细胞功能缺陷则易感细菌(包括胞内和胞外菌)、真菌。

(3) 对某一类或数种病原易感。如大部分孟德尔遗传结核分枝杆菌易感疾病(MSMD)只易感结核分枝杆菌,少数易感沙门氏菌。X-连锁淋巴增殖综合征(XLP)易感 EB 病毒。

上述病原易感的表现为低毒的病原也可引起严重的感染表现,

感染往往严重甚至是致死性的,感染迁延或反复。通过分析患者感染的病原种类有利于帮助判断可能受损的免疫环节。而对 PID 的明确诊断,也有利于判断感染时可能的病原种类。

3. 感染累及的组织器官

(1) 不同的 PID 引起的感染易累及的组织器官有所不同。大部分免疫防御受损的 PID 常见的感染部位是呼吸道,其次是消化道,血流感染常见,其他组织器官都可能受累。

(2) 一些 PID 易累及的组织器官也有特殊性。除了 PID 本身的因素外还与易感的病原有关。如慢性肉芽肿病(CGD)除了易引起肺炎外,还常累及皮肤、淋巴结和口腔黏膜。黏附分子缺陷往往以皮肤感染为最早出现的临床表现。抗体缺陷病最多见的是肺炎。一些易感特殊病原的 PID 常因不同的病原而累及的组织器官有其特点。

总之,上述感染特征是 PID 常见的临床表现,对其认识既有助于判断 PID 的种类,也有利于对已知的 PID 可能发生相关感染的特点进行预判。

(二) 免疫自稳与耐受受损

免疫组分的缺陷会造成一系列的免疫功能紊乱,出现各种免疫功能失调的表现。主要体现在免疫自稳和耐受出现异常。在临床上常表现为过敏样和/或自身免疫样的表现。容易与经典的过敏性疾病和自身免疫病混淆。

1. 过敏样表现　许多种类的 PID 都可出现过敏样的表现,如 WAS、Omenn 综合征,*DOCK8*、*STAT3* 基因突变常伴有湿疹,NLRP3、PLCG2 突变伴有荨麻疹,C1 抑制剂缺陷出现血管性水肿,其他很多 PID 都可能出现红色斑丘疹。此外,常规检查也可以发现一些 PID 会导致嗜酸性细胞明显增高,IgE 也会增高。在临床上可能与经典的过敏性疾病混淆,上述表现的机制与经典过敏性疾病多数并不相同,因此策略和效果也不同。

2. 自身免疫样表现　PID 出现自身免疫样表现比较常见,T、B 细胞都可能造成自身免疫损伤。经典的自身免疫性疾病病因并不十分清楚,多基因遗传、环境、感染、衰老等多因素都可能起到重要作用。

单基因遗传的 PID 造成免疫耐受的损害是直接的，而且大多数机制也是明确的。因此往往起病年龄较早，治疗和预后与经典自身免疫性疾病也不同。需注意避免两者概念上的混淆。

PID 引起自身免疫样的表现涉及很多类型，有 SLE 样、白塞样，淋巴增殖性、贫血与溶血等。可以是系统性的，也可以是器官特异性的。

3. 自身炎症性疾病 自身炎症性疾病是基因突变造成固有免疫功能失调的一类 PID。临床表现多为系统性炎症的表现，如发热、皮疹、血管炎、关节及浆膜炎症，还有消化道及呼吸道的炎症等，最突出的是长期反复的发热，热型多样。不明原因发热的患者应注意排查自身炎症的可能。

（三）免疫监视功能受损

免疫监视功能受损造成患者易发肿瘤。各种 PID 中尤其是联合免疫缺陷病患者发生肿瘤的风险最大。由于儿童生存年龄的限制，一些基因突变引起的肿瘤还表现不出来，患儿往往就会因感染夭折，或干细胞移植治愈。所以发生肿瘤的机会并不十分多见。但由于诊断和治疗技术的提高，对联合免疫缺陷患者，在生存期内定期评估肿瘤发生的可能还是十分必要的。

上述这些临床表现由于免疫系统的特征是以细胞和分子为基础，因此大多通过其他组织器官体现。需避免仅仅局限于受累的组织器官进行诊治而忽略了其根本的免疫致病根源。

除了这些特征性的表现外，PID 还有许多非特异性的临床表现。如生长发育落后，精神运动发育迟缓，血液、神经、皮肤、消化等多系统的症状和体征，这些表现有些是 PID 基因突变直接的后果，也有些是继发性损害。也应予以关注。

这些临床表现可以发生在现病史，也可以发生在既往史中。家族史中是否有类似的情况出现是了解 PID 患者病情必备的关注点。

二、早期识别

判断患者有无 PID，需要通过临床和实验室两个方面进行临床免疫学评估。病史结合临床症状和体征是早期识别的关键。

美国 CDC 和 Jeffrey Modell 基金会制定了针对普通医生的原发性免疫缺陷的 10 个预测症状，这对于早期有效地发现经典的原发性免疫缺陷病具有一定的指导意义。这 10 项内容包括：①1 年内≥4 次新的耳部感染；②1 年内≥2 次严重的鼻窦感染；③≥2 个月的口服抗生素治疗，效果较差；④1 年内发生≥2 次的肺炎；⑤婴儿体重不增或生长异常；⑥反复的深部皮肤或器官脓肿；⑦持续的鹅口疮或皮肤真菌感染；⑧需要静脉用抗生素清除感染；⑨≥2 次深部感染，包括败血症；⑩原发性免疫缺陷病家族史。这些内容并不完全适用于我国的现状。因此，国内也制订早期识别的一些参考指标供临床参考。

还有许多具有警示作用的临床特征如下：

1. 经常出现并可高度怀疑为免疫缺陷的临床特征

(1) 慢性感染。

(2) 出乎意料的反复感染。

(3) 不寻常病原菌所致的感染。

(4) 感染发作的间歇期中常不能彻底痊愈或治疗后未能很快好转者。

2. 较常出现的疑似免疫缺陷的临床特征

(1) 皮疹(湿疹、念珠菌感染)。

(2) 慢性腹泻。

(3) 发育迟缓。

(4) 肝脾大。

(5) 反复发生脓疡。

(6) 反复发生骨髓炎。

3. 与特征性免疫缺陷有关的一些临床特征

(1) 共济失调。

(2) 毛细血管扩张症。

(3) 短臂侏儒症。

(4) 软骨-毛发发育不全。

(5) 原发性内分泌病。

(6) 局部白化病。

(7) 血小板减少症。

(8) 湿疹。

(9) 手足搐搦。

上述这些临床表现并不足以作为PID早期识别的唯一标准,许多表现是非特异性的。一种相对简单的原则就是:超出预期的、常规治疗效果不佳的免疫功能受损的临床表现,这类患者都应进行常规免疫评估,以明确是否存在PID。

常规实验室检验也是早期识别一些经典PID的重要手段。血常规具有重要价值并具有较高的特异性指标。对白细胞组分的有效解读,有利于及时发现存在的粒细胞缺乏、淋巴细胞减少、血小板减少等多种相关的PID可能。是临床医生需熟练掌握的知识。

(王晓川)

参考文献

1. 吴俊峰,赵晓东. 原发性免疫缺陷病早期识别. 中国实用儿科杂志,2011,26(11):805-807.

第五节　重症联合免疫缺陷病

【概述】

重症联合免疫缺陷病(severe combined immunodeficiency,SCID)是由T细胞和B细胞发育和功能障碍、伴/不伴自然杀伤性(natural killer,NK)细胞数量减少或功能缺陷引起的一组临床异质性疾病,常表现为生后2~7个月内出现生长发育停滞、持续性腹泻、呼吸道症状、鹅口疮、肺孢子菌肺炎、严重细菌感染和播散性卡介苗病等。该病若不及时诊治,多因重症感染于出生后1~2年内死亡。SCID根据淋巴细胞亚群分布分为$T^-B^-NK^+$、$T^-B^-NK^-$、$T^-B^+NK^+$和$T^-B^+NK^-$。

SCID发病机制主要涉及免疫相关基因突变引起T细胞和B细胞同时出现发育、分化、增殖、代谢或功能障碍。某些免疫分子缺陷导致T细胞缺陷,而B细胞基本正常,但由于T细胞和B细胞间存在相互作用信号障碍,仍为联合免疫缺陷病。根据2019年国际免疫学会联盟PID专家委员会最新分类标准,已明确18种单基因致病性突变可导致SCID,包括*IL2RG*、*JAK3*、*IL7R*、*PTPRC*、*CD3D*、*CD3E*、*CD3Z*、*CORO1A*、*LAT*、*RAG1*、*RAG2*、*DCLRE1C*、*PRKDC*、*NHEJ1*、*LIG4*、*ADA*、*AK2*和*RAC2*基因,其中以*IL2RG*基因突变所致的X-连锁SCID和*ADA*、*JAK3*、*IL7R*、*DCLRE1C*或*RAG1/2*基因突变所致的常染色体隐性遗传SCID最为常见。*RAG1/2*基因突变易导致渗漏型SCID,其T细胞功能和数量缺陷程度相对较轻。

【诊断】

1. 临床表现　SCID常表现为反复重症感染、多重病原菌感染、减毒活疫苗感染和条件致病菌感染,常伴持续腹泻和生长发育迟滞。细菌感染常导致中耳炎、肺炎、皮肤疖病或毛囊炎,病原菌多为金黄色葡萄球菌和链球菌。病毒感染常见泛发性寻常疣、传染性软疣、复发性单纯疱疹或严重带状疱疹感染和/或巨细胞病毒感染等。真菌感染主要表现为皮肤黏膜念珠菌病,以鹅口疮最为常见,可出现系统性念珠菌感染,累及肠道、肺及泌尿系统等;部分可有马尔尼菲青霉菌感染。减毒活疫苗包括卡介苗、口服脊髓灰质炎病毒、轮状病毒、水痘、麻疹/风疹/腮腺炎等疫苗均可能导致严重、播散性或致命性感染。条件致病菌感染以肺孢子菌感染多见,表现为间质性肺炎。除感染外,SCID还可并发麻疹样皮疹或脂溢性皮炎样皮损,部分表现为移植物抗宿主病(graft-versus-host disease,GVHD)。SCID患儿通常无外周淋巴组织(扁桃体、腺样体、颈部、腋窝、腹股沟淋巴结)肿大和胸腺影。

2. 实验室检查　外周血淋巴细胞绝对计数(与校正年龄后的参考值范围相比)降低,通常<2 500/μl,偶有患儿淋巴细胞绝对值正常,需排除B细胞数量增多及经胎盘植入的母体T细胞。流式细胞仪检测显示CD3+T细胞绝对计数及比例显著降低,T细胞受体切除环(T cell receptor excision circles,TRECs)数量显著减少,伴功能低下或缺失,包括初始T细胞比例降低、缺乏T细胞丝裂原增殖反应等;B细胞和NK细胞数量正常或减少。典型SCID患儿外周血$CD3^{+}$T细

胞<300/μl，而渗漏型 SCID 为 300~1 500/μl。少部分外周血液循环中由于存在母体 T 细胞或异常增生的寡克隆 T 细胞，T 细胞计数可正常甚至偏高，精细 T 淋巴细胞分型则将显示记忆（CD45RO$^+$）T 细胞数量占优势，而非初始（CD45RA$^+$）T 细胞。血清总 IgG（至少低于平均年龄均值 2*SD*）、IgM 和 IgA 均降低，但婴儿早期血液中存在母体 IgG 可掩盖低丙种球蛋白血症。

3. 诊断标准　儿童具有以下任何表现时均应怀疑 SCID：①新生儿 SCID 筛查结果阳性；②病因不明的淋巴细胞减少；③反复发热；④生长迟滞；⑤慢性腹泻；⑥减毒活疫苗感染；⑦多重病原菌感染/反复感染；⑧明确 SCID 家族史。

结合泛美免疫缺陷病组（Pan-American Group for Immunodeficiency，PAGID）和欧洲免疫缺陷病协会（European Society for Immunodeficiencies，ESID）于 1999 年提出的 PID 诊断标准，典型 SCID 的诊断标准如下：

(1) 明确诊断标准：2 岁内患儿绝对淋巴细胞计数>3 ×10^9/L 但缺乏初始（CD45RA+）T 细胞，或绝对淋巴细胞计数 <3 × 10^9/L 且 CD3$^+$T 淋巴细胞低于 20%，并符合以下至少 1 项：①男性患儿存在编码细胞因子共有 λ 链的 *IL-2RG* 基因致病性突变；②原发性免疫缺陷病分类更新（2019 版）表中除 *IL-2RG* 外的基因纯合或复合杂合致病性突变，如 *JAK3*、*RAG1*/*RAG2* 和 *IL7Rα* 等；③ADA 活性低于对照组的 2% 或其 2 个等位基因致病性突变。

(2) 可能诊断标准：2 岁内患儿绝对淋巴细胞计数 <3×10^9/L 且 CD3$^+$T 淋巴细胞低于 20%，丝裂原增殖反应低于对照组的 10% 或循环中出现母体淋巴细胞。

渗漏型 SCID 症状较轻和/或发病年龄较晚，被定义为年龄校正的相对 CD3$^+$T 淋巴细胞减少（<2 岁，<1×10^9/L；2~4 岁，<0.8×10^9/L；>4 岁，<0.6×10^9/L），且丝裂原增殖反应低于对照组的 30%。

4. 几种重症联合免疫缺陷的特征性表现

(1) X-连锁重症联合免疫缺陷病　X-连锁 SCID（X-SCID）系 X-连锁隐性遗传，免疫学表型为 T$^-$B$^+$NK$^-$，约占所有 SCID 的 50%。

1) 病因和发病机制：X-SCID 是由编码 IL-2、IL-4、IL-7、IL-9、

IL-15 和 IL-21 等细胞因子受体共同 γc 链的 *IL2RG* 基因致病性突变所致。该基因位于Xq12~13.1,含8个外显子。共同γc链持续表达于T、B、NK 及髓红系祖细胞表面,参与细胞因子介导的信号通路活化,其缺陷将引起淋巴细胞增殖分化发育障碍。

2）临床表现:除典型 SCID 表现外,男性患病,部分可伴有脂溢性皮炎、硬化性胆管炎和/或各系血细胞减少;母系的表兄、舅舅或侄子有类似疾病或早夭史。少部分非典型 X-SCID 患儿起病偏晚,临床表现较轻,T 淋巴细胞数量正常或轻度降低,可能与低水平 γc 链正常表达或残存 γc 链功能相关。

3）辅助检查:流式细胞术检测显示淋巴细胞表面 γc 链表达缺如,但许多仍残存 γc 链表达;IL-2/JAK3/STAT5 信号通路缺陷。基因测序显示 *IL2RG* 基因致病性突变。

4）诊断标准:结合家族史、临床表现及免疫学特点,参考 SCID 诊断标准,且符合以下任何 1 项:①已知 *IL2RG* 基因致病性突变;②Northern Blot 检测淋巴细胞发现缺乏 *IL2RG* 基因;③淋巴细胞表面 γc 链表达缺如。

5）治疗及预后:同典型 SCID,基因治疗已进入临床试验阶段。

(2) JAK3 缺陷　JAK3 缺陷(JAK3 deficiency)系常染色体隐性遗传 SCID,免疫表型为 $T^-B^+NK^-$,约占 SCID 的 5%~10%。

1）病因和发病机制:由 *JAK3* 基因致病性突变所致,该基因位于19 号染色体 p12~13.1,含 23 个外显子。JAK3 是一种非受体酪氨酸激酶,主要表达于造血干细胞,与 IL-2、IL-4、IL-7、IL-9 和 IL-15 共同受体共同 γc 链相结合,对 JAK3/STATs 信号转导尤为重要,影响免疫细胞发育与活性。JAK3 缺陷将引起多种细胞因子介导的信号转导通路受损,导致 T 细胞、NK 细胞缺如,及 B 细胞数量正常但存在功能障碍。

2）临床表现:与 X-SCID 临床表现高度相似,但为常染色体隐性遗传。部分表现为渗漏型 SCID。罕见 *JAK3* 亚效突变病例保留部分残留蛋白功能,其表型可为 Omenn 综合征,表现为红皮病皮疹、淋巴结肿大、嗜酸性粒细胞增多、IgE 升高和自体 T 细胞寡克隆扩增。

3）辅助检查：B 细胞数量正常或增多可能掩盖淋巴细胞减少，但 $CD3^+T$ 细胞和 NK 细胞显著减少；IL-2/JAK3/STAT5 信号通路缺陷。

4）诊断标准：对于具有 $T^-B^+NK^-$ 免疫学表型，除外 X-SCID 后，均应考虑 JAK3 缺陷可能。参考 SCID 诊断标准，且符合以下任何 1 项：①已知 2 个 *JAK3* 等位基因致病性突变；②淋巴细胞中 JAK3 表达缺如；③致病性尚未证实的 *JAK3* 基因突变伴淋巴细胞存在细胞因子刺激下 JAK3/STATs 磷酸化障碍。

5）治疗及预后：HSCT 是根治 JAK3 缺陷的首选治疗方法。基因治疗目前尚处在临床前研究阶段。

(3) IL-7 受体 α 链缺陷　IL-7 受体 α 链（IL-7Rα）缺陷（IL-7Rα deficiency）系常染色体隐性遗传 SCID，免疫表现为 $T^-B^+NK^+$，约占 SCID 的 1%~2%。

1）病因和发病机制：IL-7 表达于骨髓和胸腺基质细胞，其受体由两条链构成：其中 γc 链为 IL-2、IL-4、IL-9、IL-15 和 IL-21 受体共有，而 α 链则为 IL-7R 独有。IL-7Rα 链基因位于常染色体 5p13，含 8 个外显子，其基因产物又称 CD127。IL-7R 在早期胸腺细胞中表达，维持其生存与发育，IL-7Rα 链基因缺陷将导致胸腺细胞发育成熟障碍。

2）临床表现：目前报道的 IL-7 受体 α 链缺陷病例数有限，多具有典型 SCID 临床表现。

3）诊断标准：参考 SCID 诊断标准，且符合以下任何 1 项：①淋巴细胞中 CD127 表达缺如；②致病性尚未证实的 IL-7Rα 链基因突变伴淋巴细胞存在 IL-7/IL-7R 信号通路缺陷；③已知 2 个 IL-7Rα 链等位基因致病性突变。

4）治疗及预后：与其他类型的 SCID 相同，在积极支持治疗的基础上，尽早行 HSCT 根治治疗。

(4) 腺苷脱氨酶缺乏症　腺苷脱氨酶（adenosine deaminase，ADA）缺乏症系常染色体隐性遗传 SCID，免疫表型为 $T^-B^-NK^-$，约占 SCID 的 14%。

1）病因与发病机制：人类 *ADA1* 基因定位于 20 号染色体长臂（20q12-q13.1），含 12 个外显子。ADA 是一种氨基水解酶，参与嘌呤代谢过程。ADA 催化腺苷及脱氧腺苷脱氨基生成肌苷和脱氧肌苷，然后转化为废物排出体外。ADA 缺乏症由 *ADA1* 基因致病性突变降低 ADA 酶活性所致。ADA 酶活性缺乏引起腺苷及脱氧腺苷在细胞内蓄积，导致淋巴细胞生存周期缩短及增殖功能受限，进而出现 $T^-B^-NK^-$ 免疫表型。部分具有残留 ADA 酶活性患者可保留 NK 细胞，甚至 B 细胞，在儿童期甚至成人期起病。

2）临床表现：约 90%ADA 缺乏症患者存在典型 SCID 临床表型，在出生后不久发病。部分由于保留残留酶活性，在早期尚存不同数量的循环淋巴细胞和体液免疫功能，表现为“迟发”（6~24 月龄）或“晚发”（4 岁至成年期）型疾病。约 50%ADA 缺乏症患者出现骨骼异常，如肋软骨连接处凹陷、闭合不全及骨盆发育不全等。ADA 缺乏症可引起肝脾大及肝功能异常。此外，神经系统异常在该病中表现突出，包括认知障碍、行为问题、步态异常、肌张力障碍及感音神经性耳聋。其他 ADA 缺乏症相关表现还包括肺泡沉积症、隆突性纤维肉瘤及淋巴瘤。另有病例报道描述了由回复体细胞镶嵌引起 ADA 缺乏症自“愈”现象。

3）辅助检查：外周血红细胞腺苷、脱氧腺苷和 dATP 浓度显著增加；血浆腺苷和脱氧腺苷浓度升高；外周血红细胞、淋巴细胞或成纤维细胞 ADA 酶活性极低或缺乏。体液免疫显示不同程度的免疫球蛋白缺陷，但部分伴血清 IgE 水平显著升高。其他可能异常实验室检查包括自身免疫性溶血性贫血、血小板减少及嗜酸性粒细胞增多。X 线检查除显示无胸腺影，还会显示前肋骨外翻、骨盆发育不良、锥体横突缩短伴末端扁平（扁平椎）和生长停滞线增宽。

4）诊断标准：参考 SCID 诊断标准，且符合以下任何 1 项：①ADA 活性低于对照组的 2%；②外周血红细胞中 ATP 浓度显著降低或其裂解产物中 dATP 水平显著增加；③已知 2 个 *ADA* 等位基因致病性突变。

5）治疗及预后：根治性治疗包括 HSCT 和基因治疗。输注红细胞（其中富含 ADA）可使部分患者获得临床改善。牛 ADA 多聚乙二烯糖结合物（PEG-ADA ERT）肌内注射的效果优于红细胞输注，可纠正 ADA 缺陷所致的代谢紊乱，修复免疫系统至防护水平，且患者耐受性好，但长期随访提示其免疫系统的恢复仍不完全。因此，PEG-ADA 目前仅定位于辅助治疗。迟发型/晚发型患者的治疗取决于 ADA 缺乏程度及其症状。早发型患者预后同典型 SCID。

（5）RAG1/2 缺陷　重组活化基因 1 或 2（recombination activating gene 1 or 2，RAG1/2）缺陷系常染色体隐性遗传 SCID，最严重的免疫表型为 $T^-B^-NK^+$，约占 SCID 的 20%。

1）病因及发病机制：RAG1/2 通过其酶活性介导 V-D-J 重组，促使 B 细胞抗原受体（BCR，即 Ig）和 T 细胞抗原受体（TCR）多样性产生。RAG 完全缺乏时，V（D）J 重组无法启动，淋巴细胞不能形成前 B 和前 T 细胞受体并获得存活信号，导致淋巴细胞减少；*RAG1/2* 发生轻型错义突变时，RAG1/2 可残留酶活性，可完成一定数量但功能不全/自身反应性的 T 细胞和 B 细胞受体组装。

2）临床表现：RAG1/2 缺陷具有典型 SCID 表现；当 RAG1/2 残留部分酶活性时，可导致典型 SCID 外表现，包括 Omenn 综合征、不典型 SCID（atypical SCID，AS）、合并肉芽肿和/或自身免疫的联合免疫缺陷（combined immunodeficiency with granulomas and/or autoimmunity，CID-G/AI）及其他临床表型。Omenn 综合征除感染、慢性腹泻和生长发育迟滞表现外，还出现早发性弥漫性渗出性红皮病、斑秃、淋巴结肿大、肝脾大、嗜酸性粒细胞增多和血清 IgE 水平升高，可伴炎性肺病、肠炎、肝炎、肌病或肾病综合征等。AS 特指患者外周血存在一定数量 T 细胞（$>0.3\times10^9$/L），T 细胞功能降低（<正常对照组的 30%），并且除外母源性 T 细胞植入，也称渗漏型 SCID。AS 的重要特征为自身免疫现象，包括血细胞减少症（以自身免疫性溶血性贫血最常见）和严重血管炎，可伴部分 Omenn 综合征临床表现，如皮疹和肝脾淋巴结肿大。CID-G/AI 主要表现为自身免疫/自身炎症，尤其是以多个器官肉芽肿形成为特征。

3）辅助检查：外周血淋巴细胞计数可表现为不同程度降低或正常；T 细胞存在自身反应性寡克隆增生，但丝裂原增殖反应低下或缺如；血清免疫球蛋白 IgG、IgM 和 IgA 水平降低，IgE 水平可升高；部分自身反应性 IgM 和 IgG 抗体阳性。

4）诊断标准：参考典型 SCID 诊断标准，符合 RAG1/2 缺陷临床特征及免疫学特点，且满足以下任何 1 项：①致病性尚未证实的 *RAG1/2* 基因突变，伴 T 寡克隆增生伴丝裂原增殖反应低下/缺如，或 TCR 和 BCR 多样性显著减少；②已知 2 个 *RAG1/2* 等位基因致病性突变。

5）治疗及预后：总体治疗原则同典型 SCID，HSCT 为根治性治疗唯一手段。局部/全身性糖皮质激素联合免疫抑制剂用于控制自身免疫表现，将增加慢性感染和机会性感染的风险。RAG1/2 缺陷预后与酶活性残留情况及临床表型相关。

【鉴别诊断】

1. 极度营养不良　极度营养不良可导致 SCID 样临床表现，如生长迟滞及条件致病菌感染，但一旦营养状态改善，T 细胞功能可迅速恢复正常。肠淋巴管扩张症婴儿通常表现为淋巴细胞显著减少和低丙种球蛋白血症，易被误诊为 SCID，但患儿同时存在肠道蛋白丢失的证据，如粪便 α_1-抗胰蛋白酶增高。

2. 其他类型联合免疫缺陷病　如由 22q11 微缺失所致的 DiGeorge 综合征，主要表现为胸腺发育不全，可同时伴先天性心脏畸形、面容异常、上腭畸形和低钙血症；由 CD40L 或 CD40 缺陷所致的高 IgM 综合征、湿疹血小板减少伴免疫缺陷综合征（Wiskott-Aldrich 综合征）和 ZAP-70 缺陷等，需通过特殊临床表现和实验室特征、分子检测及基因测序加以鉴别。

3. HIV 感染　为 HIV 感染所致的继发性免疫缺陷病，病毒主要侵犯 $CD4^+T$ 细胞，临床表现可与典型 SCID 相似，包括反复感染、慢性腹泻和生长迟滞。HIV 感染不同于 SCID 的鉴别特征（尤其在病程早期）包括：新生儿筛查中 TREC 计数正常、胸部 X 线片检查显示胸腺影、外周血淋巴细胞计数可正常伴 $CD4^+T$ 细胞数显著降低及 $CD8^+T$ 细胞数增多、丝列原增殖反应正常、HIV 病毒抗原/核酸检测阳性。

【治疗】

治疗总体原则包括严格保护性隔离、避免接种活疫苗、避免输注新鲜血、丙种球蛋白替代治疗、抗生素防治感染及尽早行根治治疗。

1. 隔离措施 疑似及确诊 SCID 婴儿应保护性隔离，直至 T 细胞功能恢复。

2. 避免接种活疫苗 由于存在 T 细胞缺陷，SCID 患儿不能接种活疫苗，如麻疹病毒疫苗、水痘疫苗、口服轮状病毒疫苗、口服脊髓灰质炎疫苗和卡介苗。婴儿父母和其他密切接触者也应接种灭活疫苗。

3. 避免输注新鲜血 SCID 患儿输血后可能出现移植物抗宿主病，主要表现为麻疹样（狼疮样）皮疹、严重腹泻和肝脾大。所有输注的血制品必须经过辐照、去白细胞且无巨细胞病毒。

4. 丙种球蛋白 静脉注射用丙种球蛋白（intravenous immune globulin，IVIG）推荐剂量为 400~600mg/kg，3~4 周一次；皮下注射标准剂量为每周 100~150mg/kg，维持 IgG 最低浓度至少 5g/L。根据感染情况，个体化监测血清 IgG 浓度及调整丙种球蛋白剂量。

5. 抗生素防治感染 常规应用抗生素预防感染，直至 T 细胞功能恢复：复方磺胺甲噁唑预防耶氏肺孢子菌肺炎；伊曲康唑预防真菌感染；阿昔洛韦等抗病毒药物预防疱疹病毒感染等。急性感染时，经验性治疗时抗生素需广覆盖抗菌谱，必要时根据药敏结果调整抗生素，适当延长抗感染疗程。

6. 根治治疗 确诊 SCID 患儿需尽早行根治治疗。造血干细胞移植治疗（hemopoietic stem cell therapy，HSCT）是根治 SCID 的首选治疗方法。基因治疗在国际上已成功应用于根治部分腺苷脱氨酶缺乏症患者，也逐渐成为 X-连锁 SCID 的成功根治疗法。对于无 HLA 相合同胞且无法获得匹配性非亲缘供者患儿，可探索基因治疗。目前基因治疗在国内还处于探索和试验阶段。

7. 预后 SCID 为致死性疾病，若 T 细胞缺陷无法得以纠正，患儿常在出生后 1~2 年内死于重症感染。在国外一项研究中，在 3.5 个月以下无感染 SCID 患者中，移植后生存率 96%，且总体生存率 90%。

附:重症联合免疫缺陷病诊治流程图

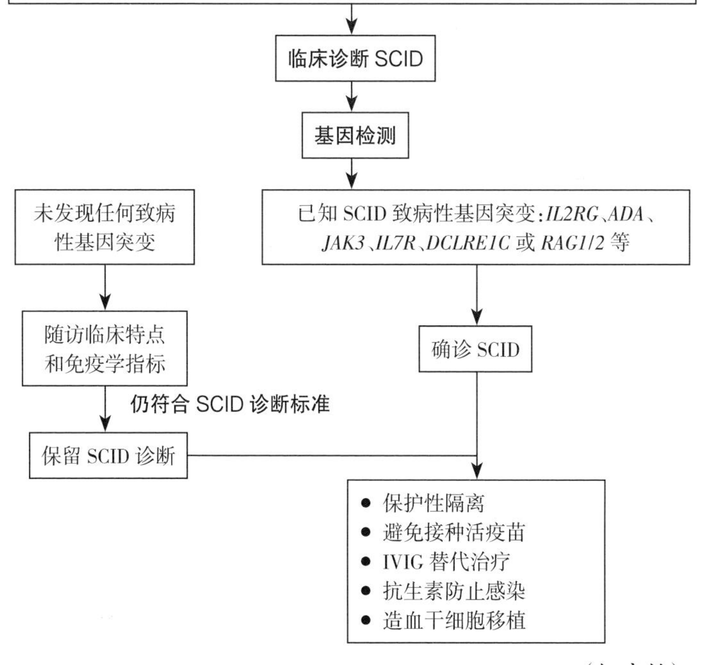

(何庭艳)

参考文献

1. SHEARER WT, DUNN E, NOTARANGELO LD, et al. Establishing diagnostic criteria for severe combined immunodeficiency disease (SCID), leaky SCID, and Omenn syndrome: the Primary Immune Deficiency Treatment Consortium experience. J Allergy Clin Immunol, 2014, 133(4): 1092-1098.
2. DORSEY MJ, DVORAK CC, COWAN MJ, et al. Treatment of infants identified as having severe combined immunodeficiency by means of newborn screening. J Allergy Clin Immunol, 2017, 139(3): 733-742.

第六节 湿疹、血小板减少伴免疫缺陷综合征

【概述】

湿疹、血小板减少伴免疫缺陷综合征(Wiskott-Aldrich syndrome, WAS)是一种严重的X-连锁隐性遗传性疾病,以血小板减少、血小板体积减小、湿疹、免疫缺陷、易患自身免疫性疾病和淋巴瘤为特征。发达国家流行病学研究显示每百万新生儿中WAS发病率约为1~10,如不经造血干细胞移植,WAS蛋白表达阴性患儿生存期仅约15年左右。

1994年通过定位克隆技术鉴定出*WAS*致病基因,命名为*WAS*基因,该基因编码含502个氨基酸的WAS蛋白(WASp)。WASp是一种仅在造血系统特异表达的蛋白分子,参与调节肌动蛋白多聚化,影响细胞骨架及免疫突触形成。由于WASp功能复杂,其基因突变导致的临床疾病亦十分多样。包括典型WAS、X-连锁血小板减少症(X-linked thrombocytopenia, XLT)、间歇性X-连锁血小板减少症(intermittent X-linked Thrombocytopenia, IXLT)和X-连锁粒细胞减少症(X-linked neutrapenia, XLN)。由于XLT病情随年龄增长变化较大,近来多建议改称其为轻型WAS。

【诊断】

1. 病史 男性,早发出血倾向,尤其是血丝便,大部分患儿在新生儿期即可出现。仔细询问母系男性有无出血史、湿疹史和幼年夭折

史，约 50% 患儿具有阳性家族史，为诊断的重要线索。

2. 临床表现　典型病例具有血小板减少、湿疹、反复感染表现，但仅有约 25% 的病例同时具有三联症表现。超过 80% 的 WAS 和 XLT 患儿有出血表现，包括血便、瘀斑瘀点、咯血和血尿等出血倾向。严重者可出现威胁生命的消化道大出血、颅内出血。血小板减少伴血小板体积减小是该病持续、显著的特点。约 80%WAS 患儿可出现典型的异位性湿疹，其范围和严重程度差异很大。由于广泛的免疫功能缺陷，包括 T 细胞、B 细胞、单核/巨噬细胞、树突状细胞和粒细胞功能缺陷，WAS 患儿易感各种感染，包括呼吸道合胞病毒等呼吸道病毒、单纯疱疹病毒、肺炎链球菌、真菌等。但小年龄 WAS 免疫缺陷程度相对较轻，因而感染发生频次和程度常不重，多以上呼吸道感染为主。WAS 和 XLT 患儿均常发生自身免疫性疾病，在美国和欧洲人群可高达 40%~72%，包括自身免疫性溶血性贫血、血管炎、关节炎和肾脏疾病，也可有炎症性肠病、中性粒细胞减少症和自身免疫性血小板减少性紫癜。另外，发生率为 10%~20%，以青春期和成年期多见，WAS 和 XLT 患儿发生淋巴系统恶性肿瘤的风险明显增高，尤其是淋巴瘤。此外，位于 WASp 的 GBD 功能区突变可导致 X-连锁中性粒细胞减少症，该病患儿可具有完全正常的血小板水平，但中性粒细胞持续或反复减少。

3. 血小板异常　是 WAS 和 XLT 患儿的主要发现，通常表现为外周血血小板数量显著减少和血小板体积减小。血小板计数波动范围较大，同一个患者可低至 3×10^9/L，亦可高至 70×10^9/L，发生感染时血小板水平可骤降。骨髓巨核细胞一般正常。血小板减少与抗血小板抗体多无关，对激素和大剂量静脉注射免疫球蛋白治疗反应差。值得注意的是，血小板水平低下时自动血细胞分析仪常不能报告血小板平均体积，应该采用人工检测模式分析。

4. 免疫功能特点　WAS 患儿血清免疫球蛋白水平可呈现特征性变化，IgG 水平可正常或升高，大部分患儿 IgM 水平降低，而 IgA 和 IgE 水平升高。湿疹严重者 IgE 水平尤高。外周血 B 细胞水平正常。随年龄增长，较多出现淋巴细胞减少症和 T 细胞数量减少。T 细胞功能增殖、分化和活化均降低。

5. WASp 分析　通过商品化的抗体和流式细胞术分析外周血单个核细胞胞质内 WASp 表达是一种快速诊断手段，可在数小时内不仅确诊 WAS，还可判断 WASp 是否完全缺失。如能同时采用免疫印记法检测 WASp，则可发现截短蛋白表达等情况。如 WASp 表达完全缺失，患儿临床表现通常为典型 WAS，预后较差，一般需要尽早接受造血干细胞移植。XLT 患儿 WASp 可有表达，但表达水平较正常同龄儿低。携带者 WASp 表达正常。

6. *WAS* 基因分析　为确诊依据。目前已报道 500 余种 *WAS* 基因突变，分布于整个 *WAS* 基因，较集中于第 1~4 外显子与外显子 7 和 10。现已明确 6 个 *WAS* 基因的突变热点，约占所有突变的 25%，包括 3 个剪接位点突变及编码区的 3 个点突变。WASp 的表达与 WAS 的临床表型关系密切。发生于第 1~3 外显子的错义突变多为 WASp 阳性，常常为 XLT 表型。而淋巴细胞不表达 WASp 或表达截短型 WASp 常常是典型 WAS。WASp 阴性者更容易发生自身免疫性疾病，往往预后较差。此外，近年发现数个位于 GBD 区的错义突变（如 L270P、S272P、I294T）导致 X-连锁中性粒细胞减少症（X-linked neutropenia，XLN）。

7. 诊断标准　早期诊断是延长患者生存期、改善预后的关键。根据 WAS 反复感染、湿疹、血小板减少和血小板体积减小的临床表现，典型的 WAS 病例诊断并不困难。但是由于 *WAS* 基因突变类型多样，临床表现差异很大。对先天性或早发血小板减少伴小血小板的男婴，需警惕 XLT 可能。WASp 的流式检测和 *WAS* 基因分析是确诊手段。本病尚无国内诊断标准，一般沿用泛美免疫缺陷组和欧洲免疫缺陷学会于 1999 年发表的国际诊断标准。

（1）确定：男性，先天性血小板较少（$<70\,000/mm^3$），血小板体积小，具备以下至少 1 项。

1）*WAS* 基因突变。

2）Northern 杂交证实淋巴细胞 WAS mRNA 缺失。

3）淋巴细胞不表达 WASP。

4）母系表亲具有血小板较少及血小板体积小。

(2) 可能：男性，先天性血小板较少（<70 000/mm^3），血小板体积小，具备以下至少1项。

1）湿疹。

2）对多糖抗原的抗体应答不正常。

3）反复细菌或病毒感染。

4）淋巴瘤、白血病或脑肿瘤。

(3) 疑似：男性，先天性血小板较少（<70 000/mm^3），血小板体积小，或男性患者因血小板减少症行脾切除术，具备以下至少1项。

1）湿疹。

2）对多糖抗原的抗体应答不正常。

3）反复细菌或病毒感染。

4）自身免疫性疾病。

5）淋巴瘤、白血病或脑肿瘤。

8. 病情评分 国际通行采用血小板减少、血小板体积减小、湿疹、感染、自身免疫性疾病和/或恶性肿瘤6项指标对病情评分如下：1分：仅有血小板减少、MPV减小，无其他临床表现。2分：血小板减少，MPV减小；轻度、短暂的湿疹；伴或不伴轻症感染。3分：血小板减少、MPV减小；持续但治疗有效的湿疹；反复发生需抗生素治疗的感染。4分：除血小板异常，有持续、难以控制的湿疹和可能危及生命的感染。5分：血小板异常，湿疹及反复感染外，出现自身免疫性疾病和/或恶性肿瘤。5A：伴自身免疫性疾病；5M：伴恶性肿瘤。

【鉴别诊断】

特发性血小板减少性紫癜：可发生于婴儿期，男女均可患病，无出血性疾病家族史，血小板体积正常，可检测到抗血小板抗体，不伴有顽固湿疹和感染易感倾向，对激素和大剂量静脉注射免疫球蛋白治疗应答良好。个别WAS或XLT患儿在最初使用激素或IVIG时有一定疗效，应注意其后续疗效。因此，男性、早发、顽固血小板减少伴血小板体积减小是进行WASp分析和基因分析的重要指征。

【治疗】

WAS 的治疗方案需根据临床严重程度、病程、*WAS* 基因突变和 WASp 的表达情况而定。WAS 患儿如未行根治治疗，终将死于感染、出血和恶性肿瘤等并发症，平均生存期约 15 岁。

1. 一般治疗 改善营养状态，可补充必需的维生素、微量元素及其他营养素。可接种灭活疫苗，但接种效果与患儿免疫功能状况相关。不应接种活疫苗，包括卡介苗和减毒脊髓灰质炎活疫苗等。

2. 湿疹治疗 严重湿疹需局部使用激素或短期全身激素治疗，他克莫司软膏治疗可取得良好效果。湿疹伴感染需局部使用抗生素制剂。如有食物过敏证据，应避免相应饮食。

3. 感染防治 WAS 患儿易发生各种感染，对细菌、真菌、病毒、肺孢子菌等病原体易感性增高。生后 2~4 年可使用复方新诺明预防感染。因血小板水平难以维持，出血倾向明显而行脾切除的患儿应终生使用抗生素预防感染。感染发生时，应仔细寻找病原学依据，争取针对性使用抗感染药物。

4. IVIG 替代治疗 典型 WAS 患儿通常具有对多糖抗原的抗体产生缺陷，对其他抗原的抗体应答也不充分，IgG 抗体的代谢速度可高于正常同龄儿，因此对典型 WAS 患儿应给予足量 IVIG 输注，即 300~600mg/(kg·次)，每 3~4 周输注一次。该替代治疗手段大幅度延长了 WAS 患儿生存期，并提高了因此可能获得造血干细胞移植的根治机会。

5. 血小板输注 血小板输注应尽量避免，除非有颅内出血、消化道大出血等严重出血情况，不应以血小板水平作为判断是否进行血小板输注的指标，皮肤瘀斑瘀点、血丝便等出血情况也不应输注血小板。所使用的任何血液制品均应经过辐照。

6. 造血干细胞移植 是本病目前唯一的根治方法，婴儿期或儿童期进行造血干细胞移植成功率可高达 85%~90%，已成为造血干细胞移植根治 PID 的典型病种。可采用骨髓或脐带血干细胞，HLA 同型同胞供体移植效果最佳。预处理方案一般采用环磷酰胺、白消安及抗胸腺细胞球蛋白，力争嵌合率达到 100%。HLA 同型无关供体

(MUDS)移植后5年存活率也可达71%~81%，造血干细胞移植是否成功与患儿年龄显著相关，5~8岁后移植成功率明显下降。重庆医科大学附属儿童医院自2007年在开展WAS造血干细胞移植以来，已完成超过100例骨髓或脐带血造血干细胞移植术，植入率均为100%，远期成功率超80%。

7. 基因治疗 基因治疗已在10余例WAS患者取得成功，近来因采用了更为安全的自失活慢病毒载体，基因治疗的安全性明显提高，未再发生病毒载体诱发的肿瘤性疾病。

8. 预防 对于WAS的高危儿必须进行产前诊断以避免缺陷儿出生。产前诊断的方法包括基于DNA测序的羊水细胞分析和脐带血WASp流式检测。

➤ **附：湿疹、血小板减少伴免疫缺陷综合征诊治流程图**

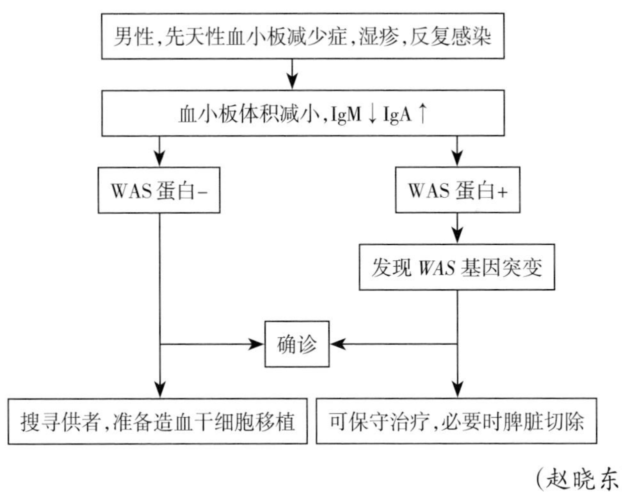

（赵晓东）

参考文献

1. CRESTANI E, VOLPI S, CANDOTTI F, et al. Broad spectrum of autoantibodies in patients with Wiskott-Aldrich syndrome and X-linked thrombocytopenia. J Allergy Clin Immunol, 2015, 136(5): 1401-1404.e1401-1403.

2. ELFEKY RA, FURTADO-SILVA JM, CHIESA R, et al. One hundred percent survival after transplantation of 34 patients with Wiskott-Aldrich syndrome over 20 years. J Allergy Clin Immunol, 2018, 142(5): 1654-1656.e1657.

3. FERRUA F, CICALESE MP, GALIMBERTI S, et al. Lentiviral haemopoietic stem/progenitor cell gene therapy for treatment of Wiskott-Aldrich syndrome: interim results of a non-randomised, open-label, phase 1/2 clinical study. Lancet Haematol, 2019, 6(5): e239-e253i.

第七节 DiGeorge 综合征

【概述】

20 世纪 50 年代,多位临床医生发现一类新生儿胸腺发育不良合并低甲状旁腺素的患者,并以 Angelo DiGeorge 医生的名字命名为 DiGeorge 综合征;至 90 年代,通过荧光原位杂交(fluorescence in situ hybridization, FISH)发现 22 号染色体长臂 11.2 区缺失为 DiGeorge 综合征的主要致病原因;2011 年统一命名为 22q11.2 缺失综合征。

22q11.2 缺失综合征是由于染色体微缺失而造成多器官受累的疾病,呈常染色体显性遗传;临床上主要表现为先天性心脏畸形,胸腺发育不良所致细胞免疫缺陷,低甲状旁腺激素继发低钙抽搐,神经发育和精神性障碍等重大疾病。国外研究报道每 1 000 个胚胎中有一例该片段缺失、每 2 000~6 000 活产婴儿中有一例此片段缺失的患儿以及每 100 个先天性心脏病胎儿、每 1 000 例各种胎儿畸形、每 169 例发育落后患儿分别存在一例该片段缺失患者。22q11.2 缺失综合征是继 21-三体综合征之后,先天性心脏畸形和发育落后的主要原因,同时也是精神障碍和咽腭畸形的最常见原因。

该综合征染色体微缺失片段大多 >2.5MB,90% 以上为新发突变,该突变与种族、性别及母亲年龄无关;非新发突变大多来自母亲。

【诊断】

1. 临床表现 由于 22q11.2 缺失综合征临床表现多样,临床容易漏诊。其中 60%~75% 患者有先天性心脏畸形,12.5%~30% 咽腭发育不良，75% 免疫缺陷，其中部分发现胸腺发育不良或缺如，约 50% 发生低钙（部分继发于甲状旁腺素降低）。

该综合征各系统受累程度不同，如先天性心脏畸形的类型中 17.6%~20% 为法洛四联症，20.3% 为室缺；28%~40% 发现胸腺缺如或发育不良；淋巴细胞计数及功能可从正常到严重缺陷，其中 75%~80% 婴儿期存在明显的 T 淋巴细胞减少，可继发 B 细胞功能紊乱；40% 的成年患者被诊断为精神性疾病。

22q11.2 缺失综合征临床表现随着年龄的增长而变化，具体可分为以下几个阶段。

新生儿期及婴儿期起病患者大多临床表现比较典型，先天性心脏病、低钙抽搐伴或不伴低甲状旁腺素，T 细胞不同程度的减少，反复感染，咽腭发育不良，胸部 X 线片或手术发现胸腺发育不良或缺如，少部分合并甲减，其中伴有严重免疫缺陷患者因重症感染夭折于婴儿期。具有典型临床表现者易被临床识别。

幼儿期，先天性心脏病、低钙抽搐大多矫正或控制，T 细胞不同程度缺乏者仍易合并反复感染，部分患者神经发育落后。

学龄期，患者学习困难、发育行为问题更为突出，儿童期缺乏典型症状者，可因学习困难及心理行为问题而被诊断。

青少年期，除了学习困难，部分患者出现焦虑、抑郁以及精神障碍，自身免疫性疾病发病率可上升。

成年及老年期患者，除了心理、精神性疾病，帕金森病发病率明显增高。

大多数 22q11.2 缺失综合征患者面容特征不显著，如小口、鱼唇嘴等，临床不易察觉。

2. 实验室检查

（1）血气，甲状旁腺素，降钙素，甲状腺素，血钙、磷检测，可发现血清低钙和高磷，甲状旁腺素降低。

（2）影像检查：胸部 X 线片检查可能提示无胸腺影或胸腺发育不良，X 线可见心脏和大血管异常，如右位主动脉弓、肺动脉扩张和心脏扩大。合并发育落后或抽搐患者头颅 MR/CT 检查了解脑发育及结构异常，严重者可有脑发育落后，少数合并脑积水。超声心动图及心电图检查明确先天性心脏病类型。B超检查可明确是否存在内脏器官畸形，尤其是肾脏泌尿系统畸形。

(3) 免疫功能检测：淋巴细胞亚型分析，大多数婴儿出生时淋巴细胞数在 500~1 500/mm^3，淋巴细胞数偏低者于1岁时也基本能够达到正常范围。少数为严重缺乏表现为SCID，可合并免疫球蛋白缺乏或明显下降。合并严重湿疹等过敏表现患者总IgE可明显升高。另外，淋巴细胞增殖试验可了解T细胞功能，患儿T细胞可有不同程度的下降。淋巴细胞精细分型，可进一步了解T、B细胞分化。自身抗体（包括抗甲状腺素抗体），大年龄患儿出现关节炎等症状时应考虑自身免疫性疾病可能。

(4) 神经心理行为及听力评估，了解患者智力发育水平以及听力状况。

3. 诊断要点　婴幼儿期发生反复感染病史，表现为反复肺炎、口腔念珠菌感染、卡介苗病以及皮疹，病原菌可以为细菌、病毒、真菌以及低毒性卡介菌，实验室检查发现T细胞不同程度的缺陷；心脏异常，尤其是圆锥动脉干畸形；低钙血症，抽搐；面部特征；发育落后以及其他咽腭、骨骼以及肾脏畸形。

可通过荧光原位杂交（FISH），多重连接探针扩增（multiplex ligation-dependent probe amplification，MLPA），单核苷酸多态性芯片（single nucleotide polymorphism microarrays），全基因组芯片（genome-wide microarrays）明确该片段缺失以及缺失片段大小。

【鉴别诊断】

1. 先天性心脏病的鉴别　明确不同类型的先天性心脏病。

2. 低钙血症的鉴别　继发性电解质紊乱，其他代谢性疾病。

3. 其他免疫异常状态　重症联合免疫缺陷病，T细胞缺陷为主的免疫缺陷。

4. 其他原因引起的发育行为障碍　先天性甲减，遗传代谢疾病，单纯性脑积水，其他基因拷贝数变异及基因缺陷病（唐氏综合征，Prade William，Rett 综合征等）。

5. **其他原因引起的构音障碍**

【治疗】

1. **基本治疗** 保护性隔离，避免院内感染发生。对症治疗，保证膳食营养。

2. **免疫替代或增强治疗** 合并低丙或严重感染者可给予IVIG替代治疗，0.4~0.5g/kg，感染严重者此剂量可给予2~3天。根据病情可选择胸腺肽（1mg/kg，i.m.，q.d.~q.w.）促进T细胞发育成熟。伴有重症联合免疫缺陷，胸腺缺如，反复严重感染患者可考虑胸腺移植。

3. **血液制品** 注意需采用辐照CMV阴性制品。

4. **抗感染治疗** 感染者根据感染的病原选择有效抗感染治疗，注意病原菌的鉴别。

5. **手术治疗** 伴先天性心脏病，心内科和胸外科评估是否需要心导管检查及手术治疗。

6. **低钙血症** 补充钙剂和维生素D。甲状旁腺功能减退者可口服骨化三醇，0.01~0.05μg/kg，q.d.，调整期每日监测血钙、磷，稳定后每月监测一次。同时应补充钙剂，婴幼儿每日元素钙500~800mg。无低钙及甲状旁腺功能减退者，可予预防剂量维生素D：400~800U/d。

7. **长期管理** 病情稳定后应关注发育评估结果，必要时康复治疗，并提供遗传咨询。同时根据不同年龄进行随访（免疫、自身免疫及接种效果评估，钙磷代谢，甲状腺功能，认知行为及心理评估，听力视力检查，脊椎检查）。

➢ 附：DiGeorge综合征诊治流程图

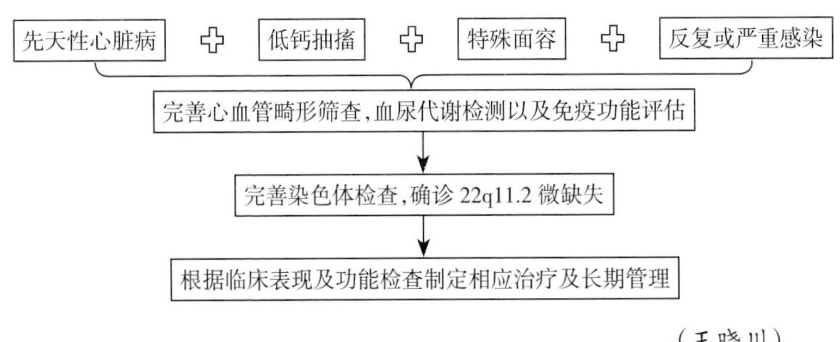

（王晓川）

参考文献

1. KUO CY, SIGNER R, SAITTA SC. Immune and Genetic Features of the Chromosome 22q11.2 Deletion (DiGeorge Syndrome). Curr Allergy Asthma Rep, 2018, 18 (12): 75.

2. KRUSZKA P, ADDISSIE YA, MCGINN DE, et al. 22q11.2 deletion syndrome in diverse populations. Am J Med Genet A, 2017, 173 (4): 879-888.

第八节　高 IgE 综合征

【概述】

高 IgE 综合征(hyper IgE syndrome, HIES)是一类以血清 IgE 升高,伴有感染、过敏、骨骼结缔组织异常的原发性免疫缺陷病。根据遗传方式、临床表现和分子机制不同,高 IgE 综合征可分为常染色体显性遗传高 IgE 综合征(AD-HIES)和常染色体隐性遗传高 IgE 综合征(AR-HIES)。HIES 患病率尚不清楚。AD-HIES 占所有 HIES 患者的 60%~70%,多数为散发,有免疫系统异常和非免疫系统受累表现,信号转导与转录活化因子 3(signal transducer and activator of transcription 3, STAT3)突变是其病因;AR-HIES 较少见,主要由 IL-6R、IL-6ST、ZFN341、PGM3 等与 IL-6-STAT3 信号通路相关基因所致。STAT3 缺陷所致 AD-HIES 发病率最高,最具代表性,因此本节主要介绍 AD-HIES。

AD-HIES 于 1966 年首次报道,最初命名为 Job 综合征,临床主要包括嗜酸性粒细胞增多、湿疹以及反复皮肤和肺部感染等。1972 年发现 IgE 升高为主要特征,并提出高 IgE 综合征的名称。该疾病表型后来扩大到许多结缔组织和骨骼异常。常染色体显性 HIES 大多数情况下是由 *STAT3* 基因突变引起,其特征为经典的临床三联症:反复葡萄球菌性皮肤脓肿、复发性坏死性肺炎并伴有肺大疱形成以及血清 IgE 极度升高。2007 年首次发现 *STAT3* 是 AD-HIES 的致病基因。*STAT3* 基因位于染色体 17q21.2,含 23 个外显子,编码含 770 个氨基酸的转录因子 STAT3,为 STAT 家族成员之一。STAT 参与 JAK-STAT 信号通路,接受多种细胞因子、激素和生长因子信号而被激活,从而诱导下游基因转录和翻译。STAT 蛋白通常结合 JAK,JAK 是与细胞因子受体胞内部分相关的酪氨酸激酶。当细胞因子与其受体结合时,JAK 会磷酸化细胞因子受体,然后磷酸化 STAT 蛋白。STAT 再从 JAK 受体复合物中解离,并通过磷酸酪氨酸和 SH2 结构域在胞质中形成同源或异源二聚体。然后,STAT 二聚体易位至细胞核,结合靶基因的启动子序列,激活靶基因转录。后续 STAT 去磷酸化而出核,信号活化停止。

STAT3 突变涉及所有功能域,但热点突变位于 STAT3 蛋白的 DNA 结合结构域(介导蛋白-DNA 之间相互作用)、SH2 结构域(介导蛋白之间相互作用)。突变和野生型的 STAT3 蛋白共表达时,突变的蛋白表现出负性显性作用,抑制正常蛋白的功能,被称为减功能突变。STAT3 是 IL-6、IL-10、IL-21、IL-23、IL-27 等多种细胞因子信号转导途径中主要的转录因子,参与免疫调控、损伤修复和肿瘤形成。显性负性 STAT3 突变导致多种细胞缺陷,包括 Th17 细胞、记忆 B 细胞、T 滤泡辅助细胞和黏膜相关 T 细胞减少,以及初始 B 细胞对 IL-10 和 IL-21 的反应能力减弱等,这些免疫功能缺陷导致了 AD-HIES 患者细菌、真菌易感和抗体产生不良。

【诊断】

1. 临床表现 *STAT3* 突变导致的常染色体显性遗传高 IgE 综合征是多系统疾病。临床主要表现为湿疹,反复金黄色葡萄球菌和真菌感染,反复肺炎伴肺大疱形成,血清 IgE 异常增高和嗜酸性粒细胞增多;同时累及结缔组织、骨骼、牙齿和脉管系统。目前并没有基因型与表型相关的证据。

(1)感染与免疫系统表现

1)反复肺炎:是 HIES 重要的临床特征,绝大多数患者一生中至少患过 1 次,1/2 以上患者发生 3 次以上肺炎。反复肺部感染,导致并发肺脓肿、肺大疱和气胸。肺部感染最常见的病原体是金黄色葡萄球菌,肺炎链球菌和流感嗜血杆菌也很常见,曲霉菌、铜绿假单胞菌可引起慢性感染。具有囊性肺疾病的高 IgE 综合征患者,真菌和假单胞菌感染易感且病情较重,可危及生命。肺部真菌可入侵血管并伴有致命性出血,甚至可引起转移性脑真菌病。一项法国 STAT3 缺陷 AD-HIES 队列研究发现,17.5% 的 STAT3-HIES 患者发生肺曲霉菌病,首次发病的中位年龄为 13 岁。90% 的患者具有支气管扩张或空洞病史。感染谱包括单曲霉菌球、慢性空洞型肺曲霉菌病、过敏性支气管肺曲霉菌病样疾病或混合过敏性支气管肺曲霉菌病样疾病和慢性空洞型肺曲霉菌病;未发现侵袭性曲霉病。肺部感染导致的并发症是 STAT3-HIES 患者死亡率高的原因之一。既往研究提示肺部疾病严重损害了患者的生活质量。大部分患者肺功能提示同时具有梗阻性和限制性损害,FEV_1 和 FVC 降低。肺功能损害的严重程度与既往烟曲霉感染和手术有关。组织学检测观察到严重的肺组织损伤,ABCA3 阳性Ⅱ型肺细胞数量减少。部分严重肺病患者需要手术治疗,但术后并发症发生率很高,包括愈合不良和瘘管形成等。上呼吸道感染(如鼻窦炎、支气管炎、中耳炎、外耳炎、乳突炎等)在 HIES 患者中非常常见,报道有 72% 的患者每年发生 4 次以上。

2) 皮疹:可在新生儿期即发生面部和头皮脓疱或湿疹样皮疹,并持续到青少年时期。几乎所有患者都有湿疹,分布于四肢末端、躯干、头皮等非典型部位。皮肤感染常常表现为金黄色葡萄球菌引起的“冷脓肿”,脓肿表面红热不明显,可能是炎症反应不足的表现。行 B 超检查可见低回声结构,外科切排后脓液培养大多为金黄色葡萄球菌。近来报道内脏脓肿(肝、睾丸、牙周、扁桃体周围脓肿等)在 AD-HIES 发生率高。皮肤黏膜白念珠菌感染发生于约 83% 的患者,可表现为指甲、口咽、食管和阴道黏膜疾病。地方性真菌可引起播散性感染,例如组织胞浆菌病和隐球菌导致胃肠道疾病、隐球菌导致脑膜炎。

STAT3-HIES 患者中,水痘带状疱疹病毒再次激活发生率显著增加,这可能与患者记忆 T 细胞缺陷有关。与其他过敏性患者相比,尽管 HIES 患者总 IgE 和抗原特异性 IgE 升高,但食物过敏和严重过敏相对较少。 STAT3 介导的信号转导对肥大细胞介导的血管通透性至关重要,而在 STAT3-HIES 患者中,该通路受抑。另外,HIES 患者的霍奇金淋巴瘤和非霍奇金淋巴瘤的发病率有所增加。

(2) 非免疫系统表现

1) 特征面容：包括面部皮肤粗糙、眼距增宽、鼻翼肥大、面部不对称、前额凸出、耳和鼻软组织增厚、轻微凸颌等。特殊面容 16 岁以上患者表现明显。在>7 岁的患者中发现保留乳牙现象，72% 患者乳牙不脱落，阻止了恒牙萌出，或恒牙萌出在乳牙附近形成二排牙，需人工拔除未正常脱落的乳牙。颊黏膜、牙龈等病变发生于 75% 以上的患者，病变累及硬腭、舌背、颊黏膜和唇黏膜等。口角炎和舌炎也有报道，所有这些口腔病变都没有自觉症状，也不需要干预措施。它们比特殊面部表现出现早，可以为早期诊断提供依据。

2) 骨骼异常：包括骨质疏松、病理性骨折、脊柱侧弯、脊柱退行性变和颅缝早闭。骨折常发生在长骨和肋骨轻微损伤之后，可发生于任何年龄。16 岁以上患者 76% 有脊柱侧弯(>10°)。骨折和脊柱侧弯往往需要手术治疗。脊柱病变往往在 40~50 岁时才出现，如颈椎病，导致疼痛、乏力和神经系统病变。关节过伸常见，随年龄增长关节疼痛越来越显著，物理治疗能改善这些症状。

3) 血管异常：包括冠状动脉和脑动脉等中动脉的动脉瘤、扩张、扭曲等。血管异常可导致心肌梗死、蛛网膜下腔出血和肠道出血。STAT3-HIES 患者可发生冠状动脉粥样硬化，管壁增厚，可能与 STAT3 突变相关的组织重塑失调有关。大多数 STAT3-HIES 患者脑部 MRI 可见无症状的局灶性白质高信号，外观类似于小血管疾病。1 型 Chiari 畸形和颅缝早闭在 HIES 患者中发生率也较高，但通常不需要手术矫正。

2. 实验室检查　血清 IgE 水平和嗜酸粒细胞增高是突出实验室检查异常。血细胞计数多正常。嗜酸性粒细胞增多在 90% 以上的患者中发现，常>700/μl。淋巴细胞表型通常提示记忆性 T 和 B 细胞减少，尤其 Th17 细胞显著降低。患者在幼年就有血清 IgE 异常增高，峰值通常>2 000U/ml，部分患者可仅轻微升高。血清 IgE 水平往往有大幅度波动，有的患者在确诊后几年内 IgE 水平还可能会降至正常范围内。IgE 水平与疾病的严重程度无相关性。血清 IgG 和 IgM 水平基本正常，有些患者有 IgA 低下。但是对荚膜类微生物特异性抗体反应缺陷。

STAT3 是 AD-HIES 的致病基因，进行基因测序可检测 *STAT3* 序列变异。目前发现的突变位点覆盖 STAT3 蛋白的所有功能结构域，热点突变位于 DNA 结合结构域和 SH2 结构域。已知的突变数量超过 60 种，多为杂合错义突变和缺失突变。蛋白检测可能提示患者 STAT3 蛋白表达正常，进行功能学实验，则发现 STAT3 磷酸化、与靶基因 DNA 结合等功能减低等。

3. 诊断标准

(1) 临床诊断：主要是依靠患者特征性临床表现包括反复皮肤感染、囊肿性肺炎和血清 IgE 水平显著升高等进行临床诊断。1999 年，美国国立卫生研究院（NIH）基于患者的临床特征和实验室检查，制定了 HIES 的评分系统（表 2-15），该系统包括免疫/感染学特征和骨骼/结缔组织学异常指标。每一个指标不同严重程度给予一定的分值，最终统计所有指标的总分。诊断标准：评分总分超过 40 分者可临床诊断 HIES，分值在 20~40 之间的患者需要随访，<20 分基本不考虑 HIES。为了尽量提高 AD-HIES 诊断的准确性，患者应同时具有免疫/感染特征和非免疫特征。免疫学/感染特征包括血清 IgE 浓度升高、嗜酸性粒细胞增多、反复皮肤脓肿、肺炎、感染后肺实质性病变、其他严重或致命感染、新生儿皮疹、湿疹、鼻窦炎或中耳炎和皮肤黏膜念珠菌病。非免疫性特征包括乳牙保留、脊柱侧弯、轻微创伤后的骨折、关节过伸、特征性面容、鼻翼增宽、高腭弓、先天性骨骼异常和淋巴瘤。

(2) 基因诊断：临床诊断高 IgE 综合征后，对于是否考虑 *STAT3* 基因突变，2010 年提出了针对 STAT3 缺陷高 IgE 综合征的诊断参考指南。①可能 STAT3 缺陷 AD-HIES：IgE>1 000U/ml，再加上基于反复肺炎、新生儿皮疹、病理性骨折、特征性面容和高腭弓 5 个临床特征加权评分 >30 分；②很有可能 STAT3 缺陷 AD-HIES：具有上述特征，同时加上 Th17 细胞缺乏或者明确的 HIES 家族史；③确诊 STAT3 缺陷 AD-HIES：上述特征，同时具有 *STAT3* 基因显性负性杂合突变。

表 2-15 NIH 高 IgE 综合征临床评分表

临床表现	分值[a]								
	0	1	2	3	4	5	6	7	8	10
血清 IgE 最高值(U/ml)[b]	<200	200~500			501~1 000				1 001~2 000	>2 000
皮肤脓肿	无		1~2		3~4				>4	
肺炎总次数	无		1		2		3		>3	
肺实质异常	无						支气管扩张		肺大疱	
乳牙保留	无	1	2		3				>3	
脊柱侧弯，最大弯曲度	<10°		10°~14°		15°~20°				>20°	
轻微外伤引起骨折	无				1~2				>2	
嗜酸性粒细胞计数最高值(/μl)[c]	<700			700~800			>800			
特征性面容	无		轻微			有				
中线异常[d]	无					有				
新生儿皮疹	无				有					
湿疹(最严重阶段)	无	轻度	中度		严重					

续表

临床表现	分值[a]									
	0	1	2	3	4	5	6	7	8	10
每年上呼吸道感染次数	1~2	3	4~6		>6					
念珠菌病	无	口腔	指甲		全身性					
其他严重感染	无				严重					
致命性感染	无				有					
关节过伸	无				有					
淋巴瘤	无				有					
鼻翼增宽[e]	<1*SD*	1~2 *SD*		>2*SD*						
高腭弓	无		有							
小年龄矫正	>5 岁			2~5 岁		1~2 岁		≤1 岁		

注：[a] 最右边一栏为每一表现的最高得分；[b] 正常值<130U/ml；[c] 700/μl=1SD，800/μl=2SD（超过正常平均值 2SD）；[d] 腭裂、舌裂、半椎体和其他脊柱的异常；[e] 与同龄同性别的对照组比较。

【鉴别诊断】

DOCK8缺陷是由常染色体隐性*DOCK8*突变所致，临床表现以反复肺炎、过敏、血清IgE升高为主要表现，既往归于高IgE综合征，由于DOCK8广泛参与T/B/NK//DC等免疫细胞功能，目前归于联合免疫缺陷病。DOCK8过敏表现、皮肤疣和HPV等病毒感染更突出，而脊柱侧弯、牙列异常等结缔组织异常不突出。另外，DOCK8缺陷患者抗体质量的缺陷更突出，建议常规IVIG替代治疗。

AD-HIES患者发生皮肤感染与脓肿，注意与慢性肉芽肿病（CGD）皮肤脓肿相鉴别。CGD是由于NADPH缺陷，导致吞噬细胞不能杀灭过氧化物酶阳性的细菌与真菌，引起严重感染。四唑氮蓝试验和中性粒细胞呼吸爆发功能可鉴别。另外，特应性皮炎患者血清中IgE含量升高，病情严重患者经常被怀疑患有HIES，而且许多特应性皮炎患者也容易继发皮肤葡萄球菌反复感染。但是，特应性皮炎患者通常没有AD-HIES的其他特征，并且通常比AD-HIES患者的过敏种类和程度更加严重。Wiskott-Aldrich综合征（WAS）是由WAS基因突变引起的X-连锁隐性疾病。与HIES相似，WAS综合征患者存在湿疹和反复感染，但往往伴有血小板减少，并且自身免疫性疾病和淋巴瘤的发生率较高，通常比HIES更具机会性感染。另外，Wiskott-Aldrich综合征绝大多数发生在男性患者，而HIES为常染色体显性遗传，男女皆可发病。

【治疗】

1. 对症支持治疗 包括预防性使用抗生素和抗真菌药、感染早期积极治疗、免疫球蛋白治疗以及造血干细胞移植（HSCT）。抗生素和抗真菌剂的使用取决于感染的性质和受累程度。皮肤需用局部抗菌疗法如稀释的漂白剂沐浴，同时用保湿霜和外用类固醇。抗组胺药物有助于控制瘙痒、改善湿疹症状。可以考虑钙和维生素D改善骨骼健康。

AD-HIES患者感染易感性大大增加。反复下呼吸道感染会导致支气管扩张和肺大疱等的发生，而这些并发症可进一步导致假单胞菌和曲霉菌等病原微生物的感染，造成恶性循环。有肺损伤的患者特别容易发生真菌性肺部感染。一项对10名儿童AD-HIES患者的回顾性研究发现,预防性使用抗生素后,患者感染减少。在未使用预防性抗真菌治疗前,患者发生肺烟曲霉菌感染。诊断曲霉菌病后开始抗真菌预防,此后未再发生肺部真菌感染。就肺部损伤而言,早期诊断和抗生素预防的使用可改善预后。

尽管AD-HIES患者的血清总IgG水平在正常范围内,但由于B细胞内源性和外源性STAT3信号通路异常,导致记忆B细胞减少,抗原特异性免疫球蛋白G应答降低。因此,免疫球蛋白替代治疗可以降低窦肺部感染的发生率。

2. 造血干细胞移植 HSCT在AD-HIES患者中的作用仍在研究中。两例患者接受移植后,有33%的供体T细胞嵌合,但仍然发生慢性黏膜皮肤念珠菌病。另外两名AD-HIES移植患者,HSCT后随访8年。发现患者循环细胞IL-17的产生和血清IgE水平恢复正常,感染频率降低。但是,其中一名患者尽管有100%的供体嵌合,但却复发肺曲霉病。第二名患者在移植后为嵌合状态,发生了新的肺大疱。也有接受HSCT后6个月因肺纤维化死亡的病例。另一方面,一名患者接受HSCT治疗后持续随访,发现患者的感染频率和严重程度均有改善。两例散发非霍奇金淋巴瘤HIES患者,经清髓性骨髓移植后,分别随访了14年和10年,都没有发生移植物抗宿主反应,临床症状也得到改善,IgE水平降至正常,Th17水平也接近正常人。从总体来看,尽管HSCT不能纠正AD-HIES的血液系统外表现,比如脊柱侧弯,但似乎对感染的频率和严重程度具有有益的影响。如果在疾病的早期进行HSCT,并进行适当的物理治疗,这可能是一种有效的治疗选择。

3. 遗传咨询 AD-HIES患者的每个孩子都有50%的机会遗传该病。如果已知父母具有致病基因突变,则可以对孕妇进行产前诊断。STAT3-HIES以常染色体显性方式遗传,目前大多数病例是由新生突变引起,遗传咨询时需注意不能除外新生突变致病。

➢ 附:高 IgE 综合征诊治流程图

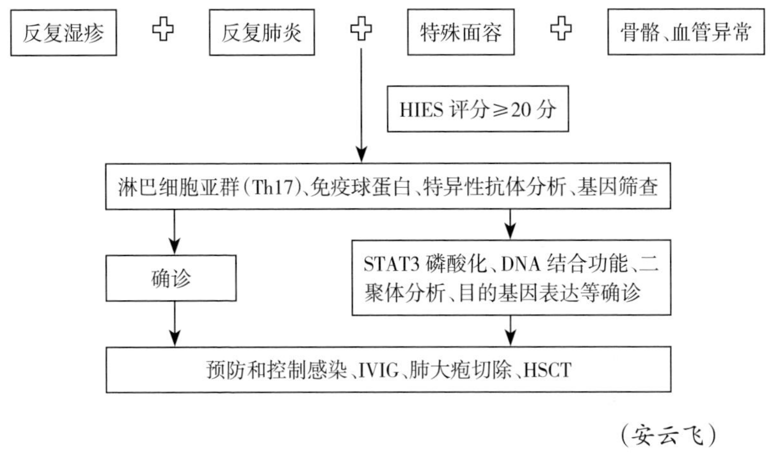

(安云飞)

参考文献

1. KANE A, LAU A, BRINK R, et al. B-cell-specific STAT3 deficiency: Insight into the molecular basis of autosomal-dominant hyper-IgE syndrome. J Allergy Clin Immunol, 2016, 138(5): 1455-1458.e1453.
2. YANAGIMACHI M, OHYA T, YOKOSUKA T, et al. The Potential and Limits of Hematopoietic Stem Cell Transplantation for the Treatment of Autosomal Dominant Hyper-IgE Syndrome. J Clin Immunol, 2016, 36(5): 511-516.

第九节 X-连锁无丙种球蛋白血症

【概述】

X-连锁无丙种球蛋白血症(X-linked agammaglobulinemia, XLA),是一种罕见的原发性免疫缺陷病,是由于 X 染色体 q21.3-q22 的 *BTK* 基因突变导致不能产生成熟的 B 淋巴细胞,并与免疫球蛋白重链重排失败有关。1952 年 Bruton 医生首先描述了本病,故 XLA 又称为 Bruton 病,直到 20 世纪 80 年代通过多态性 DNA 标记定位到 X 染色体中，1993 年明确了 *BTK* 基因是该病的致病基因。XLA 的患者表现为对细菌和肠道病毒易感，血清免疫球蛋白显著减少或测不出，国内尚无发病率统计，美国根据 1988—1997 年注册的 XLA 患者人数估计发病率约为 1∶379 000，瑞士、西班牙等欧洲国家估计发病率为 1∶10 000 000~1∶20 000 000。

XLA 在遗传学病因是由于 Xq21.3-q22 的 *BTK* 基因突变所致。*BTK* 位于 X 染色体上，编码酪氨酸激酶（Bruton's tyrosine kinase，Btk）是一种信号转导分子。Btk 表达于除 T 细胞和浆细胞外的造血细胞，包含 5 个结构域，分别是血小板同源域（PH）、Tec 同源域（TH）、Src 同源 3 域（SH3）、Src 同源 2（SH2）和酪氨酸激酶域（SH1）。Btk 转移到细胞膜上并参与 B 细胞受体细胞内信号传递，通过 B 细胞受体（BCR）和其他共刺激因子如 IL-5 受体、IL-10 受体、IL-6 受体、CD38 和 CD40 等接受抗原信息，Btk 的 Src 激酶家族与 BCR 铰联被活化，并进一步活化 Syk，导致酪氨酸为主的活化基序和相关受体的磷酸化。因此，XLA 患者骨髓内 B 细胞发育停滞，外周血无成熟的 B 细胞，各类免疫球蛋白均低下或缺如。

【诊断】

1. 临床表现　XLA 见于男孩，多于生后 4~12 个月开始出现感染症状，超过 1/2 的患者在 1 岁前出现症状。最突出的临床表现是反复严重的细菌性感染，尤以荚膜化脓性细菌，如溶血性链球菌、嗜血性流感杆菌、金黄色葡萄球菌和肺炎链球菌感染最为常见。感染的部位主要以呼吸道为主，国内外多项 XLA 临床特征总结发现最常见的感染部位是中耳炎、鼻窦炎和肺炎；其次，消化道、关节、皮肤软组织感染也较常见，同时也可发生败血症、骨髓炎、中枢感染等严重感染。患者对一般病毒抵抗能力尚好，但对某些肠道病毒，如埃可病毒、柯萨奇病毒、脊髓灰质炎病毒的抵抗能力甚差。肠道病毒感染通常是慢性和系统性的，主要累及神经系统表现为脑炎、脑膜炎，也可见肝炎、肺炎、皮炎。其他报道的病原体还有支原体（如：肺炎支原体、解脲支原体等引起的呼吸道、关节感染）和肠炎沙门氏菌、空肠弯曲菌、蓝氏贾弟鞭毛虫（消化道感染）。

大样本的病例报道中4.1%~11%的患者合并中性粒细胞减少。

国外报道的关节炎发生率约为20%~25%，主要累及大关节，以膝关节、踝关节为主。既可表现为化脓性关节炎，关节积液混浊呈脓性改变。也可表现为滑膜炎，这可能与感染后的免疫反应相关，既往这些患者按幼年特发性关节炎治疗，往往疗效欠佳。关节炎症状可以是XLA的首发症状，因此儿童关节炎需评价免疫功能。由于现在对XLA的认识提高，早期诊断、早期替代治疗，使得XLA患者关节炎的致残率明显下降。

在恶性肿瘤方面，病例报道了各种类型的肿瘤，包括：结肠癌、结肠直肠癌、淋巴瘤，目前尚不能确定XLA和恶性肿瘤之间的关系及风险程度。

XLA主要并发症都与反复慢性感染相关。反复上呼吸道感染可导致慢性鼻窦炎、慢性中耳炎，反复鼓膜穿孔可影响听力。反复肺部感染可导致支气管扩张，少数患者在就诊时已出现支气管扩张。慢性腹泻可导致营养吸收不良。慢性肠道病毒感染可出现智力倒退、脑萎缩，甚至危及生命。

现有的病例报告分析中，最常见的死亡原因是慢性肠道病毒感染、慢性肺病和肝炎。很多死亡病例是发生在疾病诊断和静脉丙种球蛋白替代治疗之前，因此，XLA的患者在慢性感染和并发症发生前得到诊断和治疗的预后似乎是很好的。

2. 体征　浅表淋巴结小，双侧扁桃体小或缺如。

3. 实验室检查　外周血缺乏B细胞(<2%)和血清免疫球蛋白(包括IgG、IgA、IgM和IgE)明显下降是该病的主要实验室特征。IgG低于1g/L，IgM和IgA微量或测不出。血清IgG在多数患者可能完全测不到，而在另一少部分病例可高达2~3g/L。特异性抗体反应缺乏，疫苗接种后不能产生相应的抗体。T细胞数量和功能均正常。

4. 诊断标准　确诊XLA的标准：$CD19^+$ B细胞低于2%且至少满足以下一项的男性患者：①*BTK*基因突变；②中性粒细胞或单核细胞的Northern印迹分析中没有Btk mRNA；③单核细胞或血小板中缺乏Btk蛋白；④家族中母亲的表亲、叔叔或侄子$CD19^+$ B细胞低于2%。

拟诊 XLA 的标准：$CD19^+$ B 细胞低于 2% 且满足以下所有条件的男性患者：①5 岁以内发生反复的细菌性感染；②血清 IgG、IgA、IgM 均低于年龄参考范围的均值-2 标准差；③缺乏特异血凝素抗体和/或疫苗反应差；④排除其他原因所致低丙种球蛋白血症。

【鉴别诊断】

1. 婴儿暂时性低丙种球蛋白血症 婴儿暂时性低丙种球蛋白血症的血清总免疫球蛋白不低于 3g/L，IgG 不低于 2g/L，IgM 和 IgA 含量接近同年龄正常婴儿水平。一般于生后 18~30 个月自然恢复正常。淋巴结或直肠黏膜活检发现淋巴滤泡和生发中心的发育良好。

2. 重症联合免疫缺陷病 发病年龄较 XLA 更早，多于出生后不久即开始发病，对所有病原均易感，包括真菌、病毒、分枝杆菌等。外周血 T 细胞显著降低伴随或不伴随 B 细胞数量降低，三种免疫球蛋白均减低。T 细胞功能严重缺陷，全身淋巴组织发育不良。

3. 继发性因素导致免疫球蛋白丢失 如慢性腹泻、肾病综合征是引起继发性免疫球蛋白丢失的常见原因。患儿常伴有低免疫球蛋白血症，同时存在低蛋白血症和低白蛋白血症，而 IgM 和 IgA 轻度降低，外周血 B 细胞计数无减少。

【治疗】

1. 静脉丙种球蛋白替代治疗 每次 0.4~0.6g/kg，每 3~4 周一次。每 6 个月随访血清 IgG 谷浓度，多数专家推荐 XLA 的血清 IgG 谷浓度维持在 6~8g/L，可根据患者临床感染症状和血清谷浓度调整静脉丙种球蛋白的剂量和使用周期。合并支气管扩张或严重感染时可增加静脉丙种球蛋白剂量。

2. 抗感染治疗 控制感染病灶。经验性抗生素用药参考抗体缺陷病常见致病细菌，覆盖荚膜化脓性细菌，可首选青霉素类、第二代、第三代头孢菌素，支原体感染可选阿奇霉素，药物调整结合微生物病原学检查。必要时使用抗假单胞菌青霉素类、碳青霉烯类、抗耐甲氧西林金黄色葡萄球菌的药物等。慢性腹泻患者注意肠道细菌或寄生虫感染的可能。

3. 预防感染 对于慢性鼻窦炎、支气管扩张有学者主张预防治疗，但目前没有统一共识。

4. 预防接种　原则上 XLA 患者采取 IVIG 替代治疗后无需接种任何疫苗，但可每年接种流感灭活疫苗，因为患者 T 细胞功能正常。所有患者不可接种活疫苗，严禁接种脊髓灰质炎减毒活疫苗（OPV）。

5. 免疫重建　目前在 IVIG 规范的替代治疗下，患者的生存状况明显改善，可同正常同龄人一样工作和生活，并且患者除 B 细胞以外的免疫功能均正常，国外有 XLA 患者骨髓移植的个例报道，不推荐移植作为常规治疗。此外，基因治疗尚处于研究阶段，可能在未来为 XLA 提供新的治疗手段。

➤ 附：X-连锁无丙种球蛋白血症诊治流程图

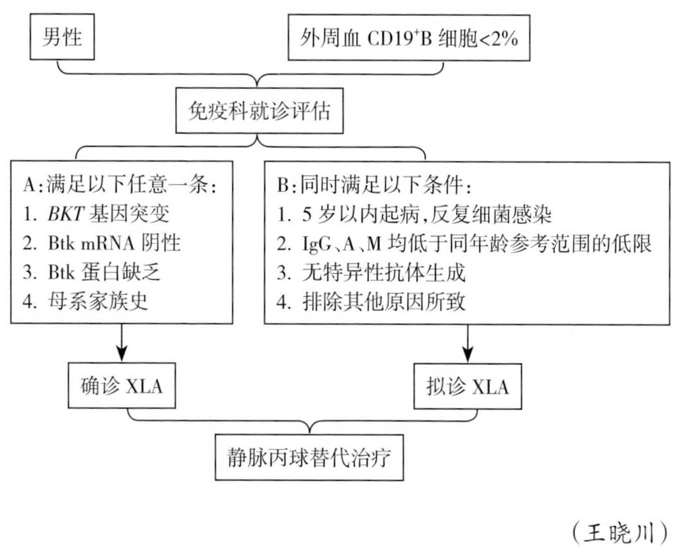

（王晓川）

参考文献

1. WANG Y，KANEGANE H，WANG X，et al. Mutation of the BTK gene and clinical feature of X-linked agammaglobulinemia in mainland China. J Clin Immunol，2009，29（3）：352-356.

第十节 高 IgM 综合征

【概述】

高 IgM 综合征(hyper IgM syndrome,HIGM)为一组罕见的原发性免疫缺陷病,主要表现为反复感染,血清 IgM 正常或升高,伴 IgG、IgA 和 IgE 明显降低,B 细胞数量正常。目前已发现的数种 HIGM 分别由 CD40L、CD40、AID(activation-induced deaminase)及 UNG(uracil-DNA glycosylase)缺陷等所致。

各型 HIGM 共同发病机制为抗体类别转换重组(class-switch recombination,CSR)缺陷。抗体成熟过程包括类别转换重组、体细胞高频突变及记忆 B 细胞产生等,通过抗原以及 T 细胞依赖的方式,主要在外周淋巴器官实现。活化 $CD4^+$ T 细胞表达 CD40L,结合 B 细胞表面 CD40 受体,通过提供协同刺激信号,活化下游 NF-κB 信号通路,促进 NF-κB 依赖基因表达,如活化诱导的胞苷脱氨酶基因(activation-induced cytidine deaminase,*AICDA*)。活化诱导的胞苷脱氨酶(AID)、尿嘧啶 N-糖基化酶(uracil N-glycosylase,UNG)以及错配修复蛋白 PMS2 等参与 CSR 过程。因此,上述基因的突变,均可导致 CSR 的缺陷,导致 HIGM。除 B 细胞缺陷外,CD40L 缺陷患者同时存在 T 细胞缺陷,CD40 缺陷还存在树突状细胞/单核细胞缺陷。

由 *CD40LG* 基因突变所致的 X-连锁隐性遗传高 IgM 综合征(XHIGM)最为常见,约占所有 HIGM 的 70%。CD40L 属于肿瘤坏死因子(TNF)超基因家族的二型跨膜蛋白,其基因定位于 Xq26.3~27,长 13kb,由 5 个外显子组成,编码 261 个氨基酸。*CD40LG* 基因突变位点散布整个基因,多为错义突变(约 39.5%),插入突变也较常见,热点突变主要集中在 5 号外显子,该区域与 TNF 有很高的同源性。其次为常染色体隐性遗传 AID 缺陷,但有报道指出编码 AID C 端基因的无义突变表现为常染色体显性遗传特征。CD40 缺陷和 UNG 缺陷也呈常染色体隐性遗传。另外,NEMO 缺陷、INO80 缺陷、MSH6 缺陷、LCK 缺陷、PIK3CD 功能获得性突变及 DNA 修复障碍相关疾病，也存在 CSR 缺陷，均可导致高 IgM 综合征的临床和免疫表型。

【诊断】

1. 临床表现　高 IgM 综合征的临床表型取决于遗传缺陷性质。CD40L 和 CD40 缺陷是联合免疫缺陷，AID 及 UNG 缺陷是体液免疫缺陷。

（1）CD40L 或 CD40 缺陷

1）感染：随着来自母体的抗体衰减，XHIGM 患儿在出生后 6 个月~2 岁出现反复上呼吸道感染、鼻窦炎、中耳炎和肺炎，主要病原体为荚膜菌，如肺炎链球菌和流感嗜血杆菌。机会性感染也较常见。耶氏肺孢子菌肺炎可为本病的最早临床表现。约 1/3 患儿出现慢性或迁延性腹泻。隐孢子虫和贾第鞭毛虫感染可导致慢性腹泻。CD40L 缺陷患者可出现 CMV 感染。硬化性胆管炎及胆管细胞癌是隐孢子虫感染和 CMV 感染两种常见的并发症。CD40L 缺陷患者存在隐球菌和弓形虫感染风险，可累及中枢神经系统。皮肤和软组织感染常见，扁桃体和气管周围软组织感染往往威胁生命。

2）中性粒细胞减少：大约 50% 的 XHIGM 患儿有间断或持续性中性粒细胞减少症，造成持续性口炎和反复发生的口腔溃疡。大多数中性粒细胞减少患者表现为髓系前体细胞发育阻滞或细胞数目减少。

3）肿瘤及其他：XHIGM 患者恶性肿瘤发生风险增加，主要包括肝癌和胆道肿瘤。胃肠道肿瘤、淋巴瘤和白血病也有报道。少部分患者会出现自身免疫病，包括血小板减少、溶血性贫血、关节炎及炎症性肠病等。

（2）AID、UNG 缺陷及其他疾病类型

1）感染：典型特征为复发性窦肺感染，主要为含荚膜细菌导致，最终可导致支气管扩张。AID 缺陷极少患有机会菌感染。患者通常在儿童早期发病，中位数发病年龄为 2 岁左右，但诊断大多较迟，有些

患者在成年才得以诊断。

2）淋巴增生：AID 缺陷一个显著特征，约 75% 患者有淋巴增生，导致扁桃体、淋巴结、脾脏等淋巴组织增生，可能需要手术切除。

3）自身免疫：约占 20%~30% 的 AID 缺陷患者，表现为血细胞减少、肝炎、炎症性肠病以及关节炎等。中性粒细胞减少罕见。

UNG 缺陷报道病例数少，临床表型与 AID 缺陷相似。其他类型的疾病，除其特殊的体征外，临床表现与 AID 缺陷类似，但程度较轻。

2. 实验室检查

(1) 血清 IgG、IgA、IgE 缺乏或显著降低，血清 IgM 水平正常或升高，偶有 CD40L 缺陷患者血清 IgA 水平正常。IgM 增高与反复和慢性刺激有关，而不是 CD40L 缺陷的直接结果。需注意的是，尽管这类疾病也称作高 IgM 综合征，但约 50% 的 CD40L 缺陷患者血清 IgM 水平正常，甚至是降低的。

(2) 对蛋白（破伤风、白喉和流感嗜血杆菌）和多糖（肺炎链球菌）抗原缺乏抗体反应。

(3) 外周血 B 细胞数目和 IgM、IgD 表达正常，偶可同时表达 IgM 和 IgG，但其他类型免疫球蛋白表达缺如。记忆 B 细胞（$CD27^{+}$B 细胞）显著减少。总 T 细胞数量和 T 细胞亚群比例均在正常范围内。外周淋巴器官组织学显示 CD40L 和 CD40 缺陷患者缺乏生发中心，而 AID 与 UNG 缺陷患者生发中心是扩增的。

(4) 约半数以上 CD40L 缺陷患者呈持续性或周期性中性粒细胞减少，约 25% 存在贫血，约 4% 发生血小板减少。

(5) 流式细胞术检测显示 CD40L 缺陷患者活化 T 细胞表面 CD40L 表达缺乏，CD40 缺陷 B 细胞与单核细胞 CD40 表达缺如。CD40L 缺陷或 CD40 缺陷均存在体内外抗原特异性 T 细胞反应降低及 T 细胞活化时 Th1 细胞因子产生障碍。

3. 诊断　对于符合上述临床表现、血清 IgG 和 IgA 水平明显降低而 IgM 正常或升高的患者，均应怀疑高 IgM 综合征，并行淋巴细胞亚群数量及比例检测。对于男性患者（> 6 月龄）需分析体外活化 T

细胞表面 CD40L 表达，应注意新生儿和 6 月龄以下婴儿 $CD4^{+}T$ 细胞表面 CD40L 表达本身低下。对于临床和免疫学特点符合 CD40L 缺陷的女性或 CD40L 正常的男性患者，应分析 B 细胞和单核细胞表面 CD40 的表达。基因测序是最终确诊高 IgM 综合征及其类型的主要手段。

【鉴别诊断】

1. 普通变异型免疫缺陷病　普通变异型免疫缺陷病（common variable immunodeficiency，CVID）主要临床特征包括反复感染、慢性肺病、胃肠道疾病、肉芽肿疾病、自身免疫性疾病、淋巴组织增生和/或恶性肿瘤等，免疫学特点包括血清 IgG 和 IgA 降低，IgM 不定，B 细胞数量多正常。部分 CVID 患者存在 T 细胞活化缺陷，可能表现为高 IgM 样免疫表型。此外，临床上亦存在初始诊断为 CVID 而最终确诊为高 IgM 综合征的情况。鉴于两类疾病间临床和免疫学特点重叠较多，以下特征将高度提示高 IgM 综合征而非 CVID：发病年龄 <4 岁；机会性感染；重度胆道疾病；家族史遗传模式明显。两者最终鉴别需依靠基因诊断。

2. X-连锁先天性无丙种球蛋白血症　常表现为男性患者在出生 6 个月后开始出现反复细菌感染及难治性肠道病毒感染，部分伴有自身免疫及肿瘤性疾病。免疫学特点包括血清免疫球蛋白显著降低（IgG<2g/L、IgM<0.20g/L、IgA<0.2g/L）和外周循环 B 细胞缺如，基因测序显示 *BTK* 基因突变，与高 IgM 综合征易鉴别。

3. 其他　其他具有类似高 IgM 综合征临床和免疫表型的原发性免疫缺陷病。此外，先天性风疹病毒综合征和肾病综合征等疾病亦可出现类似高 IgM 综合征表现，临床上需注意鉴别。

【治疗及预后】

治疗总体原则主要包括避免接种活疫苗、丙种球蛋白替代治疗、防治感染及根治治疗。

1. 避免接种活疫苗　由于存在细胞免疫缺陷，CD40L 缺陷和 CD40 缺陷患儿不能接种活疫苗，如麻疹病毒疫苗、水痘疫苗、口服轮状病毒疫苗、口服脊髓灰质炎疫苗和卡介苗。婴儿父母和其他密切接触者也应接种灭活疫苗。

2. 丙种球蛋白 静脉注射用丙种球蛋白(intravenous immune globulin,IVIG)推荐剂量为400~600mg/kg,3~4周一次;皮下注射标准剂量为每周100~150mg/kg,维持IgG最低浓度至少5g/L。根据感染情况,个体化监测血清IgG浓度及调整丙种球蛋白剂量。

3. 防治感染 CD40L与CD40缺陷常规应用复方磺胺甲噁唑预防耶氏肺孢子菌肺炎;AID和UNG缺陷患者出现支气管扩张或复发性鼻窦炎时,推荐进行抗生素预防治疗。注意用水卫生,避免饮用生水,以减少隐孢子虫感染。对于CD40L缺陷导致的粒细胞缺乏症,可皮下注射重组人粒细胞集落刺激因子(G-CSF)。

4. 根治治疗 异基因造血干细胞移植是CD40L缺陷患者的唯一根治方式,但常有报道植入效果差及移植后并发症(移植后患者GVHD发生率高达40%)。有资料显示,年龄较小、移植时无肝病及接受过清髓预处理者结局较好。目前*XHIGM*基因治疗尚在试验阶段。

5. 其他治疗 并发淋巴增生、关节炎或其他自身免疫性疾病且对IVIG无反应者可联合糖皮质激素及免疫抑制剂治疗。重组CD40L替代疗法可能是对合并胆道隐孢子虫病CD40L缺陷患者有效的辅助治疗方案。

6. 预后 重度感染和机会性感染、肝/胆道疾病和恶性肿瘤是CD40L和CD40缺陷患者最重要的死亡原因。一项病例系列研究显示176例XHIM患者确诊后20年生存率约为60%,无肝病患者生存率显著高于肝病患者(67% *vs.* 20%),接受造血干细胞移植患者20年生存率接近90%。AID和UNG缺陷长期预后更好,定期IVIG替代疗法及有效控制感染可避免慢性肺部疾病和早期死亡。

附：高 IgM 综合征诊治流程图

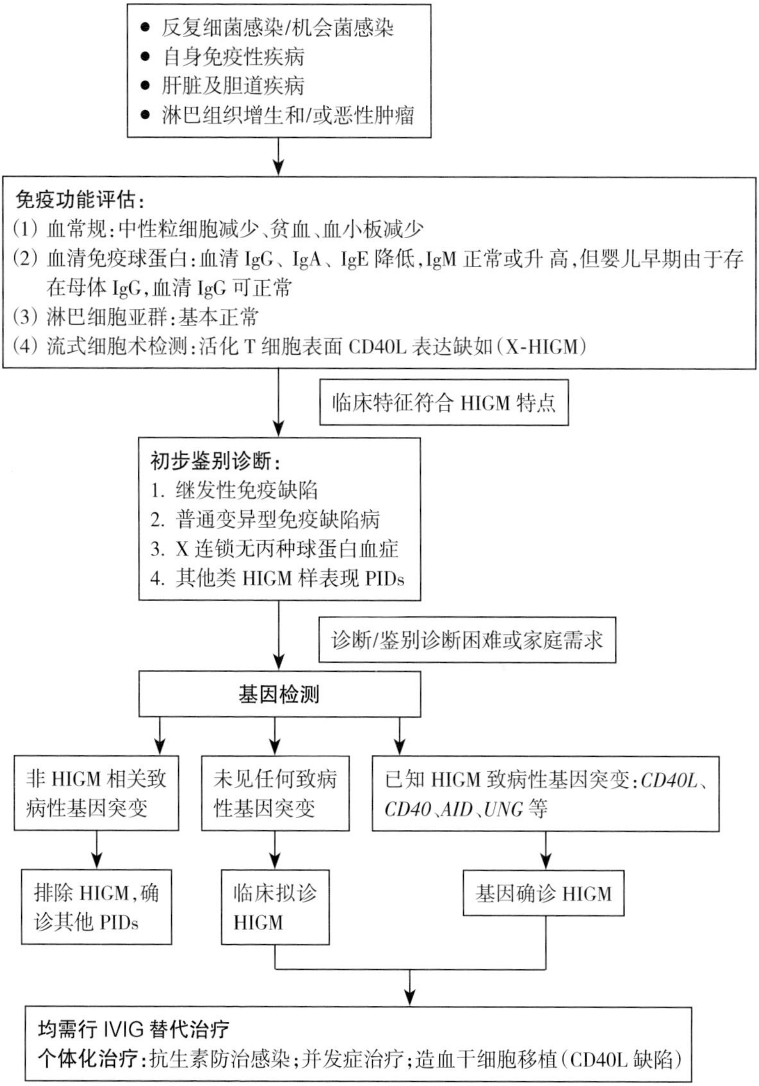

- 反复细菌感染/机会菌感染
- 自身免疫性疾病
- 肝脏及胆道疾病
- 淋巴组织增生和/或恶性肿瘤

↓

免疫功能评估：

(1) 血常规：中性粒细胞减少、贫血、血小板减少

(2) 血清免疫球蛋白：血清 IgG、IgA、IgE 降低，IgM 正常或升 高，但婴儿早期由于存在母体 IgG，血清 IgG 可正常

(3) 淋巴细胞亚群：基本正常

(4) 流式细胞术检测：活化 T 细胞表面 CD40L 表达缺如（X-HIGM）

↓ 临床特征符合 HIGM 特点

初步鉴别诊断：

1. 继发性免疫缺陷
2. 普通变异型免疫缺陷病
3. X 连锁无丙种球蛋白血症
4. 其他类 HIGM 样表现 PIDs

↓ 诊断/鉴别诊断困难或家庭需求

基因检测

- 非 HIGM 相关致病性基因突变 → 排除 HIGM，确诊其他 PIDs
- 未见任何致病性基因突变 → 临床拟诊 HIGM
- 已知 HIGM 致病性基因突变：*CD40L*、*CD40*、*AID*、*UNG* 等 → 基因确诊 HIGM

（临床拟诊 HIGM、基因确诊 HIGM）↓

均需行 IVIG 替代治疗

个体化治疗：抗生素防治感染；并发症治疗；造血干细胞移植（CD40L 缺陷）

（杨　军）

参考文献

1. CABRAL-MARQUES O, ARSLANIAN C, RAMOS RN, et al. Dendritic cells from X-linked hyper-IgM patients present impaired responses to Candida albicans and Paracoccidioides brasiliensis. J Allergy Clin Immunol, 2012, 129(3): 778-786.

2. BUCCIOL G, NICHOLAS SK, CALVO PL, et al. Combined liver and hematopoietic stem cell transplantation in patients with X-linked hyper-IgM syndrome. J Allergy Clin Immunol, 2019, 143(5): 1952-1956.e1956.

第十一节 普通变异型免疫缺陷病

【概述】

普通变异型免疫缺陷病(common variable immunodeficiency, CVID)是一组临床异质性显著的原发性免疫缺陷病,主要临床特征包括反复感染、慢性肺病、胃肠道疾病、肉芽肿疾病、自身免疫性疾病、淋巴组织增生和/或恶性肿瘤等,免疫学特点包括血清 IgG 和 IgA 降低,B 细胞数量正常或减少,对疫苗接种应答缺陷。根据 2019 年国际免疫学会联盟 PID 专家委员会最新分类标准,CVID 归类于原发性抗体缺陷病。

CVID 是一种由多因素导致并具有遗传易感性的原发性免疫缺陷病。约 90%CVID 病例无明确的分子遗传学诊断,大多数 CVID 患者为散发病例,约 10%~20% 有阳性家族史,其中 80% 的 CVID 家系为常染色体显性遗传,同时伴有选择性 IgA 缺陷(sIgAD)。大部分 CVID 家系中,父母一方表现为 CVID,后代出现 IgA 缺乏症(IgA deficiency, IgAD)。据估计,15%CVID 患者的一级亲属患 IgAD 或 CVID。

1. 遗传易感性 目前单基因 CVID 仅见于约 2%~10% 患者,由 *TACI*、*ICOS*、*CD19*、*CD20*、*CD81*、*CD21*、*BAFFR*、*TWEAK*、*TRNT1*、*NF-KB*、*IKZF1*、*IRF2BP2*、*ATP6AP1*、*ARHGEF1*、*SH3KBP1*、*SEC61A1*、*RAC2*、*MOGS*、*PIK3CD*、*PIK3R1* 或 *PTEN* 等基因致病性突变所致。部分这些单基因突变疾病不再归属 CVID 范畴,已单独列为一种疾病。HLA *DQ2、

*DR7、*DR3、*B8 和/或 B44. B44 见于半数 CVID 患者，基因连锁分析发现 CVID 可能的致病基因位点位于染色体 4q、染色体 6 和染色体 16q。其他研究显示部分基因多态性可能影响 CVID 患者的临床和免疫学表型，包括 *TACI*（*TNFRSF13B*）、*MSH5*、*TNF*、*IL-10*、*MBL2*、α_1-胰蛋白酶、*MAP3K7IP3*、*CACNA1*、*CPFTK1*、*HAVCR1* 和 *KIAA0834* 等基因。

2. B 细胞缺陷 多数患者外周血和淋巴组织中 B 细胞数量大致正常，但多为未成熟 B 细胞，记忆 B 细胞显著减低（<2% 总 B 细胞），浆细胞缺如，少数外周血 B 细胞减少甚至难以测出。CVID 患者 B 细胞缺陷包括 5 种类型：B 细胞产生缺陷、早期外周 B 细胞成熟障碍、B 细胞活化和增殖障碍、生发中心缺陷。

3. T 细胞缺陷 约半数 CVID 患者存在 T 细胞功能障碍，主要表现为 $CD4^+T$ 和初始 $CD4^+CD45RA^+T$ 细胞数量减少，调节 T 细胞（Treg）比例减少，辅助性 T 细胞功能减弱，T 细胞信号转导异常，细胞因子（IL-2、IFN-γ 或 IL-10）产生障碍或共刺激分子 CD40 配体表达减少等。

4. 固有免疫缺陷 树突状细胞分化成熟障碍，导致 IL-12 产生减少和共刺激分子的正向调节作用受损。另树突状细胞 Toll 样受体（TLR7、TLR8 或 TLR9）信号通路缺陷可能导致 B 细胞成熟障碍。

【诊断】

1. 临床表现 CVID 临床异质性显著，约 34% 患者起病年龄 <10 岁。与 XLA 患者相比，CVID 患者的扁桃体和淋巴结大小正常或增大，约 25% 患者有脾大。

（1）感染：常表现为反复感染，易累及呼吸道和胃肠道，导致肺炎、支气管炎、鼻窦炎、急性腹泻病。易感病原菌包括荚膜细菌（肺炎链球菌、链球菌和流感嗜血杆菌）、空肠弯曲杆菌、沙门氏菌属、蓝氏贾第鞭毛虫和诺如病毒等。解脲支原体可导致复发性尿路感染、肺部感染及关节炎。肠道病毒感染可能引起脑膜脑炎或皮肌炎样综合征。约 10% 患者出现中枢神经系统感染，如慢性化脓性脑膜炎和病毒性脑炎。

（2）慢性肺病：CVID 患者发生反复细菌性肺炎及支气管扩张风险增加，慢性肺病是导致 CVID 患者死亡的主要原因之一。37.5%~73% 的 CVID 患者合并支气管扩张。9%~15% 的 CVID 患者可见阻塞性肺部疾病表现。非干酪性肉芽肿性病变在5.4%~22%的CVID患者中也有发现。肺部影像学常表现为网状、结节状或毛玻璃样。肉芽肿性肺病和淋巴样间质性肺炎提示疾病预后较差。

(3) 肉芽肿疾病:肉芽肿性或非典型结节样病变见于8%~22% CVID患者,多累及肺部、淋巴结和脾脏,亦可见于皮肤、肝脏、骨髓、肾脏、胃肠道、眼睛或大脑。

(4) 自身免疫性疾病:自身免疫性疾病见于25%~30%CVID患者,常表现为自身免疫性溶血性贫血、免疫性血小板减少症或Evans综合征,自身免疫性中性粒细胞减少相对少见。其他CVID相关性免疫失调性疾病包括炎症性肠病、关节炎、恶性贫血、葡萄膜炎、血管炎、甲状腺炎、脱发、白癜风、肝炎、原发性胆汁性肝硬化、干燥综合征或系统性红斑狼疮等。

(5) 胃肠道疾病:常见疾病包括消化道感染(如慢性蓝氏贾第鞭毛虫病)、CVID相关性自身免疫性肠病(CVID-associated autoimmune enteropathy,AIE)及肝功能异常。AIE常表现为持续性慢性腹泻、脂肪泻、体重下降及肠吸收营养不良,病理学特征包括肠绒毛扁平、隐窝扭曲伴淋巴细胞增多(多为$CD8^+$T细胞)、淋巴组织增生及浆细胞缺失。约10%CVID患者有肝功能异常,病因包括病毒性肝炎、原发性胆汁性肝硬化、自身免疫性或肉芽肿性肝炎。

(6) 淋巴组织增生和肿瘤:淋巴增殖现象和/或脾大见于至少20%CVID患者,病理学特征包括非典型淋巴组织增生、反应性淋巴组织增生或肉芽肿性炎症伴浆细胞和生发中心界限缺失。恶性肿瘤见于约6%~9%CVID患者,主要表现为淋巴瘤和实体瘤,以非霍奇金淋巴瘤最为常见。

(7) 其他:CVID相关表现还包括骨质疏松症和甲状腺功能减退症。

2. 实验室检查 血清总IgG(至少低于平均年龄均值2*SD*)和IgA降低,IgM不定,B细胞总数正常或减少,记忆B细胞显著减低,浆细胞缺如;对各种疫苗应答反应差和/或同型血细胞凝集素滴度低下,某些感染后特异性抗体反应受损。多数患者循环T细胞和NK细胞数量正常,部分存在$CD4^+$T和初始$CD4^+CD45RA^+$T细胞数量减少,但T细胞受体切除环(T cell receptor excision circles,TRECs)数量正常。其他实验室指标可包括血细胞减少、自身抗体阳性、肝功能或甲状腺功能异常等。

3. 诊断标准　常用诊断标准为欧洲免疫缺陷病协会(European Society for Immunodeficiencies,ESID)标准,即同时满足:①血清总IgG(至少低于平均年龄均值2*SD*)和IgA降低;②免疫缺陷症状发作年龄>2岁;③缺乏同型血细胞凝集素和/或疫苗应答缺陷;④排除其他已明确病因的低丙种球蛋白血症。鉴于CVID为排他性诊断,其最小确诊年龄为4岁。

【鉴别诊断】

1. 继发性体液免疫缺陷　①药物相关性低球蛋白血症:抗虐药、抗癫痫药(卡马西平和苯妥英钠)、糖皮质激素、柳氮磺吡啶和利妥昔单抗等;②感染性疾病:先天性风疹病毒、巨细胞病毒或刚地弓形虫感染、HIV感染等;③其他系统性疾病:严重烧伤、重度营养不良、肾病综合征、淋巴管扩张症、蛋白丢失性肠病等。

2. 婴幼儿短暂性低丙种球蛋白血症　多数患者在2岁时IgG、IgM和IgA水平及5岁时疫苗抗原抗体反应和细胞免疫功能恢复正常,而CVID患者疫苗抗原抗体反应持续性受损。

3. 其他原发性免疫缺陷病　①IgG亚类缺乏症:IgG、IgM和IgA正常,IgG1或IgG2降低;②高IgM综合征:IgG、IgA和IgE显著降低,IgM正常或增加,B细胞总数正常,多数存在*CD40L*、*CD40*、*AID*或*UNG*基因缺陷;③X-连锁无丙种球蛋白血症:IgG、IgM和IgA显著降低,B细胞显著减少或缺如,多数存在*BTK*基因缺陷;④X-连锁淋巴增殖性疾病:EB病毒感染后IgG可降低伴IgM增加,T细胞和B细胞总数正常伴功能障碍,自身反应性效应$CD8^+$T细胞增多,NK细胞功能障碍,存在*SH2D1A*基因缺陷;⑤重症联合免疫缺陷病:婴儿早期起病,多重病原菌感染、机会致病菌感染和重症感染表现突出,T细胞总数显著降低,TREC数量显著减低,B细胞和NK细胞数量不等,存在*IL2RG*、*JAK3*、*IL2R*、*RAG1*/*RAG2*、*AK2*或*ADA*等基因缺陷。

【治疗及预后】

1. 丙种球蛋白替代治疗　静脉注射用丙种球蛋白(intravenous immune globulin,IVIG)推荐剂量为400~600mg/kg,3~4周一次;皮下注射标准剂量为每周100~150mg/kg,维持IgG最低浓度至少5g/L。

若存在持续性感染、慢性肺病、免疫性肠病或自身免疫性血液系统疾病，应定期监测血清 IgG 浓度，必要时可调整 IVIG 剂量至≥1g/kg，3~4 周一次，直至病情缓解。

2. 抗生素防治感染　不推荐常规应用抗生素预防感染。急性细菌性鼻窦炎和肺炎可适当延长抗生素治疗疗程。部分支气管扩张症患者应用阿奇霉素预防性治疗有效。经验性治疗支气管扩张症急性发作时，抗生素抗菌谱需覆盖流感嗜血杆菌、肺炎链球菌和支原体，且疗程至少>2 周，必要时根据药敏调整治疗。对于反复或慢性腹泻患者，需警惕贾第鞭毛虫、弯曲杆菌、沙门氏菌或隐孢子虫感染，选择敏感抗生素治疗。

3. 并发症治疗　①自身免疫性血液系统疾病：多数糖皮质激素常规剂量治疗有效，如泼尼松 1~2mg/(kg·d)，同时调整 IVIG 剂量至 1g/kg，3~4 周一次。利妥昔单抗对部分难治性自身免疫性血小板减少症或溶血性贫血 CVID 患者有效。脾切除术可作为药物治疗失败患者的有效治疗手段。②肉芽肿疾病：尚无标准治疗方案，疗效具有不确定性。多为小剂量糖皮质激素联合免疫调节性药物治疗，如硫唑嘌呤、环磷酰胺、羟氯喹、利妥昔单抗或甲氨蝶呤。英夫利昔治疗部分难治性皮肤肉芽肿疾病和肺部肉芽肿疾病有效。③CVID 相关性自身免疫性肠病：通常首选使用 5-氨基水杨酸治疗，疗效欠佳者可行小剂量糖皮质激素联合免疫调节性药物治疗，如硫唑嘌呤。英夫利昔治疗部分患者有效。④淋巴组织增生和恶性肿瘤：脾大/淋巴结病不伴浸润性器官功能受损时，定期随访观察，警惕疾病演变发生恶性肿瘤。已确诊恶性肿瘤者需联合血液肿瘤专科治疗。

4. 造血干细胞移植治疗　不推荐造血干细胞移植治疗(hemopoietic stem cell therapy，HSCT)作为 CVID 患者的首选治疗方案。对于部分严重病例，如难治性血液系统损害及继发恶性肿瘤患者可酌情行造血干细胞移植治疗。

5. 预后　目前随着 IgG 替代治疗推广，无明显并发症 CVID 患者预期寿命接近正常。AIE、慢性肺病、肉芽肿疾病、自身免疫性血液系统疾病、淋巴增殖/恶性肿瘤等非感染相关性并发症均可缩短 CVID

患者的生存周期。严重感染、慢性肺病、难治性自身免疫性疾病和恶性肿瘤是导致 CVID 患者死亡的主要原因。

➢ **附:普通变异型免疫缺陷病诊治流程图**

- **起病年龄大于 2 岁**
- **临床表现多样化:** 反复细菌感染/机会菌感染、慢性肺病、胃肠道疾病(感染、AIE 及肝功能异常)、肉芽肿疾病、自身免疫性疾病、淋巴组织增生和/或恶性肿瘤

↓

免疫功能评估:
(1) 血常规:淋巴细胞无明显减少、贫血、中性粒细胞减少、血小板减少
(2) 血清免疫球蛋白:IgG 和 IgA 降低,IgM 不定
(3) 淋巴细胞亚群:B 细胞总数正常或减少,记忆 B 细胞显著降低;循环 T 细胞和 NK 细胞总数正常
(4) T 细胞受体切除环数量正常

↓

初步鉴别诊断:
1. 继发性体液免疫缺陷
2. 婴幼儿短暂性低丙种球蛋白血症
3. 高 IgM 综合征
4. X 连锁无丙种球蛋白血症
5. 重症联合免疫缺陷病
6. 其他伴体液免疫缺陷的 PIDs

↓ 诊断/鉴别诊断困难或家庭需求

基因检测

↓

- 非 CVID 相关致病性基因突变 → 排除 HIGM,确诊其他 PIDs
- 未见任何致病性基因突变 → 临床诊断 CVID
- 已知 HIGM 致病性基因突变:*TACI*、*ICOS*、*CD19*、*CD20*、*CD21*、*CD81*、*BAFFR* 等 → 单基因 CVID

临床诊断 CVID / 单基因 CVID ↓

均需行 IVIG 替代治疗
个体化治疗: 抗生素防治感染;并发症治疗;造血干细胞移植

(何庭艳)

参考文献

LOUGARIS V, BARONIO M, MASNERI S, et al. Correlation of bone marrow abnormalities, peripheral lymphocyte subsets and clinical features in uncomplicated common variable immunodeficiency (CVID) patients. Clin Immunol, 2016, 163: 10-13.

第十二节 X-连锁淋巴细胞异常增生症

【概述】

X-连锁淋巴细胞异常增生症(X-linked Lymphoproliferative Disease, XLP)是一种罕见的X-连锁原发性免疫缺陷疾病。该病最早于1975年因一个家族内3个男孩均因致死性传染单核细胞增生症死亡而被描述。1998年,首个致病基因*SH2D1A*被全球3个实验室同时发现。2006年在一组具有类似XLP临床特征却未找到*SH2D1A*基因突变的患者中发现了*XIAP*基因突变。至此,XLP因致病基因不同分为两型,由*SH2D1A*基因突变所致者被称为XLP-1型,由*XIAP*基因突变所致者为XLP-2型。两型XLP均属X-连锁隐性遗传,发病率约为0.000 1%~0.000 3%,绝大多数情况仅男性发病,如发生X染色体失活,则女性亦可发病。XLP常由Epstein-Barr病毒(EBV)感染触发,导致各种免疫细胞功能改变,从而诱发致死性噬血淋巴组织细胞增生症(HLH)、异常丙种球蛋白血症、淋巴瘤等严重临床表现,如未经异基因造血干细胞移植(HSCT),病死率极高。

*SH2D1A*基因位于Xq25区,含4个外显子,基因组DNA长约25kb,编码由128个氨基酸构成的SAP蛋白。SAP蛋白包含SH2区和氨基酸尾部,该蛋白主要在T细胞、NK细胞和iNKT细胞表达,招募蛋白酪氨酸激酶Fyn,通过SH2区域与SLAM、2B4、Ly-9、NTB-A、CD84、CRACC等免疫受体相结合,调节胞内SLAM表面受体家族下游信号转导过程,从而对淋巴细胞功能实施调控。在T细胞中,SAP主要通过激活SLAM、2B4和NTB-A等的细胞毒性功能及通过

SLAM-SAP-Fyn 信号途径及蛋白激酶 C、Bc1-10 和 NF-κB 途径来对干扰素 IFN-γ 等细胞因子进行调控。在 NK 细胞中,SAP 主要与 2B4 结合,通过 2B4-SAP-Fyn 改变 SHIP、Vav-2 和 c-Cbl 等激活细胞毒性的信号通路来发挥作用。

XLP 另一致病基因 *BIRC4* 编码的 XIAP 蛋白属细胞凋亡蛋白抑制分子,又被称作 XIAP/MIHA/hILP。BIRC4 也定位于 Xq25,含 6 个外显子,有 3 个 BIR 结构域和 1 个 RING 锌指结构域。XIAP 蛋白不仅在外周血淋巴细胞上表达,也在人类多种胚胎、组织细胞中表达。BIR 结构域及 RING 锌指结构域是 IAP 家族中抑制天冬氨酸活性、发挥抗凋亡作用的重要结构。XIAP 是 IAPs 家族中最有效力的 caspase 抑制物,不仅可结合并选择性抑制 caspase 凋亡通路的下游途径,使细胞免于各种刺激所导致的凋亡,还可利用 E3 泛素连接酶发挥抗凋亡的作用。另一方面,XIAP 可通过活化 NF-κB 通路参与针对细菌和真菌感染的模式识别受体(NOD1/2 和 Dectin-1)的免疫调节,参与 NOD2 信号的活化过程。

XLP 患者因 *SH2D1A*/*BIRC4* 基因突变导致相应蛋白表达和/或功能异常,在感染(尤其是 EBV)等因素驱动下,出现相应临床表现。XLP-1 患者缺乏 SAP 蛋白,导致下调信号通路受损,造成 SAP 及与之相关的 SLAM、2B4 和 NTB-A 等的细胞毒性激活功能转变为抑制功能,从而使机体 T/NK 细胞对病毒感染细胞的识别和杀伤异常,产生大量细胞因子及发生大量 EBV 感染后的 B 细胞不能被及时杀伤及清除造成堆积形成淋巴瘤及异常丙种球蛋白血症。XLP-2 型患者因 XIAP 蛋白缺乏可导致患者体内淋巴细胞过度活化,并使 Toll 样受体触发半胱天冬酶- 8 型介导的细胞坏死增加、IL-1β 和 IL-18 分泌增多,从而发生如 HLH 等的临床表现。值得注意的是,XLP-2 患者迄今为止从无发生过淋巴瘤的报道,可能这也与 XIAP 蛋白的抗凋亡作用相关。

【诊断】

1. 临床表现 XLP 患者临床表现通常出现在 EBV 感染后,但在诊断该病时 EBV 检出率却并非 100%,尤其是以淋巴瘤或异常丙种球蛋白血症为主要表现的患者，EBV 检出率仅 30% 左右。经研究证实，患者对其他疱疹病毒如单纯疱疹病毒、巨细胞病毒和 6 型疱疹病毒的免疫反应正常。XLP 患者在出现典型临床症状之前大多非常隐匿，临床表现多样，各种临床表型常交叉合并出现，需认真进行鉴别与随访。

（1）噬血细胞淋巴组织细胞增生症（HLH）：约 60%XLP 患者表现为 HLH，多发生于幼儿期。随着基因分子手段检测的应用，近年来发现并诊断了越来越多成年期起病的 XLP 患者。EBV 感染在表现为 HLH 的 XLP 患者中被认为是触发点，但在相关患者中 EBV 的感染检出率却不是 100%，全球各中心报道的阳性率差异较大，最低检出率只有 30%。目前公认 XLP-1 型的 EBV 检测阳性率明显高于 XLP-2，有报道 XLP-1 的 EBV 检测阳性率甚至高达 92%。该型患者临床表现最为凶险，大部分患者死于严重出血和/或多器官功能衰竭，经正规治疗，仍可达 90% 以上病死率，发病后平均生存时间仅 2 个月。XLP 并发 HLH 患者有 30% 左右发生中枢性 HLH，临床工作中切勿忽视以中枢神经系统为主要表现的 XLP 患者，注意监测其噬血相关指标。部分 XLP 患者可通过化疗等办法得到暂时缓解，但容易出现 HLH 复发。XLP-2 患者 HLH 的复发率明显高于 XLP-1，有统计指出约 80%XLP-2 患者出现 HLH 复发。

（2）异常丙种球蛋白血症：约 30%XLP 患者出现异常丙种球蛋白血症，或是进行性加重的低丙种球蛋白血症。多数表现为血清 IgG 水平降低，包括 IgG 亚类异常，部分可出现 IgM 或 IgA 增高，可通过每月定时输注静脉丙球预防和控制感染。但长期随访发现，大多数 XLP 患者的异常丙种球蛋白血症常合并或继发 HLH 或发生淋巴瘤，认为其可作为 XLP 患者病情急骤进展的预警表现。值得注意的是，XLP-1 患者常发生的是持续性低丙种球蛋白血症，而 XLP-2 患者的低丙种球蛋白血症通常是暂时的，这和其相应蛋白对 B 细胞的功能影响有关。

（3）恶性淋巴瘤：约 30%XLP 患者表现为恶性淋巴瘤，以 B 细胞淋巴瘤常见，伯基特淋巴瘤约占 50% 以上，偶可发生霍奇金淋巴瘤或

T 细胞淋巴瘤。淋巴瘤多发生于淋巴结以外部位，最常侵犯肠道回盲区，较少侵犯中枢神经系统、肝脏和肾脏。首发临床症状为恶性淋巴瘤的 XLP 患者起病年龄较表现为 HLH 的患者晚 1~2 岁。迄今为止，没有 XLP-2 患者发生淋巴瘤的报道。

(4) 其他 EBV 相关的淋巴增殖性疾病：EBV 相关淋巴增殖性疾病是 EBV 感染相关的一组具有谱系的淋巴组织增殖性疾病，包括传染性单核细胞增多症、种痘样水疱样淋巴组织增生性疾病、虫咬过敏、慢性活动性 EB 病毒感染（CAEBV）、EBV-HLH、EBV 相关淋巴瘤等。因为 XLP 疾病和 EBV 感染的特殊关系，一部分患者容易出现除 EBV-HLH 或 EBV 相关淋巴瘤以外的淋巴增殖性疾病。目前已有多组报道提示在 CAEBV 患者中发现有 XLP 患者，尤其是 XLP-1。有 XLP-2 型患者发生 EBV 相关淋巴增殖现象时被误诊为 EBV 相关淋巴瘤，提示 XLP 患者的诊断需要有经验的病理医生及和免疫科医生共同仔细分析，且需重视其相关疾病的遗传背景筛查。

(5) 慢性出血性结肠炎或炎症性肠病：主要发生在 XLP-2 型患者，发病率 17% 左右或更高，通常发展为致命的肠道疾病。肠道疾病的发生与 XIAP 蛋白和 NOD2 的活化有关，NOD2 是部分克罗恩病的致病基因。有理由相信，XLP-2 与慢性结肠炎甚至其他炎症性肠病发病可能存在密切关系。据统计报道，我国 XLP-2 患者发生炎症性肠病较少，发病率不足 10%。

(6) 非 HLH 的脾大：目前认为 XLP 患者的脾大常和血细胞减少和发热相关联，常作为发生 HLH 的先兆体征独立出现在该病中。有报道对 1 例以脾大为唯一表现的 XLP-2 患者的脾脏组织学检查结果显示，脾脏中累积有大量的活化的 $CD8^{+}$T 细胞和噬血细胞，这也证实了其远期并发 HLH 的可能。

(7) 其他：部分患者可出现如再生障碍性贫血、淋巴细胞性脉管炎、血管炎甚至肉芽肿病等，有部分患者可合并胃肠道表现包括出血性大肠炎及慢性活动性胃炎等。有研究发现 *SH2D1A* 基因大片状缺失与胃肠道炎症易感性有关。相较于 XLP-1 型患者，XLP-2 型患者发生自身炎症性疾病的概率明显增加，临床表型也更为多样。

2. 实验室检查 XLP 患者在出现典型临床表现之前缺乏特异性的实验室检查指标，甚至在出现临床表现后，XLP 患者外周血 T 细胞和 B 细胞数量也可正常，可出现 $CD8^+$T 细胞数量增多，CD4/$CD8^+$T 细胞比率倒置。通过淋巴细胞精细免疫分型发现，XLP 患者可出现记忆性 B 细胞及 NKT 细胞的数量下降。而 T、B 细胞的增殖功能均出现不同程度的受损，NK 细胞功能在 EBV 感染前正常，感染时增高，而感染后降低。

3. 诊断标准 基因及蛋白诊断是确诊 XLP 的金标准。该病相关的 *SH2D1A*/*XIAP* 基因已分别发现了多种突变，包括无义突变、错义突变、插入突变、缺失突变和剪切位点突变等。目前，基因型和表现型之间的关系尚存在争议。现可通过商品化的抗体对外周血单个核细胞内的 SAP/XIAP 蛋白表达进行流式细胞术分析，可快速确诊 XLP，当然，传统的如 Western blot 等蛋白检测方法也同样适用于 XLP 的疾病诊断。值得注意的是，部分基因检测确诊的 XLP 患者，其蛋白表达检测亦可为正常或轻度下降，这就需要进一步蛋白功能学的验证。同样，对部分具有典型 XLP 临床表现却未发现 *SH2D1A*/*XIAP* 基因突变的患者进行蛋白检测，发现患者的 SAP/XIAP 蛋白表达存在明显的下降，这提示该基因可能存在内含子区域突变可能。因此，基因检测及蛋白检测在 XLP 诊断中起到了同样重要的作用，缺一不可。

【鉴别诊断】

1. 家族性噬血细胞性淋巴组织细胞增生症 家族性噬血细胞性淋巴组织细胞增生症（FHL）是一组由相关基因突变导致穿孔素/颗粒酶途径功能障碍从而诱发淋巴细胞和组织细胞过度增生、免疫应答失控引起多器官高炎症反应而导致的临床综合征。目前国际上把该病分为两大类：伴或不伴有色素减退的 FHL。传统的由穿孔素基因（*PRF1*）、*UNC13D*、*STX11*、*STXBP2* 基因突变导致的五型 FHL 均属于不伴色素减退的 FHL。白细胞异常色素减退综合征（Chediak-Higashi syndrome，CHS）、格里塞利综合征 2 型（Griscelli syndrome type 2，GS2）、Hermansky-Pudlak 综合征 2 型和 10 型（HPS2，HP210）纳入伴有色素减退的 FHL。本病的临床表现和 XLP 类似，都易发生 HLH，尤其是 EBV-HLH，和 XLP 主要鉴别点是基因及蛋白诊断。FHL 因为其 NK 细胞及 CTL 脱颗粒异常，可导致细胞表面溶酶体相关膜蛋白（CD107α）表达水平降低，采用流式细胞术可分析 NK 细胞及细胞毒性 T 细胞（CTL）的 CD107α 蛋白水平，如明显下降需考虑 FHL。

2. 自身免疫性淋巴细胞增生综合征 自身免疫性淋巴细胞增生综合征（ALPS）是一种以淋巴细胞大量异常存活为特征的综合征，由 FAS 及相关凋亡通路失活引发，患者可逐渐发展为慢性淋巴细胞增生、难治性血细胞减少、自身免疫疾病，同时有较高并发恶性肿瘤的风险。ALPS 患者的 T 细胞发生凋亡功能受损，出现凋亡细胞减少，最常见的临床表现为淋巴细胞增生，易与 XLP 发生的淋巴增殖现象混淆。与 XLP 的主要鉴别点是外周血中增多的双阴性 T（DNT）细胞（$TCR\alpha/\beta^+$ $CD3^+CD4^-CD8^-$ 的 T 细胞亚型）以及基因与蛋白诊断。

3. X-连锁无丙种球蛋白血症 X-连锁无丙种球蛋白血症（XLA）患儿外周血 B 细胞缺乏，各种免疫球蛋白均低下或缺如。抗体反应缺陷而致反复细菌性感染，但对 EBV 感染的敏感性并无增强。外周血淋巴细胞分类提示 B 细胞明显下降或缺乏，基因检测分析发现 *BTK* 基因突变可确诊本病。

【治疗】

XLP 治疗和预后与普通 HLH 或淋巴瘤患者迥然不同，75% 以上的 EBV 相关 HLH、淋巴瘤等患者都可用化疗得到长期缓解。而 XLP 患者大多死于儿童期，即使在使用化疗等治疗手段的情况下，生存率仍然非常低，唯一的根治方法为异基因造血干细胞移植。

1. 预防性治疗 定期注射富含 EBV 抗体的免疫球蛋白，以预防 EBV-HLH 的发生，但其效果并不可靠。无论 XLP 患者是否出现低丙种球蛋白血症，仍建议定期给予规范的 IVIG 治疗［400~600mg/(kg·次)］，以预防反复细菌和病毒性感染，但该措施只能起到缓解疾病进展的作用，对预后无明显帮助。XLP 患者不宜接种 EBV 疫苗，以防发生全身疫苗扩散，但接种除 EBV 疫苗以外的其他疫苗无禁忌。抗病毒药物的预防效果尚未肯定。

2. HLH 及淋巴瘤的治疗 对于确诊 HLH 的 XLP 患者建议尽早

使用 HLH 相关化疗方案进行治疗，同样，确诊淋巴瘤后也应尽快开始相应的手术及化疗。有报道称，尽早开始化疗的患者能得到更高的化疗后缓解率。利妥昔单抗在 XLP 中曾被认为是治疗 EBV 相关淋巴增殖现象的灵丹妙药，患者的临床症状及 EBV-DNA 滴度可随着利妥昔单抗的使用而缓解，但越来越多的报道及随访发现，随着时间的推移，淋巴增殖现象及 EBV 滴度都会出现复增。故在该类疾病中，利妥昔单抗的使用时间窗值得商榷。应用更昔洛韦或阿昔洛韦对 EBV 进行抗病毒治疗是无效的。

3. 异基因造血干细胞移植治疗　异基因造血干细胞移植(HSCT)是目前根治 XLP 的重要甚至是唯一的方式。但 HSCT 治疗中，存在供者的选择、移植物处理方式以及减毒预处理方案的使用等多种因素，导致目前该病各中心移植成功率不尽相同。总体来说，XLP 移植成功与否主要取决于移植时患者年龄，<15 岁时成功率较高，故早期诊断并及时进行造血干细胞移植极其重要。

➢ 附：X-连锁淋巴细胞异常增生症诊治流程图

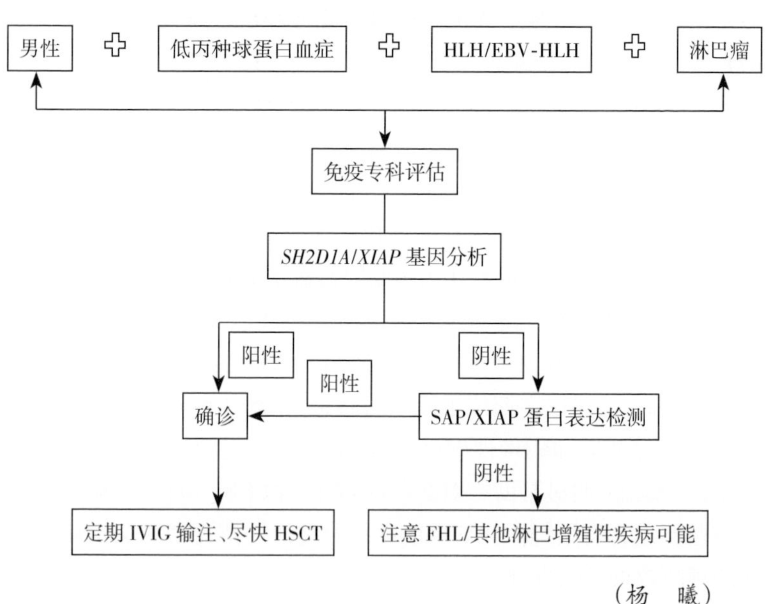

（杨　曦）

参考文献

1. SHADUR B, ABUZAITOUN O, NASEREDDIN A, et al. Management of XLP-1 and ITK deficiency: The challenges posed by PID with an unpredictable spectrum of disease manifestations. Clin Immunol, 2019, 198: 39-45.
2. XU T, ZHAO Q, LI W, et al. X-linked lymphoproliferative syndrome in mainland China: review of clinical, genetic, and immunological characteristic. Eur J Pediatr, 2020, 179(2): 327-338.

第十三节　家族性噬血细胞性淋巴组织细胞增生症

【概述】

家族性噬血细胞性淋巴组织细胞增生症(familiary haemophagocytic lymphohistiocytosis, FHL)是一组由淋巴细胞和组织细胞过度增生、免疫应答失控引起多器官高炎症反应而导致的临床综合征。传统的 FHL 分为五型，除 FHL1 尚未明确具体致病基因外，FHL2-5 分别由穿孔素基因(*PRF1*)、*UNC13D*、*STX11*、*STXBP2* 基因突变所致。随着其分子病理基础研究的不断深入，目前国际上把该病分为两大类：伴或不伴有色素减退的 FHL。把白细胞异常色素减退综合征(Chediak-Higashi syndrome, CHS)、格里塞利综合征 2 型(Griscelli syndrome type 2, GS2)、Hermansky-Pudlak 综合征 2 型和 10 型(HPS2, HP210)纳入伴有色素减退的 FHL，而传统的五型 FHL 均属于不伴色素减退的 FHL。本病罕见，估计发病率是 1∶50 000 个活产婴，多在婴幼儿期发病，但也有成人期发病的病例报道。该病起病急，常由感染触发，其中 EBV、CMV 感染最常见，病情进展迅速，在不采取治疗的情况下，病死率极高。

FHL 是由于相关致病基因发生突变，导致穿孔素/颗粒酶途径功能障碍，致使自然杀伤(NK)细胞和细胞毒性 T 细胞(CTL)清除病毒、胞内菌感染及突变细胞的细胞毒功能受损，不能及时有效清除病毒或其他抗原而持续刺激和活化免疫细胞，引起单核-吞噬细胞系统反应性增生并大量释放多种细胞因子即“细胞因子风暴”，引起多脏器浸润及全血细胞减少等，最终使宿主不能处理由一般病原引起的感染，同时活化的细胞因子过量产生，致使出现 FHL 临床表型。目前认为，虽然 FHL 的发病机制不仅仅是脱颗粒功能障碍，但 T 细胞的脱颗粒功能异常仍然是 FHL 发病的关键因素。

FHL-1 在 1999 年首次提出，研究人员在对两个表现为 HLH 的巴基斯坦家系进行基因检测时发现位于染色体 9q21 的相关基因存在突变，并进行相关报道及命名。但迄今为止，仅在巴基斯坦 4 个近亲家系里面发现该位点的突变，且相关基因的具体定位仍不清楚，机制尚不明了。

2 型 FHL 的致病基因是 *PRF1*。该基因包括 3 个外显子，编码的穿孔素蛋白含 555 个氨基酸，该蛋白储存在 CTL 和 NK 细胞内囊泡中，诱导细胞毒颗粒进入靶细胞胞质，从而导致细胞凋亡。该基因突变可导致完全或部分穿孔素表达下调，稳定性下降，从而导致 NK 细胞和 T 细胞颗粒介导细胞毒性受损。

UNC13D 基因是 3 型 FHL 的基因突变，此基因突变编码 Munc13-4 蛋白，包含 32 个外显子，编码的蛋白含 1 090 个氨基酸，主要参与细胞毒性囊泡与细胞膜的融合过程，然后启动细胞颗粒的释放。该蛋白缺乏可导致细胞毒性作用及脱颗粒功能障碍。

STX11 基因突变引起的 FHL 被称作 FHL-4，该基因含有 2 个外显子，编码含 287 个氨基酸的突触融合蛋白。该蛋白是 SNARE 的家族成员，与 Munc 家族蛋白相互作用，形成复合体，当膜上颗粒已接触抗原，发挥融合作用的复合体由闭合到开放，继而催化膜囊和靶细胞膜的融合。该基因缺陷导致 NK 细胞和 CTL 细胞毒性功能及脱颗粒功能缺陷。值得注意的是，该缺陷途径尤其是 NK 细胞的细胞毒性功能可因 IL-2 刺激得到部分恢复。

STXBP2 基因突变引起的是 FHL-5，该基因编码突触融合蛋白结合蛋白-2（Munc18-2）。该蛋白与 Syntaxin11 有共同的结合位点，通过与 Syntaxin11 相互作用，引发细胞毒颗粒内容物的释放，杀伤靶细胞。该基因突变可造成 Munc18-2 与 Syntaxin11 之间相互作用减弱，蛋白质稳定性下降，造成 NK 和 T 细胞细胞毒性作用降低或丧失。该缺陷

途径也可因 IL-2 刺激得到部分恢复。

FAAP24 基因缺陷导致 FAAP24 综合征，该基因主要包含 ERCC4 结构域和（HhH）2 结构域。该基因既依赖于 FAAP24 相关结合蛋白异二聚体的形成，又依赖于 FAAP24 的单链 DNA 结合能力，在 DNA 修复过程中起双重作用。该基因缺陷导致患者 DNA 修复障碍，且 EBV 感染可加速该障碍，诱发临床症状。

LYST 基因突变是 CHS 的病因，该基因编码含 3 801 个氨基酸的调节蛋白 LYST，参与溶酶体形成和细胞内运输过程。该基因突变导致细胞毒性颗粒不能正常释放，致使患者的 NK 和 CTL 细胞功能障碍，中性粒细胞和单核细胞趋化性减慢。GS2 型是由 *RAB27A* 基因突变引起，编码含有 221 个氨基酸的 Rab27a。该蛋白主要在囊泡的融合及运输过程中发挥作用。AP3B1 与 AP3D1 分别表达 β 与 δ 接头相关结合蛋白-3 复合体，参与并调节溶酶体酶的运输。

【诊断】

1. 临床表现　FHL 患者通常表现为 HLH，目前临床诊断多用 2004 年国际组织细胞学会指定的 HLH 诊断标准（HLH-2004）（表 2-16）。

表 2-16　国际组织细胞学会指定的 HLH 诊断标准（HLH-2004）

符合以下两条标准中任何一条时可以诊断 HLH：
1. 分子诊断符合 HLH　有目前已知的 HLH 相关基因突变，如：*PRF1*，*UNC13D*，*STX11*，*STXBP2*，*RAB27A*，*LYST*，*SHD1A*，*BIRC4*，*ITK*，*AP3B1*，*AP3D1*，*MAGT1*，*CD27* 等
2. 符合以下 8 条指标中的 5 条
（1）发热：体温 >38.5℃，持续 >7 天
（2）脾大
（3）血细胞减少（累及外周血两系或三系）：血红蛋白<90g/L，血小板<100×10^9g/L，中性粒细胞<1.0×10^9g/L 且非骨髓造血功能减低所致
（4）高甘油三酯血症（空腹 >265mg/dl）和/或低纤维蛋白原血症<150mg/dl）
（5）骨髓、脾或淋巴结可见噬血细胞但无恶性表现
（6）血清高铁蛋白血症（≥500μg/L）
（7）可溶性白细胞介素受体升高（sIL-2R≥2 400μg/L）
（8）NK 细胞活性减低或缺如

FHL 患者通常于生后 1 岁内起病，甚至有宫内发病的报道，但也有迟至成年发病者。有研究表明，在同一家系中，起病年龄相似。临床表现多不典型，症状、体征多样，发热、肝脾大为常见临床特征。发热多为持续性，肝脾大明显，且呈进行性加重，约 50% 患者有淋巴结肿大，但不显著。皮疹无特征性，常为一过性，往往出皮疹时伴高热。中枢神经系统在 FHL 中发病率不低，被认为占 50% 左右。症状一般在病程晚期出现，亦可发生于早期，表现为兴奋性增高、前囟饱胀、颈强直、肌张力增强或降低、抽搐，第Ⅵ或Ⅶ对脑神经麻痹等。

2. 疾病分型 FHL 根据致病基因的不同，分为以下几型(表 2-17)。

表 2-17 家族性噬血细胞性淋巴组织细胞增生症的分型

命名		相关基因	遗传方式
不伴色素减退的 FHL	FHL-1	不明或不能确定	不明或不能确定
	FHL-2	*PRF1*	常规染色隐性遗传
	FHL-3	*UNC13D*	常规染色隐性遗传
	FHL-4	*STX11*	常规染色隐性遗传
	FHL-5	*STXBP2*	常规染色隐性/显性遗传
	FAAP24 综合征	*FAAP24*	常规染色隐性遗传
伴色素减退的 FHL	白细胞异常色素减退综合征(CHS)	*LYST*	常规染色隐性遗传
	格里塞利综合征 2 型(GS2)	*RAB27A*	常规染色隐性遗传
	Hermansky-Pudlak 综合征 2 型(HPS2)	*AP3B1*	常规染色隐性遗传
	Hermansky-Pudlak 综合征 10 型(HPS10)	*AP3D1*	常规染色隐性遗传

(1) FHL-1：目前仅在巴基斯坦人种中有相关报道。

(2) FHL-2：FHL-2 起病年龄通常很小，中位年龄 3 个月。致病基因 *PRF1* 突变发生频率因种族而异，国外报道其发病率占总 FHL 的多数，约 1/3 左右。迄今为止，超过 120 种突变基因被发现。大多数突变导致穿孔素蛋白表达及功能的明显下降，极少数突变仅部分损害穿孔素表达和功能，这种部分损害可导致迟发型 FHL 临床症状。值得注意的是，既往报道 p.A91V（c.272C>T）突变一直被认定为是 *PRF1* 基因的单核苷酸多态性位点，最近有研究证明该突变和 FHL 的发病密切相关，使患者的 PRF1 的细胞依赖毒性部分丧失，导致迟发型 FHL 临床症状或血液系统恶性肿瘤的发生。

(3) FHL-3：FHL-3 和 FHL-2 的临床表现类似。*UNC13D* 基因突变在各种族中频率不同，韩国报道该基因突变频率在总 FHL 患者中高达 89%。3 型 FHL 曾经在我国被认为鲜有发生，但随着我国分子诊断水平的提升，目前数据显示我国病例以 FHL-3 占多数。

(4) FHL-4：FHL-4 患者在疾病进展上较 FHL-2 和 FHL-3 患者表现更轻，因为 IL-2 刺激可使 NK 细胞脱颗粒和细胞毒性作用得到部分恢复。目前报道的 *STX11* 突变绝大多数是来自土耳其血统的患者，且突变形式均为无义突变或缺失突变。尚无亚洲人群发生相关基因突变的报道。

(5) FHL-5：FHL-5 患者因 NK 细胞毒性功能部分恢复而使得 HLH 临床表现相对较轻。患者除了经典的 HLH 特征之外，还可表现为神经性听力障碍、异常出血和严重腹泻等临床表现。

(6) FAAP24 综合征：尽管 FAAP24 相关基因在 DNA 修复过程中起到关键，但该病患者多表现为 EB 相关 HLH，未表现出相关 DNA 修复障碍的临床症状。

(7) 伴有色素减退的 FHL：该大类 FHL 具有较为鲜明的临床特征。通常患者会有较家系其他成员颜色相对较浅的发色或是出现银灰色头发，这种情况在深系发色种族中尤为明显。局部皮肤的色素减退和严重的日光性皮炎是该型患者皮肤的特征性表现。CHS 患者的血涂片中，巨大的胞质内颗粒可以作为一个典型的实验室特征。很多患者在做基因检测前就通过临床表现和血涂片分析可直接诊断。在 CHS 和 GS2 中，HLH 的发生达 80%。在 HPS2 中，虽然已经通过其功能分析证实了其在细胞毒性功能上的缺陷，但迄今为止，只有两例患者并发了 HLH，并且这两例患者中，其中 1 例还发现有杂合的 *RAB27A* 基因突变。有学者甚至用 HPS2 的动物模型证实，即使使用淋巴细胞性脉络丛脑膜炎病毒这种 HLH 的易感病毒去感染 HPS2 的动物模型，动物发可以发生 HLH，但经过治疗，HLH 也得到了痊愈，甚至在植入了 *RAB27A* 基因的纯和突变后，HLH 获得完全缓解的情况也没有发生变化。所以，*AP3B1* 基因在 HLH 的发生和转归中起到的作用目前还不得而知，仍需要更多的临床和实验室研究。

3. 实验室检查

（1）临床实验室检测：几乎所有的患者在疾病进展期均出现外周血象两系或三系降低，尤其以 Hb 和 PLT 减少多见，白细胞减少相对少见。患者出现白细胞减少症的频率较低，而且据报道，15% 的患者出现了初始白细胞增多症。甘油三酯、血清铁蛋白水平升高，纤维蛋白原水平下降。骨髓检查在早期可表现为增生性骨髓象，活动期可见明显组织细胞增多伴噬血现象。sIL-2R 水平与疾病活动性密切相关，可作为监测病情及预测复发的指标。

（2）基因和蛋白及相关功能检测：基因及蛋白诊断为该病诊断的金标准。该病相关的基因已各发现了多种突变，包括无义突变、错义突变、插入突变、缺失突变和剪切位点突变等。目前，基因型和表现型之间的关系尚存在争议。*PRF1* 基因缺陷导致穿孔素表达及功能异常。而 MUNC13-4、STX11、STXBP2 缺陷可导致 NK 细胞及 CTL 脱颗粒异常，从而导致细胞表面溶酶体相关膜蛋白（CD107α）表达水平降低；采用流式细胞术可分析 NK 细胞及 CTL 的 CD107α 蛋白水平，如明显下降需考虑 FHL，检测相应基因突变可确诊。患者血清中的炎症细胞因子水平升高，如肿瘤坏死因子-α（TNF-α）、干扰素-γ（IFN-γ）和白细胞介素-6 等。

【鉴别诊断】

1. X-连锁淋巴细胞异常增生症　X-连锁淋巴细胞异常增生症（X-linked lymphoproliferative disease，XLP）是一种罕见的 X-连锁原发性免疫缺陷疾病，常由 Epstein-Barr 病毒（EBV）感染触发，导致各种免疫细胞功能改变，从而诱发致死性噬血淋巴组织细胞增生症

(HLH)、异常丙种球蛋白血症、淋巴瘤等严重临床表现,如未经异基因造血干细胞移植(HSCT),病死率极高。XLP 因致病基因不同分为两型,由 *SH2D1A* 基因突变所致者被称为 XLP-1 型,由 *XIAP* 基因突变所致者为 XLP-2 型。本病的临床表现和 FHL 类似,都易发生 HLH,主要鉴别点是基因及蛋白诊断。

2. 自身免疫性淋巴细胞增生综合征　自身免疫性淋巴细胞增生综合征(ALPS)是一种以淋巴细胞大量异常存活为特征的综合征,由 FAS 及相关凋亡通路失活引发,患者可逐渐发展合并为慢性淋巴细胞增生、难治性血细胞减少、自身免疫疾病,同时有较高并发恶性肿瘤的风险。ALPS 患者的 T 细胞发生凋亡功能受损,出现凋亡细胞减少,容易出现外周淋巴组织增生,尤其是肝脾大,易和 FHL 发生的 HLH 相关体征混淆。和 FHL 主要鉴别点是外周血中增多的双阴性 T(DNT)细胞($TCR\alpha/\beta^{+}$ $CD3^{+}CD4^{-}CD8^{-}$ 的 T 细胞亚型)和基因及蛋白诊断。

【治疗】

FHL 病情进展迅速,病势凶险,如不及时有效治疗,死亡率高。治疗包括抑制高炎症反应、杀灭病原感染的细胞及造血干细胞移植三方面。HLH-2004 方案是目前国际上最常用的 HLH 治疗方案,HSCT 仍是目前根治 FHL 的唯一方法,目前 FHL 移植治疗成功率高,要注意移植后相关并发症如感染、肝静脉闭塞及非感染型肺炎等。活动期进行移植的生存率明显低于稳定期移植。近年来研究发现,在诊断 4 周内便启动包含依托泊苷等治疗可改善预后。同时,预后好坏与移植时累及的脏器有关,尤其是肝脏。故为了降低移植相关死亡率,可采取以下措施:①尽力避免活动期进行移植。②对移植前的脏器功能进行严格评价,尤其是肝脏功能。可采用血浆置换等方法降低相关炎症因子水平。③采用减低强度预处理方案,相对清髓方案而言,减低强度预处理能在治疗疾病的同时降低移植后并发症,明显提高存活率。近年来,新的免疫抑制药物也在尝试和应用,治疗理念在于抑制淋巴细胞活化和高细胞因子风暴。IFN-γ 在疾病发生中起到关键性作用,相应的拮抗抗体在目前 FHL 相关治疗中得到越来越多的重视,更大规模的治疗试验尚有待开展。

附：家族性噬血细胞淋巴组织细胞增生症诊治流程图

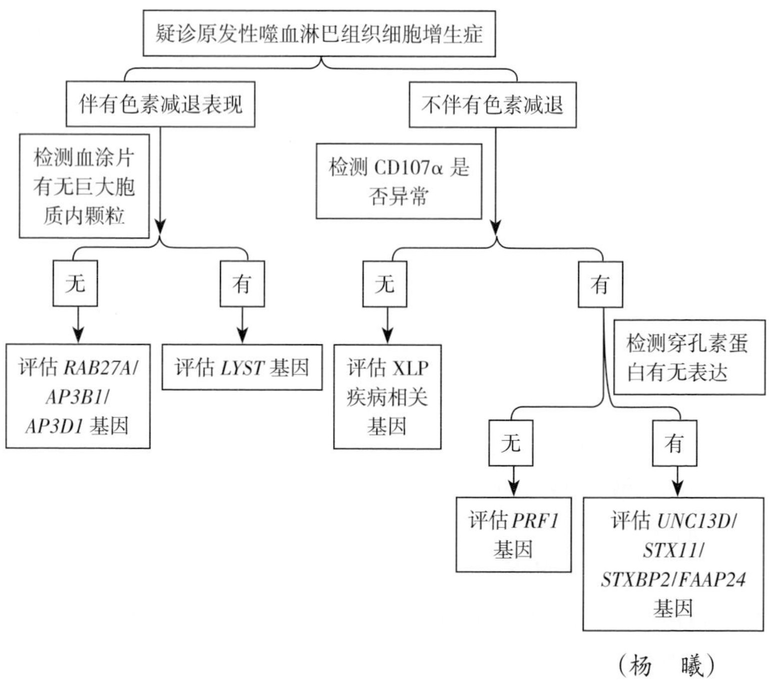

（杨　曦）

参考文献

1. CANNA SW, MARSH RA. Pediatric hemophagocytic lymphohistiocytosis. Blood, 2020, 135(16): 1332-1343.

第十四节　自身免疫性淋巴细胞增生综合征

【概述】

自身免疫性淋巴细胞增生综合征（autoimmune lymphoproliferative syndrome, ALPS）是一种由 FAS 凋亡通路失活引发，以淋巴细胞大量异常存活为特征的综合征。患者通常具有三种突出表现，即非恶性淋巴细胞的慢性聚集、TCRα/β$^+$ CD3$^+$CD4$^-$CD8$^-$双阴性 T 细胞（DNT）明显增高和淋巴细胞体外凋亡障碍。活化淋巴细胞的凋亡障碍导致其对机体组织产生自身免疫反应，因而出现淋巴结、脾大、自身免疫性血细胞减少、关节炎和血清多种自身抗体阳性等表现。ALPS 最早于 1967 年被发现，为第一种细胞凋亡缺陷所致的人类遗传性疾病。随着其分子病理基础研究的不断深入，现全球已有超过 700 例 ALPS 患者被诊断和发现。

自身免疫因机体免疫系统耐受被打破而发生。免疫耐受分为中枢和外周耐受，前者通过骨髓或胸腺内自身反应性淋巴细胞凋亡实现，后者则包括无应答（anergy）、外周细胞凋亡清除和调节性 T 细胞等。FAS 途径是体内诱导淋巴细胞凋亡的最主要途径，广泛表达于 T、B 淋巴细胞。机体在受特异性抗原刺激后，伴随 T、B 细胞的活化及增生，细胞会表达高水平的 FAS 蛋白，同时活化的 T 细胞又会增强 FAS 配体（FASL）的表达，FAS 与 FASL 结合后导致 FAS 胞内部分构象变化募集死亡结构域（FADD）和激活下游 caspase 途径启动细胞凋亡，以限制 T 细胞克隆的无限增殖，防止对自身组织的损伤。ALPS 患者 FAS 凋亡通路异常，不完全的细胞凋亡会导致慢性淋巴细胞增生，自身免疫性疾病及继发恶性疾病等。双阴性 T 细胞（TCRα/β+、$CD3^+$、$CD4^-$、$CD8^-$、DNT）的增加在 ALPS 的发病中起着重要的作用，DNT 的产生机制尚不明确，目前认为 DNT 的增加不仅是因为凋亡细胞的减少，也因为依赖于 Akt-mTOR 通路转导途径激活导致有丝分裂活性增加。DNT 数量增加会导致异常的 B 细胞活动，从而发生一系列的自身免疫性疾病。

FAS 蛋白是一个跨膜蛋白，包含了 9 个外显子，其中外显子 1 至部分外显子 6 位于细胞外区，剩余部分外显子 6 在胞膜区，而外显子 7~9 则位于细胞内区。值得一提的是，ALPS-FAS 患者中 70% 的突变在细胞内区（即外显子 7~9 区域）中被发现，所以该区被称为 FAS 死亡区域（FAS-DD）。有报道指出，发生在 FAS-DD 区域突变的 ALPS 患者有更高继发血液系统恶性疾病的风险，可分别增加非霍奇金及霍奇金淋巴瘤的风险率约 14 倍和 51 倍。

常染色体显性遗传的 *FAS* 基因突变为大多数 ALPS 的遗传基

础，另外，部分患者为 *FAS* 基因的体细胞突变（生殖细胞水平正常基因型和生后体细胞突变基因型嵌合体）。少部分患者为 FAS 配体或 *caspase10* 等其他基因突变所致。

【诊断】

1. 临床表现 *FAS* 基因突变外显度受多种因素影响，甚至生后环境因素亦可决定具有生殖细胞水平突变的个体是否出现 ALPS 及病情严重度。因此，ALPS 患儿可能具有不同程度淋巴结肿大、脾大、自身免疫等家族史，是诊断的重要线索。ALPS 平均起病年龄为 2 岁，其临床表现呈多样性，常见临床表现为淋巴细胞增生（100%）、慢性淋巴结病（87%）、脾大（90%）、肝大（45%）及自身免疫性疾病，由于 ALPS 的临床表现和实验室检查与许多血液系统疾病有较多重叠交叉，极易误诊。

（1）慢性淋巴结和/或肝脾大：ALPS 最常见的临床表现，几乎 100% 的 ALPS 患者发生淋巴结硬性肿大，可累及颈部、腋下、颏下、腹股沟及腹膜后淋巴结，超过 90% 的患者发生脾大，约 45% 的患者出现肝大。随着年龄的增大，患者的淋巴结和肝脾大症状可有自然改善趋势。

（2）自身免疫性疾病：最多见为自身免疫相关的慢性难治性血细胞减少，值得注意的是，血细胞减少程度和 ALPS 的严重性呈正相关。通常在儿童时期出现多系血细胞下降，对各种药物治疗应答不佳，至青春期或青年期上述表现常出现改善趋势。贫血可导致疲乏、面色苍白，血小板减少可致皮肤黏膜出血，白细胞减少可致细菌感染等情况。多系统自身免疫性疾病及淋巴增殖导致的器官损害如葡萄膜炎、肝炎、肾炎浸润性肺部损害、脑炎等常在多年后才出现。自身免疫性神经系统疾病也可出现在 ALPS 患者中，目前已有 ALPS 合并吉兰-巴雷综合征、横贯性脊髓炎等相关病例的报道。

（3）恶性肿瘤：ALPS 患者有较高发生恶性肿瘤的风险，以淋巴瘤为主。据报道，该风险较普通人群增加 10%~20%。在长期随访 ALPS 患者及其家系的过程中发现，具有 *FAS* 基因突变但没有出现临床症状的家族成员中，淋巴瘤患病率也高于一般人群，因此 *FAS* 基因突变也是发生淋巴瘤的重要危险因素之一。淋巴瘤以 B 细胞淋巴瘤为主，值得注意的是，发生淋巴瘤的患者其 *FAS* 基因突变主要集中在 FAS-DD 区域内。ALPS 患者及其家系淋巴瘤活检结果常提示肿瘤细胞呈多克隆增生状态，而其他淋巴瘤肿瘤细胞则多呈单克隆状态，这也在一定程度上为鉴别 ALPS 及原发淋巴瘤提供了依据。

(4) 异常丙种球蛋白血症：在 ALPS 患者中也较常见，主要表现为高丙种球蛋白血症，主要为 IgG 水平异常增高。但 *CASP8* 基因突变导致的 ALPS 患者可出现低丙种球蛋白血症，甚至有合并普通变异型免疫缺陷病(CVID)的报道。

2. 实验室检查

(1) 双阴性 T 细胞检测：$CD3^+TCR\alpha\beta^+CD4^-CD8^-$ 双阴性 T 细胞(DNT)增高是本病的标志性表现，必须确定 DNT 为 $\alpha\beta^+$T 细胞，因为 γδT 细胞在感染、自身免疫等多种儿科疾病中均可明显增高。在淋巴细胞正常或增高情况下，DNT 细胞水平至少应超过外周血淋巴细胞绝对值的 1.5% 或 T 淋巴细胞绝对值的 2.5%。如患儿同时伴有淋巴细胞减少症，上述诊断标准可能不适用。随着对 ALPS 的了解和认识，以及越来越多病例发现，现认为 DNT 细胞的增加在 ALPS 的发病中起着重要作用，而且其比例和血清中的 IL-10、IL-18、FasL、维生素 B_{12} 水平呈正相关。值得注意的是，服用类固醇激素及免疫抑制剂或有淋巴细胞减少症的患者该检测提供的诊断帮助较少，因为前者可能出现假阳性，后者可出现假阴性。

(2) 体外淋巴细胞凋亡实验：以往强调该实验在确诊 ALPS 中必不可少，但近来发现 FAS 体细胞突变和生殖细胞水平的 FASL 突变体外淋巴细胞凋亡实验均可正常。因此，只要确定有致病突变，也可确诊 ALPS。如果能够经过重复实验确定有体外淋巴细胞凋亡障碍，也可确诊 ALPS。

(3) 基因检测：基因诊断并不复杂，但是某些 *ALPS* 致病基因的体细胞突变可能更难以鉴定。另外，ALPS 的遗传变异并非都是致病的，存在相关突变健康携带者。即使在 ALPS 家系，也存在携带突变基因，但无淋巴细胞增生性疾病、无脾大、无自身免疫性疾病并且不满足

ALPS 诊断条件的家族成员。所以对本病的诊断需对患者进行致病性分析或功能分析，以确定该遗传变异是否与疾病相关。

（4）其他：如淋巴结病理检查。典型的淋巴结病理表现可帮助 ALPS 诊断，包括：副皮质区扩大伴多克隆 T 细胞浸润，滤泡发育不全伴浆细胞多克隆增生等。

3. 疾病分型 根据致病基因及突变形式不同，可将 ALPS 分为以下几种类型（表 2-18）。ALPS 患者中超过 70% 都存在 *FAS* 基因突变。*FAS* 发生纯和基因突变时因其突变的严重性，导致其发生胎儿期流产或生后不久继发严重感染而死亡。目前存活患儿中，最多见的为 *FAS* 杂合突变，约占患儿总数的 60%~70%。有 10% 的患儿存在体细胞 *FAS* 基因突变，主要影响 DNTs 细胞。值得一提的是，有 20%~30% 的临床怀疑 ALPS 疾病，且其功能实验也证实其 FAS 凋亡途径受损的患儿，未发现明确的相关基因突变，这提示或许环境或其他因素或是未知的基因突变对 ALPS 的发病存在影响。近年来，ALPS 及其相关性疾病的命名根据基因分类又被重新定义及修正。

表 2-18 ALPS 分类

命名		相关基因	OMIM	描述	比例
ALPS 0	ALPS-FAS	*FAS*	134637	*FAS* 基因纯合突变	少见
ALPS Ⅰa	ALPS-FAS	*FAS*	134637	*FAS* 基因杂合突变	60%~70%
ALPS Ⅰm	ALPS-sFAS	*FAS*	134637	*FAS* 基因体细胞突变	10%
ALPS Ⅰb	ALPS-FASL	*FASL*	134638	*FASL* 基因突变	<1%
ALPS Ⅱa	ALPS-CASP10	*CASP10*	601762	*CASP10* 基因突变	2%~3%
ALPS Ⅲ	ALPS-U	不明或不能确定		未发现的已知基因突变	少见
ALPS Ⅱb	CEDS	*CASP8*	601763	*CASP8* 基因突变	少见
ALPS Ⅳ	RALD	*NRAS/KRAS*		*NRAS* 或 *KRAS* 基因突变	少见
	ALPS-FADD	*FADD-DD*	602457	*FADD-DD* 基因突变	少见

ALPS的严重程度与其凋亡功能的缺陷严重程度呈正相关，根据2014年发表在*Blood*上的分型，患者在发病2年内合并白细胞少于2×10^9/L或中性粒细胞少于1×10^9/L或血红蛋白少于80g/L或血小板少于50×10^9/L的情况，即可判断为ALPS重型，从而对治疗及预后采取不同的方案及预估。重型ALPS大多起病于新生儿或妊娠期，多由FAS凋亡通路功能完全丧失引起，如发生纯合突变的ALPS-FAS患者大多表现为重型。在*FAS*基因相关的ALPS中，约有37%的患者表现为重型，并无男女差异。约25%重症患者可发展为淋巴瘤，且因为其严重的血细胞减少情况，大多数重型ALPS都需要做脾切除手术。

4. 诊断标准　2009年美国国立卫生研究院发布了最新修订的ALPS诊断标准如表2-19所示，除必需条件之外，凋亡功能检测、细胞因子检测、家族史等也作为ALPS的辅助诊断条件。

表2-19　APLS诊断标准(2009)

一、必要诊断条件
1. 慢性(>6个月)、非恶性、非感染性的淋巴细胞增生和/或和脾大
2. 外周血中DNTs细胞比例大于总淋巴细胞的1.5%或总$CD3^+$T细胞的2.5%
二、辅助诊断条件
1. 首要辅助条件
(1) 体外淋巴细胞凋亡功能缺陷(两次以上独立检测)
(2) 发现体细胞或胚系*FAS*、*FASL*、*CASP8*、*CASP10*基因突变
2. 次要辅助条件
(1) 血浆中升高的细胞因子:sFASL>200pg/ml或IL-10>20pg/ml或IL-18>500pg/ml或维生素B_{12}(血清或血浆中)>1 500ng/L
(2) 淋巴结活检结果出现典型的免疫病理学变化，如淋巴滤泡及附皮质区的增生
(3) 发生自身免疫性血细胞减少(包括溶血性贫血、血小板减少症、中性粒细胞减少症)及血清IgG水平增高(多呈多克隆性增高)
(4) 有非恶性、非感染性淋巴细胞增生相关疾病的家族病史
• 确诊:满足两条必要及至少一条首要辅助诊断条件
• 疑似诊断:满足两条必要及至少一条次要诊断条件

DNT 是 ALPS 诊断的重要指标，外周血淋巴细胞正常或增高时，DNT > 淋巴细胞的 1.5% 或 >$CD3^+$T 细胞的 2.5% 提示 ALPS；DNT>淋巴细胞的 3% 或 >$CD3^+$T 细胞的 5% 时，除 ALPS 以外的病因则极少。值得注意的是，既往通常将淋巴细胞凋亡缺陷作为 ALPS 的重要诊断依据，但新版诊断标准未将其作为至关重要的诊断标准，原因是 FAS 体细胞突变和 FASL 的生殖细胞水平突变体外凋亡实验均可正常，但是，如果出现重复可靠的凋亡缺陷对诊断具有重要价值。

【鉴别诊断】

1. 淋巴瘤 由于 FAS 本质上为抑癌基因，故其突变后恶性肿瘤发生风险明显增高。有研究显示，生发中心来源的 B 细胞淋巴瘤 20% 病例携带 *FAS* 基因突变；另一份研究发现 14.5% 非霍奇金淋巴瘤病例具有 *CASP10* 的体细胞突变。据推算，ALPS 患儿发生霍奇金淋巴瘤的风险为正常人的 50 倍，发生非霍奇金淋巴瘤的风险则为正常人的 14 倍。因此，ALPS 患者在整个一生中均应密切监视有无淋巴瘤出现。关键鉴别诊断依靠深入的病理分析，包括免疫病理和分子病理。

2. 淋巴结结核 和 ALPS 通常不难鉴别，但由于 DNT、基因突变和凋亡实验在大多数国内儿童医院未能开展，临床上尚需除外。ALPS 患儿除非伴有严重的血细胞减少，一般情况通常良好，无结核感染证据。结核感染可致外周血双阴性细胞增高，但均为 γδ 细胞。

【治疗】

1. 遗传咨询 ALPS 遗传方式多样，确诊先证者后常于同一家系发现多名基因突变者，根据其外显度不同，基因突变者可有或无症状。无临床症状者 DNT、血清维生素 B_{12} 和 IL-10 通常可正常，但应长期随访其全身症状、血细胞水平、淋巴结和脾脏大小。

2. 脾切除 脾切除术是难治性自身免疫性血细胞减少常用的治疗手段。部分 ALPS 患者，尤其在重型 ALPS 患者，因为顽固性血细胞减少，大部分在明确 ALPS 诊断前已接受脾切除术。目前临床研究证实脾切除术后相当数量患儿血细胞减少症复发，且约 30% 在脾切除术后发生一次或多次菌血症，有时可发生致死性脓毒症。ALPS 患儿外周血本就缺乏 $CD27^+$ 记忆性 B 细胞，致使其对具有荚膜的细菌如肺炎链球菌易感。所以，目前建议在脾切除前进行疫苗接种，在脾切除后，患者需终生抗生素预防治疗。目前只推荐对不能控制的脾功能亢进患者行脾切除术。对于这些患者，脾部分切除或脾栓塞术是更为合适的治疗手段。

3. 造血干细胞移植　ALPS 总体预后良好，死因主要包括脾切除后脓毒症和进展为恶性疾病，仅个别因严重溶血性贫血和药物毒性死亡，因此造血干细胞移植似不必要。已接受造血干细胞移植的患儿预后亦不甚理想，有的仍然进展为恶性肿瘤，有的因减强度预处理植入不佳，有的发生机会感染。如携带同样基因突变，即便没有临床症状，同胞兄妹作为干细胞供者均不合适；配型的无关供者移植效果也欠佳。但是，部分具有纯合子突变，病情严重，预计需要终生免疫抑制剂治疗，或短期内可能因淋巴细胞浸润导致脏器功能衰竭的患者可考虑造血干细胞移植治疗。

4. 利妥昔单抗　利妥昔单抗在治疗大多 ALPS 患者中是较有效的，当其他药物无效时或不能耐受时也可以使用利妥昔单抗。但长期使用会导致严重的低丙种球蛋白血症，需要进行长期的丙种球蛋白替代治疗。同时较多患者在停用利妥昔单抗后，会出现疾病复发情况，因此利妥昔单抗不推荐单独应用在 ALPS 患者中。

5. 麦考酚酸莫酯（MMF）　MMF 可降低肌苷酸的活性，以阻碍嘌呤合成。约 80% 的 ALPS 患者使用 MMF 后自身免疫性疾病都有明显的好转。MMF 开始用药时需同时服用大剂量皮质类固醇，随后逐渐减量至口服泼尼松，皮质类固醇使用时间至少需要维持 2 周，以使 MMF 达到有效的治疗浓度。

6. 西罗莫司　西罗莫司是一种哺乳动物雷帕霉素靶蛋白抑制剂，对难治性血细胞减少以及自身免疫疾病效果良好。Teachey 等报道了 4 例使用西罗莫司治疗自身免疫性细胞减少，效果显著。其中 2 例患者患有自身免疫性关节炎、结肠炎，也有明显的好转。西罗莫司对 DNT 减少也有一定的作用。

7. 淋巴瘤监测　短期内出现淋巴结肿大者应注意有无淋巴瘤可能，可采用影像学或功能影像学手段评估肿瘤的侵袭性，必要时进行淋巴结活检或其他病理学检查。

➤ 附：自身免疫性淋巴细胞增生综合征诊治流程图

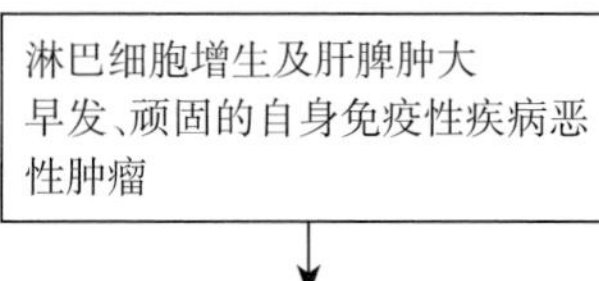

免疫功能评估
1. 血常规：贫血、血小板减少、中性粒细胞减少等
2. 血清免疫球蛋白：主要为 IgG 水平的异常增高，也可出现低丙种球蛋白血症
3. 淋巴细胞亚群：DNT 细胞水平超过外周血淋巴细胞绝对值的 1.5% 或 T 淋巴细胞绝对值的 2.5%

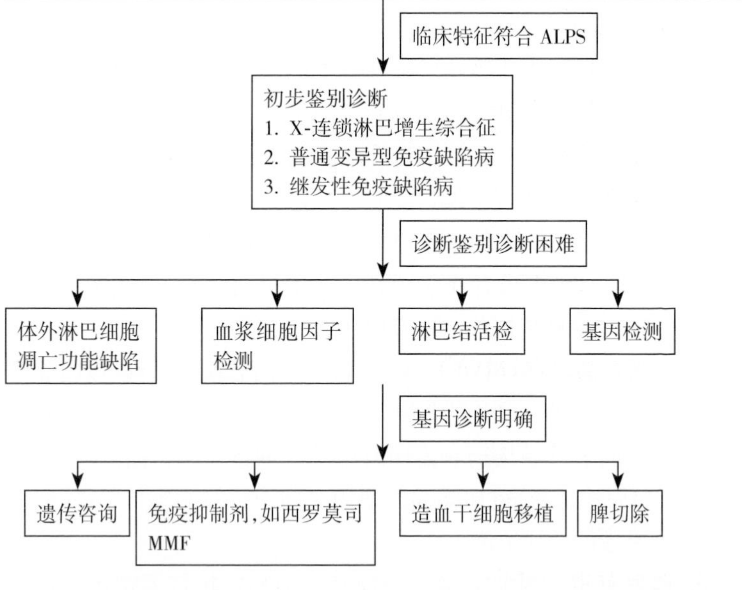

（张志勇）

参考文献

1. LAMBERT MP. Presentation and diagnosis of autoimmune lymphoproliferative syndrome（ALPS）. Expert Rev Clin Immunol，2021，17（11）：1163-1173.
2. LI P，HUANG P，YANG Y，et al. Updated Understanding of Autoimmune Lymphoproliferative Syndrome（ALPS）. Clin Rev Allergy Immunol，2016，50（1）：55-63.

第十五节　X-连锁免疫失调，多内分泌腺病，肠病综合征

【概述】

X-连锁免疫失调，多内分泌腺病，肠病综合征（immune-dysregulation，poly-endocrinopathy，enteropathy，X-linked syndrome，IPEX）是一种罕见的X-连锁隐性遗传性疾病。在2019版原发性免疫缺陷病分类中，被归类为免疫失调性PID，目前全球尚无确切发病率资料，部分报道推测可能在1/500 000。该病由*FOXP3*基因突变导致$CD4^{+}CD25^{+}$ $FOXP3^{+}$调节T细胞发育和功能异常所致。*Foxp3*基因突变最早在scurfy小鼠模型发现，带有该基因突变的雄性小鼠生长发育落后，耳、足、眼睑、尾部鱼鳞状皮疹，血浆炎性细胞因子升高，$CD4^{+}$T淋巴细胞浸润导致肝、脾、淋巴结肿大等系列自身免疫表现，常在出生后16~25天死亡。在人类，与小鼠同源的*FOXP3*基因突变导致IPEX临床表型，常以新生儿期胰岛素依赖性糖尿病或顽固性腹泻起病。临床表现为早发性顽固性腹泻、胰岛素依赖性糖尿病及其他自身免疫性多内分泌腺病、皮疹、血浆IgE升高、嗜酸性粒细胞升高、肾病及多系统损害等。

IPEX致病基因*FOXP3*位于Xp11.23，由11个外显子编码431个氨基酸构成FOXP3蛋白。FOXP3蛋白为核转录因子，含有富脯氨酸结构域、C2H2锌指结构域、亮氨酸拉链结构域及叉头状DNA结合结构域。FOXP3在调节性T细胞（Treg）发育与功能中至关重要，

是Treg细胞胸腺发育的关键性核转录因子，FOXP3缺陷造成Treg发育障碍。Treg是机体维持外周免疫耐受最关键细胞，通过多种方式抑制效应性T细胞，如通过功能分子CTLA-4结合抗原呈递细胞CD80/CD86并内吞至Treg胞内降解，使效应性T细胞不能通过CD28结合CD80/CD86而活化增殖；Treg也可以通过分泌抑制性细胞因子IL-10、TGF-β抑制免疫应答；也有认为Treg通过高亲和力IL-2受体，结合和夺取微环境中的IL-2，使效应性T细胞失去IL-2的协同活化作用。因此，当Treg缺陷后，不能抑制效应性T细胞，造成自身抗体和自身反应性T细胞所致自身免疫损伤。FOXP3除对Treg发育至关重要，也可通过结合CTLA-4、GITR等Treg功能分子调控区诱导其表达，与NF-κB及NFAT结合并通过结合在IL-2、IL-4、IFN-γ等促炎性细胞因子基因调控区，抑制上述基因的表达。*FOXP3*突变也造成炎症因子分泌过多和Treg功能缺陷。

目前*FOXP3*突变全球报道超过200例，我国有零星报道，突变主要集中在与靶基因结合的FKH结构域。各种突变形式都有报道，以错义突变为主，部分错义突变并不影响FOXP3表达和Treg发育，临床也表现轻微。大段缺失往往造成Treg严重缺乏和重症表现，但总体讲，缺乏基因型-临床表型相关性。

【诊断】

1. 临床表现

(1) 腹泻及生长落后：腹泻是IPEX的标志性表现，发生率超过90%。主要表现为早发性、顽固性水样腹泻，部分患者为黏液血便，常常于新生儿期发病，对于常规抗感染、对症等腹泻治疗方案无反应或反应差。严重病例需全静脉营养维持。病理主要为小肠黏膜下层及黏膜固有层淋巴细胞浸润引起的黏膜萎缩、破坏。部分患者病变累及结肠，病理检查可被误诊为溃疡性结肠炎或克罗恩病。少数患者发病晚，可能与*FOXP3*轻微突变相关。由于严重腹泻营养障碍，患者一般生长落后、体重增长缓慢。

(2) 自身免疫性疾病：主要累及内分泌腺，早发性胰岛素依赖性糖尿病多见，许多患者在新生儿期发病，血糖升高明显。患者血清胰岛素降低，并存在针对胰岛细胞的自身抗体。病理特征为胰岛细胞缺乏及胰岛间质淋巴细胞浸润。另外，患者常见的内分泌腺病表现为甲状腺功能减退或者甲状腺功能亢进。患者血清可检测到甲状腺自身抗体，如抗甲状腺微粒体抗体等。极少数患者表现为其他内分泌腺疾病，如肾上腺皮质功能不全等。部分患者合并自身免疫性血细胞减少症，包括自身免疫溶血性贫血、自身免疫性血小板减少症、自身免疫性粒细胞减少症等，可检测到相应抗血细胞自身抗体。

（3）皮肤毛发异常：大部分患者表现为皮肤湿疹样皮疹或红斑，新生儿期可表现为红皮病，部分少见表现包括局限性银屑病样皮疹、大疱性类天疱疮样皮疹、普秃、指甲纵脊等。

（4）感染：大约50% IPEX患者有细菌感染，表现为脓毒症、脑膜炎、肺炎、骨髓炎等，常见病原为肠球菌属及金黄色葡萄球菌。患者也可发生巨细胞病毒及念珠菌感染。感染易感原因为FOXP3缺陷本身导致抑或是免疫反应过强破坏皮肤黏膜屏障或免疫抑制剂的使用导致的继发性感染易感。

（5）其他临床表现：约30%患者肾脏受累，可为原发性病变，也可继发于环孢素A、FK506使用引起的继发性损害，肾小球及肾小管均可受累，以间质性肾炎多见，表现为轻微血尿、蛋白尿，也可为严重急进性肾炎。部分患者由于淋巴细胞浸润可引起肝脾淋巴结肿大。少数患者可出现神经系统异常如惊厥及神经系统发育迟滞等。

2. 实验室检查　患者外周血可发现嗜酸性粒细胞升高，IgE升高，过敏患者可能发现过敏原特异性IgE。外周血淋巴细胞比例一般无明显异常，$CD4^+CD25^+FOXP3^+$Treg缺乏或者降低，部分患者可正常。可发现多种器官特异性自身抗体，如anti-AIE-75、anti-villin等针对肠黏膜自身抗体，针对胰岛的GAD、IA、IAA、INT8、ICA等，自身免疫血细胞减少可出现Coombs试验阳性。*FOXP3*基因分析和Treg细胞抑制功能实验可提供诊断证据。

3. 诊断标准　对于男性患儿存在早发性难治性腹泻、生长发育迟缓、肠黏膜萎缩应考虑本病可能。若存在湿疹样或者银屑病样皮疹支持诊断。若患者同时存在难治性腹泻、胰岛素依赖性糖尿病、甲状腺功能减退及上述皮疹时,则可能性极大。患者确诊依赖$CD4^+CD25^+FOXP3^+$Treg 流式细胞仪及 *FOXP3* 基因检测,但须注意患者 Treg 数量正常不能排除本病可能。同样,具备 IPEX 样临床表现患者,仅有约 60% 患者发现 *FOXP3* 基因缺陷。

【鉴别诊断】

1. IPEX 样疾病 LRBA、CTLA-4、STAT3 GOF、IL-2RA、IL-2RB、STAT5b 也可能引起类似表型疾病,称为 IPEX-like 疾病。

(1) LRBA 缺陷(lipopolysaccharide-desponsive beige-like anchor protein deficiency)(OMIM614700)系 *LRBA* 基因突变所致的常染色体隐性遗传的 Treg 病。本病 2012 年首次报道,是在 4 个家系中发现 5 名表现类似的患儿,均表现为反复感染、早发抗体缺陷、淋巴增生、自身免疫性疾病如肠病等,淋巴细胞浸润非淋巴器官是其特点之一,因此最早被认为是一种普通变异型原发性免疫缺陷病(CVID)。

(2) CD25 缺陷(OMIM606307)是一种常染色体隐性遗传的调节性 T 细胞病,主要表现为反复感染、肠病、肝脾大,与 IPEX 不同的是,CD25 缺陷患儿对病毒感染的易感性增高,特别是对巨细胞病毒的易感性明显增高,此外,患儿对如 1 型糖尿病、自身免疫性甲状腺炎、哮喘、秃头等自身免疫疾病的发生率相对 IPEX 明显降低。CD25 蛋白也叫 IL2α 受体,是传递 IL2-IL2R 信号通路的信号的高亲和力受体,CD25 缺陷的调节性 T 细胞活性降低,抑制功能受损。因此患儿表现为各种形式的自身免疫及免疫缺陷。通过流式细胞术分析 CD25 蛋白可快速诊断,但是部分患儿 CD25 蛋白表达可无明显异常,因此 *CD25* 基因诊断是金标准。

(3) CTLA4 缺陷(OMIM601388)是 2014 年报道的一种常染色体隐性遗传的调节性 T 细胞病,临床表现为反复感染、肠病、淋巴增生等。CTLA4 是 T 细胞上重要的抑制分子,可通过与 CD80/CD86 竞争 CD28 抑制免疫细胞的活性,从而调节免疫平衡。因此 CTLA4 缺陷患儿的主要问题是各种形式的自身免疫病。其治疗重点仍然主要是针对抗体缺陷及自身免疫，使用阿巴西普靶向治疗取得较好的疗效，因为阿巴西普（CTLA4-Ig）可模拟 CTLA4 的功能抑制免疫细胞过度活化。

（4）BACH2 缺陷（OMIM605394）临床表现与其他调节性 T 细胞病类似。一方面 BACH2 是 B 细胞体细胞高频突变及抗体类别转换过程中所必需的一个亮氨酸锌指结构转录因子，另一方面，BACH2 可通过调节 FOXP3 的稳定性及表达水平，影响 Treg 的增殖、生存及功能。免疫评估分析可发现 BACH2 缺陷患儿免疫球蛋白 IgM、IgG、IgA、IgE 下降，淋巴细胞计数可见 Treg 下降、类别转换的记忆 B 细胞明显下降，同时 $CD4^+T$ 细胞对 TCR 刺激的免疫应答能力下降。其治疗原则与其他调节性 T 细胞病一致，但目前病例数有限，尚无法准确评估。

（5）STAT3 增功能突变（OMIM 615952）临床表现与其他调节性 T 细胞病类似，但生长轴受影响更明显。需要注意的是 STAT3 减功能突变致高 IgE 综合征临床表现为反复感染、皮疹、免疫缺陷及 IgE 升高等，与功能获得性突变临床表现迥异。STAT3 蛋白是许多细胞因子受体下游的转录因子，如普通 γ 因子家族、GP130、IL6、IL10、IL23、IL27 等。细胞因子结合细胞因子受体活化 JAK，JAK 上不同的磷酸化位点为下游提供停泊区，如促进 STAT3 活化形成二聚体等，进而促进下游的各种靶基因转录。STAT3 增功能突患儿免疫表型与其他调节性 T 细胞病类似，目前针对其治疗的经验尚不足，免疫抑制剂、IL-6 阻断/JAK 抑制剂可能是今后的方向之一。

2. 自身免疫性淋巴组织增生综合征（ALPS），自身免疫性多内分泌腺病、念珠菌病伴外胚层发育不良（APECED）、Omenn 综合征、WAS 综合征相鉴别。ALPS 患者以淋巴结、脾大为主要表现，伴自身免疫现象，外周血双阴性淋巴细胞增多，可发生 B 细胞淋巴瘤。而 APECED 患者常见表现皮肤黏膜念珠菌病、甲状旁腺功能减退及肾上腺皮质功能不全。Omenn 综合征常表现为红皮病、严重感染、腹泻、生长发育落后，外周血 IgE 及嗜酸性粒细胞升高，T 淋巴细胞存在，B 细胞降低却缺乏。WAS 综合征患者常表现为早发血便、顽固难治性湿疹、反复感染、出血倾向，可发生自身免疫性血细胞减少。

【治疗】

IPEX 病情凶险，需尽早积极治疗。

对症治疗：全胃肠外静脉营养保证营养热卡需要；贫血严重血小板减少明显时予对症输注红细胞及血小板；糖尿病患者及甲减患者予对症及内分泌激素替代治疗；严重感染则积极根据病原抗感染。

免疫抑制治疗：免疫抑制治疗对部分患者有效，既往常用糖皮质激素联合环孢素或者 FK506，目前认为雷帕霉素可能具有更好效果及更小的肾脏毒性。其他如甲氨蝶呤、英夫利昔单抗等均有个别应用，疗效尚不明确。新型靶向药物阿巴西普在部分患者确定可喜效果，可尝试使用。免疫抑制剂的使用可能导致感染及肾损害等副作用。

造血干细胞移植为目前唯一根治性手段，并在许多患者取得成功。根据腹泻、营养不良、肝脏损害、肺损害、肾脏损害五方面，若上述三方面损害，则患者可能免疫抑制效果差，需要早期进行造血干细胞移植治疗，目前证据认为造血干细胞移植远期效果好于免疫抑制治疗。因此对发病早，病情重，需要尽早准备移植。

IPEX 不经移植根治一般预后较差，多在一岁内死亡，部分轻型突变或剪切位点突变（部分正常剪切存在）患者可能临床表型稍轻，但也极少存活超过 20 岁。虽针对 T 细胞免疫抑制在部分患者取得明显疗效，但因原发病未经有效处理、免疫抑制剂的副作用等造成远期效果欠佳。

若先证者基因诊断明确，则可在孕期行性别鉴定，若为女性则可能携带突变位点但一般不会发病，若为男性须于孕期行羊水脱落细胞基因检测明确是否为患者，早期干预，但由于可能出现新发突变及母血污染，存在误诊风险。

附：X-连锁免疫失调，多内分泌腺病，肠病综合征诊治流程图

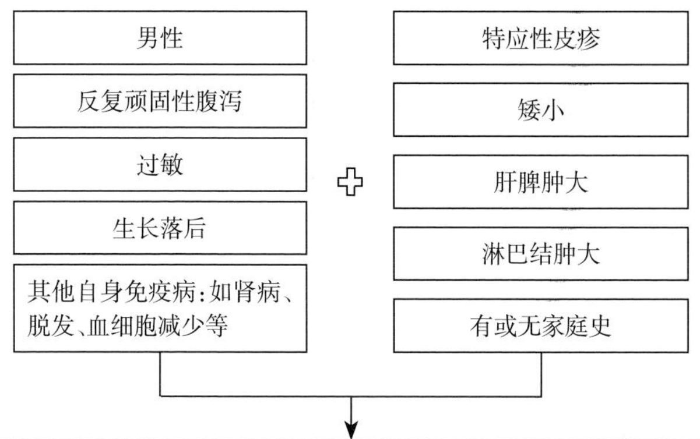

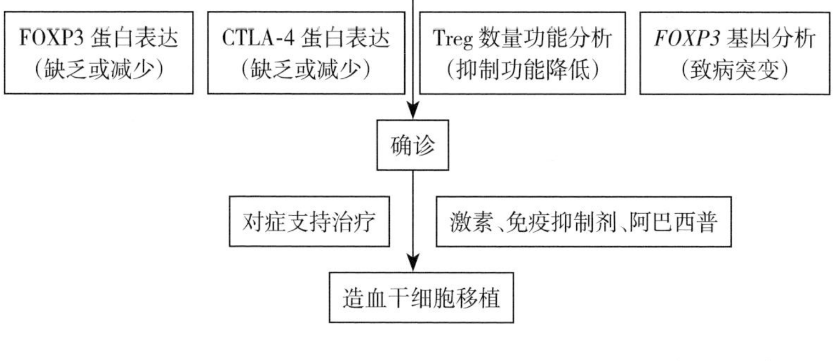

（安云飞）

参考文献

1. BARZAGHI F, AMAYA HERNANDEZ LC, NEVEN B, et al. Long-term follow-up of IPEX syndrome patients after different therapeutic strategies: An international multicenter retrospective study. J Allergy Clin Immunol, 2018, 141(3): 1036-1049.e1035.

第十六节　PI3Kδ 活化综合征

【概述】

PI3Kδ 活化综合征[activated phosphoinositide 3-kinase-δ(PI3Kδ) syndrome,APDS]是一组遗传性疾病,主要表现为结构破坏性气道感染、非恶性肝脾淋巴结肿大、疱疹病毒感染、易患淋巴瘤及自身免疫病等。免疫学方面,出现不同程度低丙种球蛋白血症,初始 $CD4^+T$ 细胞下降而终末分化 $CD8^+T$ 细胞升高,初始 B 细胞和记忆性 B 细胞降低以及过渡 B 细胞升高等。

本病主要由于 *PIK3CD* 基因功能获得性突变(常染色体显性遗传)和 *PIK3R1* 基因失功能突变(常染色体隐性/显性遗传)引起,其中 *PIK3CD* 编码 P110δ 蛋白,*PIK3R1* 编码 P85α 蛋白。PI3Kδ 由 P110δ 催化亚基和 P85α 调节亚基异源二聚体构成。其中 P85α 主要起调节 P110δ 活性作用,*PIK3CD* 基因功能获得性突变引起 P110δ 催化亚基持续活化,所致疾病称为 APDS1。*PIK3R1* 基因失功能突变导致 P85α 调节亚基失去对 P110δ 催化亚基的抑制作用,同样引起 PI3Kδ 持续活化,称为 APDS2,由于两者均引起 PI3Kδ 持续活化,故均可称为 PI3Kδ 功能获得性突变。PI3Kδ-AKT-mTOR 信号通路在淋巴细胞增殖、存活、归巢、活化、能量代谢等过程中至关重要。PI3Kδ 过度活化引起 mTOR-S6K1 信号持续活化,导致免疫系统功能紊乱,既出现抗体为主的免疫缺陷,同时发生淋巴增生和多种自身免疫表现。

【诊断】

1. 临床表现　自幼出现反复呼吸道感染,脾脏、淋巴结肿大等表现。常染色体显性或隐性遗传,中国内地 *PIK3CD* 基因突变者多为自发突变,也有少量患者即便父母基因检测正常,也有家族聚集发病情况,提示可能存在生殖细胞嵌合。该病男女患病比例无差别,以感染和淋巴结肝脾大起病多见,起病年龄从数月到成年。临床表现个体差异极大,从无症状到严重免疫缺陷。

(1) 破坏性气道感染:绝大多数患者出现反复呼吸道感染,表现为反复中耳炎、鼻窦炎、肺炎,感染常破坏气道结构,易造成听力损害、支气管扩张等。病原以荚膜菌为主,包括流感嗜血杆菌和肺炎链球菌,其他细菌如金黄色葡萄球菌、大肠埃希氏菌、卡他莫拉菌、铜绿假单胞菌、肺炎克雷伯菌等。易患疱疹病毒感染,约40%患者病毒血症,包括EBV、CMV病毒血症多见,也包括HSV、VZV等。其他病毒如呼吸道合胞病毒、腺病毒、埃可病毒也有报道。

(2) 淋巴增殖性表现:70%以上患者具有良性淋巴增殖表现,包括淋巴结病、结节性淋巴样组织增生、肝脾大、气道滤泡样增生、消化道息肉等。其中淋巴结肿大通常与感染部位相关,如气道感染常发生颈部、胸腔淋巴结肿大,病毒血症则发生全身弥漫性淋巴结肿大,并可随感染的控制而变化。

(3) 自身免疫与自身炎症性疾病:约30%患者存在自身免疫或自身炎症性疾病。常常表现为血细胞减少,包括自身免疫溶血性贫血、血小板减少、粒细胞减少等。可出现抗核抗体,抗双链DNA抗体阳性。器官特异性自身免疫也有发生,如消化道淋巴增生相关腹泻与便血、关节炎、肾小球肾炎可致肾衰竭、甲状腺炎、硬化性胆管炎、心包炎等。

(4) 肿瘤:淋巴瘤风险明显升高,报道约有19%患者发生淋巴瘤,包括大B细胞淋巴瘤、霍奇金淋巴瘤、淋巴浆细胞性淋巴瘤等。

(5) 其他:19%患者存在如全面生长发育落后或者语言发育落后,巨头症,孤独症谱系障碍、BCG接种后肉芽肿等也有发生。

2. 实验室检查

(1) 免疫学检查:免疫球蛋白检查:主要表现为IgM升高、IgA降低、IgG降低、IgG2亚类降低等,其中,IgG正常患者约50%存在IgG2亚类降低,需要注意的是APDS患者抗体水平个体差异大,部分患者可能抗体水平正常。另外IgM水平在IVIG使用和感染影响下可能发生变化。患者对抗体应答能力低下。淋巴细胞亚群:初始$CD4^+T$细胞减低、终末分化$CD8^+T$细胞升高、初始B细胞和记忆性B细胞降低以及过渡B细胞升高。NK细胞等无异常。

(2) 胸部影像学：肺部影像学表现多种多样，马赛克征最多见约占90%，支气管扩张(60%)，其他包括肺透亮度减低、支气管壁增厚、肺实变、肺不张、肺叶塌陷、纵隔引流淋巴结肿大等。

(3) 组织学：组织病理主要为非典型淋巴滤泡增生，套层细胞明显减少(APS1)；小B细胞滤泡减小(APS2)；淋巴滤泡结构紊乱、PD1^{+}/CD57^{+}T细胞浸润、IgG^{+}浆细胞减少，可有EBV/CMV病毒抗原阳性细胞。

(4) 内镜显示消化道呼吸道淋巴组织结节样增生，黏膜淋巴组织病理显示滤泡增生，与淋巴结组织学相似。

(5) 基因检查：*PIK3CD* 基因E1021K突变多见，占所有病例85%以上，其他突变如N334K、E525K、C416R等可引起APDS1。一般为自发突变或亲代配子突变引起。PIK3R1的功能缺失型突变也可引起对PIK3CD抑制功能缺失导致APDS2。

3. 诊断标准

(1) 典型临床表现：反复气道破坏性感染、病毒血症、淋巴增殖表现。

(2) 辅助检查：肺部影像学提示马赛克征，支气管壁增厚，支气管扩张。纤维支气管镜和肠镜提示黏膜结节样改变，组织病理学提示非典型滤泡增生、PD1^{+}/CD57^{+}T细胞浸润。免疫学检查提示不同程度抗体缺陷，过渡B细胞增多，初始CD4^{+}T细胞减少，终末分化CD8^{+}T细胞增多。

(3) PI3Kδ-AKT-mTOR通路蛋白印迹分析：AKT S473磷酸化和mTOR下游S6K1磷酸化增多，在有条件单位可以进行，提示PI3Kδ的活化功能增强。

(4) 分子诊断：上述一般检查和免疫学检查诊断在该病无特异性，确诊需进行 *PIK3CD* 基因及 *PIK3R1* 基因Sanger测序或者下一代测序。

【鉴别诊断】

1. 高IgM综合征 该病也常常发生呼吸道感染、自身免疫、球蛋白异常。特别是APDS常常也有类似高IgM综合征的抗体谱表现，往往被初诊为高 IgM 综合征。高 IgM 综合征淋巴增殖表现和疱疹病毒感染无 APDS 突出，抗体谱较为规律，IgM 正常或者升高，IgA、IgG 降低。CD40L 等蛋白检测和 *CD40L*、*CD40*、*AID*、*UNG* 等致病基因测序可资鉴别。

2. CTLA-4、LRBA 缺陷　两种疾病分别由 *CTLA-4* 基因缺陷和 *LRBA* 基因缺陷引起，均与 CTLA-4 表达或转位缺陷导致 Treg 功能降低相关。临床类似常见变异性免疫缺陷病，以自身免疫、感染、淋巴增殖、抗体缺陷为主要表现，其中自身免疫病突出，可有不同程度血细胞减少、炎症性肠病、间质性肺病等。Treg 细胞 CTLA-4 表达以及 LRBA 蛋白检测、基因分析可供鉴别。

【治疗】

1. 一般治疗　包括抗生素预防及治疗感染、更昔洛韦治疗疱疹病毒感染等。

2. 替代治疗　APDS 存在抗体缺陷，需进行 IVIG 替代治疗，一般 500mg/(kg·次)，间隔 3~4 周输注一次，方案应个体化。

3. 雷帕霉素　雷帕霉素为 mTOR 特异性抑制剂，对缓解淋巴增殖较为有效。但对 B 细胞功能缺陷、抗体应答缺陷等尚无确切证据显示有效。

4. PI3Kδ 抑制剂　特异性针对 PI3Kδ 的小分子抑制剂如 idelalisib 等已进入临床试验阶段，未来可能选用。

5. 造血干细胞移植　病情严重，上述治疗手段不满意时，可考虑造血干细胞治疗以重建免疫及造血系统。已有少部分患者接受移植并获得成功，对免疫缺陷、淋巴增殖、自身免疫均有效。

6. 预后　本病部分患者可存活至成年，主要死亡原因包括严重感染、淋巴瘤、慢性肺部感染及呼吸衰竭。随着对本病逐渐认识深入，早期诊断及处理，应可较大程度改善其预后。

附：PI3Kδ 活化综合征诊治流程图

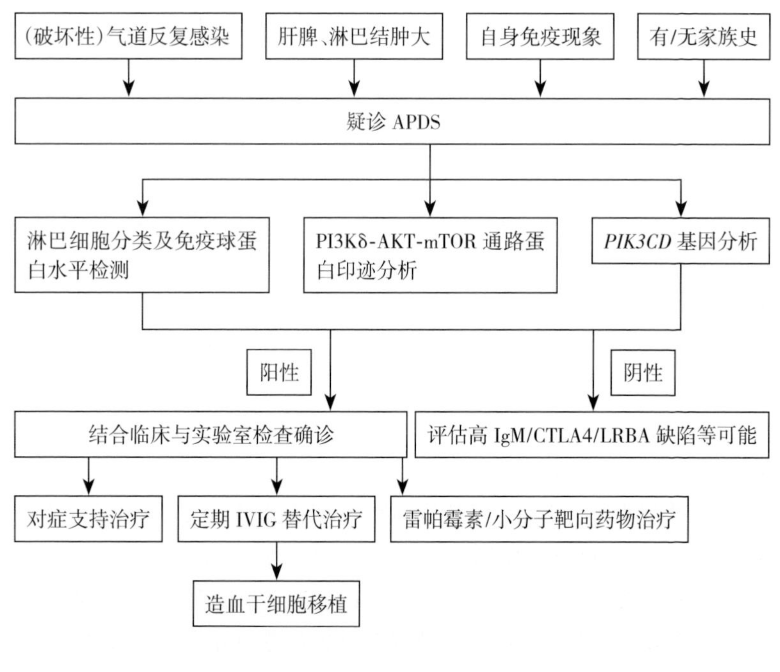

（赵晓东）

参考文献

1. LUCAS CL, CHANDRA A, NEJENTSEV S, et al. PI3Kδ and primary immunodeficiencies. Nat Rev Immunol, 2016, 16(11): 702-714.

第十七节 慢性肉芽肿

【概述】

慢性肉芽肿病（chronic granulomatous disease, CGD）是由负责吞噬细胞呼吸爆发功能的烟酰胺腺嘌呤二核苷酸磷酸（NADPH）氧化酶复合物缺陷所导致的一种原发性免疫缺陷病。1954 年 Charles Janeway

首次描述 CGD,1967 年明确其发病机制为细胞吞噬功能缺陷。CGD 为一种罕见病,不同国家地区,CGD 患病率不同。希腊 CGD 患病率高,约为 1∶45 000;而意大利较低,为 1∶1 000 000。国内暂无相关患病率资料。CGD 发病年龄变异较大,从婴儿期到成人不等,笔者曾诊断 15 日龄新生儿 CGD。但是,绝大多数 CGD 患者在 5 岁之前确诊,诊断中位年龄为 2.5~3 岁。近年来,青春期或成年期诊断 CGD 患者数量有所增加。临床主要表现为反复严重的细菌、真菌感染、肉芽肿形成以及炎症并发症。抗感染是该病的主要治疗和预防方式,造血干细胞移植是目前唯一根治手段。

吞噬细胞通过呼吸爆发参与杀菌过程,活化 NADPH 氧化酶是参与呼吸爆发的关键酶。NADPH 氧化酶是由膜结合蛋白和胞质蛋白组成的复合物:gp91phox 和 p22phox 位于细胞膜;胞质蛋白包括 p47phox(NCF1)、p67phox(NCF2)和 p40phox(NCF4)等。它们在吞噬细胞激活时协同起作用,产生对杀死病原菌必不可少的活性氧。CGD 患者 NADPH 氧化酶复合物缺陷,无法产生超氧化物,活性氧产生障碍,导致对微生物杀伤力不足,从而发生反复感染。理论上讲,吞噬细胞超氧化物残留的水平决定了细胞残存功能。若 CGD 患者有残留超氧化物生成,则 γ-干扰素处理能提高 NADPH 氧化酶活性;而没有残留超氧化物的巨噬细胞经干扰素处理则没有应答。残留超氧化物生成量较高的 X-CGD 患者的长期生存率要高于残留超氧化物较低的患者。无义突变、缺失突变和某些剪接突变导致功能蛋白生成缺陷,残留过氧化物产生低或无,导致患者存活率低;而能产生蛋白和超氧化物的错义突变,患者存活率较高。

NADPH 氧化酶复合物 5 个亚基中任何一个突变都会引起活性氧产生缺陷,从而导致 CGD。编码 gp91phox 的 *CYBB* 基因突变导致 X-连锁 CGD,在西方国家约占总病例的 65%~70%。*NCF1* 常染色体隐性突变约占 20%,*CYBA* 和 *NCF2* 常染色体隐性突变各约占总病例的 5%,而 *NCF4* 突变导致 CGD 仅有个案报道。但是,近亲结婚率较高的地区,隐性形式的 CGD 的患病率超过 X-连锁 CGD 的患病率。在中国,与其他非近亲人群相似,X-连锁 CGD 占大多数,不同地区数据约为70%~90%。

【诊断】

1. 临床表现　CGD主要表现为严重反复的细菌和真菌感染、肉芽肿形成和其他炎症性疾病，如结肠炎。大体上，*CYBB*基因突变导致的X-连锁CGD表型通常比常染色体隐性遗传的CGD病情重。而且，X-连锁CGD男性通常较早诊断，直肠周围脓肿和化脓性淋巴结炎发生率更高，年轻时死亡率也更高。

（1）感染：CGD患者感染常导致肺炎、淋巴结炎、肝脓肿、骨髓炎和皮肤脓肿、蜂窝织炎。脓肿最常见的部位是肛周和直肠周围以及肝脏。感染病原谱在不同地区有所差异。在北美，金黄色葡萄球菌、洋葱伯克霍尔德菌、黏质沙雷氏菌、诺卡氏菌和曲霉菌是最常见的病原体。欧洲的一项报道中，沙门氏菌和念珠菌属是CGD的前五病原体之一，而洋葱伯克霍尔菌和诺卡氏菌占比不足1%。在拉丁美洲，洋葱伯克霍尔菌和诺卡氏菌也不常见。牛分枝杆菌是最常见的病原体，其次是金黄色葡萄球菌、曲霉菌、克雷伯菌和假丝酵母菌等。国内一项研究发现，所有CGD患者均有细菌感染；而42%患者有真菌感染。细菌主要是肺炎克雷伯菌、金黄色葡萄球菌、大肠埃希氏菌、表皮葡萄球菌和卡他莫拉菌。真菌感染主要由白念珠菌和烟曲霉引起。除这些常见微生物外，其他罕见细菌感染包括贝塞斯格兰德杆菌引起的坏死性淋巴结炎、败血症和脑膜炎；紫罗兰杆菌和弗朗西斯菌导致的败血症等。

CGD患者真菌感染率非常高，也是CGD患者的主要死亡原因。真菌感染往往是隐匿性的，没有症状或仅表现为生长不良或不适。其他常见的体征和症状包括咳嗽、发热和胸痛等。真菌感染通常是通过吸入孢子或菌丝，导致肺炎，从而局部扩散到肋骨和脊柱或转移到大脑。肺和胸壁是最常见的真菌感染部位。曲霉菌是导致肺部侵入性真菌感染的常见原因，其中烟曲霉感染最为常见。构巢曲霉、淡紫色拟青霉、多变拟青霉和毛霉菌感染也有报道。酵母菌感染在CGD患者中不如细菌和真菌感染那么普遍，皮肤黏膜念珠菌病罕见。

CGD患者对分枝杆菌易感，如结核和卡介苗等，导致分枝杆菌病。BCG可以导致局部、区域性、远处和播散性感染等几种卡介苗病表现。在结核病流行区和 BCG 疫苗强制接种的地区，发生分枝杆菌病相对普遍。在亚洲国家，结核流行，出生时进行了常规 BCG 疫苗接种。分枝杆菌病往往是这些患者的首发临床表现，同时出现卡介苗病时年龄较小。在中国，卡介苗感染是较为突出的临床挑战。严重的感染也是导致死亡的主要原因，中国的整体死亡率仍然很高。多个报道中，半数以上的 CGD 患者皆有卡介苗病，甚至其中 41% 死于播散性卡介苗感染。由此可见，卡介苗病是 CGD 患者的重要疾病负担，应及时识别这些临床表现。

(2) 炎症并发症：高炎症反应也是 CGD 患者的常见临床表现，X-连锁 CGD 患者中的发生率是常染色体隐性遗传患者的 2 倍。CGD 患者炎症反应失调的具体机制目前尚不明确。可在任何年龄出现症状，但大多数在前 10 年发生。其中，胃肠道的炎症表现最为常见，发生率介于 33%~60% 之间。食管、空肠、回肠、盲肠、直肠和直肠周围肉芽肿也与克罗恩病中的肉芽肿相似。CGD 患者特别容易发生肛周疾病，肛瘘和直肠周围脓肿的发生率很高。胃肠道症状通常包括腹痛、非感染性腹泻、口疮、口臭、恶心和呕吐以及生长不佳等，严重结肠炎可能是生长迟缓的重要原因。除胃肠道外，肝脏受累也很频繁，而且可能很严重。可发生肝脓肿，常难以治愈，并且反复发生的风险较高。泌尿生殖道表现也较常见，如肉芽肿性膀胱炎、膀胱假瘤和嗜酸性膀胱炎。肺部表现包括肉芽肿性肺疾病和间质性肺纤维化。眼部累及脉络膜视网膜炎、葡萄膜炎和眼肉芽肿。巨噬细胞活化综合征也在 CGD 患者中有报道。

(3) 其他表现：由于肠道炎症病变和反复感染，CGD 患者常出现生长迟缓。反复感染可导致慢性呼吸道疾病，可能发生支气管扩张、闭塞性细支气管炎和慢性纤维化。消化系统除胃肠道外，也可发生牙龈炎、口腔炎、口疮性溃疡和牙龈肥大。自身免疫性疾病常见，包括特发性血小板减少症、幼年特发性关节炎、重症肌无力、IgA 肾病和抗磷脂抗体综合征等。X-连锁 CGD 的女性携带者通常为正常个体，无临床表现。当出现严重 X 染色体偏倚失活，则携带者会发病。目前报道的临床表现主要为自身免疫现象，包括盘状狼疮样皮肤病变、口疮性溃疡、光敏性皮疹、关节痛等。

2. 实验室检查 四唑氮蓝(NBT)实验和二氢罗丹明(DHR)实验皆可辅助 CGD 的临床诊断。既往常使用 NBT 实验测定吞噬细胞 NADPH 氧化酶活性。正常的吞噬细胞受到刺激后会产生超氧化物,将黄色的 NBT 还原为蓝黑色化合物,并在细胞中形成沉淀,从而通过显微镜检测。由于 NBT 测试是半定量的,在 X 染色体偏倚失活等情况下可能导致结果误判。目前,由于流式细胞术的发展,DHR 实验已大大取代了 NBT 实验。DHR 实验检测 PMA 刺激的吞噬细胞中二氢罗丹明 123 转变为罗丹明 123 的水平,从而反映 NADPH 氧化酶活性。DHR 实验不但能检测患者,还能检测 X-连锁 CGD 携带者,其在 DHR 实验流式细胞术结果图上呈现双峰。

基因突变可导致相应蛋白表达的降低甚至缺失。用 Western blot 或流式细胞分析方法可检测 gp91phox、p22phox、p47phox、p67phox 蛋白表达。若蛋白表达降低或缺失,支持 CGD 临床诊断。但蛋白表达数量正常,不能排除 CGD 的诊断;可通过 NBT 实验或 DHR 实验检测吞噬细胞功能是否受损。另外,基因测序可进行 CGD 的基因诊断。传统的 Sanger 测序和下一代高通量测序技术皆可检测致病基因的变异情况,辅助 CGD 分子诊断。

3. 诊断标准 当肺部、肝脏和皮肤发生反复严重的细菌和真菌感染,尤其是在男性患儿,应当考虑 CGD 的诊断。在结核流行和 BCG 接种地区,出现卡介苗病和严重结核感染时,建议检测有无 CGD 的存在。当患者临床怀疑 CGD,需进行 NBT 实验或 DHR 实验检测吞噬细胞的功能,辅助 CGD 的临床诊断;而基因测序明确分子诊断。

【鉴别诊断】

CGD 需要与其他具有反复严重感染或炎症性肉芽肿的疾病相鉴别。*STAT3* 基因突变导致的常染色体显性遗传高 IgE 综合征也常常表现为葡萄球菌和曲霉菌感染,与 CGD 临床感染表现相似。但高 IgE 综合征同时具有湿疹、冷脓肿、特异性面部特征、骨骼异常和血清 IgE 水平显著升高等表型辅助鉴别。另外,在临床考虑 CGD 时,还需要注意与过敏性支气管肺曲霉菌病、囊性纤维化和克罗恩病等相鉴别。

【治疗】

1. 积极防治感染 CGD患者尽早而积极地抗感染是非常重要的环节，经常需要长期服用抗生素才能治疗彻底。治疗初期，通常根据经验选用抗生素和抗真菌药物。但建议充分利用微生物培养、活检和CT、MRI等影像学检查，尽量明确致病菌的属性，从而相应调整抗感染。CGD患者注意真菌感染，侵袭性真菌感染最常见肺受累。对于具有肺部症状和不明原因发热患者，可考虑经验性抗真菌治疗。除积极治疗现症感染外，需坚持预防细菌和真菌感染。复方磺胺甲噁唑和伊曲康唑是常用预防用药，需长期使用。另外，患有CGD的患者避免接种BCG疫苗。

干扰素-γ在CGD防治中的使用，目前尚无明确结论。一项随机对照研究表明，预防使用干扰素-γ具有明显的益处，感染次数和严重性均降低，长期随访9年显示持续获益。但是，另一项前瞻性研究表明，长期使用干扰素-γ与对照组相比，并没有显著改变患者的总感染率，也没有证据支持长期使用干扰素-γ进行预防。而发热、肌痛和不适是干扰素-γ最常见的副作用。因此，在临床实践中，应根据CGD患者情况具体考虑是否给药。

2. 炎症治疗 结肠炎等炎症并发症的处理往往比较困难，且治疗时间较长。通常激素有效，但易复发，且长期使用导致生长迟缓、骨质疏松和感染风险增加等并发症。英夫利昔单抗治疗可快速改善病情，但是与患者感染和死亡增加相关，应尽量避免。水杨酸衍生物和硫唑嘌呤也可用于结肠炎治疗。造血干细胞移植可治愈CGD相关结肠炎，大多数患者移植后结肠炎完全消退。感染及其诱发的高炎症反应需联合使用抗生素和激素治疗。

3. 造血干细胞移植和基因治疗 异基因造血干细胞移植是目前CGD唯一的根治手段，且在近年取得了较大的进步。既往采用清髓性预处理方式，对患有难治性感染或自身炎症等高危因素、青少年和年轻成年人CGD患者的移植仍然较困难，移植相关死亡率高达28%~50%。而近年非清髓性预处理方案的使用大大降低了方案相关毒性，即使在现症感染的情况下也可进行移植。一项全球多中心前瞻性研究发现，减强度预处理移植取得很好的治疗效果，两年无病生存率为 91%。尽管移植相关死亡率显著下降，治愈率上升，但哪些 CGD 患者应该接受造血干细胞移植仍较复杂。长期感染的风险、移植风险、供体选择和移植物抗宿主病之类的移植并发症等，都影响着 CGD 患者造血干细胞移植的选择。

基因治疗为无合适移植供体的 CGD 患者提供了一种治疗选择。基因治疗在体外将正常基因拷贝引入患者自身造血干细胞，再回输患者体内，从而重建吞噬细胞超氧化物的产生，发挥正常杀菌功能。基因治疗使用自身干细胞，因此无 GVHD 的风险，避免了长期免疫抑制剂的使用。近年来，借助新型自灭活慢病毒载体的使用和治疗方案的优化，基因治疗工作令人鼓舞。

随着对 CGD 疾病认识的深入，以及抗感染药物的使用，CGD 患者的生存期和生命质量得以大大改善。根据研究报道，CGD 患者 10 岁时生存率为 88%~97%，20 岁时 73%~87%，30 岁时 46%~55%。总体来看，X-连锁 CGD 患者的总生存率低于常染色体隐性 CGD 患者。炎性肠病不影响 CGD 死亡率，患有或不患有结肠炎的 CGD 患者的总生存率相似。

➤ **附：慢性肉芽肿诊治流程图**

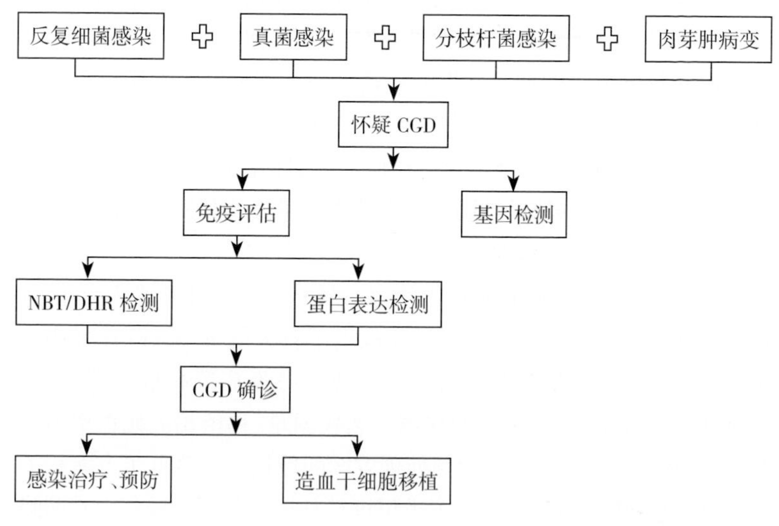

（毛华伟）

参考文献

1. HOLLAND SM. Chronic granulomatous disease. Clin Rev Allergy Immunol, 2010, 38(1): 3-10.
2. TOWBIN AJ, CHAVES I. Chronic granulomatous disease. Pediatr Radiol, 2010, 40(5): 657-668; quiz 792-653.

第十八节　严重先天性中性粒细胞减少症

【概述】

中性粒细胞减少定义为婴儿外周血中性粒细胞绝对计数<2×10⁹/L,儿童外周血中性粒细胞绝对计数<1.5×10⁹/L。根据外周血中性粒细胞绝对计数定义减少的严重程度,计数(1.0~1.5)×10⁹/L为轻度,(0.5~1.0)×10⁹/L为中度,<0.5×10⁹/L为重度。严重先天性中性粒细胞减少症(severe congenital neutropenia, SCN)是一种以中性粒细胞成熟障碍为特征的异质性遗传性综合征。SCN最常见的致病原因是中性粒细胞弹性蛋白酶基因 *ELANE* 常染色体显性突变。SCN患者在婴儿期开始出现反复的严重的感染,如肺炎、脐炎、牙龈炎、败血症等。长期中性粒细胞缺乏者容易导致真菌感染。部分患者可导致骨髓增生异常综合征或急性髓系白血病。除抗感染外,粒细胞集落刺激因子(granulocyte colony stimulating factor, G-CSF)是最主要的治疗手段,造血干细胞移植(HSCT)可根治SCN。

中性粒细胞等固有免疫系统是人体抗感染的第一道防线。感染发生后,感染部位受感染细胞释放大量的细胞因子和趋化因子,诱导中性粒细胞等炎症细胞从血液循环趋化到感染部位。吞噬微生物后,中性粒细胞通过脱颗粒和呼吸爆发活化等方式杀灭微生物。如果由于各种原因引起中性粒细胞严重减少,则会导致严重感染,包括细菌和真菌等。

随着目前基因组学和对疾病认识的不断发展,目前已发现导致SCN的多种遗传病因。*ELANE*、*GFI1*、*HAX1*、*G6PC3*、*VPS45* 基因突变可导致先天性中性粒细胞减低，分别称作 1~5 型 SCN。40%~60% 的 SCN 由常染色体显性遗传的 *ELANE* 基因突变引起，为 SCN1。*ELANE* 基因编码中性粒细胞弹性蛋白酶，中性粒细胞弹性蛋白酶可水解多种蛋白质底物，同时也参与细胞外诱捕网的功能。*ELANE* 基因突变导致突变的中性粒细胞弹性蛋白酶不能在髓系细胞中正确折叠、加工、分泌或降解。突变蛋白的胞内聚集和定位错误会诱导内质网应激和未折叠蛋白反应，从而导致凋亡增加。目前已鉴定出至少 200 种 *ELANE* 突变，这些突变随机分布在 *ELANE* 基因各个结构域。

GFI1 基因突变导致常染色体显性遗传 2 型 SCN（OMIM #613107）。在 SCN2 患者中已发现 GFI1 锌指结构域的杂合显性负性突变。GFI1 是一种转录抑制因子，可控制造血干细胞的自我更新和分化，参与了对造血分化和功能重要的各种基因的转录控制，包括 *ELA2/ELANE*、*C/EBPα*、*C/EBPε* 和 *Bax1* 等。此外，Gfi1 在正常骨髓生成过程中控制调节性 microRNA、HoxA9、Pbx1 和 Meis1 的转录。*GFI1* 基因突变后导致 *ELANE* 等基因功能增强，参与 SCN 患者的表型发生。

HAX1 基因突变导致常染色体隐性遗传 3 型 SCN，也称为 Kostmann 综合征。*HAX1* 基因定位于染色体 1q22，编码线粒体蛋白。*HAX1* 突变导致线粒体膜电位降低、细胞凋亡增加以及影响 G-CSFR 信号转导。HAX1 剪接异构体有两种，若 *HAX1* 突变影响这两种剪接体，除了导致严重的先天性中性粒细胞减少，还同时伴有发育迟缓或癫痫发作等神经症状；若仅影响一种异构体，则导致严重的先天性中性粒细胞减少而没有神经系统症状。

G6PC3 基因突变导致常染色体隐性遗传 4 型 SCN（OMIM #612541）。*G6PC3* 基因位于 17 号染色体，影响髓系分化、趋化和超氧阴离子产生。缺乏 G6PC3 的中性粒细胞发生凋亡的倾向增强。此外，G6PC3 突变还导致心脏、泌尿生殖系畸形和内分泌异常。

VPS45 基因突变导致常染色体隐性遗传 5 型 SCN（OMIM #615285）。VPS45 编码空泡蛋白分选相关蛋白 45，调控 SNARE 复合体的组装。SNARE 复合体在蛋白质运输和回收中起着至关重要的作用。*VPS45*

基因突变导致 SNARE 复合物的关键成分降解以及蛋白质从反式高尔基复合体网络到内涵体的转运缺陷、细胞运动受损、细胞凋亡增加以及 NADPH 氧化酶功能障碍和中性粒细胞产生的超氧化物减少等。VPS45 的生理功能广泛，发生突变后，不仅影响血液系统，也导致神经系统、骨和肾脏等其他系统的表型。

除了 SCN1-5 型外，其他的基因缺陷也可引起 SCN。如 *WAS* 基因缺陷导致 X-连锁粒细胞减少症，*LYST* 基因缺陷导致 Chediak-Higashi 综合征，*CXCR4* 基因突变导致 WHIM 综合征、糖原贮积症 1b、Cohen 综合征、Barth 综合征等。

【诊断】

1. 临床表现 在全世界范围内，常染色体显性遗传 SCN 更常见，而隐性遗传 SCN 通常在近亲婚育群体中较多诊断。比如在欧洲，由于大量近亲家庭，*HAX1* 突变导致的 SCN3 患病率很高，占整体先天性中性粒细胞减少症的 11%。

SCN 的主要临床表现是自幼出现的反复严重感染，若未经恰当治疗会持续终生。感染的风险和严重程度与中性粒细胞减少的程度、持续时间以及骨髓储备有关。不同类型的中性粒细胞减少症严重程度有所不同，甚至同一位患者也可随时间而变化。皮肤和黏膜是最常见的感染部位，常常导致中耳炎、齿龈炎、皮肤感染、肺炎等。牙周炎、牙龈炎是患者的常见口腔问题。细菌是 SCN 患者潜在的感染病原，包括葡萄球菌、链球菌和假单胞菌等。而长期中性粒细胞减少患者容易导致曲霉属、念珠菌属等深部感染。除中性粒细胞减低外，部分 SCN 患者还表现出特殊表型。*HAX1* 突变患者可出现发育迟缓或癫痫等神经系统表现。*G6PC3* 突变患者可有心脏、泌尿生殖系畸形、甲状腺功能减退及躯干和四肢静脉扩张。*VPS45* 突变所致 SCN5 患者可伴有骨髓纤维化表现。因此，SCN 患者不仅需要关注感染相关表现，还需全面的查体和进一步的检查，以明确累及的系统。

SCN 具有恶性转化可能，相当一部分患者可发生白血病或骨髓增生异常综合征。白血病不仅仅只限于 *ELANE* 突变相关的 SCN，*HAX1* 和 *GFI1* 突变的 SCN 患者也有进展为急性髓系白血病的可能。研究发现，白血病发生的主要危险因素是集落刺激因子3受体*CSF3R*的获得性体细胞突变。但实际上，除SCN1外，大多数其他类型的患者人数都很少，因此很难对发生白血病的风险作出准确可靠的评估。因此，在SCN患者的治疗和随访中需要关注恶性转化的问题。

2. 实验室检查　血常规显示中性粒细胞持续严重降低是SCN的重要实验室检查。除了粒细胞减少外，不同类型的SCN可伴有其他的血细胞异常。如*ELANE*突变患者可有单核细胞增多、嗜酸性粒细胞增多；*GFI1*突变患者外周血非成熟髓系细胞增多、淋巴细胞减低；*VPS45*突变患者异形红细胞增多、进行性贫血和血小板减少。此外，骨髓检查也非常重要。骨髓细胞学检测显示中性粒细胞发育停滞于早幼粒/中幼粒细胞阶段。骨髓检查还有助于排除或确认白血病、再生障碍性贫血或骨髓增生异常综合征。

基因检测是SCN诊断和分型的金标准。由于*ELANE*基因突变占比最大，在没有其他线索的情况下，优先进行*ELANE*基因检查。如果*ELANE*基因检查阴性，再根据其他伴随特征以及家族史对基因进行分析。比如合并心脏或泌尿系统畸形，需考虑*G6PC3*基因突变。近年来，二代测序技术已广泛运用于临床，粒细胞减少相关基因包的测序也是一种比较合理而快速的诊断方法。

3. 诊断标准　对于生后早期即出现持续严重的中性粒细胞减少，伴反复严重感染的患者，需要警惕SCN可能。进一步骨髓检查提示中性粒细胞发育停滞于早幼粒细胞阶段，成熟中性粒细胞缺乏，支持SCN的诊断。家族史也是非常重要的诊断线索。进一步基因检测可确诊SCN。需要强调的是并非所有SCN均能发现致病基因，因此鉴别诊断非常重要。

【鉴别诊断】

1. 周期性粒细胞减少症　*ELANE*基因突变可导致另一种罕见的遗传性疾病，称作周期性中性粒细胞减少症。患者粒细胞呈现周期性减少的特点，大多数的发作周期是21天左右。不同个体之间，周期有一定的差异，在14~35天之间，但对于同一个体，发作周期通常是固定的。周期性中性粒细胞减少症患者可出现反复发热、牙龈炎，甚至败血症等。感染严重程度与中性粒细胞减少的程度常相符。对临床症状反复发作或重度感染的患者应给予 G-CSF 治疗。

2. 免疫性中性粒细胞减少症 免疫介导的中性粒细胞减少是中性粒细胞计数低的常见原因。儿童的自身免疫性中性粒细胞减少症可持续数月才能自发消退。少数情况下,免疫性中性粒细胞减少症可见于其他自身免疫性疾病,如系统性红斑狼疮。

3. 感染性中性粒细胞减少症 各种感染均可导致中性粒细胞减少,因此感染是中性粒细胞减少的病因还是结果需要结合临床经过和相关的病原检查进行判断。病毒感染是中性粒细胞减少的常见病原,如 EB 病毒、CMV 等。细菌、真菌、结核感染等均可引起中性粒细胞减少。当感染病因去除后,中性粒细胞水平可逐渐恢复。

4. 药物性中性粒细胞减少 药物也是中性粒细胞减少的常见原因,如解热镇痛药物、抗生素、抗癫痫药物等。而停用药物后,中性粒细胞减少可逐渐恢复。

5. 其他 如肿瘤性疾病、营养不良以及其他原发性免疫缺陷病,如高 IgM 血症等均可合并中性粒细胞减少,需要仔细甄别。

【治疗】

SCN 的治疗方式主要包括抗感染、G-CSF 治疗和造血干细胞移植。其中造血干细胞移植是唯一根治手段。

1. 感染防治 临床评估感染风险非常重要。对于中性粒细胞减少持续 >7 天且 $<0.10\times10^9$/L 和/或伴有明显的并发症,如低血压、肺炎、新出现的腹痛或神经病学改变,划归为高风险患者。中性粒细胞减少持续时间≤7 天或无并发症或并发症不明显,划归为低风险患者。高风险患者推荐入院治疗,在病原学检查之前给予经验性治疗。低风险患者推荐给予经验性的口服给药。未使用抗生素治疗,SCN 患者的死亡率高达 90%;即使使用抗生素,仍有 80% 左右的患者死于严重的细菌感染。在 SCN 的疾病管理过程中,感染防治非常重要。注意口腔和皮肤卫生,定期口腔检查。在细菌或真菌感染的情况下,须根据感染部位和严重性、微生物属性及其敏感性和耐药性,选择相应抗微生物剂种类和方式。在获得特定病原谱前,重症患者需考虑使用

静脉高级抗菌药物经验性治疗。

2. 粒细胞集落刺激因子 自从粒细胞集落刺激因子(granulocyte colony-stimulating factor,G-CSF)用于临床治疗后,SCN 患者的救治取得了突破进展。G-CSF 促进髓系前体细胞的分化和增殖,促进骨髓储存池释放,增进中性粒细胞的杀菌功能。目前,G-CSF 是 SCN 患者的首选治疗方法,患者感染次数及严重程度显著降低,患者生活质量明显提高。通常 G-CSF 耐受性良好,最常见的副作用是骨痛和流感样反应,其他副作用包括注射部位反应、皮疹、肝大和关节痛、血小板减少等。G-CSF 的治疗通常以 3~5μg/kg 体重的剂量开始,大多数患者会有治疗反应。如果患者无反应,可考虑增加 G-CSF 剂量。直至中性粒细胞水平维持在 1×10^9/L 以上。需要注意的是长期大剂量的 G-CSF 治疗有发生骨髓异常增生综合征或白血病风险。

3. 造血干细胞移植 异基因造血干细胞移植是 SCN 患者唯一的根治手段。对于 G-CSF 治疗无反应和发生白血病或骨髓增生异常综合征的患者,需考虑造血干细胞移植。对于发生恶性转化的患者,如果没有进行移植,其生存机会将大大减少。但对于某些患者,移植风险仍然较大,因此很难确定 G-CSF 治疗无反应的患者进行造血干细胞移植的最佳时机。一项对 1990—2012 年在欧洲和中东中心接受造血干细胞移植的 136 名 SCN 患者的研究显示,移植后 3 年总生存率为 82%,移植相关死亡率为 17%,植入失败频率为 10%,移植后 3 个月 2~4 级急性移植物抗宿主病(GVHD)发生率为 21%,1 年期慢性 GVHD 发生率为 20%。经多元分析发现,10 岁以下患者、HLA 匹配的相关或不相关供体进行的移植与总生存率明显改善相关。中位随访 4.6 年后未发生继发性恶性肿瘤。因此,造血干细胞移植对特定 SCN 患者是一种有希望的治疗选择,但也需谨慎选择移植对象,与移植相关的合并症仍是要考虑的主要风险。

G-CSF 的使用极大改善了 SCN 患者的预后和生活质量,患者的预期寿命和参与正常生活的能力得到了显著改善。但仍有约 10% 的患者对 G-CSF 无反应,可能会导致败血症或严重的细菌感染。SCN 患者有发生血液疾病恶性转化的可能,骨髓增生异常综合征和急性髓细胞性白血病是主要的并发症。白血病风险随着 G-CSF 剂量的增加而增加，反应不好而需要更高剂量的患者白血病累积发病率更高。

附：严重先天性中性粒细胞减少症诊治流程图

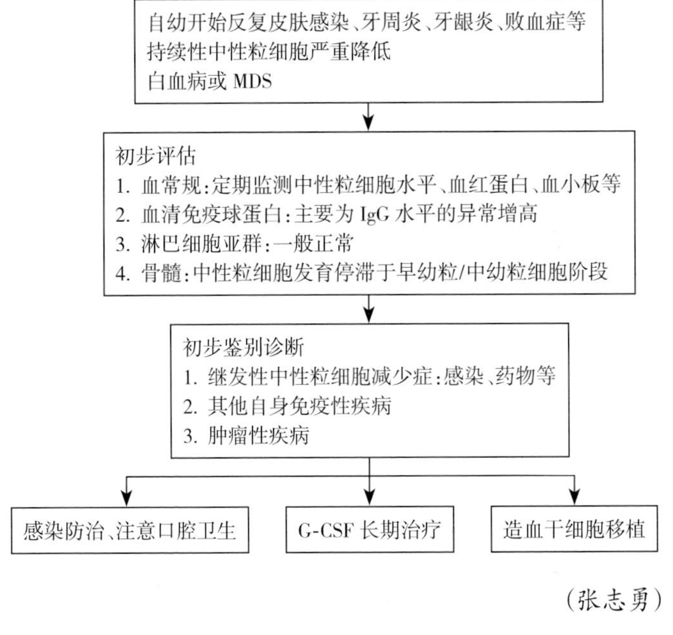

（张志勇）

参考文献

1. ROTULO GA, PLAT G, BEAUPAIN B, et al. Recurrent bacterial infections, but not fungal infections, characterise patients with ELANE-related neutropenia: a French Severe Chronic Neutropenia Registry study. Br J Haematol, 2021, 194(5): 908-920.

2. TAUR PD, GOWRI V, PANDROWALA AA, et al. Clinical and Molecular Findings in Mendelian Susceptibility to Mycobacterial Diseases: Experience From India. Front Immunol, 2021, 12: 631298.

第十九节　呈孟德尔遗传的分枝杆菌病

【概述】

呈孟德尔遗传的分枝杆菌病(Mendelian susceptibility to mycobacterial disease,MSMD)是一种罕见的遗传病,属于原发性免疫缺陷病中固有免疫缺陷。其共同特征为对弱毒力的分枝杆菌敏感,如卡介苗和环境分枝杆菌,主要由 IL-12、23/ IFN-γ 通路缺陷引起。据估计,MSMD的患病率为 1/50 000。总的来说,根据基本临床表现定义了两类MSMD:以分枝杆菌感染为主的孤立性 MSMD 和合并分枝杆菌和非分枝杆菌感染的综合征性 MSMD。

20 世纪 40 年代末和 50 年代初临床描述了第一个 MSMD。1996年在一名婴儿发现了 MSMD 的第一个遗传病因,该婴儿在接种疫苗后发生了致命的卡介苗感染(后证实为 *IFNGR1* 的纯合突变)。目前已证实至少 18 个基因突变可导致 MSMD,包含 30 多种不同形式的疾病。

IFN-γ 信号通路在针对分枝杆菌的天然免疫中起重要作用。分枝杆菌感染后,抗原呈递细胞上的模式识别受体(PRR)识别分枝杆菌的病原体相关分子模式(PAMP),抗原呈递细胞被激活并产生多种重要的细胞因子,如肿瘤坏死因子-α(TNF-α)、IL-12 和 IL-23。IL-12通过结合 IL-12 受体(由 IL-12Rβ1 和 IL-12Rβ2 组成的异源二聚体),刺激 T 淋巴细胞和 NK 细胞产生 IFN-γ。IL-12Rβ1 与 Tyk2 结合,IL-12Rβ2 与 Jak2 结合。这些复合物的活化促进 STAT4 磷酸化及同源二聚体化,进而移入细胞核诱导 IFN-γ 产生。IFN-γ 与巨噬细胞上的 IFNGR 结合,增强针对胞内病原体的免疫应答。IFNGR 由IFNGR1 和 IFNGR2 组成,前者是配体结合链,后者是信号转导链。IFNGR1 和 IFNGR2 与 Jak1 和 Jak2 相关。IFN-γ 与 IFNGR 结合,导致 IFNGR1 胞内区磷酸化,进而导致 STAT1 分子同源二聚体化,形成复合物(γ 活化因子,GAF),并移入细胞核,与多种基因的启动子结合启动转录。GAF 结合的启动子区被称为 IFN-γ 活化位点(GAS)。因此,在 IL-12、23/ IFN-γ 通路轴中的任何分子异常,均可造成分枝杆菌的易感性增高。据报道,MSMD 中最常见的遗传缺陷是 IL12RB1(~44%),其次是 IFNGR1(~17%)。然而,几乎 60% 的临床表现提示 MSMD 的患者仍然缺乏明确的分子诊断。下面介绍 MSMD 主要的发病机制。

1. IL-12Rβ1 缺乏症 *IL12RB1* 基因编码 IL-12Rβ1(CD212),它是 IL-12 和 IL-23 受体的一个组成部分,具有细胞外氨基端免疫球蛋白(Ig)样结构域、跨膜结构域和细胞内结构域。该基因位于染色体 19p13.1 上,长约 28kb,有 17 个外显子。全长、成熟的 IL-12Rβ1(73 kDa 大小)具有一个由 5 个纤维连接蛋白Ⅲ型重复序列[每个~100 个氨基酸(AAs)]组成的胞外结构域,其中前 2 个形成细胞因子结合区。IL-12Rβ1 分别与 IL-12Rβ2 和 IL-23R 结合形成 IL-12 和 IL-23 受体。因此,IL-12Rβ1 缺陷会影响 IL-12 和 IL-23 信号传递,导致 IFN-γ 产生缺陷。1998 年首次报道了 *IL12RB1* 的致病性突变,到目前为止,已鉴定出 100 多种突变,包括 30 余种错义突变、14 种典型剪接位点突变、23 种无义突变及插入、缺失等。来自 11 个国家报告的 c.1791+2T>G 变异被认为是热点突变。

2. *IFNGR1* 和 *IFNGR2* 基因缺陷 *IFNGR1* 基因(22kb,位于染色体 6q23.3 上)编码约 489 个氨基酸的前体肽。信号肽(17 AAs)被切割形成 53kDa 大小的成熟 IFN-γR1 蛋白(472 AAs)。成熟的 IFN-γR1 蛋白由参与 IFN-γ 结合的胞外结构域(2 个免疫球蛋白样纤维连接蛋白Ⅲ型结构域)、跨膜结构域(248~270 AAs)和由 STAT1 对接位点、JAK1 结合结构域和再循环结构域组成的胞内结构域组成。IFNGR1 缺陷包括 AD 部分性 IFN-γR1 缺乏、AR 完全性 IFN-γR1 缺乏和 AR 部分 IFN-γR1 缺乏等不同类型。

Newport 等人在 1996 年首次报道了 1 例致命卡介苗感染婴儿的 *IFNGR1* 基因突变。目前在全世界约 150 名患者中已鉴定出 43 种不同的突变。其中最常见的是 AD 部分性 IFN-γR1 缺乏。在外显子 6 中发现的变异最多,均为常染色体显性突变。这些 AD 突变导致 IFN-γR1 蛋白的细胞内结构域出现过早终止密码子,影响循环结构域。IFN-γ/IFN-γR1 复合物的内化受到影响,导致截短的蛋白质在细胞表面累积,严重影响信号通路。由于野生型位点产生正常的

IFNGR1,但仅占膜上的小部分,允许小部分含有正常功能的 IFNGR1 链的 IFN-γ 受体与 IFN-γ 正常反应。

IFNGR2 基因编码 IFN-γR2,位于染色体 21q22.11。该基因约 33kb,由 7 个外显子组成。成熟的 IFN-γR2 蛋白包含一个信号肽(由 IFNGR2 的外显子 1 和 2 编码)、细胞外结构域、跨膜结构域和细胞内结构域。目前全世界报道超过 27 名患者和 23 种变异,大多数是 AR 完全 IFN-γR2 缺陷。

3. AD STAT1 缺陷 STAT1 是干扰素(IFN-α/β、IFN-γ 和 IFN-λ)信号转导的重要介质。该基因在 2q32.2,跨越约 56.6kb 的区域,包含 25 个外显子,编码 750 个氨基酸(91kDa 大小)的蛋白质。AD STAT1 减功能突变包含完全缺陷(L706S、Q463H、M654K、Y701C、K637E)和部分缺陷(E320Q、K673R)。这些突变体不会对 ISRE 转录活性(IFN-α 刺激后)产生不利影响,但会影响 GAS(γ-干扰素激活位点)活性(IFN-γ 刺激后)。因此,患者易患分枝杆菌感染(卡介苗和环境分枝杆菌),但不易患严重的病毒感染。

4. 干扰素调节因子 8(IRF8)缺陷 IRF8 是干扰素调节因子(IRF)转录家族的成员,由 *IRF8* 基因编码,该基因跨越染色体 16q24.1 上 23.4kb 的区域。蛋白具有一个螺旋-转角-螺旋型 DNA 结合域(DBD),通过它与干扰素刺激反应元件(ISRE)结合,并在Ⅰ型干扰素(IFN-α/β)刺激下控制基因表达。2011 年,Hambelton 等人描述了 IRF8 缺陷的两种形式:①AR IRF8 缺陷:其特征是树突状细胞和单核细胞完全丧失;②AD IRF8 缺乏:特征是树突状细胞和 Th1 的部分缺失。

5. NEMO 缺陷 NEMO [nuclear factor-kappa(κ)-B 必需调节剂]是 κB 激酶抑制分子(IKK)复合物的调节亚单位。NEMO,也称为 NF-κB 激酶亚单位 γ 抑制剂(IκBKγ 或 IKKγ)激活普遍存在的转录因子 NF-κB。该基因(*IKBKG*)位于染色体 Xq28 上,跨越约 27.37kb 的区域。该蛋白质分别由一个卷曲螺旋结构域、HLX2、锌指(ZF)和亮氨酸拉链(LZ)调节结构域组成,引起 MSMD 的 *NEMO* 突变(E315A 和 R319Q),打破位于 LZ helixE315A 和 R319Q 间正常形成的盐桥,影响 CD40-NEMO-NK-κB 通路,导致 IL-12 介导的免疫异常。

6. CYBB 缺陷　gp91phox 是还原型烟酰胺腺嘌呤二核苷酸磷酸（NADPH）氧化酶的重要组成成分，*CYBB* 突变是引起慢性肉芽肿病的最常见原因。引起 MSMD 的 *CYBB* 突变（Q231P 和 T178P）使巨噬细胞呼吸爆发缺陷，易感分枝杆菌。

7. 干扰素-γ 缺乏症　*IFNG* 基因位于染色体 12q15 上，全长 4.97kb，编码可溶性细胞因子 IFN-γ。Kerner 等人于 2020 年首次报告了科威特 2 名 *IFNG* 基因（c.354357del）纯合子缺失。伴有完全的 IFN-γ 缺乏症，并有播散性卡介苗病。未检测到任何其他症状性病毒或细菌感染。

8. 其他　MSMD 还包括 ISG15 缺陷、TYK2 纯合、RORγt 缺陷、JAK1 缺陷等。

【诊断】

1. 临床表现

（1）AR 完全性 IL-12Rβ1 缺陷：最常见，并表现出异质性的临床表型，从婴儿期死亡到直至成年出现症状。通常在 12 岁之前发病。大约 1/2 的患者伴侵袭性沙门氏菌病。超过 1/3 的卡介苗接种者出现致命后果。部分患者感染肺炎克雷伯菌。与此缺陷相关的真菌病原体包括念珠菌属、新生隐球菌属、组织胞浆菌属。AR 完全性 IL-12Rβ1 缺陷显示不完全外显率，65% 和 80% 的患者分别在 5 岁和 20 岁时出现症状。一份来自 30 个国家，102 个家系 141 例患者的研究中。102 例先证者首次感染出现平均年龄为 2.4 岁，首次分枝杆菌感染中，65 例为 BCG，4 例为 TB。22 例首发感染为非伤寒肠道外的沙门氏菌感染。

（2）IFNGR1 缺陷：AR 完全性 IFNGR1 缺陷，导致受体链不能结合细胞因子，导致对 IFN-γ 完全缺乏体外反应。临床表现包括早发（通常在 3 岁之前）、危及生命的、播散性的卡介苗或环境分枝杆菌感染。在一些患者中也观察到结核分枝杆菌感染以及病毒感染（CMV、VZV、HHV8 等）。来自 26 个家族的 31 例 AR 完全性 IFNGR1 缺陷患者，接种 BCG 者均发生 BCG 病。分枝杆菌感染易反复，病情严重，大部分儿童期死亡，不到 20% 的患儿存活到 12 岁。AR 部分 IFNGR1 缺陷相比于完全缺陷患者，临床表型相对较轻。AD 部分性 IFNGR1 缺陷最常见，患者通常感染发生晚，临床表型相对较轻。通常这些患者易受卡介苗、环境分枝杆菌、沙门氏菌属、荚膜组织胞浆菌、球虫属等感染。

（3）IFNGR2 缺陷：IFNGR2 缺陷包括 AR 完全 IFNGR2 缺陷和部分 IFN-GR2 缺陷。AR 完全性 IFNGR2 缺陷临床表现与 AR 完全性 IFNGR1 缺陷相同，除了分枝杆菌感染，其他感染少见。AR 部分性 IFNGR2 缺陷临床较完全性缺陷轻。

（4）AD STAT1 功能缺陷：2001 年首次描述了常染色体显性 STAT1 缺陷。患者易患分枝杆菌感染（卡介苗和环境分枝杆菌），但不易患严重的病毒感染。临床表现外显不完全。一个来自 8 个家族 17 例患者的研究显示 5 例患者无症状，对病毒感染的敏感性不增强，预后相对好。

（5）NEMO 缺陷：2006 年，Filipe Santos 等人在来自 3 个不同国家的 6 名患者中发现了 2 种亚型隐性 *NEMO* 突变：E315A 和 R319Q。具有亚型 XR-NEMO 缺陷的患者有播散性分枝杆菌病（鸟分枝杆菌复合物是最常见的），还报告了复发性卡介苗感染。复发性侵袭性流感嗜血杆菌 b 型感染和由相同微生物引起的宫颈脓肿各报告 1 例。这些患者缺乏外胚层发育不良的表现，仅报告了轻微牙齿异常。

（6）IRF8 缺陷：纯合子 AR-IRF8 缺乏的婴儿表现为播散性卡介苗感染、口腔念珠菌病和病毒感染。复合杂合子 *IRF8* 突变的患者在没有分枝杆菌感染的情况下出现危及生命的病毒感染。两名患者的脑实质均出现钙化。AD-IRF8 缺乏的患者发展为播散性卡介苗病，而无其他传染病。与 AR-IRF8 缺乏症不同的是，单核细胞并不缺乏，而且该病的临床表现相对较轻。

2. 实验室检查　*IL-12Rβ1*、*IRF8*、*ISG15*、*NEMO* 等基因突变导致 IFN-γ 分泌缺陷，*IFNGR1*、*IFNGR2*、*STAT1*、*IRF8*、*CYBB* 基因突变导致针对 IFN-γ 的反应缺陷。

（1）检测基线血浆 IFN-γ：ELISA 检测血浆中 IFN-γ 有助于鉴别 IFNGR 缺陷患者。在 AR 完全型 IFNGR1 和 IFNGR2 缺陷患者中，基线 IFN-γ 水平非常高。在 AR 部分型 IFNGR1 和 IFNGR2 缺陷患者中，基线 IFN-γ 水平升高。在 AD 部分 IFNGR1 缺陷中，基线 IFN-γ 水平正常。血浆 IFN-γ 测定是评价 IFN-γ 受体缺陷的一种相对简单、廉价的技术。

(2) 细胞因子产生测定：细胞因子产生分析有助于区分由 IFN-γ 产生或 IFN-γ 反应引起的缺陷。检测通常通过各种技术进行，如 ELISA、Luminex 和流式细胞术。在试验结束后，通过 ELISA 测定 IFN-γ 或 IL-12 的产生。

(3) 细胞外表面受体的检测：细胞表面受体如 IFN-γR1/IFN-γR2 或 IL-12Rβ1/IL-12Rβ2 的表达分析可分别用于检测 IFNGR1/IFNGR2 和 IL12RB1/IL12RB2 缺陷。流式细胞术检测活化 T 淋巴细胞和 NK 细胞上 IL-12Rβ1(CD212)/IL-12Rβ2 的表达，可作为检测 AR IL-12Rβ1 和 IL-12Rβ2 缺乏的诊断方法。

(4) 磷酸化 STAT 分子的评估：细胞内 STAT 蛋白作为二聚体发挥作用，与受体分子结合后磷酸化并转移到细胞核，激活基因转录。IFN-γ 通路中最相关的 STAT 分子是 STAT1 和 STAT4。IFN-γ 刺激激活 STAT1，而 STAT4 在 IL-12p70 刺激后激活。STAT 磷酸化评估是评估相应上游细胞因子受体功能的一种重要方法。

(5) 基因检测：MSMD 的最终确诊金标准。

3. 诊断标准 早发，反复的分枝杆菌感染，尤其是卡介苗感染和沙门氏菌感染，伴或不伴病毒及真菌感染，需警惕 MSMD，进一步完善细胞因子及 IL-12/IFN-γ 轴的功能检测有助于诊断。基因检测是诊断的金标准。

【鉴别诊断】

1. 树突状细胞、单核细胞、B 淋巴细胞和 NK 细胞淋巴样缺陷(DCML) DCML 又被称为单核细胞减少症伴鸟分枝杆菌感染(monoMAC)，*AD GATA2* 突变所致。外周单核细胞数目减少，检测不到粒细胞样的和浆细胞样的树突状细胞，但朗格汉斯细胞和组织巨噬细胞正常。B 淋巴细胞和 NK 细胞减少。免疫球蛋白正常，$CD4^+$ 和 $CD8^+$T 细胞可减少，中性粒细胞可减少。通常 20~30 岁死于鸟分枝杆菌感染、白血病转化和肺泡蛋白沉积症。高发实体瘤和自身免疫性疾病如结节红斑和脂膜炎。

2. AR STAT1 缺陷 AR STAT1 缺陷又分为完全性和部分性，患者不表达野生型蛋白，对 IFN-γ、IFN-α/β、IFN-λ 反应缺失，分枝杆菌和病毒感染可危及生命。

3. 慢性肉芽肿病(CGD) 少部分CGD患者与MSMD患者临床有重叠,仅表现分枝杆菌和沙门氏菌感染。大部分CGD患者均具有反复细菌和真菌感染及过度炎症反应导致的肉芽肿,吞噬细胞呼吸爆发缺陷。

【治疗】

对于完全IFNGR1和IFNGR2缺陷的患者,不建议使用hrIFN-γ治疗,因为缺乏功能性IFN-γ受体。HSCT是这些患者唯一的治疗方法,基因治疗也是可以考虑的治疗方式。在大多数具有部分IFNGR1缺陷且疾病表现较轻(与完全缺陷相比)的患者通常对抗生素治疗反应良好,不需要HSCT。对于严重/复杂感染的患者,可能需要hrIFN-γ治疗。IL-12Rβ1缺乏症的常规治疗包括延长抗生素和IFN-γ的持续时间,HSCT很少进行。

➤ **附:呈孟德尔遗传的分枝杆菌病诊治流程图**

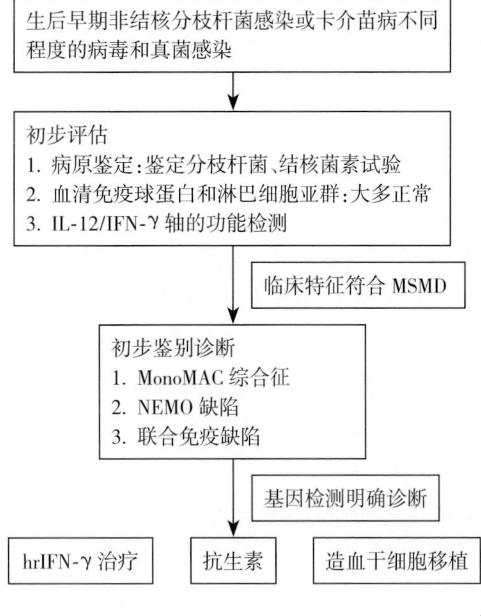

(张志勇)

参考文献

1. MAHDAVIANI SA, MANSOURI D, JAMEE M, et al. Mendelian Susceptibility to Mycobacterial Disease (MSMD): Clinical and Genetic Features of 32 Iranian Patients. J Clin Immunol, 2020, 40(6): 872-882.

第二十节 自身炎症性疾病

自身炎症性疾病(autoinflammatory diseases, AIDs)是一组以反复发热、急性关节炎和急性期蛋白增加为特征的复发性非侵袭性炎症性疾病，目前被归类于免疫缺陷病，其核心特征是因免疫(以固有免疫为主)缺陷导致了持续的炎症反应。AIDs 临床表现多样，其常见的临床表型为反复发热，以及皮疹、浆膜炎(胸膜炎或腹膜炎)、关节炎、脑膜炎和葡萄膜炎，也常伴有肝脾淋巴结肿大和生长发育落后等；其他器官特异性表现有智力发育异常、脑白质病变、颅内钙化、早发卒中等神经系统损害，间质性肺疾病，炎症性肠病，脂肪营养不良以及炎症性骨骼病变等。临床认识 AIDs 的关键点为全身的炎症反应，几乎所有的患儿均存在炎症标志物的增加，如白细胞、血小板、C 反应蛋白(CRP)、红细胞沉降率(ESR)和血清铁蛋白，特别是淀粉样蛋白 A(AA)，或者负性急性期蛋白的降低如血清白蛋白；部分疾病可伴有自身抗体的阳性。AIDs 多为单基因遗传性疾病，自 1999 年提出至 2019 年 20 年中共有 45 多种疾病被认识，涉及 41 个基因。目前主要分为三大类疾病，包括炎症小体病(inflammasomopathy)、非炎症小体病(non-inflammasome related conditions)、I 型干扰素病(type I interferonopathy)。以下将分别简要介绍上述三类疾病，并各选取 1 种典型疾病展开介绍。

一、炎症小体病

【概述】

炎症小体是由感受分子(sensor)、适应分子(adaptor)和半胱氨酸蛋白酶(caspase)组成的大型细胞内多蛋白复合体。作为固有免疫传感器,炎症小体能够识别、快速响应病原体及代谢产物的危险信号,是初始免疫反应的关键分子。炎症小体激活后,其中的 caspase-1 会由前体转变为活化状态,进而切割白介素 1β 和白介素 18 的前体,释放白介素 1β 和白介素 18,进而导致细胞凋亡或焦亡,造成炎症损伤。炎症小体组成分子的基因突变会导致炎症小体及其相应下游信号通路的持续激活并导致多器官、系统炎症损害,即炎症小体病。主要的炎症小体病包括家族性地中海热、甲羟戊酸激酶缺乏症、NLRP3 相关自身炎症性疾病、NLRC4-MAS(巨噬细胞激活综合征)、NLRP1 缺乏等。本部分主要介绍家族性地中海热。

家族性地中海热(familial Mediterranean fever,FMF)是一种常染色体隐性遗传病。FMF 在地中海地区的人群中患病率较高,患病率为 1/1 000~1/200,但其他地区亦有病例。男女比例约为 1.2∶1.0。多数患者在 10 岁前发病。其致病基因 *MEFV* 位于 16p13.3。主要临床表现为反复发作的炎症反应和浆膜炎,亦可以淀粉样变为首发症状。*MEFV* 基因突变导致其编码的蛋白 Pyrin 减少,Pyrin 蛋白抑制 NALP3-炎症复合体的作用减弱,从而使 NALP3-炎症复合体过度活化,产生炎性反应。FMF 虽被认为是常染色体隐性遗传,但最近研究发现 *MEFV* 基因的杂合突变亦可导致 FMF 发病。国外报道的最常见致病位点为 M694V、V726A、M680I、M694I,且致病性明确,然而这些位点在中国人中罕见。中国人所常见的几个突变位点的致病性存在争议,如 E148Q、L110P、P369S、R408Q、G304R、C.1759+8C>T 等。这些位点虽然曾报道致病,但在正常人群中频率很高,故这些突变可能为条件致病多态位点,而非明确的致病突变,携带多个变异位点有可能发病,但病情可能不典型,故 FMF 的发病机制需要更多研究证实。

【诊断】

1. 临床表现　FMF 主要表现为反复发作的炎性反应和浆膜炎,包括反复发热、腹痛及关节炎。发热反复发作,可有寒冷、剧烈运动、手术、感染等诱因,持续 1~3 天自行缓解。腹痛为最常见临床表现,见于 95% 的患者。表现为突然发作的全腹痛,常伴发热,腹部查体可有腹胀，腹部压痛、反跳痛、肌紧张，听诊肠鸣音消失。立位腹 X 线片可见小肠气液平。腹痛常在 24~48 小时后自行缓解。关节炎亦为常见临床表现，见于 75% 的患者。常累及下肢大关节，如髋关节、膝关节。可有关节肿胀、疼痛。皮疹见于 7%~40% 的患者，主要累及下肢伸侧，典型皮疹为丹毒样红斑。胸膜炎见于 45% 的患者，表现为突然发作的单侧胸痛，常伴发热。心包炎较少见。如果是以淀粉样变起病的 FMF，可表现为持续大量的蛋白尿，常致终末期肾病。淀粉样物质亦可在心脏、胃肠道、肝脏等器官沉积，并导致相应临床表现。

2. 诊断标准 儿童常用 2009 年 Yalçinkaya 提出的诊断标准：符合以下 4 项标准中的 2 项，排除其他疾病，可诊断 FMF。①发热，腋下体温>38℃；②腹痛；③咽痛；④滑膜炎；⑤ FMF 家族史。其中①~④需满足持续 6~72 小时，发作 3 次以上。对于临床诊断困难，但高度怀疑者，可进行基因检测或秋水仙碱治疗协助诊断。秋水仙碱治疗 6 个月，临床症状明显好转，则支持 FMF 诊断。

【鉴别诊断】

FMF 需要与全身型幼年特发性关节炎、强直性脊柱炎、系统性红斑狼疮、急腹症、原发性肾病综合征等疾病相鉴别。

(1) 全身型幼年特发性关节炎：该种疾病亦存在发热、关节炎，伴随发热出现的皮疹，热起疹出，热退疹退。其中全身型幼年特发性关节炎诊断需满足发热至少 2 周，其中连续每天弛张热至少 3 天，伴随以下至少 1 项：①短暂的、非固定的红斑样皮疹；②全身淋巴结肿大；③肝脾大；④浆膜炎。而 FMF 的腹痛症状更突出，且典型皮疹为丹毒样红斑，基因测序和秋水仙碱试验性治疗可帮助鉴别。

(2) 强直性脊柱炎：该病多发于男性，发病年龄通常在 13~31 岁，8 岁前发病者少见，可有 HLA-B27 阳性，主要侵犯中轴关节。X 线片可显示关节间隙模糊及融合，骨质糜烂，而 FMF 的关节炎则少有骨质破坏。

(3) 系统性红斑狼疮：该病常有 ANA、抗 ds-DNA、抗 Sm 抗体阳性，补体降低，多系统受累，激素+免疫抑制剂治疗有效，与 FMF 不难鉴别。

(4) 急腹症：如阑尾炎、胆囊炎、肾结石、肠套叠等，可有相应影像学表现。查体可有麦氏点压痛、Murphy 征阳性、输尿管走行区域压痛、腹部包块等阳性体征，可帮助鉴别。

(5) 原发性肾病综合征：当 FMF 有淀粉样变时可有大量蛋白尿，此时需与原发性肾病综合征相鉴别。FMF 的肾脏活检可见淀粉样物质沉积，且有发热、关节炎、皮疹等肾外表现，可与肾病综合征相鉴别。

【治疗】

秋水仙碱可有效控制 FMF 发作，且能减缓肾脏淀粉样变的进展，确诊后应尽早应用。起始剂量：<5 岁，≤0.5mg/d；5~10 岁，0.5~1.0mg/d；>10 岁，1.0~1.5mg/d。儿童最大剂量可用至 2mg/d。全天剂量可根据耐受性和依从性，选择一次服用或分开服用。劳累或压力大的时期可暂时增加秋水仙碱剂量，以免发作。FMF 患者若有慢性关节炎，可在秋水仙碱治疗基础上加用 DMARDs、关节腔注射或生物制剂。秋水仙碱的副作用包括肝酶升高、偶发的肌病和中毒性表皮松解样反应。服药过程中需常规监测肝功能。秋水仙碱最大耐受剂量仍无效者可使用生物制剂，如 IL-1 拮抗剂、TNF-α 抑制剂；亦可使用沙利度胺、柳氮磺吡啶、非甾体抗炎药等。肾衰竭患者需透析治疗或肾移植。在治疗过程中，需每 6 个月随诊，评估疗效及安全性。包括尿常规、肝酶、炎性指标等。病情平稳 5 年以上且无急性期蛋白升高，可在医生指导及密切监测下考虑减量。

二、非炎症小体病

【概述】

非炎症小体病的炎症反应非炎症小体介导，也无明显的Ⅰ型干扰素水平的升高。此类疾病中囊括多种疾病，如 Blau 综合征、Majeed 综合征、Otulin 缺陷、A20 单倍剂量不足、TNF 受体相关周期性发热综合征（TRAPS）等。疾病发作时，往往伴随 NF-kB 通路的激活以及多种炎症因子的释放，如 TNF-α、白介素-1、白介素-6 等，部分疾病 TNF-α 的产生尤其明显。本部分主要介绍 Blau 综合征。

Blau 综合征（Blau syndrome，BS），又称为早发性结节病（early onset sarcoidosis，EOS）、关节-皮肤-葡萄膜肉芽肿病（arthrocutaneouveal granulomatosis,ACUG)、家族性肉芽肿病、儿童肉芽肿性关节炎,是由*NOD2*基因发生致病性突变引起的常染色体显性遗传病,典型临床表现为皮疹、关节炎和葡萄膜炎,多于儿童期发病,且通常在4岁龄之前起病。

*NOD2*基因编码的蛋白为核苷酸结合寡聚结构域2(nucleotide-binding oligomerization domain 2,NOD2),又称胱天蛋白酶募集域蛋白15(caspase recruitment domain-containing protein 15,CARD15),它是细胞质中重要的模式识别受体,可识别细菌的肽聚糖片段,而诱发免疫应答。机制上,NOD2识别外来病原,并将信号转导给下游的丝氨酸/苏氨酸激酶——受体相互作用蛋白2(receptor-interacting protein 2,RIP2),介导NEMO/IKKγ复合物的泛素化,从而激活核因子κB(nuclear factor κB,NF-κB),诱导多种促炎细胞因子的转录。上述的NOD2/RIP2/NF-κB激活的下游作用包括促进细胞因子分泌,产生抗菌肽和防御素,并有助于维持肠道菌群的组成。

当*NOD2*基因发生致病的功能获得性突变时,NF-κB炎症通路异常激活,大量的促炎细胞因子分泌,从而导致各器官组织的炎症破坏。

【诊断】

1. 临床表现 BS患者通常在4岁龄之前起病,典型三联症包括皮疹、关节炎和葡萄膜炎,部分患者可仅表现出部分典型症状。

皮疹是BS患者最早出现的症状,常在生后第1年出现,为暗红色、表面覆鳞屑的斑丘疹,呈粟粒大小,分布于躯干和四肢(见书末彩图2-1)。皮疹的病理学特征为肉芽肿性皮炎。

对称性多关节炎是BS最常见的症状,见于80%~99%的患者。受累关节主要为四肢的大关节,腕关节、膝关节和踝关节多见,也可累及指间关节、掌指关节等,较少累及脊柱关节、髋关节、肘关节及肩关节。受累关节急性期表现为红、肿、热、痛,后期形成囊性包块,于关节伸面皮下可触及(见书末彩图2-2)。被误诊患者手术切除的病理组织显示为肉芽肿性滑膜炎。

大多数BS患者还会发展成葡萄膜炎,出现眼部刺激和疼痛、畏光、视力模糊等症状。炎症持续和进展将导致严重的视力损害或失明。

间断发热在BS患者中经常被报道。少部分患者还可出现肉芽肿浸润内脏器官或血管的症状，前者表现为肝大、肺间质性疾病和肾炎等，后者表现为全身性高血压、肺动脉高压和大血管炎等。

2. 实验室检查 BS 患者缺乏特异性的实验室检查指标，可表现为白细胞、C 反应蛋白、红细胞沉降率等炎症指标升高；X 线表现无特异性，可为关节腔变窄等非侵蚀性改变；皮肤和滑膜病理学表现为肉芽肿性炎症。

随着基因测序技术的发展，和对 BS 临床表现认识的深入，有创的皮肤和滑膜活检已不再需要应用于辅助诊断 BS 患者。*NOD2* 基因测序常发现 BS 患者存在第 4 外显子的点突变，以 p.R334W 最常见，全外显子测序可弥补一代测序通量低、可能漏诊其他遗传病的不足。

3. 诊断标准 存在上述典型临床表现，且基因测序发现 *NOD2* 基因存在已报道的致病性功能获得性突变，即可诊断 BS。如检测出的位点致病性不明确，家族中类似临床表型的成员存在相同突变，充分除外其他可能病因的情况下，也可诊断。对临床表现典型但基因测序阴性的患者，需注意体细胞突变的可能。

【鉴别诊断】

1. 结节病 该病是一种炎症性疾病，以单个或多个脏器和组织的非干酪性肉芽肿性病变为表现。病变常侵犯肺、肺门淋巴结，其次是皮肤和眼睛，淋巴结、肝、脾、肾、骨髓、神经系统、心脏等多个器官系统均可受累。结节病的病因未明，可能与分枝杆菌、痤疮丙酸杆菌、真菌感染等因素有关。*NOD2* 基因测序可将其与 BS 区分。

2. 关节型幼年特发性关节炎 该病患者可表现为关节炎、葡萄膜炎，与 BS 存在部分重叠症状。多关节型幼年特发性关节炎表现为渐进性、对称性的多关节受累，多累及手部的小关节，如近端指间关节、掌指关节和腕关节，实验室检查可有类风湿因子、抗 CCP 抗体、抗核抗体阳性。少关节型幼年特发性关节炎多累及肘、腕、膝、踝等大关节，为不对称性关节炎，实验室检查有抗核抗体阳性。*NOD2* 基因测序可将其与 BS 区分。

3. 肉芽肿性血管炎 该病是一种坏死性肉芽肿性血管炎，起病年龄较 BS 晚，多为学龄期后的儿童，临床表现多样，可累及多个系统。

常见的受累部位包括上呼吸道、肺和肾脏，对应的临床表现为鞍鼻畸形的骨和软骨破坏、上气道肿物，结节样的肺部浸润、肺门淋巴结肿大，肾小球肾炎，可进展为肾衰竭。血清学检测有抗中性粒细胞胞质抗体阳性。*NOD2* 基因测序可将其与 BS 区分。

【治疗】

治疗机制及临床实践报道证实，肿瘤坏死因子抑制剂（tumor necrosis factor inhibitors，TNFi）可改善 BS 患者的视力、关节炎及皮疹，因此对于确诊患者，除外用药禁忌后应及早应用。为避免人体产生 TNFi 抗抗体导致的继发失应答，可联合中小剂量甲氨蝶呤抑制 TNFi 抗抗体产生。如果存在活动性结核病等 TNFi 禁忌证，可选择下述的免疫抑制剂治疗或联用数种免疫抑制剂。

对全身炎症反应明显或炎症急性期的 BS 患者，可予糖皮质激素治疗。糖皮质激素存在减量复发、缓解病情但不改善关节预后、长期应用不良反应明显等不足，所以通常用作快速控制炎症，不推荐长期全身应用。眼睛、关节或皮肤等局部应用，可减轻激素不良反应。

目前尚无有明确疗效的改善风湿病情药物（disease-modifying antirheumatic drugs，DMARDs）可供选择。文献报道甲氨蝶呤、沙利度胺、他克莫司可改善 BS 患者症状，用药剂量可参考幼年特发性关节炎治疗。

部分被误诊患者曾被手术切除关节囊肿，但切除后未接受内科药物治疗囊肿极易反复，不推荐。即使接受积极的治疗，仍有部分患者的关节功能受限随着年龄的增长逐渐加重，或视力损伤日趋严重，甚至失明，对这部分患者的功能康复训练和社会支持也必不可少。

三、Ⅰ型干扰素病

【概述】

Ⅰ型干扰素病是以Ⅰ型干扰素信号通路被持续激活的一类单基因遗传性疾病，属于自身炎症性疾病。根据 2019 年国际免疫学会联合会对于先天性免疫错误的分类，目前共有婴儿期起病的 STING 相关血管炎（STING-associated vasculopathy，infantile-onset，SAVI）、腺苷脱氨酶 2 缺陷（deficiency of adenosine deaminase 2，DADA2）、AGS

(Aicardi-Goutieres syndrome)1~7 型、脊椎软骨发育异常伴免疫调节异常(spondyloenchondro-dysplasia with immune dysregulation,SPENCD)等 15 种Ⅰ型干扰素病,本部分内容主要介绍 AGS。

Aicardi-Goutières 综合征,最早于 1984 年由 Jean Aicardi 和 Françoise Goutières 两位神经学家报道,临床表现类似先天性病毒感染的新生儿脑病,表现为痉挛和肌张力障碍、小头畸形,重者早期死亡。随着病例数的增加,越来越多的临床表型被发现,包括冻疮样皮疹、血细胞减少、肝脾大、甲状腺功能异常、肺间质病变、颅内钙化、脑白质病变等,部分患者具有自身免疫特点,如自身抗体阳性、狼疮样表现等。AGS 患者具有明显的干扰素(interferon,IFN)特征,1988 年 Lebon 等人发现 AGS 患者脑脊液和血清中干扰素活性水平增加,2013 年 Rice 等人发现外周血中干扰素刺激基因(IFN-stimulated gene,ISG)的表达增加,均提示 AGS 是一种与诱导Ⅰ型 IFN 介导的先天免疫反应相关的炎症性疾病,即Ⅰ型干扰素病。目前为止,共发现 7 种同 AGS 相关的致病基因,分别为 *TREX1*(*AGS1*)、*RNASEH2B*(*AGS2*)、*RNASEH2C*(*AGS3*)、*RNASEH2A*(*AGS4*)、*SAMHD1*(*AGS5*)、*ADAR1*(*AGS6*)和 *IFIH1*(*AGS7*)。*RNASEH2A*、*RNASEH2B*、*RNASEH2C* 和 *SAMHD1* 相关的 AGS 以常染色体隐性遗传,*TREX1* 和 *ADAR* 相关的 AGS 可以常染色体隐性遗传或常染色体显性遗传,与 *IFIH1* 相关的 AGS 以常染色体显性遗传方式遗传。

Ⅰ型干扰素病的发病机制主要是由于模式识别受体(pattern recognition receptor,PRR)识别外源病原体或内源性 DNA 或 RNA,刺激细胞内信号转导通路,导致新的 IFN 转录,新产生的 IFN 与由 IFNAR1 和 IFNAR2 组成的单一异二聚体Ⅰ型 IFN 受体结合,通过 JAK-STAT(Janus kinase-signal transducer and activator of transcription)信号通路,诱导 ISG 的产生,从而产生一系列病理过程。核酸在诱导Ⅰ型 IFN 信号的产生过程中具有重要作用,核酸的识别及代谢异常均可导致Ⅰ型干扰素病的发生。AGS 的 7 个致病基因均参与了核酸的代谢或识别,即感知病原衍生核酸的受体和相关的下游分子,如 Trex1 和 RNaseH2 复合体,都能降解 DNA 和 DNA-RNA 杂化分子,防止内源核酸在细胞质中积累,Samhd1 限制胞质脱氧核苷酸的利用,adar1 作用于 RNA，编辑内源性 dsRNA，阻止其被胞质受体 ifih1 识别。*TREX1*、*RNASEH2B*、*RNASEH2C*、*RNASEH2A*、*SAMHD1* 和 *ADAR1* 基因缺陷，导致核酸酶活性降低或丧失，胞质内核酸堆积，被 STING（stimulator of interferon genes）、RIG-I（retinoic acid-inducible gene-I）、MDA5（melanoma differentiation-associated gene 5）等识别感应，激活相应的信号通路，最终导致Ⅰ型 IFN 水平显著增加，*IFIH1* 基因获得性功能突变，导致 MDA5 对 RNA 的识别及感应能力增强，也可导致Ⅰ型 IFN 产生增多。

【诊断】

1. 临床表现

（1）神经系统症状：受影响的患儿可表现出不同程度的神经功能障碍，如肌张力异常、癫痫、智力障碍、语言发育落后、运动发育落后等，大多数受影响的患者可出现小头畸形。2016 年 Livingston 等人根据 AGS 的发病年龄及临床表现不同，将该疾病分为：①产前发病型：AGS1-7 型均可出现症状类似于先天性 TORCH 综合征，表现为易怒、喂养困难、小头畸形、运动异常、癫痫，血细胞减少、肝功能异常，生后几周内可缓解，但新生儿期死亡率增加；②婴儿期起病型：AGS1-7 型均可表现为该型，*RANSEH2B* 基因突变最多见，表现为生后几周出现的易哭、易闹、无菌性炎症，发病前发育正常，发病后运动技能逐渐丧失，肌张力异常、眼睛运动异常、癫痫发作，脑病通常持续几个月，此期间头围增加缓慢，影像学可见弥漫性脑白质病变、脑萎缩；③晚发型：生后 1 岁之后发病，表现为急性或亚急性神经功能减退；④双侧纹状体坏死：为影像学诊断，临床表现为肌张力异常，常由感染诱发，目前仅在 *ADAR1* 基因相关 AGS 中报道过；⑤遗传性痉挛性瘫痪：下肢表现更明显，智力多正常，该表型头颅影像学可以完全正常，临床症状进展缓慢，同 *ADAR1*、*IFIH1*、*RNASEH2B* 基因突变相关；⑥SAMHD1 相关的脑血管疾病：包括烟雾病、动脉瘤、单血管狭窄合并梗死和出血。

（2）神经系统外症状：约 40% 患者可出现皮肤症状，包括冻疮样皮疹，主要累及四肢末端、耳朵、面部和肘部等部位，天气变冷或冬天皮疹加重，有学者提出，除了颅内钙化及脑白质病变外，冻疮样皮疹也是诊断 AGS 的重要线索。其他皮肤症状包括遇冷时发绀、甲周红斑、网状青斑等，也有弥漫性银屑病、脂膜炎的报道。其他系统症状包括肝脾大、转氨酶升高、血三系降低、甲状腺功能异常、肺间质病变、肺动脉高压、蛋白尿、关节炎、肌炎、心肌炎等。此外，AGS 还具有免疫色彩，轻重不一，可仅出现自身免疫抗体阳性，严重时可出现多系统受累、补体降低，符合 SLE 诊断标准，也有抗磷脂抗体综合征的报道。

2. 实验室检查

(1) 常规检查：根据系统受累情况，可出现血三系降低、肝酶升高、亚临床甲状腺功能减退、甲状腺功能减退、尿蛋白阳性等，AGS 可伴有或不伴有 ESR 及 CRP 升高，部分病例可出现 ANA、dsDNA、ANCA 等自身免疫抗体阳性以及补体降低。

(2) ISGs 表达：目前检测最多的 ISGs 包括 IFI27、IFI44L、IFIT1、ISG15、RSAD2、SIGLEC1，AGS 患者血浆及脑脊液中 ISGs 表达水平均可升高。但也有报道 31% AGS2 型患者中的 ISGs 表达可能是正常的。

(3) 最主要的神经系统影像学表现包括颅内钙化、脑白质病变、脑萎缩。其中颅内钙化在 CT 上显示较为清楚，通常为双侧，苍白球、壳核、尾状核最常受累，在 50%~70% 的病例中，钙化也延伸到白质，特别是脑室周围区域，然而钙化的数量、大小和分布并不同神经系统症状的严重程度相关。在病程初期，颅内可能不存在钙化，随着病程发展，逐渐出现钙化。脑白质病变在 MRI 中显示 T_2 高信号，多累及脑室周围、皮质下白质、额叶和颞区等部位，有时可表现为囊性变性。脑萎缩显示为脑室周围区域和脑沟扩大，少数病例可出现小脑萎缩、脑干萎缩和胼胝体发育不全。其他相对少见的头颅影像学表现包括脱髓鞘改变、新皮质和小脑皮质楔形微梗塞等。

3. 诊断标准 AGS 的诊断主要根据典型临床表现、颅 CT（基底节和白质钙化）和 MRI（脑白质病变），和/或通过基因测序发现 *ADAR*、*RNASEH2A*、*RNASEH2B*、*RNASEH2C*、*SAMHD1* 或 *TREX1* 中的复合杂合突变；或部分为 AD 模式的 *TREX1* 和 *ADAR* 中的杂合突变；或 AD 模式的 *IFIH1* 中的杂合突变。

【鉴别诊断】

(1) 其他的Ⅰ型干扰素病：如 SAVI，也可出现冻疮样皮疹、自身免疫抗体阳性，但多数 SAVI 患者出现严重的肺间质病变，且神经系统受累的概率相对较低；SPENCD，神经系统症状类似于 AGS，表现为肌张力异常、颅内钙化等，但 SPENCDI 的典型症状为椎体软骨发育不良，表现为椎体变窄，上部量偏短；不同Ⅰ型干扰素病其致病基因均不相同，也可依此鉴别。

(2) 宫内感染：产前发病型 AGS 与宫内感染临床表现类似，均在新生儿期起病，临床表现为易激惹、惊厥、颅内钙化、肝脾大、血小板减低等，但宫内感染常导致颅内带状钙化和多小脑回，有母亲孕期感染病史及病原学支持依据。

【治疗】

AGS 尚无明确治疗方案，一些免疫调节治疗方案如糖皮质激素、人免疫球蛋白、硫唑嘌呤，但并未达到预期的治疗效果。

目前的研究热点为 JAK 抑制剂（Janus kinase inhibitor，JAKi），通过阻断 JAK1 和 TYK2（Tyrosine kinase 2）等 Janus 激酶起到阻断Ⅰ型干扰素信号通路的作用，已被用于治疗Ⅰ型干扰素病。全球已获批上市 8 种 JAKi，包括 5 种一代 JAKi，选择性相对较差，副作用较多，3 种二代 JAKi，具有良好的选择性。国内上市的有 3 种，分别为托法替尼、芦可替尼、巴瑞替尼，分别阻断不同的 JAKs。但是，由于接受 JAKi 治疗的患者较少，且用药剂量、疗程多变，治疗效果不一，尚需更多研究证实其效果及不良反应。

其他的处于研究阶段的潜在药物还包括反转录酶抑制剂，内源性核酸在 AGS 发病机制中的起重要作用，核酸的积累可能来自内在核酸代谢或内源性反转录因子，根据此假设，使用反转录酶抑制剂对于 AGS 患者可能有益的。抗疟药物：在 *TREX1*、*RNASEH2A*、*RNASEH2B* 和 *SAMHD1* 基因突变所致的 AGS 中，cGAS-TBK1 信号通路被激活，最近的研究示抗疟药物能够抑制 cGAS，因此抗疟药物如羟氯喹可能成为治疗 AGS1-5 型的药物之一。抗 IFN-α 抗体：鉴于 IFN 在 AGS 发病机制中的关键作用，使用抗 IFN-α 抗体，如抗Ⅰ型 IFN 受体抗体可能是另一种可能的治疗策略，但目前尚未用于治疗 AGS 的报道。

附：自身炎症性疾病诊治流程图

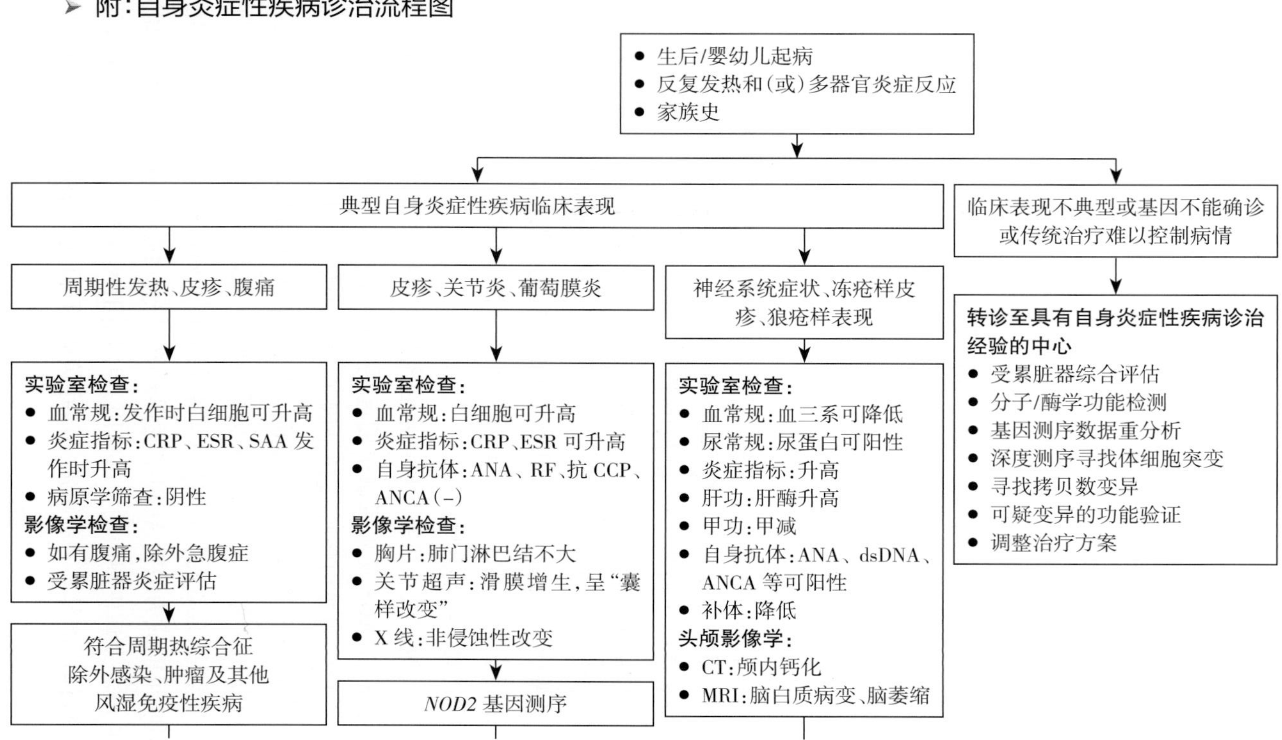

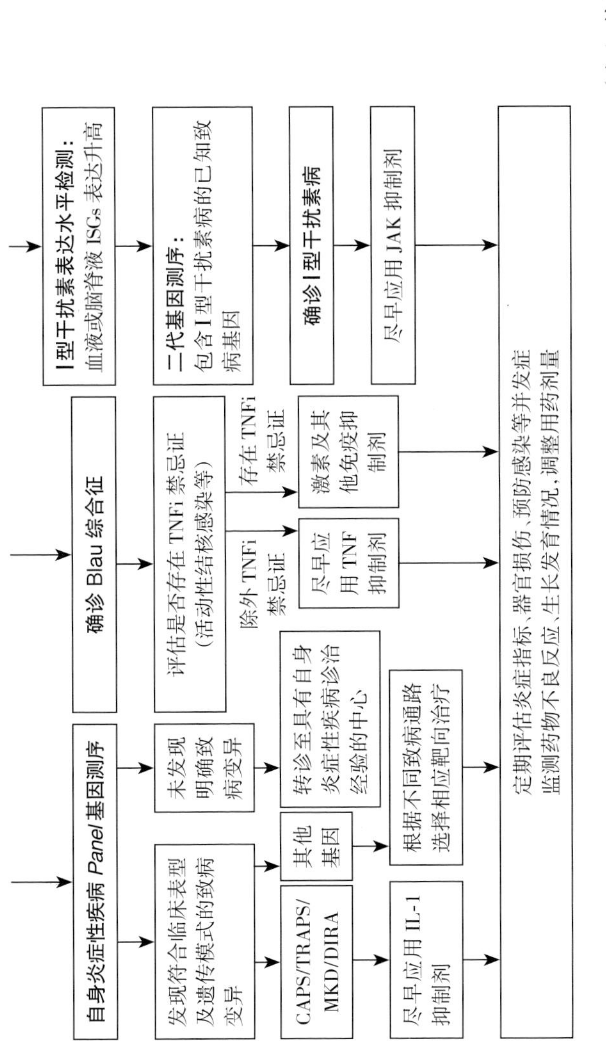

自身炎症性疾病 Panel 基因测序
发现符合临床表型及遗传模式的致病变异
CAPS/TRAPS/MKD/DIRA
尽早应用 IL-1 抑制剂
其他基因
根据不同致病通路选择相应靶向治疗
未发现明确致病变异
转诊至具有自身炎症性疾病诊治经验的中心
确诊 Blau 综合征
评估是否存在 TNFi 禁忌证（活动性结核感染等）
除外 TNFi 禁忌证
尽早应用 TNF 抑制剂
存在 TNFi 禁忌证
激素及其他免疫抑制剂
I型干扰素表达水平检测：血液或脑脊液 ISGs 表达升高
二代基因测序：包含I型干扰素病的已知致病基因
确诊I型干扰素病
尽早应用 JAK 抑制剂
定期评估炎症指标、器官损伤、预防感染等并发症
监测药物不良反应、生长发育情况，调整用药剂量

（宋红梅）

参考文献

1. BALCI-PEYNIRCIOĞLU B, KAYA-AKÇA Ü, ARICI ZS, et al. Comorbidities in familial Mediterranean fever: analysis of 2 000 genetically confirmed patients. Rheumatology (Oxford), 2020, 59(6): 1372-1380.
2. OMENETTI A, CARTA S, CAORSI R, et al. Disease activity accounts for long-term efficacy of IL-1 blockers in pyogenic sterile arthritis pyoderma gangrenosum and severe acne syndrome. Rheumatology (Oxford), 2016, 55(7): 1325-1335.
3. GERNEZ Y, DE JESUS AA, ALSALEEM H, et al. Severe autoinflammation in 4 patients with C-terminal variants in cell division control protein 42 homolog (CDC42) successfully treated with IL-1β inhibition. J Allergy Clin Immunol, 2019, 144(4): 1122-1125.e1126.

第三章　继发性免疫缺陷病

【概述】

继发性免疫缺陷(secondary immunodeficiency,SID)是指由原发疾病或药物使用等外界因素引起的适应性免疫和/或固有免疫功能不足,其累及人群远较原发性免疫缺陷(primary immunodeficiency,PID)多,多见于营养不良、HIV 感染、疟疾、恶性肿瘤以及接受免疫抑制治疗等临床疾病或临床干预。本章由于篇幅原因,不涉及人类免疫缺陷病毒(human immunodeficiency virus,HIV)感染导致的获得性免疫缺陷综合征(acquired immunodeficiency syndrome,AIDS)。引起继发性免疫缺陷的原因有很多,现将主要原因概述如下。

1. 年龄因素　早产儿、新生儿和 1 岁以内的婴儿,因 B 细胞尚未发育成熟,且辅助性 T 细胞功能较弱,血清补体少以及吞噬细胞功能低下等原因,导致免疫功能低下;60 岁以上老人,因 T 细胞功能低下等,易发生免疫功能低下。

(1) 新生儿的免疫水平及特点

1) 固有免疫:新生儿抵抗病原微生物入侵的第一道防线——固有免疫系统是由细胞、体液因子和表面屏障所构成的。由感染性病原体和非己抗原启动的固有免疫涉及中性粒细胞、单核巨噬细胞、树突状细胞、NK 细胞和补体的非特异性活化。

A. 中性粒细胞:新生儿(包括足月儿和早产儿)外周血中性粒细胞的数量与年长儿和成人相似,但是其对于细菌感染的应答反应与成人有显著差异。新生儿在应对感染时生成中性粒细胞的能力不足,败血症患儿往往表现为中性粒细胞减少。而且,新生儿中性粒细胞的趋化能力显著低下。体外研究显示,新生儿出生时中性粒细胞的迁移能力异常，但足月儿发育迅速，很快达到正常，而早产儿约在生后2~3周才开始发育，并且速度缓慢。此外，一些与中性粒细胞噬菌功能相关的重要蛋白质合成少，是影响新生儿中性粒细胞功能的重要因素。

B. 单核巨噬细胞：单核巨噬细胞对病原体的识别是启动固有免疫防御系统的关键环节，这一识别主要是由Toll样受体（TLR）来完成的。TLRs是一个能感受各种病原分子的保守的免疫受体家族，这些受体可识别病原相关分子模式，引起核转录因子（NF-κB）和干扰素（IFN）调节因子的活化，在抗感染免疫中发挥重要的调节作用，而且也是诱导适应性免疫的重要步骤。目前已知人类表达10种TLRs，其中TLR2和TLR4表达于细胞表面，分别识别革兰氏阳性和阴性细菌。近来有研究结果显示，新生儿单核巨噬细胞TLR4介导的NF-κB依赖的转录活性降低，可导致对于革兰氏阴性细菌败血症的易感性增加。体外培养的脐血单核细胞给予脂多糖（LPS）刺激后，TNF-α的分泌量较成人显著降低。虽然新生儿和成人TLR4表达阳性的细胞数量相似，但是由于TLR4信号转导通路的相关蛋白表达不足，导致新生儿单核吞噬细胞对刺激的应答能力低下，炎症反应被抑制。因此，单核巨噬细胞功能不全可能是新生儿固有细胞免疫缺陷的主要构成因素。

C. 细胞因子：T辅助细胞按其产生的细胞因子可分为两种类型：Th1和Th2型，两者处于动态平衡中。Th1细胞分泌IFN-γ和IL-2等，介导细胞免疫，抵御胞内病原体，包括病毒和细菌，并介导迟发性超敏反应，参与炎症反应。Th2细胞分泌IL-4和IL-5等，介导体液免疫，抵御胞外病原体（如寄生虫），并介导I型超敏反应。在胚胎期内为维持胎儿的正常存活，避免受到Th1诱导的免疫损伤，胎儿体内以Th2细胞因子的产生占显著的优势，并在一些调节分子，包括IL-10、前列腺素E_2和孕酮的作用下，使Th1的免疫功能进一步受到抑制，这也是造成新生儿固有免疫应答显著低下的关键因素。Th1细胞因子产量的减少不仅只在胎儿期，在新生儿出生后，T细胞产生干扰素γ（IFN-γ）能力仍然不足。此外，脐血单核细胞IL-12产生水平低可能也是导致IFN-γ缺乏的原因之一。新生儿巨噬细胞在接触LPS抗原后，产生前炎症因子的能力低下，例如：IL-1β、IL-6、IL-12、TNF-α 和 IL-18 的产生都不足，这些也使 Th1 细胞因子进一步减少。目前已知在巨噬细胞应对病原体的固有免疫应答中，Th1 细胞因子对于启动早期的抗感染免疫应答和诱导细胞免疫都起着关键的作用。因此，Th1 细胞因子产生不足和应答能力低下可能是导致新生儿固有细胞免疫力降低，以及向 Th2 免疫应答偏移的主要原因。

D. 补体系统：补体是固有免疫的重要组成部分，它是主要由肝细胞和巨噬细胞产生的一组血浆蛋白质。在生理情况下，大部分补体成分以无活性的酶前体形式存在，可通过两条途径——经典或旁路途径被活化。经典活化途径是通过 C1 的亚单位 Clq 与抗原-抗体（IgM 或 IgG）复合物相互作用而引发；旁路活化途径可直接由某些细菌激发。

补体系统活化过程中产生一系列活性片段，具有不同的生物学效应，广泛参与机体的免疫调节与炎症反应。C3a 和 C5a 可引起血管扩张和血管通透性增强。C5a 是中性粒细胞、单核细胞和嗜酸性粒细胞的趋化因子，具有促使这些细胞脱颗粒、黏附到血管内皮细胞上和释放白三烯等生物学作用。C3b 和 C5b 是重要的调理素，可促进吞噬细胞对大多数细菌和真菌的清除。C3b 作用于补体活化形成的膜攻击复合物，在抗脑膜炎球菌和淋病奈瑟菌感染中发挥重要作用。

从胚胎 6~14 周起胎儿已能自己合成补体成分，并随胎龄增长而升高，于生后 3~6 个月达到成人水平。母体的补体不输送给胎儿。新生儿经典途径的补体（CH50）和 C3、C4、C5 活性是其母亲的 50%~60%，旁路活化途径（AP50）及其各种成分，包括 B 因子和备解素的活性发育更为落后，B 因子和备解素仅分别为成人的 35%~60% 和 35%~70%。未成熟儿经典和旁路途径的补体浓度均低于成熟儿，而足月小样儿的浓度与正常新生儿相似。

2）适应性免疫

A. T 细胞及 T 细胞亚群：虽然新生儿期 $CD3^{+}T$ 细胞的百分比略低于儿童期和成人，但是由于淋巴细胞总数高，因此，$CD3^{+}T$ 细胞的绝对数是高的。此外，脐血中 $CD4^{+}T$ 细胞与 $CD8^{+}T$ 细胞的比值

(4 : 1~3.5 : 1)较儿童期和成人(2 : 1~1.5 : 1)高。脐血T细胞已能对一些丝裂原,例如植物血凝素(phytohemagglutinin,PHA)和刀豆素A(concanavalin A,Con A)产生正常的应答,以及进行混合白细胞反应。如果脐血淋巴细胞不能产生这些反应,则提示原发性免疫缺陷。正常新生儿在出生时已能产生特异性的T细胞免疫应答,接种卡介苗几周后就可出现强烈的结核菌素反应。

新生儿T淋巴细胞表型与成人有一定的差异。CD38是一种不成熟的细胞表型,存在于胸腺细胞中。成人外周血T细胞中甚少表达CD38,而脐血T细胞的表达阳性率可达75%~95%。$CD3^+T$细胞与抗CD45RA单抗共同标记后可分为3个亚类:$CD45RA^+$高度阳性细胞($CD45RAbri^+CD3^+T$细胞)、$CD45RA^+$低度阳性细胞($CD45RAdim^+CD3^+T$细胞)及CD45阴性细胞($CD45RA^-CD3^+T$细胞)。新生儿$CD45RAbri^+T$细胞在$CD3^+T$细胞中的百分比高于成人,而$CD45RAdim^+CD3^+T$细胞与成人相比无差异。

体外细胞培养的研究结果显示,当有内源性抗原呈递细胞存在时,脐血T细胞对于抗CD3或抗CD2刺激的增殖反应很弱,所产生的细胞因子,包括IL-2、IFN-γ、IL-4、粒细胞巨噬细胞集落刺激因子(GM-CSF)和IL-5等水平都很低。相反,对于T细胞受体非依赖的刺激,脐血T细胞的增殖和IL-2的产生水平与成人相似。然而,当有成人抗原呈递细胞存在时,脐血T细胞的增殖可以达到成人水平。这些结果说明新生儿T细胞对于依赖抗原呈递细胞的、经细胞表面分子途径活化的生理性的刺激反应微弱,对于共刺激信号具有更高的需求,如果能获得足够的刺激信号,新生儿T细胞功能就能达到成人水平。此外,当促进Th1细胞功能的共刺激信号增加时,新生儿T细胞产生的细胞因子也能够达到成人水平。同时给予抗CD28和抗CD3单克隆抗体刺激新生儿T细胞活化,可使IL-12的产生明显增加。外源性IL-12也能显著增加新生儿T细胞IFN-γ的产量。

新生儿T细胞需要更强的共刺激信号才能达到成人T细胞的功能,其原因可能与T细胞表面一些关键分子的表达有关。新生儿T细胞表面TCR复合物的密度显著低于成人T细胞,从而导致经TCR

复合物的信号转导水平降低。同时,一些细胞的黏附分子,包括白细胞功能抗原-1(leukocyte functional antigen-1,LFA-1)、LFA-3 和 CD2 在新生儿 T 细胞表达密度低,这些分子的减少可能限制了新生儿 T 细胞与抗原呈递细胞的相互作用。所以,一些很强的生理信号刺激都不足以诱导新生儿 T 细胞的反应,需要增加共刺激信号才能达到诱导其活化的水平。

虽然在体外培养中新生儿 T 细胞能被诱导成熟,但有内源性抗原呈递细胞存在时很少产生 Th1 细胞因子——IFN-γ。虽然,新生儿 IL-4 的水平并不高,但在新生儿初始 T 细胞的体外培养中,当给予刺激后它们优先产生 Th2 的应答反应。然而,体内与体外研究的结果相反,在新生儿已能观察到充分成熟的 Th1 免疫应答。有文献报道,宫内感染寄生虫或分枝杆菌诱导产生的 Th1 应答可达成人水平。这些研究结果显示新生儿产生 Th1 免疫应答的能力在不断增强,但并不总是占优势,在用非细胞百日咳疫苗接种后,诱导婴儿产生的是 Th1 和 Th2 混合的免疫应答反应。不少研究报道显示,新生儿对于疫苗产生的 Th1 免疫应答低下,在急性感染恶性疟原虫后所产生的 Th1 和 Th2 细胞因子分泌细胞显著少于成人。因此,新生儿的 Th 免疫应答变异较大,其机制还不完全清楚。

在感染或体外诱导刺激下,新生儿 T 细胞已能发育为细胞毒 T 效应细胞(CTL),在 HIV 或 EB 病毒感染的婴儿体内可检测到病毒特异性 CTL,但 6 月龄以下婴儿 CTL 的数量和功能活性都显著低于成人。而且,脐血细胞很少能在移植物受者引起移植物抗宿主疾病(GVHD)。这些都说明新生儿 CTL 的应答反应不足。

B. B 细胞和免疫球蛋白:脐血中 B 细胞的百分比略高,并且由于淋巴细胞总数高,所以 B 细胞绝对数量大大高于儿童和成人。然而,脐血中的 B 细胞经丝裂原或抗 CD40 抗体加 IL-4 共刺激后合成免疫球蛋白的种类和量都显著低于儿童和成人。出生后,新生儿应对新环境中遇到的免疫刺激合成 IgM 类免疫球蛋白的速度快速提高,未成熟儿也与足月儿相似。生后 6 天,血清 IgM 的浓度迅速增加,约在 1 岁时达到成人水平。脐血中 IgA 含量极低,在生后 13 天左右刚刚可以在血清中检测到，而后逐渐升高，大约在6~7岁时达到成人水平。脐血IgG的含量与母体血清相同或更高，在生后6~8个月中来自母体的IgG逐渐下降，而婴儿自身合成的IgG不断增加，在第一年中，IgG1和IgG3的合成速度快于IgG2和IgG4，总IgG在7~8岁时达到成人水平。其中IgG1和IgG4先达到成人水平，然后是IgG3（约10岁）和IgG4（约12岁）。

经特异性免疫后，新生儿能产生IgM，但不能有效地转换为产生其他类型的免疫球蛋白。有研究显示，在有来自成人的成熟T细胞的辅助时，新生儿的B细胞能够产生IgG、IgA和IgE。因此，新生儿B细胞不能进行免疫球蛋白类型转换，可能是由于体内的T辅助细胞功能不足的缘故。在诱导Ig类型转换中最关键的信号转导是表达于T细胞的CD40配体（CD40L）与表达于B细胞的CD40的相互作用。研究显示，成人T细胞被活化后，CD40L出现短暂的上调，而新生儿T细胞则不能检测到CD40L表达，只有经CD3抗体活化后，新生儿T细胞才出现CD40L表达上调。同时，如果在体外培养中加入IL-2和IL-4，可使新生儿T细胞充分表达CD40L，进而促进新生儿B细胞Ig的分泌和类型转换。因此，能促进Th1发育的因素，通过TCR依赖的途径使新生儿T细胞活化和产生细胞因子，可有效地上调CD40L的表达，从而促进Ig类型的有效转换。

C. NK细胞：脐血中的NK细胞的百分比通常较儿童和成人血液中的低，但由于淋巴细胞数量多，NK细胞的绝对数与儿童和成人大致相等。然而，脐血NK细胞介导靶细胞溶解的能力大约只有成人的2/3。

D. 淋巴样组织器官：新生儿的淋巴组织在出生时已有良好的发育，而且在出生后快速成熟。在胎儿期，胸腺相对于其身体是最大的，出生时其重量通常已达到成熟时（约在1岁左右）的2/3，青春期前胸腺的发育到达高峰，而后逐渐退化。1岁左右，淋巴器官的组织结构已发育成熟，外周血淋巴细胞计数也达到高峰。在婴儿期和儿童早期，周围免疫组织增长迅速，6岁时达到与成人相当的程度。

(2) 老年人的免疫功能特点：老龄化影响机体的很多脏器功能，

尤其是免疫系统，使其更易发生各种细菌、病毒感染，且感染后死亡率更高。随着人类寿命的延长，恶性肿瘤以及慢性疾病的发生率也在增长。这提示随着年龄的增长，人类免疫监视、防御能力有所下降。这些免疫功能的相对损害与骨髓造血组织减少以及胸腺产生幼稚B细胞能力受限有关，最终导致机体次级淋巴器官淋巴细胞减少，T细胞库偏移，$CD8^{+}$记忆性T细胞寡克隆性增多，B细胞多样性降低，导致机体对初遇抗原反应力降低，以及对疫苗的反应受限。同时，老年人皮肤黏膜屏障易受损，且随着老龄化发生的代谢和内分泌功能改变导致损伤后愈合过程缓慢，这提示老年人的固有免疫也受限制。可能与老年人造血生长因子的生成减少，导致巨噬细胞和中性粒细胞的生成和功能上调能力下降有关。随着年龄的增长，机体的固有免疫以及适应性免疫功能都有一定程度的下降。

2. 感染 细菌、病毒、真菌、寄生虫感染均可能抑制机体的免疫系统，使其处于暂时的免疫抑制状态，其中以病毒感染尤为明显。

（1）病毒

1）麻疹病毒：麻疹病毒属主要侵犯树突状细胞（DCs）、巨噬细胞、激活的记忆性T细胞、初始或记忆性B细胞，并在其中复制。感染早期，病毒的P/V蛋白通过影响干扰素信号通路的磷酸化抑制Ⅰ型和Ⅲ型干扰素的产生，并抑制NF-κB通路；N蛋白与DCs表面FcγR结合后抑制IL-12表达，因此无法充分募集并激活T细胞发挥抗病毒作用，缺乏IL-12刺激的T细胞更容易受到病原体的侵犯；H蛋白抑制了DCs的抗原呈递功能，进而影响B细胞的分化以及特异性抗体的产生，这一现象被称为免疫失忆。病毒侵犯T细胞后促使其产生抑制性细胞因子IL-4。临床上活动性麻疹感染患者的外周血白细胞数量减少，以单核细胞和淋巴细胞下降为主，患者血清中IL-12水平明显低于健康对照组。

2）巨细胞病毒：人类巨噬细胞（HCMV）表面有许多糖蛋白，其中糖蛋白B（gB）和糖蛋白H-糖蛋白L（gH-gL）二聚体有助于病毒在感染后进入细胞内。当HCMV进入细胞后编码大量免疫逃逸分子，这些分子抑制了机体的免疫系统功能。US2-11片段使抗原呈递细胞表明 MHC 表达水平降低；病毒表达大量的抑制性细胞因子以及趋化因子，如白介素-10（IL-10），使机体正常免疫反应受到抑制；它还影响 T 细胞表面共刺激受体和抗原呈递细胞（APC）表面与呈递作用相关的受体表达，进一步抑制了抗原呈递细胞的呈递作用，HCMV 还能抑制 NK 细胞的活性。

3）单纯疱疹病毒：Ⅰ型单纯疱疹病毒的 US3、ICP4、ICP34.5 和 ICP0 等蛋白会下调Ⅰ型干扰素信号通路中的各种信号分子表达水平，如 TRAF6、MyD88 等，影响干扰素的产生；VP24 通过抑制干扰素调节因子 IRF3 下调 IFN-β 水平。HSV-1 的 γ134.5 蛋白抑制 TNF-α 依赖的 NF-κB 信号通路，ICP0 蛋白与 NF-κB 的 p65 和 p50 亚基结合并阻碍其易位到细胞核中。病毒感染外周 DCs 细胞时使其表面共刺激分子表达下降，进而抑制其抗原呈递作用。HSV 感染导致的脑炎预后较差，研究表明 HSV-1 的 UL13 蛋白通过降低中枢神经系统 $CD8^+T$ 细胞趋化因子 CXCL9 的表达，导致 $CD8^+T$ 细胞功能降低。HSV 还能抑制一氧化氮合酶的活性导致 NO 合成减低。

4）其他病毒：EB 病毒在潜伏期也会抑制Ⅰ型干扰素的产生，传染性单核细胞增多症患者中发现其 NK 细胞数量减少，再感染患者，尤其是慢性活动性 EB 病毒感染者白细胞减少，以 B 细胞和 $CD4^+$ T 细胞减少为主。先天性风疹病毒感染患儿在出疹期白细胞数量明显减少，外周血中 T 淋巴细胞数量明显减少，以 $CD4^+T$ 细胞减少为主，CD4+/CD8+比例下降。感染流感病毒后也使人体免疫功能降低，如流感病毒 A 型（IAV）感染后，Th17 细胞增殖能力以及趋化至感染部位的能力均下降，抑制了对细菌的清除作用。细小病毒 B19 有时也能引起暂时性的骨髓抑制，造成淋巴细胞及中性粒细胞减少。人类呼吸道合胞病毒使被感染的巨噬细胞、树突状细胞等表明 PD-L1 蛋白表达水平下降，刺激机体产生更多的 IL-10，影响 T 细胞的免疫反应，$CD8^+T$ 细胞数量减少。严重腺病毒感染患者外周血中 T 淋巴细胞（$CD4^+$、$CD8^+$ 或 $CD20^+$）相对于轻症患者显著减少。SARS-CoV-2 与 SARS-CoV、MERS-CoV 一样均能使被感染的免疫细胞产生干扰素的能力受到抑制，该类患者体内病毒载量及疾病严重程度明显增高，巨噬细胞处于免疫耐受状态，无法对感染刺激产生反应，临床上发现COVID-19重症患者外周血中淋巴细胞明显减少。

（2）细菌：严重的细菌感染，如金黄色葡萄球菌、肺炎链球菌、大肠埃希氏菌和肺炎克雷伯菌等，会导致脓毒血症，机体产生许多的炎症因子，促使T细胞向Th2细胞转化，同时诱导免疫细胞凋亡，如淋巴细胞和树突状细胞，这一过程与死亡率密切相关。感染患者外周血淋巴细胞减少与后续发生败血症的风险相关，败血症患者中性粒细胞和单核细胞程序性细胞凋亡蛋白1（PD-L1）、程序性细胞死亡蛋白配体1（PD-1）和人类白细胞抗原-DR（HLA-DR）的表达水平与随后的败血症有关。脓毒血症患者外周血中未成熟中性粒细胞数量明显增加，其杀菌功能有限，与预后呈负相关。机体在严重细菌感染继发脓毒血症后会经历一过性免疫抑制过程，此时易发生机会性感染，继发院内感染是脓毒血症患者死亡的重要原因之一。

（3）结核分枝杆菌：结核分枝杆菌感染巨噬细胞后促进其产生过多的抑制性细胞因子，如IL-10，并抑制MHCⅡ分子、共刺激分子的表达，抑制机体的固有免疫反应。活动性结核分枝杆菌感染患者的外周血中淋巴细胞数量及功能明显下降，其中Treg细胞比例增加，$CD4^+T$、$CD8^+T$和NK细胞的功能活性均下降。有研究表明，相对于正常对照，潜伏性及活动性结核分枝杆菌感染患者外周血中总B细胞及原始B细胞的比例及数量较低，活动性结核分枝杆菌感染患者的$CD4^+$和$CD8^+\alpha\beta T$细胞亚群对刺激的反应性减弱。

（4）真菌和寄生虫：烟曲霉菌分泌的蛋白能够抑制中性粒细胞功能并诱导其凋亡，能阻止NADPH氧化酶复合物组装与活性，抑制中性粒细胞呼吸爆发功能；也能够通过直接灭活蛋白硫醇来抑制巨噬细胞的功能；真菌多糖对T细胞的增殖具有直接抑制作用，念珠菌病T细胞增殖反应减弱，易合并感染结核分枝杆菌。大多数寄生虫的免疫抑制作用机制相似，通过分泌相关分子抑制T细胞和巨噬细胞的功能。另外，疟疾患者外周血中记忆性B细胞的产生及功能维持异常。

3. 免疫抑制药物　目前多种疾病的治疗需要免疫抑制药物，研究证实可能会引起继发性免疫缺陷的免疫抑制药物主要包括糖皮质激素、改善病情抗风湿药物（DMARDS）和靶向治疗的生物制剂。

（1）糖皮质激素：糖皮质激素（glucocorticoids）是一类由肾上腺束状带分泌的亲脂性激素。高浓度糖皮质激素具有强大的抗过敏、抗炎以及免疫抑制作用，糖皮质激素受体广泛表达在有核细胞内，糖皮质激素进入细胞与胞质皮质激素受体结合形成受体复合物。激素受体复合物可通过竞争抑制或者相互作用干扰 NF-κB 、AP-1 等转录因子的激活，抑制下游 TNF-α、IFN-γ、IL-2 等促炎细胞因子的表达从而影响 T 细胞、吞噬细胞等的活化。此外，大剂量糖皮质激素还可通过抑制 B 细胞共受体复合物成分 CR2 和 CD19 的功能损伤 B 细胞增殖和分化成浆细胞能力。因此，糖皮质激素广泛应用于风湿病、过敏性疾病等免疫和炎症紊乱疾病的治疗。然而研究表明长期使用大剂量糖皮质激素患者出现骨质疏松、心血管疾病、高血糖等不良反应。尽管报道较少，大量糖皮质激素的使用也会出现淋巴细胞减少、低丙种球蛋白血症等继发性免疫缺陷表现。一项临床研究对 36 例巨细胞动脉炎和风湿病多发性肌痛患者进行糖皮质激素治疗，发现治疗后 21 例患者血清 IgG 水平低于正常水平，且外周血初始 B 细胞和过渡 B 细胞水平明显降低。此外，虽然未经实验学检查证实，长期大剂量糖皮质激素的使用会使得风湿病患者感染真菌、结核病等风险增高，或许也与继发性免疫缺陷有关。

（2）改善病情抗风湿药：改善病情抗风湿药（disease modifying anti-rheumatic drugs，DMARDs）主要包括甲氨蝶呤、柳氮磺嘧啶、来氟米特等。DMARDs 可抑制体内异常免疫反应，延缓或阻滞病情进展，已成为风湿性疾病的常规用药。尽管报道较少，以甲氨蝶呤为代表的部分 DMARDs 被证实可使得类风湿性关节炎患者出现继发性全血细胞减少甚至骨髓抑制现象。甲氨蝶呤可通过抑制二氢叶酸还原酶作用损伤 DNA 合成修复和细胞增殖达到治疗风湿病的作用。此外，甲氨蝶呤还可抑制单核巨噬细胞的炎症因子活性。或许是因为其非特异性抑制细胞增殖，临床报道少数甲氨蝶呤治疗患者外周全血细胞减少。而大多数病例在停用甲氨蝶呤和后续治疗后，这类全血细胞减少可逐渐恢复。

(3) 靶向生物制剂:生物制剂(biologicals)是通过生物工程技术制备针对特定致病靶分子的生物大分子物质。生物制剂可靶向炎症和免疫系统的特定成分,如细胞因子、趋化因子和黏附分子,以及T细胞和B细胞上的其他关键表面分子,而这些分子是风湿病发生发展过程中的关键致病分子。近几十年来,由于其靶向的优越性,生物制剂在类风湿性关节炎等风湿性疾病的治疗中取得突破,成为系统性红斑狼疮、类风湿性关节炎等的一线用药。目前生物制剂主要包含靶向TNF-α抑制剂、IL-1和IL-6拮抗剂、抗CD20单抗以及T细胞共刺激信号抑制剂等。然而,机体免疫是一个网络,生物制剂在靶向免疫调节的同时,也会干扰机体正常免疫反应组成和功能的完整性,甚至出现继发性的免疫缺陷。

而目前研究报道最多的是CD20单抗治疗风湿性疾病发生继发性低丙种球蛋白血症、中性粒细胞减少症、白细胞减少症等继发性免疫缺陷的概率明显升高,其中继发性低丙种球蛋白血症尤甚。CD20单抗又称利妥昔单抗,它可与表面表达CD20分子的B淋巴细胞结合,包括骨髓中的未成熟B细胞、自身抗原活化的滤泡B细胞、自身抗原活化的边缘B细胞以及记忆B细胞。CD20单抗可通过结合表面表达CD20分子B细胞,激活抗体依赖的细胞毒作用,补体依赖的细胞毒作用,网状内皮细胞吞噬作用等,从而达到B细胞清除的效果。而目前认为风湿病大多是由自身抗体介导,因此,CD20单抗被广泛运用到重症肌无力、系统性红斑狼疮等风湿病治疗中。然而临床研究报道CD20单抗的B细胞清除治疗后,血清IgM和IgG水平降低,且IgM更为明显。这或许是因为CD20单抗优先耗竭初始B细胞和未经类别转换的B细胞,而这两类细胞是IgM产生细胞的直接前体细胞,而IgG可来源于不表达CD20分子的浆细胞。然而有研究表明,尽管CD20单抗治疗会使得发生继发性低丙种球蛋白血症等不良事件增多,其继发感染概率并未提高,而部分患者发生严重感染或许与疾病本身的特异性相关。

(4) 其他药物:抗生素药物如四环素可抑制脾细胞抗体生成和白细胞趋化反应,氯霉素类抗生素可抑制抗体生成,氨基糖苷类抗生素如链霉素也可抑制T、B细胞。细胞毒性药物和部分抗惊厥药物可引起继发IgA缺乏症或IgG亚类缺乏症，抗淋巴细胞球蛋白和抗胸腺球蛋白可抑制T、B细胞的数量和功能。

4. 遗传代谢疾病 遗传代谢性疾病（inherited metabolic disease，IMD）是由于基因突变导致机体生化物质在合成、代谢、转运和储存等方面出现异常的总称，包括糖代谢障碍（糖原累积病、黏多糖病、半乳糖血症等）、氨基酸代谢障碍（苯丙酮尿症）、脂类代谢障碍（戈谢病、尼曼-皮克病、神经节苷脂沉积病）、铜代谢障碍（肝豆状核变性）、色素代谢异常（先天性高铁血红蛋白血症、卟啉病）、有机酸血（尿）症等。

部分遗传代谢性疾病可引起继发性免疫缺陷病的发生，免疫缺陷主要表现为反复或严重持久的呼吸道感染，中性粒细胞数量减少与功能降低、吞噬细胞对病原的清除能力降低等免疫功能低下或紊乱。许多关于遗传代谢性疾病如何累及免疫系统的研究提出了以下假设：①遗传代谢性疾病引起的下游产物生成不足可影响免疫细胞的能量代谢，从而影响免疫功能；②溶酶体对免疫系统功能的发挥是非常重要的，溶酶体贮积病中酶的缺乏使许多上游底物沉积于溶酶体，导致溶酶体功能失调，最终可引起自噬、多位点炎症、细胞稳态失调相关临床表现；③遗传代谢性疾病因酶缺陷可造成上游底物堆积于单核-吞噬细胞系统，从而影响免疫功能。

（1）糖代谢障碍性遗传病：部分糖代谢障碍性遗传病可引起继发性免疫缺陷病，比如糖原累积病Ⅰb型、黏多糖病、甘露糖贮积症等，免疫系统的累及可能与上游代谢产物的堆积以及机体生化代谢发生紊乱有关。糖原累积病Ⅰb型（glycogen storage disease type Ⅰb，GSDⅠb）患儿常有反复细菌感染、口腔溃疡和炎症性肠病的临床表现，通常需要给予G-CSF来降低感染的风险。免疫学检查发现患儿存在固有免疫缺陷，主要体现在中性粒细胞数量减少，趋化、吞噬以及呼吸爆发功能降低等功能失调，单核细胞呼吸爆发功能降低，这些吞噬细胞的固有免疫缺陷很可能与6-磷酸葡萄糖转运障碍引起的NADPH合成减少、钙离子信号通路阻断、凋亡相关分子增加有关。

黏多糖病是一种代谢-炎症-免疫相互作用的糖代谢障碍疾病，带

有 *IDS* 基因突变的Ⅱ型 MPS 的免疫功能失调表现与原发性免疫缺陷类似，主要为 NK 细胞与 B 细胞绝对数量的缺乏，但血浆中抗体水平并未出现明显下降。

甘露糖贮积病免疫缺陷相关临床表现为出生后第一年反复感染，免疫学检查可有血浆抗体水平低，白细胞趋化与吞噬能力降低。有研究发现，甘露糖贮积症患者血浆寡聚甘露糖苷增多，增多的寡聚甘露糖苷可与细胞表面的 IL-2R 结合，从而抑制 IL-2R 信号通路，影响免疫功能。

(2) 脂类代谢障碍性遗传病：部分脂类代谢障碍性遗传病可引起继发性免疫缺陷病，比如戈谢病、尼曼-皮克病、神经节苷脂沉积病等。戈谢病的主要临床表现为肝脾大、骨骼病变、造血系统和中枢神经系统症状，同时戈谢病Ⅰ型常合并严重的细菌感染。戈谢病是由于溶酶体 β-葡萄糖脑苷脂酶的缺陷使葡萄糖脑苷脂大量沉积在活化的吞噬细胞溶酶体内，造成吞噬细胞清除病原体与释放反应自由基能力减弱，继而表现为严重的细菌感染。同时戈谢病还可累及单核-巨噬细胞以外的免疫细胞，包括 T、B、单核细胞和树突状细胞等，造成机体免疫功能失调。

Ⅱ型尼曼-皮克病患儿在幼年期多有反复的呼吸道感染，研究指出这种反复感染主要是由代谢底物在肺部弥漫性浸润以及气道上皮对病原微生物的清除能力减弱引起；此外，尼曼-皮克病 C 型的主要缺陷为不能脂化与转运外源性胆固醇，这种代谢缺陷可引起胆固醇在成纤维细胞中沉积，使得吞噬体不能与溶酶体融合形成吞噬溶酶体，机体对病原微生物的吞噬清除能力减弱。

(3) 其他遗传代谢性疾病：其他遗传代谢性疾病也可合并继发性免疫缺陷，如神经节苷脂沉积病、有机酸血症患儿对感染的抵抗力极低，容易合并各种感染，可表现为血浆 IgM 抗体水平降低、吞噬细胞对病原体的清除能力降低等免疫功能低下表现。

5. 外伤或脾切除　创伤或外科大手术可导致局部缺血缺氧、组织水肿、钙离子超载及炎性反应，引发细胞损伤、死亡，导致继发性损伤的发生，患者常表现为儿茶酚胺、胰高血糖素和皮质醇等应激性激素增高，使机体发生以高分解代谢和高能量消耗为主的代谢紊乱，明显加重机体组织结构和功能的损害。当机体出现损伤时，中性粒细胞产生IL-2、IL-6、IL-8等炎性因子，同时活化的巨噬细胞、NK细胞和T淋巴细胞产生TNF-α，引起机体炎性反应，同时趋化免疫细胞向外伤部位移动，当机体出现重大外伤或行外科大手术时，由于创伤过大，免疫系统将过度活化，部分患者可发生继发性免疫缺陷或免疫功能亢进，常表现为重症感染、脏器损伤（如脑损伤、肺损伤、肾损伤），部分患者可发生全身炎症反应综合征甚至死亡。

脾脏是人体最大的免疫器官，作为单核-吞噬细胞系统的重要组成部分，心输出量的约25%经脾脏过滤，脾脏中的免疫细胞将在此过程中针对其中的病原体及相关抗原产生免疫应答。脾脏实质由红髓、边缘区和白髓组成，其中红髓由脾索和脾血窦构成，是发生吞噬作用的场所，其主要功能为清除老化、受损、被抗体包被的血细胞；边缘区是脾内首先接触抗原并引起免疫应答反应的部位；白髓则由动脉周围淋巴鞘和脾小体构成，是发生适应性免疫应答的主要场所。脾脏中分布有包括巨噬细胞、自然杀伤（NK）细胞、树突状细胞（DC）、T淋巴细胞、B淋巴细胞等在内的多种免疫细胞，在免疫功能的发挥中起着重要作用。巨噬细胞、窦内皮细胞和其基底膜、网状纤维等在脾边缘区构成血-脾屏障，对细菌及外来异物起到机械屏障及生物屏障作用，进行抗原呈递的同时还可对适应性免疫应答起调节作用。脾脏内的B细胞主要分布在脾小体和边缘区（marginal zone，MZ），其次散布于动脉周围淋巴鞘（periarterial lymphatic sheath，PALS）的外侧部和红髓，可通过产生抗体，以中和病原体、调理Mφ吞噬和形成抗原抗体复合物等方式，发挥其免疫功效。T细胞引起的特异性免疫应答在机体清除病原体、移植免疫和抗肿瘤免疫中有重要作用，同时，T细胞还能够分泌淋巴因子在多个环节上参与免疫调节。脾脏还能产生促吞噬肽（tuftsin）、补体、纤维连接蛋白、TNF、备解素（P因子）和调理素等多种体液因子，间接参与机体的特异性和非特异性免疫反应。

由于脾脏在固有免疫及适应性免疫中的重要作用，先天性无脾或由于外伤、疾病导致的脾切除，将影响患者的免疫功能。先天性无脾常见于围产儿无脾综合征，是一种少见的先天性畸形，其发病率约为活产儿的1/10 000，是导致围产儿死亡的重要原因之一，患儿常于生后发生重症感染，经尸检证实为脾缺如伴有内脏器官多个先天性畸形的综合征，常见表现有：①先天性脾发育不全或缺如；②胸腹腔脏器结构和位置异常，右移化；③伴有心血管严重畸形；④伴双侧肺多叶畸形及发育不全；⑤可以有多个系统及器官多发性畸形，临床上常误诊为多发性畸形。无脾综合征因无脾的功能，不能参与胎儿时期造血和贮血；不能产生体液免疫需要的各种抗体；没有脾内血液循环和淋巴细胞、网状内皮细胞结构的紧密联系；无清除进入血液循环内细菌的能力；无吞噬细胞清除血液循环中的异物及死亡或退化的红细胞、淋巴细胞及血小板的能力。此外，不能参加机体内铁的代谢，因此引起机体抵抗力低下，容易合并严重肺炎球菌感染而死于华-佛综合征及败血症。无脾综合征的病因尚不明确，通常认为与染色体异常及环境致畸因素导致的侧分化异常有关。由于患儿常伴有多器官系统畸形、功能异常，无脾综合征患儿预后较差，文献报道90%~95%的无脾综合征生后1年内死亡。

脾脏因其独特的解剖位置及组织特性，是临床上最容易受到损伤的腹部脏器之一，腹部钝性损伤中脾损伤约占20%~46%，当脾脏损伤程度较重，同时存在老龄、主要器官功能衰竭、严重感染、腹部复杂多发伤、凝血酶原时间显著延长等情况时，为避免病情进展，可行脾切除术，另外部分肝硬化、门脉高压等肝脏病变、原发性免疫性血小板减少等血液病及脾脏肿瘤等脾脏病变患者，因病情需要可行脾切除术。

由于脾脏在免疫功能发挥中的重要作用，无脾或脾功能低下的患者对有荚膜的病原体和其他危险病原体感染和死亡的风险增加。最常见的病原体是肺炎链球菌，其次为流感嗜血杆菌和奈瑟菌脑膜炎，同时患者更易发生疟疾和巴贝斯虫病，严重程度亦加重。部分患者术后2年内可发生严重感染，其中以脾切除后患者可能发生脾切除术后凶险性感染（overwhelming post splenectomy infection，OPSI）最为严重，死亡率可高达38%~70%。年龄、脾切除术的适应证和是否存在持续的免疫抑制是决定OPSI发生及严重程度的主要因素，因血液病（包括地中海贫血、遗传性球形红细胞增多症、自身免疫性溶血、免疫性血小板减少性紫癜或淋巴瘤）进行脾切除术比创伤而进行的脾切除术风险更高。

6. 营养不良与营养过多

（1）营养不良：机体免疫应答过程需要蛋白质、脂肪酸、维生素以及微量元素等多种营养素的参与。营养不良可导致免疫缺陷症，此种免疫缺陷病情轻重不一，大多可恢复。蛋白质-能量营养不良和微营养系（micronutrients）缺乏都将对免疫应答产生不良影响，可能是由于食物摄入不足和诱发恶病质的慢性疾病（例如肿瘤疾病）造成的，也可由呼吸道感染以及长期腹泻等引起。缺乏足量的常量营养素或者特定的微量营养素尤其是锌、硒、铁和抗氧化的维生素，均可导致继发性免疫缺陷及反复感染。

营养不良可引起机体容易发生感染，并可导致感染不易控制，从而相关并发症发生率及死亡率明显升高。同时，感染又可引起营养状况恶化，引起免疫抑制，营养和感染之间相互作用，削弱机体的免疫应答，导致免疫细胞群的改变和炎症因子的增加。研究发现，中度营养不良或严重营养不良的患儿多伴有免疫应答减弱，包括细胞免疫、吞噬细胞功能、补体系统、分泌性抗体以及细胞因子产生等5个方面。轻度营养不良多不伴有免疫功能改变。微量营养素在整个免疫系统中起着至关重要的作用，目前微量营养素缺乏已被证明会改变免疫反应；在关键代谢途径中，关键酶所需的维生素A、C、D、E、B_2和B_6、锌、铁、铜和硒等缺乏将导致中性粒细胞杀菌能力减弱和病毒感染时抗体应答的减弱，影响机体的免疫应答。同时，由营养过剩或脂肪储存过多引起的肥胖也是儿童多见的一种营养不良形式，目前认为瘦素作为一种细胞因子样免疫调节剂，在营养过剩和营养不良的炎症反应中也发挥了复杂的作用。而肥胖与营养摄入过多，常伴有微量元素和维生素的缺乏，从而也可伴随淋巴细胞和吞噬细胞功能的降低，造成免疫功能下降和反复感染。

1）蛋白质-能量营养不良：营养不良个体的胸腺重量与体积极度

减轻，营养不良可引起胸腺淋巴组织萎缩、严重的T淋巴细胞缺乏，从而导致机体对病原体的易感性增加，诱导机会性感染的发生。严重营养不良患儿的中央淋巴器官、脾和淋巴结大小、累及淋巴结的副皮质胸腺依赖区，生发中心变小，淋巴细胞数减少。T细胞的产生和功能与低蛋白血症的严重程度成正比，但是研究发现在营养不良的受试者中可以检测到特异性抗体滴度和对疫苗的免疫反应。然而，如果营养不良持续存在，这些免疫反应就会减弱。若黏膜屏障缺陷可能引起呼吸系统、消化系统及泌尿系统的感染。

严重营养不良患者血清中白蛋白含量较低，但是γ-球蛋白的含量相对正常。但是营养不良患儿常合并感染，因此血清免疫球蛋白的合成后期也会减少，但是抗体的免疫应答相对受影响比较小，可能会引起T淋巴细胞数减少，部分需要T细胞辅助的抗体应答相对减低。从而引起血清IgG水平降低，特异性IgG抗体产生能力减弱。

严重营养不良患者血清总IgA或小肠内分泌型IgA减少，IgA依赖黏膜免疫防御受损伤。同时还会引起黏膜局部的免疫功能降低，从而导致呼吸道及消化道发生感染相关疾病发病率增高且不易控制等，同时发生过敏相关疾病的概率也会增高。

其次还会引起急性期蛋白（APP）合成下降或调节性促炎因子合成减少。补体系统影响机体免疫调理、免疫附着、吞噬功能、白细胞的化学趋化作用和中和病毒等。大多数营养不良儿童血清各补体成分水平下降，可能由于补体合成减少（由于肝细胞、巨噬细胞、和上皮细胞功能障碍），以及消耗增加所导致。补体3减少和因子B活性降低从而引起白细胞杀菌作用降低。

2）微量元素缺乏：微量营养素的生物活性是通过相关酶的作用表现出来的，部分微量元素（例如锌和抗坏血酸）的缺乏会通过削弱黏膜屏障来增加对感染的易感性，从而促进病原体的侵袭度。多种微量元素可能与DNA的稳定性及氧化应激相关，对于机体正常免疫反应必不可少。

铁结合蛋白血清中的转铁蛋白有抑制细菌的作用，铁结合力高度不饱和的血清可以抑制霉菌的繁殖，而地中海贫血者的铁饱和血清可以促进霉菌生长。并且乳铁蛋白和转铁蛋白能够与铁结合，如果同时有抗体协同作用就可以抑制细菌的生长。并且铁可以直接影响机体的免疫应答。研究发现，营养不良时血清转铁蛋白水平降低可引起细胞免疫减弱、败血症易感性增加以及感染预后差。铁缺乏会出现T淋巴细胞数目下降，中性粒细胞吞噬功能障碍，血清铁水平下降时，机体可能无临床贫血征象，但是机体的免疫功能可能会受到影响。

锌是多种酶活性的重要辅助因子，其缺乏可能会引起细胞因子水平的降低以及淋巴细胞减少。长期缺锌会加速T淋巴细胞的凋亡，影响T细胞功能障碍和吞噬细胞功能异常。B细胞通常由于缺乏T细胞的辅助功能从而不能产生足够的抗体。

3）维生素缺乏：维生素缺乏时，机体的DNA和蛋白质合成受到障碍，影响细胞代谢和功能，从而影响机体的免疫功能。维生素A的缺乏可能会影响机体黏膜屏障功能，并影响中性粒细胞、巨噬细胞以及NK细胞的功能，引起IFN-γ分泌增多，IL-2、IL-4等细胞因子的活性下降，抗体类别转换功能受阻。维生素C可刺激白细胞（例如，中性粒细胞、淋巴细胞、吞噬细胞）的生成及运动；增加补体蛋白的血清水平，促进NK细胞活性和趋化作用，在淋巴细胞的增殖及分化中发挥了重要作用，维生素C的缺乏会影响补体以及血清抗体等的生成。维生素D_3作为一种脂溶性维生素，皮肤上皮细胞内的7-脱氢胆固醇经过紫外线（UVB）照射后转化为维生素D_3前体，先后在肝脏、肾脏经过羟化酶羟化为具有活性的1,25-$(OH)_2D_3$。一些免疫细胞，如树突状细胞、巨噬细胞等细胞内也含有1α-羟化酶，能够使维生素D_3活化。维生素D_3从而参与免疫系统的调控，其缺乏会影响机体抗结核分枝杆菌感染。

（2）营养过多：肥胖者易感染，这与肥胖者淋巴细胞和吞噬细胞功能降低有关。高胆固醇血症患者T细胞、B细胞和单核-吞噬细胞系统的功能均低下。饱和脂肪酸或不饱和脂肪酸过多均能抑制细胞免疫反应，抑制中性粒细胞趋化性和吞噬功能，以及单核-吞噬细胞系统廓清能力。极低密度脂蛋白能抑制淋巴细胞及其他细胞的蛋白合成和 DNA 合成的启动。一些脂蛋白能干扰补体附着在细胞表面上，因而影响免疫功能。在发生病毒性肝炎和霍奇金淋巴瘤时，血清中有一种 β-脂蛋白能抑制 T 细胞发育成熟。

7. 环境应激　环境应激是指造成生理损害和心理紧张的各种环境应激源对个体行为的影响，应激则是指令人不愉快的刺激所引起的紧张反应，包括应激源、应激本身、应激反应。环境应激物主要是指能引起个体生理和心理感受到威胁并产生紧张状态的物质，主要包括电磁辐射、有毒化学品、污染的大气和水体等。过度的应激会消耗机体较多的能量，造成个体分泌系统的紊乱，使机体的免疫系统下降，引起内环境的紊乱，使得易感各种疾病，影响个体的身体健康；还会使机体投入较多的精力，使个体的心理健康受到严重影响。

遗传物质 DNA 的稳定性是维持生物物种稳定性的最重要因素。然而，生物体不断地受到内、外环境因素的影响，DNA 的改变是不可避免的，可诱导细胞出现功能改变，影响机体免疫系统，出现衰老、恶性转化等生理病理改变。外部因素中最常见的是电磁辐射，根据作用原理的不同，通常可分为电离辐射和非电离辐射；α 粒子、β 粒子、X 射线、γ 射线等，能直接或间接引起被照射穿透组织发生电离，属电离辐射；紫外线（ultraviolet，UV）和波长长于紫外线的电磁辐射则属非电离辐射。

电离辐射可直接作用于 DNA 等生物大分子，断裂化学键，破坏分子结构；同时还可激发细胞内的自由基反应，发挥间接破坏作用。这些作用最终可导致 DNA 分子发生碱基氧化修饰、碱基环结构破坏脱落、DNA 链交联或断裂等多种变化。按波长的不同，紫外线可分为 UVA（400~320nm）、UVB（320~290nm）和 UVC（290~100nm）3 种。UVA 的能量较低，一般不造成 DNA 等生物大分子损伤。260nm 左右的紫外线，其波长正好在 DNA 和蛋白质等生物大分子的吸收峰附近，容易导致这些生物大分子损伤。大气臭氧层可吸收 320nm 下的大部分的紫外线，一般不会造成地球上生物的损害。但近年来，由于环境污染，臭氧层的破坏日趋严重，UV 对生物的影响越来越成为公众所关心的重要健康问题。低波长紫外线的吸收,可使 DNA 分子中同一条链两个相邻的胸腺嘧啶碱基(T)以共价键连接形成胸腺嘧啶二聚体结构(TT),或称为环丁烷型嘧啶二聚体。紫外线也可导致其他嘧啶间形成类似的二聚体结构,如 CT 或 CC 等。二聚体的形成可使 DNA 产生弯曲和扭结,影响 DNA 双螺旋,使复制与转录受阻。另外,紫外线还会导致 DNA 链间的其他交联或链的断裂等损伤。

总之,多种因素均可引起继发性免疫缺陷,表 3-1 总结了不同因素引起继发性免疫缺陷的主要免疫改变。

表 3-1　各种继发性免疫缺陷的免疫改变

疾病	T 细胞	B 细胞	吞噬细胞	补体
感染				
麻风	T 细胞↓,PHA↓,DTH↓,对麻风菌无反应	麻风杆菌抗体↑	不详	不详
结核	T 细胞↓,DTH↓	正常	不详	不详
急性病毒感染	T 细胞↓,有的 PHA↓	正常	正常	正常
反复感染	T 细胞↓,Th 细胞↓,PHA↓,MLC↓	Ig↑,抗病毒的 IgA↑	不详	不详
恶性肿瘤				
霍奇金淋巴瘤	DTH↓,PHA↓,血清有 T 细胞抑制因子	Ig 正常或增高,对一些抗原低应答	趋化性↓	不详
急性白血病	DTH↓、PHA↓	Ig 变化不定	正常或低下	不详
非淋巴组织肿瘤	DTH 变动不一,PHA↓,MLC↓,血清中有免疫抑制因子	Ig 变化不定	正常	某些肿瘤有补体↓
骨髓瘤	T 抑制细胞↑	Ig↓,抗体应答↓	正常	降低

续表

疾病	T 细胞	B 细胞	吞噬细胞	补体
免疫抑制治疗				
皮质激素	暂时性 T 细胞↓, DTH↓,原发性免疫反应↓	初次抗体反应↓	抑制吞噬作用、抑制溶酶体释放	无影响
细胞毒药物	T 细胞↓,功能↓,细胞免疫反应不定	初次抗体反应↓	吞噬细胞↓	无影响
环孢素	T 细胞数正常,功能↓	对 T 细胞依赖的抗原应答↓	不详	不详
γ 射线	T 细胞↓和功能↓	抗体生成↓	暂时性↓	不详
营养不良				
蛋白质(如肾病)	正常;严重时 T 细胞功能↓	IgG 正常或↓,抗体应答↓	不详	可以低下
维生素 A	T 细胞↓和功能↓	抗体应答↓	不详	不详
维生素 B_6	T 细胞↓,T 功能↓	抗体应答↓	中性粒细胞功能↓	不详
锌	T 细胞↓,T 功能↓	正常	不详	不详
铁	T 细胞↓,T 功能↓	基本正常	功能↓	不详
其他疾病				
糖尿病	PHA↓,MLC 正常	正常	趋化性↓、杀菌力↓	不详
尿毒症	DTH↓,移植肾易存活	正常	正常	有时↓
酒精性肝硬化	PHA↓	Ig↑	趋化性异常	一些补体↓
烧伤	T 细胞↓,DTH↓	Ig↓抗体应答正常	趋化性↓、吞噬能力↓	补体↓

注:T 细胞↓为数目减少;PHA↓为对 PHA 应答反应性降低;DTH↓为迟发型超敏反应低下;MLC 为混合淋巴细胞反应;Ig 为免疫球蛋白。

【诊断】

判断患者有无免疫缺陷，需要通过临床和实验室两个方面进行临床免疫学评估。美国CDC和Jeffrey Modell基金会制定了针对普通医生的原发性免疫缺陷的10个预测症状，这对于早期有效地发现继发性免疫缺陷亦具有一定的指导意义。这10项内容包括：①1年内≥4次新的耳部感染；②1年内≥2次严重的鼻窦感染；③≥2个月的口服抗生素治疗，效果较差；④1年内发生≥2次的肺炎；⑤婴儿体重不增或生长异常；⑥反复的深部皮肤或器官脓肿；⑦持续的鹅口疮或皮肤真菌感染；⑧需要静脉用抗生素清除感染；⑨≥2次深部感染，包括败血症；⑩原发性免疫缺陷病家族史。这提示我们感染常常是对免疫缺陷具有警示作用的最重要临床特征，当患者出现特殊的常规治疗效果不佳的感染时，应警惕存在免疫缺陷的可能，包括原发性免疫缺陷或继发性免疫缺陷，然后进行实验室检测评估作出诊断（常用的免疫功能评估方法见表3-2）。同时，要分析患者是否存在概述中所述的容易导致继发性免疫缺陷的因素，寻找引起继发性免疫缺陷的病因或原发病。

表3-2　免疫功能的常用实验室检测方法

初步筛查性试验
1. 血常规及涂片做细胞分类计数
2. 血清免疫球蛋白水平检测IgG、IgA、IgM和IgE
其他可进行的试验
1. 外周血中各种单个核细胞定量（用单克隆抗体、荧光免疫技术测细胞表面标记）
T细胞：CD3，CD4，CD8，TCRαβ，TCRγδ
B细胞：CD19，CD20，Ig（μ，δ，γ，α，κ，λ），Ig-相关分子（α，β）
NK细胞：CD16
单核细胞：CD15
激活标记：HLA-DR，CD25，CD80
2. T细胞功能测定
（1）皮肤迟发型超敏反应（PPD，白念珠菌素，破伤风类毒素）
（2）对丝裂原的增殖反应（PHA，ConA，抗CD3）和对同种异型细胞的增殖反应（混合淋巴细胞反应）

续表

(3) 细胞因子的生成
3. B细胞功能测定
(1) 天然的或常有的获得性抗体:同族血凝素,对常见病毒(流感、风疹、麻疹)和细菌毒素(白喉、破伤风)的抗体
(2) 注射蛋白质(破伤风类毒素)和糖类(肺炎球菌或嗜血流感菌B等菌苗)抗原后的抗体应答
(3) IgG亚类测定
4. 补体
(1) CH50
(2) C3,C4
5. 吞噬功能
(1) 二氢若丹明(DHR)分析或四唑氮蓝(NBT)还原试验
(2) 趋化试验
(3) 杀菌活性测定

【治疗】

1. 病因治疗 积极治疗原发性疾病和去除引起免疫缺陷的因素是治疗继发性免疫缺陷病的关键,当两者必舍其一时,则以治疗原发病为主。

2. 免疫增强和免疫替代 除注意营养和休息外,当体液免疫缺陷时,每月按0.1~0.2g/kg剂量输注一次丙球蛋白;如伴有补体不足时,给予新鲜或冻藏血浆疗法较为适宜。近年来,国内有人乳分泌型IgA的制剂,口服后可提高胃肠道局部免疫水平。T细胞和吞噬细胞功能缺陷时,服用左旋咪唑,注射转移因子、胸腺肽,可能改善这些细胞免疫功能。有些中草药如人参、黄芪、茯苓等已被证实具有提高细胞免疫应答和增强吞噬细胞功能的效用。

3. 控制感染 感染既是可以导致继发性免疫缺陷的重要因素,也可以是继发性免疫缺陷的临床表现之一,因此控制感染是切断感染与免疫缺陷恶性循环的重要手段,同时辅以提高免疫力措施,才能取得较好临床疗效。

有效控制感染的前提,就是能明确机体感染的病原体。随着分子生物学的发展,寻找病原体的方法越来越多,除经典的方法外,如病原体培养、检测病原体抗体等，近年来新兴的病原宏基因组学为临床明确病原体提供了很好的帮助。然而，临床经常遇到无法明确病原体的情况。不同免疫环节受损所导致的易感病原体不同，清楚各免疫成分缺陷所易感的病原体，对临床选择抗感染药物有重要的帮助。表3-3列出了不同免疫缺陷环节常见的易感病原体，可供临床选择抗感染药物参考。

表3-3 免疫缺损环节与易感病原

免疫缺损	临床举例	感染表现	病原体
Ⅰ. 炎症应答			
中性粒细胞减少	再生障碍性贫血	皮肤、黏膜溃疡(炎症不明显)，菌血症、败血症	革兰氏阴性杆菌(特别是大肠埃希氏菌、铜绿假单胞菌、克雷伯菌)、金黄色葡萄球菌、真菌、肺孢子菌等
趋化性障碍	蛋白-热量营养不良	支气管炎、中耳炎、菌血症、肺炎	葡萄球菌、链球菌、流感杆菌、大肠埃希氏菌、克雷伯菌等
吞噬作用减弱细胞缺陷	系统性红斑狼疮、巨红细胞性贫血	中耳炎、肺炎、脑膜炎	有荚膜细菌
调理缺陷	镰形红细胞贫血、脾切除术后	中耳炎、支气管炎、肺炎、脑膜炎、菌血症、骨髓炎	铜绿假单胞菌、变形杆菌、葡萄球菌、链球菌、沙门氏菌等
杀菌活性减弱	慢性肉芽肿	淋巴结、皮肤、肺、肝、骨和其他组织反复发作的感染	过氧化氢酶阳性微生物，如葡萄球菌、克雷伯菌、大肠埃希氏菌、铜绿假单胞菌、沙门氏菌、念珠菌、曲菌等
Ⅱ. 免疫应答			
T细胞	淋巴肿瘤、免疫抑制剂	皮肤黏膜念珠菌病、中耳炎、支气管炎、肺炎	结核分枝杆菌、李斯特菌、念珠菌、隐球菌、曲菌、弓形虫、肺孢子菌、单纯疱疹病毒、带状疱疹病毒、巨细胞病毒、麻疹病毒等

续表

免疫缺损	临床举例	感染表现	病原体
B细胞	骨髓瘤、肾病综合征	鼻窦炎、中耳炎、脓皮病、肺炎、骨髓炎、脑膜炎	链球菌、流感杆菌、铜绿假单胞菌、肝炎、脊髓灰质炎、水痘、贾第虫等
	继发性IgA缺陷	腹泻、吸收不良	

➤ 附：继发性免疫缺陷诊治流程图

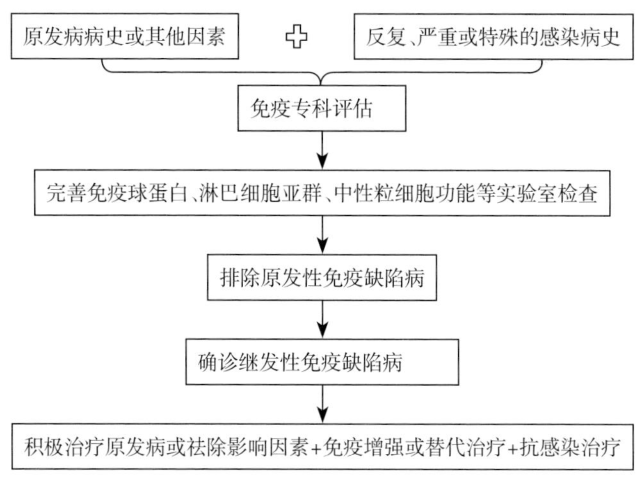

（孙金峤　王晓川）

参考文献

1. 王吉耀，葛均波，邹和建. 实用内科学. 16版. 北京：人民卫生出版社，2022.
2. 邵肖梅，叶鸿瑁，丘小汕. 实用新生儿学. 5版. 北京：人民卫生出版社，2019.

第四章　儿童过敏性疾病

第一节　概　　述

人类开始研究过敏性疾病只有100多年历史，尽管过敏反应的表现历史上早就有描述，如“花粉症”，中医的各种咳喘描述。从奥地利儿科医生Pirquet von Cesenatico CP于1906年定义了过敏反应之后，开启了近现代人类认识和研究过敏性疾病的历史。并逐步认识到过敏性疾病尽管临床表现多样，但主要是通过机体免疫异常反应所致的一系列疾病状态。人类认识过敏性疾病的发展历程可以概括总结如图4-1。

随着人类生存环境的改变，过敏性疾病的发病率呈逐步增高趋势，尤其是近20~30年，无论是西方发达国家还是发展中国家过敏性

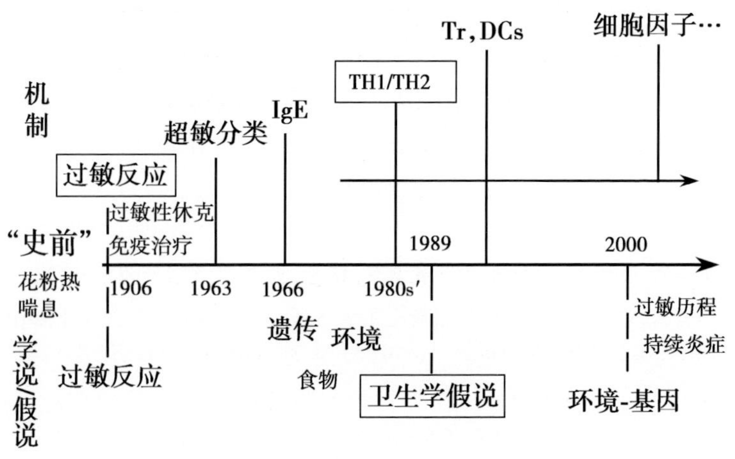

图4-1　过敏性疾病研究与认识的发展历程

疾病的发病率都发生了普遍增高的现象。发达国家过敏性疾病的人群发病率已经接近 20%~30%。我国的部分区域,不完全统计,过敏性疾病的发病率近 20 年呈现迅速上升的趋势。由于过敏性疾病的发病率逐年增高,过敏性疾病已经成为严重危及人类健康和影响人类生存质量的“流行病”。

而在过敏性疾病主要累及的人群中,儿童和青少年是最常见的人群。常见的几种过敏性疾病种类,如过敏性哮喘、鼻炎、湿疹等,发病高峰都在儿童与青少年时期。过敏性疾病对儿童的影响不仅仅涉及到躯体,也对包括行为、发育等多方面产生了不可忽视的影响。

人类对过敏性疾病的本质探索,涉及到过敏原的研究和认识,过敏反应发生的免疫学机制,宿主自身的免疫异常状态,包括宿主免疫遗传学的研究等。以及因之而产生各种诊断和治疗手段。社会和环境因素也成为过敏性疾病研究的重要内容。除了在疾病的病因探索,还涉及到过敏性疾病的预防和长期有效的管理与治疗。

但迄今为止,过敏性疾病的总体诊断手段还是十分有限的,过敏性疾病的治疗大多也是局限于缓解症状,改善生存质量方面。许多过敏性疾病还缺乏有效的应对策略,如一些对特殊过敏原发生危及生命的过敏性休克的患者,只能被动地防范和发生后的对症处理,无法从根本上解决疾病的发病问题。因此有效、正确的诊断和对过敏性疾病的长期随访治疗、管理,患儿及家长的教育是改善过敏性疾病临床过程的关键。

(王晓川)

参考文献

1. GREENBERGER PA. Drug allergy. Allergy Asthma Proc,2019,40(6):474-479.

2. CARDONA V,ANSOTEGUI IJ,EBISAWA M,et al. World allergy organization anaphylaxis guidance 2020. World Allergy Organ J,2020,13(10):100472.

第二节　食物过敏

【概述】

食物过敏指机体经食入、皮肤接触或吸入某种食物蛋白而引起的特异性免疫反应,导致机体炎症的一组疾病。是过敏性疾病按过敏原种类进行分类中的一种。食物过敏在人群中的发病率报道不一,成人的发病率接近 5%,儿童则可达 8%,儿童食物过敏发生率明显高于成年人。我国重庆、珠海、杭州三城市 0~2 岁儿童食物过敏检出率为 5.6%~7.3%。

170 余种食物可以引起人体过敏,最常见的食物过敏原包括:牛奶、鸡蛋、花生、坚果、小麦、大豆、鱼类以及甲壳类。能引起机体产生免疫过敏反应的蛋白质一般为水溶性糖蛋白,通常分子量小,不容易受热变形或被蛋白酶分解,并且在食物中含量丰富。

食物过敏发病机制可分为三类:①IgE 介导(速发型);②非 IgE 介导(迟发型);③混合 IgE/非 IgE 介导。其中 IgE 和嗜酸性粒细胞介导的过敏反应主要是由 Th2 细胞参与的免疫反应,其免疫机制研究比较清楚。而如食物蛋白诱导的小肠结肠炎、麦麸蛋白引起的乳糜泻则涉及比较复杂的机制,其免疫机制可能与 Th1 细胞及固有免疫细胞有关。

Th2 细胞介导的速发型过敏反应的病理变化一般可经历两个过程:过敏原暴露 15~20 分钟以内出现的反应为即时相的反应,以组胺引起的血管扩张、充血、水肿为主要特征;2~24 小时发生的反应为延迟相反应,以嗜酸性粒细胞、嗜碱性粒细胞、中性粒细胞及 Th2 细胞等炎症细胞的组织浸润以及炎症因子作用为主要特征。

肥大细胞释放的组胺可刺激内皮细胞合成血管平滑肌舒张剂,如环前列腺素、一氧化氮,引起皮肤和黏膜充血水肿;组胺还可以刺激消化道、呼吸道平滑肌收缩,导致肠痉挛和支气管痉挛。除此,在过敏性哮喘的病理中,支气管痉挛和炎症还有嗜酸性粒细胞及其他介质的参与,肥大细胞还分泌一些脂质介质如前列腺素、血小板活化因子、白三烯,导致支气管痉挛。当然,食物过敏直接引起哮喘发生的情况并不多见,而一旦发生食物过敏性哮喘常预示全身过敏反应可能。

【诊断】

1. 临床表现 食物过敏的临床表现常涉及皮肤、消化和呼吸系统(表 4-1)。症状和体征因过敏原、发病机制及患儿年龄的不同而异。婴儿最常见的是湿疹以及胃肠道症状,如恶心、呕吐、腹泻、血便等。

表 4-1 食物过敏常见症状

受累组织器官	症状
胃肠道	恶心、呕吐、腹痛、腹泻、血便、胃食管反流、便秘(伴或不伴肛周皮疹)、喂养困难;严重者可出现:生长迟缓,缺铁性贫血,低蛋白血症,肠病或严重结肠炎
皮肤	湿疹、血管性水肿、荨麻疹、皮肤瘙痒;严重者可伴有渗出,继发感染
呼吸道	鼻痒、流涕、喷嚏、慢性咳嗽、喘息;严重者可出现急性喉水肿或气道阻塞
眼部	眼痒、流泪、瞬目、球结膜充血
全身	持续的腹痛,生长迟缓;严重者可出现:过敏性休克

2. 实验室检查 食物过敏的诊断应基于病史、临床试验以及实验室检查结果。IgE 介导的过敏反应比较容易观察到食物和症状之间的关系。临床若怀疑某种食物过敏,可采用皮肤试验或血清 sIgE 来评估食物与症状间的相互关系。而对于非 IgE 介导的食物过敏,症状与饮食之间的时间关系比较难确定,而皮肤点刺或 sIgE 对诊断非 IgE 介导的食物过敏无参考价值,有时需通过临床试验或内镜进行鉴别。

(1) 实验室血清学检测:血清总 IgE 水平可升高。外周血嗜酸性粒细胞比例和绝对计数增高,提示可能存在过敏或其他情况,如,药物超敏反应、特殊病原感染(如结核、真菌)、寄生虫感染或虫咬皮炎等,以及某些罕见的先天性免疫缺陷病或血液病。另外,镜下检查眼结膜或鼻黏膜的分泌物及痰液中存在的嗜酸性粒细胞,提示局部存在过敏性炎症的可能。

血清过敏原特异性 IgE(sIgE)测定:过敏原 sIgE 的浓度有利于帮助判断过敏原种类与临床特征之间的关系。sIgE 检测结果除了与过敏严重程度有关,还与年龄、过敏原接触量和时间以及检测方法灵敏度有关。

(2) 临床试验

1) 皮肤试验:有两种皮试方法:皮肤点刺或皮内试验。点刺试验可检测大多数过敏原,且具有较高的阴性预测值。皮内试验更敏感,但特异性不高,可用于评估点刺试验阴性或可疑阳性的患儿对过敏原的敏感性,婴儿不适用。

2) 回避试验:通过短期回避日常食用的可疑食物,观察临床症状和体征变化帮助明确过敏原的种类。一般每次严格回避一种食物 2 周以上,如果考虑是非 IgE 介导的过敏反应最少 4 周;观察临床症状和体征的改善情况;如临床表现明显改善,提示过敏可能与此种食物有关。进一步再添加此种食物,如临床表现再现或加重,证实上述食物的过敏原性质(后者属于激发试验)。

3) 饮食日记:在怀疑有食物过敏或进行回避试验时应记录饮食。饮食日记是对病史的补充。在一段特定的时间里详细地记录患者每天所进食的食物,以及出现的症状和时间。可从日记中发现食物与症状的因果关系,发现一些隐藏的食物过敏原。

4) 双盲、安慰剂对照食物激发试验:为食物过敏诊断的金标准。临床上,大部分食物过敏可以通过前述方法诊断,而激发试验存在严重过敏反应的风险,且程序复杂,过程要求严格,一般只应用于少数条件完备的过敏诊断中心。

【鉴别诊断】

1. 过敏原种类的鉴别　通过实验室检查、饮食记录、食物回避和激发试验明确过敏原种类。

2. 鉴别其他免疫缺陷病　严重过敏合并反复感染或男童合并血小板减少者需鉴别其他免疫缺陷病,如高 IgE 综合征、WAS 等。

3. 腹泻　与其他非感染性腹泻鉴别,如乳糖不耐受、消化不良以及其他炎症性肠病。

【治疗】

1. 饮食管理　食物过敏的长期治疗主要依赖于过敏食物回避。

(1) 存在持续和/或严重过敏症状者：明确过敏原并严格回避任何含有该过敏原的食物。少数患者甚至需要终生回避。

(2) 轻症过敏(主要指轻症特应性皮炎)：明确过敏原并回避，但其中部分患者随时间，症状可能自发改善或消失，因此经过一段时间可能对过敏食物产生耐受。在婴幼儿这种情况尤其常见。

(3) 膳食均衡：除了回避过敏食物，也应注意膳食营养均衡，尤其是对多种食物过敏的患者，应定期进行营养评价，避免因食物回避造成的营养不良。

2. 药物治疗

(1) 抗组胺药物：通过与组胺竞争 H_1 受体，从而阻断组胺引起的一系列症状而达到治疗目的。第一代 H_1 受体拮抗剂：苯海拉明、异丙嗪、氯苯那敏、赛庚啶、酮替芬等。可有效治疗急性症状，但有抗胆碱能样作用及中枢抑制。第二代 H_1 受体拮抗剂：特非那定、阿司咪唑、西替利嗪、氯雷他定、依巴斯汀。可选择性地阻断外周 H_1 受体，作用时间长，亲脂性小，分子量大，不易透过血-脑屏障，中枢抑制作用较第一代弱，较少引起嗜睡；无抗胆碱能活性。部分药物会引起心脏毒性(特非那定/阿斯咪唑/咪唑斯汀)，目前临床少用。新型第二代抗组胺药常用的有左西替利嗪、地氯雷他定以及非索非那定，为第二代抗组胺药活性代谢物或光学异构体。与第二代抗组胺药相比，作用更强，副作用更少，无中枢抑制作用及抗胆碱作用，对心脏也无毒性作用。

(2) 肥大细胞稳定剂：代表药物是色甘酸钠和奈多罗米，它们能阻断肥大细胞释放介质，主要用于其他药物(如组胺、局部用皮质激素)无效或不耐受时。大多为呼吸道和眼过敏症局部用药。

(3) 白三烯受体拮抗剂：主要用于 1 岁以上儿童和成人呼吸道过敏症者。

(4) 激素类药物：对严重特应性皮炎、急性喘息发作、血管性水肿及全身过敏反应患者可短期使用全身糖皮质激素，是减轻非 IgE 介导过敏反应的主要药物。

3. 特应性皮炎治疗

（1）局部皮肤保湿：低于37℃温水沐浴15分钟以内，立即使用保湿乳或霜，可以减少皮肤瘙痒，缓解皮肤干燥。局部糖皮质激素：长期维持治疗宜选用弱效激素制剂，中强效激素适合短期使用。含卤素的激素制剂不宜用于面部、眼睑、生殖器、间擦部位以及小婴儿。超强效激素仅限短期（1~2周）使用，且避免用于面部及皮肤折皱处。钙调磷酸酶抑制剂可用于2岁以上顽固性湿疹患者，有效减轻瘙痒症状，减少激素的使用。口服抗组胺药物可减轻部分患儿瘙痒症状，不建议抗组胺药局部外用。严重病例可使用光疗或全身使用免疫抑制剂。

（2）IgE介导的食物过敏引起休克和严重血管性水肿时，应第一时间给予1∶1 000肾上腺素肌内或皮下注射，可减少严重过敏的死亡率。儿童剂量：0.01mg/kg，最大剂量0.5mg。

➢ **附：食物过敏诊断流程图**

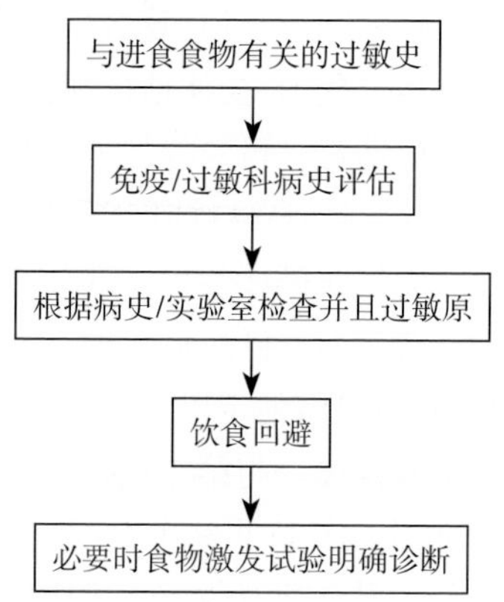

（王晓川）

参考文献

1. DIAS DE CASTRO E, CAROLINO F, RIBEIRO L, et al. Overview of Drug Allergy: From Immunogenetic Basis to Practice. Acta Med Port, 2018, 31(10): 581-588.

第三节　药物过敏

【概述】

药物不良反应(adverse drug reaction,ADR)是指在疾病的预防、诊断、治疗或患者身体功能恢复期,所用药物在正常用量情况下,因药物本身的作用或药物间相互作用而产生的与用药目的无关的一种有害且非预期的反应。该定义排除有意的或意外的过量用药及用药不当引起的反应。若这种ADR主要表现为皮肤和/或黏膜上的急性炎症反应则称为药疹(drug eruption)或药物性皮炎(dermatitis medicamentosa)。

许多ADR属于过敏反应(allergy),但也有不少是通过非过敏反应机制而发生。前者属于真性过敏或免疫反应,其发生为非剂量依赖性,与药理作用无关,且仅发生于少数特应性易感者,称之为不可预测性ADR;后者的发生大多数与剂量相关,与所知的药理作用有关,并且在所有人中均有可能发生,称之为可预测性ADR。

绝大多数药物进入体内后必须经过“生物活化”(bioactivated)或代谢成化学反应产物,才可发挥它应有的药理作用。在大多数情况下,反应性代谢物通过解毒(生物灭活),药物从非极性脂溶性化合物变为易于排出的极性水溶性化合物。然而,在药物代谢出现异常情况下,代谢物未能得到充分的解毒,则可导致直接的毒性作用(direct toxicity)或免疫介导超敏反应(immune-mediated hypersensitivity)。前者致反应性代谢物与蛋白质或核酸结合,引起细胞坏死或基因变异;后者则表现为反应性代谢物作为半抗原与细胞性巨分子共价结合引发免疫反应。这种免疫反应可以是直接针对半抗原、半抗原-载体复合物或药物与蛋白质结合形成的新的抗原决定簇,引发的反应可以是抗体介导的、T细胞介导的或两者兼有。

皮肤作为人体上的最大器官,在药物代谢中有着举足轻重的作用,一方面皮肤含有参与药物代谢酶的细胞,如中性粒细胞、单核细胞及角质形成细胞;另一方面,皮肤也是一免疫活性器官,含有朗格汉斯(Langerhans)细胞及树突状细胞,起到药物抗原决定簇的抗原呈递作用。药物的代谢活性与皮肤免疫应答反应的结合可能说明为何皮肤是ADR中最常受累的器官。

药物种类繁多,用药途径不同,体质又因人而异,因此ADR发生的原因也是复杂的。几乎所有的药物都可引起不良反应,只是反应的程度和发生率不同。随着药品种类日益增多,ADR的发生率也逐年增加。近年来,生物制剂在临床的应用不断增加,生物制剂所致的不良反应亦应引起重视。ADR有时也可引起药源性疾病,除少数人自服药物外,ADR主要由医生给药所引起,所以有些药源性疾病也属医源性疾病。虽然有些ADR较难避免,但相当一部分是由于临床用药不合理所致。

根据导致不良反应的原因,可以分为两类:①由于增强的药理作用所致。这种不良反应是剂量依赖性和可预测的,大约占所有不良反应的80%。如使用抗凝剂华法林所致的出血,或使用地高辛所致的恶心,等等。②特异质反应(idiosyncrasy):这种不良反应是不可预测的,常规毒理学筛选不能发现,主要由机体特异性的原因所致。上述两类不良反应的分类是20世纪70年代提出的,随后即提出不能用上述原因解释的不良反应,有学者提出归为第三类不良反应,其特点是发生率高,用药史复杂,没有明确的时间关系,潜伏期长。总之,导致不良反应的原因众多,既有药物方面的原因,也有机体方面的原因,以及联合用药等因素的影响。

【诊断】

药物不良反应的复杂性在于一种药物可以引起多种不同类型的临床表现;反之,不同药物也可以引起相同或相似的不良反应。本节仅就比较常见的ADR的临床表现介绍如下。

1. 固定性红斑(fixed drug eruption) 又称固定疹,这是药疹中常见且最易诊断的一种。致病药物较多,常见者主要为磺胺类药、解热镇痛药和镇静安眠药。磺胺类药中以SMZ+TMP(复方磺胺甲噁唑)为多见。镇静安眠药中以巴比妥类为多见。大多数病例可根据病史找出致病药物。目前最可靠的寻因方法还是口服激发试验,通常以可疑药物单一用量的 1/10~1/4 即可。

典型的皮疹常为圆形或椭圆形水肿性紫色红斑，严重的斑上有大疱，边缘鲜明，直径一般为 1~2cm。常为一个，间或数个，分布不对称。可发生于任何部位，亦可局限于黏膜。唇黏膜和外生殖器可单独发生或同时累及。发生于此处时容易糜烂，产生痛感。复发时常在原发疹处复发，但损害可扩大，并可增发新疹。除瘙痒外，伴或高或低的发热。愈后留下黑褐色色素沉着斑，可经久不退。

2. 麻疹样疹（morbilliform eruption）/猩红热样疹（scarlatiniform eruption） 在药疹中是最常见的一型，几乎任何药物均可引起。最常见的致敏药物有青霉素类、非甾体抗炎药、磺胺类药、抗惊厥药及别嘌醇等。本型药疹的发生机制尚不十分清楚，药物特异性 T 淋巴细胞介导的迟发性过敏反应可能起主要作用。

常于用药后 1~2 周内发生，偶于停药后几天发疹。发病突然，常伴以畏寒、发热、头痛、全身不适等。皮疹开始为小片红斑及斑丘疹，从面、颈、上肢、躯干向下发展，快的 24 小时，慢的 3~4 天可以遍布全身，呈水肿性鲜红色，广泛而对称。以后皮疹增多扩大，相互融合。在达到高潮时，可以从面部到足部，酷似猩红热或麻疹的皮疹。但患者一般情况较好，虽发高热，并无其他显著不适，且无猩红热或麻疹的其他症状和体征。此后，病情开始好转，体温逐渐下降，皮疹从鲜红变为淡红，继而大片脱屑，重者头发亦可脱落。鳞屑逐渐变小变细，皮肤缓慢恢复正常。全程一般不超过 1 个月。内脏一般不累及。如未能及时停用致敏药物可发展为剥脱性皮炎等重型药疹。

3. 荨麻疹（urticaria）/血管性水肿（angioedema） 是药疹中常见的类型之一。皮疹以突发瘙痒性红斑性风团样损害为特征，常呈泛发性分布，大小、形状不一，可持续几小时，少数可存在 24 小时以上，但常此伏彼起。血管性水肿，常局限于眼睑、上唇、咽喉黏膜处，持续时间常达一至数日，局部痒感不明显。

本型药疹的发生机制有变应性及非变应性两种。以青霉素、β-内酰胺类抗生素及呋喃唑酮诱发的为最常见的变应性荨麻疹，通过药物或其代谢物特异性 IgE 抗体介导。除Ⅰ型机制，荨麻疹亦可见于药物诱发的Ⅲ型反应(血管炎及血清病型),阿司匹林及非甾体抗炎药是诱发非变应性荨麻疹最常见的原因,是通过改变前列腺素代谢、促进肥大细胞脱颗粒的结果。其他如放射显影剂、阿片制剂、筒箭毒碱及多黏菌素 B 等亦可诱发非变应性荨麻疹。血管紧张素转换酶抑制剂可诱发血管性水肿。点刺或划痕试验对某些变应性荨麻疹诊断有一定价值。目前,已有可供皮试的青霉素及其降解产物变应原试剂制成,可用于患者特异性 IgE 抗体检测。

4. 多形红斑(erythema multiforme,EM)/重症多形红斑(EM major)/Stevens-Johnson 综合征(Stevens-Johnson syndrome,SJS) EM 以常具有多形性损害为特点,可有水肿性斑疹、丘疹及疱疹,出现虹膜样损害为其典型表现。皮疹好发于四肢远端,较重者可累及面颈及躯干部,常对称分布。EM 中约 80% 为轻型患者。如有大疱、坏死,并有眼、口腔及外生殖器累及,伴发热等全身症状,则属重症多形红斑。SJS 的表现与重症多形红斑近似,病情更严重,可出现紫癜、成片表皮剥脱(≤10% 体表面积),露出鲜红糜烂面,但少有典型虹膜样损害。致病药物中常见的为磺胺类、青霉素类、非甾体抗炎药、抗惊厥药及别嘌醇等。

本型药疹发生与药物代谢的解毒过程异常改变有关,有的则属直接细胞毒作用,也有些研究资料显示免疫性机制参与发病,在患者已可检测出药物特异性 T 淋巴细胞。本型主要依靠临床表现作出诊断,皮损活检及直接免疫荧光检测可有助于排除其他免疫性大疱病。

5. 大疱性表皮坏死松解型(bullous epidermo-necrolysis,BENL) 常见致敏药物为青霉素、头孢菌素,SMZ+TMP,别嘌醇、苯巴比妥、解热镇痛药等。本型药疹的发生机制与上述 SJS 一样,既有细胞毒作用,又有免疫性机制参与。Paul 等(1996)研究发现在 TEN 患者皮损内出现较多凋亡的角质形成细胞,提出细胞凋亡作为角质形成细胞坏死机制的设想。免疫组化研究发现在患者表皮中 $CD8^+$ 及巨噬细胞占明显优势,肿瘤坏死因子(TNF)增加。已知 TNF 及细胞毒 T 细胞可诱发细胞凋亡。本型药疹有如下特点。

(1) 起病急,皮疹多于起病后 1~4 天累及全身。

(2) 皮疹开始为弥漫性鲜红或紫红色斑片，迅即出现松弛性大疱，Nikolsky 征阳性，表皮剥脱范围超过体表面积 30%，重者几乎全身表皮似腐肉外观，稍擦之即破。

(3) 眼、口腔、鼻及外生殖器等黏膜常受累(90%)。

(4) 均伴发热，常在 39~40℃，肝、肾、心、脑、胃肠等脏器常有不同程度损害。

(5) 如无并发症，历时约 4 周(30.6±13.7 天)可痊愈。

(6) 预后较差，如未及时抢救，多于 10~14 天死亡，病死率为 25.6%。

6. 剥脱性皮炎(exfoliative dermatitis) 常见致敏药物有青霉素、链霉素、头孢菌素、别嘌醇、氯丙嗪、苯巴比妥、氨苯砜、保泰松、对氨基水杨酸等。本型药疹有如下特点。

(1) 潜伏期长，常在 1 个月以上。

(2) 病程长，常达 1~3 个月。

(3) 预后严重。

(4) 全病程可分为三期。①前驱期：出现皮肤红斑、瘙痒，或畏寒、发热等；②发疹期：皮疹多从面颈部开始，逐渐向下发展，于 1~2 天遍布全身，皮疹表现为大片水肿性红斑，面颈部肿胀显著，常伴渗液、结痂；③恢复期：皮肤红色消退，脱屑逐渐减少，并呈糠秕样，最后恢复正常。

(5) 病程中常伴发热、淋巴结肿大及内脏损害(以肝炎为多见)。外周血常见嗜酸性粒细胞增高及非典型性淋巴细胞出现。

7. 血清病型反应(serum sickness-like reaction) 这是血液循环中抗原-抗体复合物引起的Ⅲ型过敏反应。它的临床特点是发热、荨麻疹、关节痛和淋巴结肿大，一般在注射异种血清 6~12 天后发病。非蛋白质药物如青霉素、呋喃唑酮亦为致病的常见原因。这种反应与一般药物反应的不同之处，在于第一次给药后，经过 6~12 天的潜伏期，形成的抗体与仍存留于血液中的抗原起反应，形成中等大小抗原-抗体复合物，沉积于全身滤过性器官(如肾)的小血管基底膜，激活补体，产生局部坏死性血管炎(Arthus reaction)，这是本病发生的病理基础。

开始时可能在注射部位发生瘙痒、红斑和水肿。发生皮疹的约为90%，且常为先发症状。不过，本病的发生取决于血液中抗原过多的程度，如注射异种血清100ml的90%发病，而注射10ml的只有10%发病。以荨麻疹和血管性水肿最多见，偶有发生猩红热样红斑、麻疹样红斑、多形红斑和紫癜者。发热可轻可重，可伴头痛和不适。约有50%发生关节炎，多累及膝、踝、腕等大关节。血清注射处的局部淋巴结肿大，有压痛。所有上述症状均可发生，或只发生1或2种，可持续数日至数周，平均约1周，但荨麻疹可能持续很久。

8. 光敏性药疹（photosensitive drug eruption） 可诱发光敏性药疹的药物甚多，其中较常见的有非甾体抗炎药、SMZ+TMP及其他磺胺类、噻嗪类、四环素类、氯丙嗪、胺碘酮、萘普生及奎尼丁等。药物诱发的光敏疹多数由光毒作用所致。一般情况下，于首次用药后即可发生，其反应的严重度与皮肤组织内药物含量有关。皮损以面颈及手背等曝光部位为主。光毒性反应以边缘清楚的水肿性红斑为主，伴灼热感。光变应性反应以湿疹样表现为主，伴瘙痒感。

9. 细胞因子反应（adverse reaction to cytokines） 在应用细胞因子治疗中常引起皮肤反应，包括在注射部位引起局部炎症和/或皮肤溃疡，在全身引起泛发性红斑、丘疹性皮疹。如粒细胞集落刺激因子（G-CSF）可诱发Sweet综合征或大疱性坏疽性脓皮病；G-CSF及粒-巨噬细胞集落刺激因子（GM-CSF）可致白细胞破碎性血管炎的病情加重；干扰素（IFN）-α、IFN-γ及G-CSF可致银屑病加重；IL-2常可引起弥漫性红斑性皮疹，多数为轻~中度，少数可发展成TEN样重度反应，还可有瘙痒、面部潮红、阿弗他口炎及舌炎等；IL-2皮下注射还可引起注射部位的结节性或坏死性反应。

10. 药物超敏综合征（drug hypersensitivity syndrome） 常见致敏药物有抗惊厥药（苯妥英钠、卡马西平、拉莫三嗪）、磺胺类药、氨苯砜、别嘌醇、米诺环素及金制剂等。本症发生机制尚不十分清楚，目前多认为可能首先是药物性代谢物与体内蛋白质组分相结合，引发T细胞活化，继而活化的T细胞激活潜在的人类疱疹病毒6型（HHV-6），诱发本症。本症又称药物反应伴嗜酸性粒细胞增多和系统症状，是重症 ADR 之一。其临床特点如下。

(1) 起病急骤，常先有发热、肌痛、关节痛、咽炎等。

(2) 潜伏期较长，常为 2~6 周，平均 3 周。

(3) 皮疹大多表现为麻疹样、猩红热样或紫癜，重者可发展为全身剥脱性皮炎等。

(4) 内脏损害多，尤以肝炎最常见，亦可有肾炎、肺炎、心肌炎，多伴淋巴结肿大。

(5) 血液嗜酸性粒细胞增高（$\geqslant 1.0\times10^9/L$），淋巴细胞增高伴不典型细胞（>5%），肝酶增高。

(6) 病程迁延，易反复，病死率高（10%）。

11. 药物诱发的系统性红斑狼疮样综合征（drug induced SLE-like syndrome） 自 20 世纪 60 年代初期发现肼屈嗪（肼苯达嗪）可以引起 SLE 后，到现在为止，已有 50 多种药物可以诱发本病，如普鲁卡因胺、异烟肼、苯妥英钠、呋喃妥因、青霉素、D-青霉胺、链霉素、四环素、灰黄霉素、磺胺类、硫氧嘧啶、甲基多巴、对氨基水杨酸、保泰松、羟基保泰松、普拉洛尔、氯丙嗪、扑米酮（去氧苯巴比妥）、三甲双酮、利血平、奎尼丁、胰岛素、卡马西平等，其中以前 4 种（包括肼屈嗪），特点是普鲁卡因胺引起发病的最多，在服此药 6 个月的患者中，有 1/2 抗核抗体阳性。药物引起的 SLE 临床表现，主要为多关节痛、肌痛、心包炎、胸膜和肺部症状、发热、失重、肝脾和淋巴结肿大、腹痛、肢端发绀和皮疹。狼疮细胞、抗核抗体、抗 RNP 抗体可阳性，但抗 dsDNA 抗体则很少发现。

本病与自发的 SLE 不同之处在于发热、管型尿、显微镜下血尿和氮质血症少见。病情亦较轻，常于停药后消失。由肼屈嗪引起者，在症状消失后，实验室检查发现可持续存在几个月至几年。发病机制尚不十分清楚，有认为与遗传因子有关，如肼屈嗪或异烟肼的缓慢乙酰化产生 SLE 样综合征；有认为系上述药物的药理作用；另一些则认为是免疫反应的结果。

【鉴别诊断】

药物不良反应的范围如此之广，发生的机制如此之复杂，在临床上缺少特异的反应模式。因此，要明确 ADR 的诊断，有时非常困难，需要经过一段时间的随访，反复论证、分析，方可确定。就以药疹而论，目前诊断仍然主要依靠病史和皮疹表现，而非实验室检查。其诊断的基本要点如下。

1. 明确的近期用药史，特别是发疹前 2~3 周内的用药情况。

2. 有一定规律性的潜伏期，此有助于分析可能致敏的药物。

3. 一般以突然起病较多，且进展迅速。

4. 皮疹多呈泛发、对称性分布（少数类型例外，如固定性药疹），其数量、色泽往往比被模拟的发疹性传染病和其他皮肤病更多、更鲜艳。

5. 常伴不同程度瘙痒或发热等全身症状，有时虽伴高热，但自我感觉尚好。

6. 自限性病程，一般 2~4 周可痊愈（重型药疹例外）。

7. 血液白细胞总数常增高，但中性粒细胞分类计数无明显升高，嗜酸性粒细胞可增高。

8. 注意和一些发疹性传染病相鉴别。

常用的关联性评价标准包括以下 5 项：①用药与不良反应的出现有无合理的时间关系；②反应是否符合该药已知的不良反应类型；③停药或减量后，反应是否消失或减轻；④再次使用可疑药品是否再次出现同样反应；⑤反应是否可用并用药的作用、患者病情的进展、其他治疗的影响来解释。在不良反应分析的 5 个原则选项中，前 4 个选项都选择“是”，则关联性评价应选“肯定”；前 4 个选项中有 3 个选择“是”，则关联性评价应选“很可能”；前4个选项中有2个选择“是”，则关联性评价应选“可能”。

已用于 ADR 的实验诊断方法很多，有些试验可能对某一种变应性类型的 ADR 具有一定灵敏度和特异性，如：①皮肤划痕、点刺（prick）或皮内试验：阳性反应提示皮肤对该药过敏，但口服或注射给药不通过皮肤，可不引起反应。另一方面，皮试阴性后给药发生反应的亦非少见。皮内试验危险性与再次暴露试验基本一样，进行前要采取预防措施。对某些药物反应的患者，常不一定对该药本身而是对它的代谢产物过敏。例如对青霉素的反应，常是对它的衍生物青霉酸基团而不是对青霉素本身过敏。还有的药疹是对药物制剂所含其他敷料而不是对药物本身的反应。②特异性淋巴细胞转化试验。③放射性变应原吸附试验（RAST）或酶联免疫吸附试验（ELISA）检测血清内针对致敏药物的 IgE 类抗体。

【治疗】

1. 基本治疗

(1) 停用一切可疑的致病药物：这是 ADR 发生后应当立即采取的措施，如同时在应用几种药，则应根据药物的致敏特性、潜伏期及临床反应加以分析，区别对待。

(2) 加强支持疗法：其目的是让患者尽可能避免各种次生的有害因素，使患者顺利度过危险期以利于康复。具体措施包括：卧床休息，适宜的室温和光线，富于营养的饮食，严格消毒隔离，防止继发感染，加强排泄和延缓药物的吸收等。如有情绪不稳，宜予善意解说，消除顾虑。

2. 对症治疗

(1) 轻型药疹：酌情选用 1 或 2 种抗组胺药物、维生素 C、葡萄糖酸钙等非特异性抗过敏药物即可。如皮疹较多，瘙痒明显，或伴低热者，除上述药物外，可加用泼尼松，按 0.5~1mg/(kg·d) 分 3~4 次口服，直至皮疹停止发展时再逐步减量。

(2) 中、重型药疹：指皮疹广泛、明显，伴 38~39℃或更高热度，毒性症状明显和/或伴内脏损害者，包括重症多形红斑、大疱性表皮坏死松解型、剥脱性皮炎、药物超敏综合征以及其他类型中症状严重患者。鉴于中、重型药疹患儿病情较重，易出现并发症，必须及早治疗。对危重患儿，需组织力量进行抢救。

1) 糖皮质激素：应及早、足量使用。常用氢化可的松（或琥珀氢化可的松）200~500mg 或甲泼尼龙 40~120mg 加入至 5%~10% 葡萄糖液 1 000~2 000ml，静脉滴注，每日 1 次或分 2 次给予。对危重患儿有时采用大剂量糖皮质激素冲击疗法（pulse therapy）。

在应用激素治疗中必须注意以下几点：①静滴速度宜缓慢，必要时需保持 24 小时连续滴注；②疗程中勿随意改换制剂品种；③勿突然改变给药途径，如欲改变应采取逐渐更迭方式；④当病情稳定、好转，激素减量宜采取逐步递减，即每次减量应为当日总量的 1/10~1/6，每减一次应观察 3~4 天再考虑下一次减量；⑤病程迁延易反复者需酌情用一段时间维持量；⑥密切注意可能发生的激素不良反应。

2）抗生素：及时有效地控制伴发感染对重型药疹至关重要。原则上宜选用一些相对而言较少致敏且抗菌谱较广的抗生素。但需要注意的是药疹患儿原已处于敏感状态，即使采用与敏感药物在结构上完全不同的药物，亦可能诱发新的过敏反应。如患儿一般情况较好，且无任何伴发感染的迹象，可不必加用抗生素。

3）维持血容量及电解质平衡：根据皮损渗液情况、尿量及进食情况及时调整补液量。定期测定血钾、钠、钙、磷、氯化物，如有异常需及时纠正。酌情输新鲜全血、血浆或白蛋白，既可维持一定的胶体渗透压，又可提高机体抗病能力。

4）免疫球蛋白：免疫球蛋白静脉滴注（IVIG）疗法主要用于重型 ADR，尤其是大疱性药疹患儿。常与激素联合应用。用量按 200~800mg/(kg·d) 计算，连用 2~5 日。

5）血浆置换疗法：主要用于重症患儿，常可控制病情发展，据报道，经采用者改善率可达 80%。

6）局部外用治疗：①皮肤损害。如无渗液糜烂，可外扑含 5% 硼酸的扑粉，每日 3~4 次，不单扑在皮疹上，床单上也应该撒满扑粉，以利皮疹的保护、散热、干燥、消炎和止痒。根据渗液程度，采用间断性或连续性湿敷；待急性炎性反应减退，渗出减少，可改用 0.5% 新霉素软膏油纱布敷贴，每日更换 1 次；如皮损完全干燥，脱屑可搽单纯霜，直至痊愈为止。②眼损害。用 3% 硼酸水或生理盐水清洗，清除炎性渗出物，每日早晚各 1 次；用醋酸氢化可的松眼膏。对眼黏膜损害的治疗与护理必须重视，否则有可能引起视力减退、眼睑粘连，甚至有失明的危险。③口腔及外生殖器黏膜损害。用硼酸液清洗，每日 2~4 次。口腔还可用复方硼砂液或碳酸氢钠液漱口，每日数次，外搽口腔溃疡涂膜或撒青黛散、珠黄散，如有念珠菌感染，外搽制霉菌素涂剂。

外生殖器黏膜损害还可以搽黏膜溃疡膏等。

➤ **附:药物过敏诊治流程图**

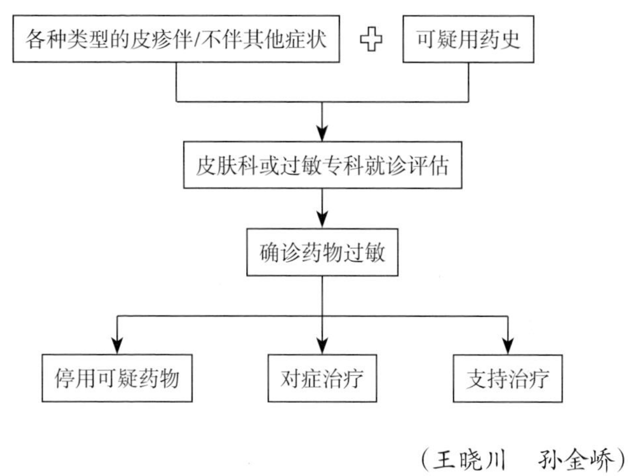

（王晓川　孙金峤）

参考文献

1. DURHAM SR, PENAGOS M. Sublingual or subcutaneous immunotherapy for allergic rhinitis? J Allergy Clin Immunol, 2016, 137(2): 339-349.e310.

第四节　过敏性鼻炎

【概述】

过敏性鼻炎(allergic rhinitis)是一个全球性的健康问题,其全球发病率达 10%~25%,并且患病人数仍在逐渐增加。过敏性鼻炎是体外环境中的过敏原作用于特应性个体后出现 IgE 介导的鼻腔黏膜的过敏性炎症,临床主要表现为突然和反复发作性鼻痒、打喷嚏、流涕和鼻塞等。

遗传和环境因素被认为是过敏性鼻炎的病因学因素。过敏性鼻炎大多是由 IgE 介导的Ⅰ型超敏反应,常表现家族易感性。多种细胞因子、炎症介质等参与了过敏性鼻炎的发病过程。引起本病常见的吸入性过敏原有尘螨、屋尘、真菌、动物皮屑、各种树木和草类的风媒花粉等，这些过敏原的颗粒大都较大（5~25μm），能在鼻部被阻挡下来而在鼻腔内发生 IgE 介导的过敏反应。传统上过敏性鼻炎分为季节性与常年性变应性鼻炎，其中花粉和真菌孢子等室外过敏原是引起季节性过敏性鼻炎的主要原因，而尘螨、宠物皮毛、真菌、蟑螂等室内过敏原易导致常年性过敏性鼻炎。

鼻黏膜明显肿胀，黏液分泌极度旺盛；显微镜下可见杯状细胞数量增加，上皮与基底膜明显水肿并有大量嗜酸性粒细胞的浸润。有的患儿在眼结膜、咽后壁等处也有类似的病理变化。这些病理改变在缓解期有所减轻。

【诊断】

1. 临床表现 主要表现为流涕、鼻塞、鼻痒、喷嚏等；喷嚏是最具有特征性的症状，多于刚睡醒时发作，常为阵发性，通过鼻泪反射可伴随有流泪症状。鼻涕典型呈稀薄的清水样分泌物，发作后期黏稠度可以增加。出现浓稠分泌物，可能继发细菌感染。鼻塞是最常见的临床症状，多呈间歇性，在晚上比较明显，常随体位而改变，由于鼻黏膜的肿胀，患者常有味觉和嗅觉减退现象，如果长期严重鼻塞可以阻碍鼻旁窦和咽鼓管，随着鼻旁窦和中耳内空气逐渐吸收，负压增加，出现头痛和听力下降，久而久之会导致慢性鼻窦炎和反复不愈的中耳炎。鼻痒使得患儿反复揉捏鼻部，在儿童尤为明显，同时可伴有眼结膜、上腭部甚至外耳道部的奇痒。有时由于咽喉部不适或鼻分泌物流入咽喉部，常伴有干咳或清喉动作。上述这些症状通常早、晚重，日间及运动后好转。一些患儿可有全身症状如乏力、食欲缺乏、不适等症状。

患儿常伴有鼻黏膜的高敏状态，刺激性气味、污浊空气，甚至气温变化都能引起症状的反复。在发作期患儿常呈一种张口呼吸的面容，由于经常因鼻痒而搓揉可见鼻梁部皮肤的横纹，鼻翼部分肥大。在儿童由于鼻甲肥大压迫蝶腭静脉丛，引起眼部和眼角静脉淤血，在眼眶下形成青蓝色影印（过敏性眼影）。伴过敏性眼结膜炎者尚可见结膜的轻度充血与水肿。鼻腔检查可见鼻黏膜苍白水肿，分泌物甚多，大都呈水样，咽后壁由于淋巴滤泡增生而呈鹅卵石样改变。

2. 实验室检查　尽管各种实验室检查不断完善，但全面而详尽的病史对过敏性鼻炎的诊断非常有价值。要着重询问患儿的症状（持续时间、暴露情况、反应强度、反应类型）、诱发因素、季节变化、环境因素、过敏反应、治疗情况，等等。本病的诊断主要依据典型的临床表现，对疑似病例进行过敏原方面的检查，有助于明确诊断；过敏原检查主要包括皮肤点刺试验（skin prick test）、血清特异性 IgE 测定和鼻黏膜激发试验；皮肤点刺试验和血清特异性 IgE 测定临床应用广泛，但对这些测试结果可疑患儿需要进行鼻黏膜激发试验。使用前鼻镜对鼻部进行彻底的检查对诊断也很重要，包括检查鼻甲、黏膜色泽以及鼻腔黏液的数量及质量。鼻内镜检查可发现鼻部及鼻塞的病理改变，而仅用常规鼻窥器及鼻咽部检查时则易漏诊。

3. 诊断标准　儿童过敏性鼻炎的诊断标准应根据患儿家族史和典型过敏史、临床表现以及与其一致的实验室检测结果制定。①症状：喷嚏、清水样涕、鼻痒和鼻塞出现 2 个或以上。每天症状持续或累计在 1 小时以上，可伴有呼吸道症状（咳嗽、喘息等）和眼部症状（包括眼痒、流泪、眼红和灼热感等）等其他伴随疾病症状。②体征：常见鼻黏膜苍白、水肿，鼻腔水样分泌物。③实验室检测：过敏原检测至少 1 种过敏原 SPT 和/或血清特异性 IgE 阳性；鼻分泌物检测高倍显微镜下嗜酸性粒细胞比例 >0.05 为阳性。由于婴幼儿皮肤点刺或者血清特异性 IgE 检测阴性率较高，因此婴幼儿过敏性鼻炎的诊断，皮肤点刺或者血清特异性 IgE 检测可不作为必要条件，仅根据过敏史、家族史、典型的症状及体征即可诊断。

4. 临床分型　根据临床症状是否随季节而变化，可以分为季节性过敏性鼻炎和常年性过敏性鼻炎；过敏原在环境中的浓度随季节变动是导致这一现象的主要原因。季节性过敏性鼻炎：症状发作呈季节性，常见的致敏原包括花粉、真菌等季节性吸入物过敏原。花粉过敏引起的季节性过敏性鼻炎也称花粉症。不同地区的季节性过敏原暴露时间受地理环境和气候条件等因素影响。常年性过敏性鼻炎：症状发作呈常年性，常见致敏原包括尘螨、蟑螂、动物皮屑等室内常年性吸入物过敏原,以及某些职业性过敏原。

根据病程可分为间歇性和持续性:间歇性是指症状发生的天数小于每周 4 天或病程<4 周;持续性是指症状发生的天数大于每周 4 天或病程>4 周。

根据病情的严重程度,即症状和它对生活质量的影响进一步分为轻度和中-重度。轻度患儿睡眠正常,日常活动、体育和娱乐正常,工作和学习正常,无令人烦恼的症状。中-重度有以下一项或多项表现:不能正常睡眠,日常活动、体育和娱乐受影响,不能正常工作和学习,有令人烦恼的症状。

根据症状可分为喷嚏及流涕型和鼻塞型(表 4-2)。

表 4-2 过敏性鼻炎的临床分型

症状	喷嚏及流涕型	鼻塞型
喷嚏	特别是阵发性	很少或无
流涕	水性,经前鼻或后鼻孔	黏稠,后鼻孔较多
鼻痒	有	无
鼻塞	不定	常严重
昼夜节律	白天重,夜间轻	持续,白天和夜间均有,但夜间较重
结膜炎	经常有	较少

【鉴别诊断】

由于过敏性鼻炎的一些临床表现并非特异,在其他疾病中也极为常见,因此必须与以下疾病进行鉴别。

1. 鼻中隔偏曲或鼻甲肥大 患儿常终年鼻塞,鼻镜检查可以明确诊断。

2. 药物性鼻炎 药物性鼻炎(rhinitis medicarmentosa)是由于鼻塞时应用鼻减充血剂用量太大或太久,因其扩血管的反跳作用,使得鼻塞症状更加严重,停用这些药物后鼻塞症状可以减轻。其他一些药物如抗高血压(普萘洛尔、可乐定)、受体阻断药(特拉唑嗪、哌唑嗪)、甲基多巴、利血平、胍那苄、肼屈嗪和口服避孕药有明显鼻塞和分泌物增多的副作用,停用这些药物后症状可以完全消失。

3. 症状性耳塞　除常见的感冒外,较易忽视的尚有妇女经前期的鼻塞症,怀孕期的鼻塞症以及甲状腺功能减退时的鼻塞等。

4. 血管运动性鼻炎　血管运动性鼻炎(vasomoto rhinitis)是一种原因不明的“发作性”鼻炎,患者鼻部症状常因气温改变、进食辛辣或吸入刺激性气味而突然发生,易与本病混淆,其鉴别要点为缺少喷嚏、鼻痒、咽痛等症状,抗组胺及脱敏治疗无效。

5. 慢性鼻炎　又称嗜酸性粒细胞性非过敏性慢性鼻炎(eosinophilic perennial nonallergic rhinitis),其鼻分泌物也有多量嗜酸性粒细胞,常终年有症状,但过敏原往往无法找到,因此病因不明。此类鼻炎患者常伴发鼻息肉,有的还伴有感染型哮喘(构成“阿司匹林过敏-哮喘-鼻炎鼻息肉三联症”),其与过敏性鼻炎不同的是鼻充血及鼻甲肿胀明显,分泌物呈黏液样,抗组胺药疗效差,色甘酸钠及脱敏治疗无效。

【治疗】

本病的治疗包括:①避免吸入过敏原;②药物治疗;③免疫治疗;④手术治疗。

1. 避免吸入过敏原　尽量避免暴露于过敏原是最有效的治疗方法。如果患者仅对一种过敏原过敏,那么完全避免这一过敏原可以使疾病痊愈。尽管一些过敏原不可能完全避免,但尽可能减少接触已致敏的过敏原是治疗不可缺少的一个环节,例如对花粉过敏者在发病季节宜避免去园林或野外,有条件的家庭在发病季节卧室内使用空气滤清器并紧闭窗门等;屋尘螨过敏者扫地时应戴口罩,应清除室内地毯、绒线织品及毛绒玩具等物品,床上用品应用50℃以上的热水清洗。

2. 药物治疗

(1) 抗组胺药物:抗组胺药主要是H_1受体拮抗剂,它能与组胺竞争效应细胞上的组胺H_1受体,使组胺不能同H_1受体结合,从而抑制其引发过敏反应的作用。可有效减少喷嚏、鼻发痒和流涕,但对于鼻塞症状效果不佳。第一代抗组胺药如苯海拉明、异丙嗪、去氯羟嗪、赛庚啶、苯噻啶等，它们有一定的镇静和抗胆碱能作用，易出现黏膜干燥、嗜睡等不良反应，临床应用受到了一定的限制。新一代的抗组胺药物，如西替利嗪（cetirizine）、氯雷他定（loratadine）、氮䓬斯汀（azelastine）、左卡巴斯汀（levocabastine）、咪唑斯汀（mizolastine）等有更强的效用，且无抑制中枢神经的副作用。

(2) 减充血药物：鼻内充血是过敏性鼻炎最严重的症状之一，减充血剂具有拟交感活性，经鼻使用减充血剂可使鼻黏膜血管收缩，减少组织的肿胀，有效缓解鼻充血致鼻塞，改善鼻腔通气，常和抗组胺药合用。如 0.5% 呋喃西林麻黄碱、0.1% 赛洛唑啉、0.1% 羟甲唑啉等，最常用的为 1% 麻黄碱，每个鼻孔 2~4 滴/次，每日 1~4 次。由于这类药物会引起反跳性鼻充血和药物性鼻炎，因此在过敏性鼻炎的长期治疗中不推荐使用。本类药物只能用 3~5 天，不能长期使用。

(3) 其他药物

1）色甘酸钠（disodium cromoglycate）：能阻止鼻黏膜表面的肥大细胞脱颗粒而达到防治效果，2% 滴鼻剂，每个鼻孔 3~4 滴/次，每 6 小时 1 次。酮替芬（ketotifen）具有抗组胺 H_1 受体作用和抗变态反应效果，口服每日 2 次，每次 1mg。此类药物常在用药 2~3 周后才有明显疗效，因此若在发作期前开始服用和/或至少使用 1 个月以上，效果更好。

2）白三烯受体拮抗剂：如孟鲁司特钠（montelukast sodium）和扎鲁司特（zafirlukast），能特异性抑制半胱氨酰白三烯（CysLT1）受体，阻断白三烯引起的鼻部炎症；鼻腔局部用糖皮质激素不能抑制白三烯的释放，因而白三烯受体拮抗剂与糖皮质激素有协同作用，可减少激素用量。

3）糖皮质激素：口服泼尼松每日 10~20mg 足可控制大多数症状，由于其不良反应，仅适用于少数重症患者。局部应用的糖皮质激素有二丙酸倍氯米松（beclomethasonide）、布地奈德（budesonide）、氟替卡松（fluticasone propionate）及糠酸莫米松（mometasone）等。对大多数患儿有良效而无全身性激素副作用。在局部应用激素之前，如患儿鼻塞严重，宜先用 1% 麻黄碱滴鼻收缩血管，以使药物能达鼻腔深部。

4）抗 IgE 抗体：奥马珠单抗（omalizumab）是人工合成的单克隆抗 IgE 抗体，可直接作用于 IgE 及其高亲和力的 Fc 受体结合位点，减少血清游离 IgE 水平，同时使肥大细胞及嗜碱性粒细胞 IgE 受体表达降低，有效地阻止血清游离 IgE 与肥大细胞及其他效应细胞的结合，从而阻止 IgE 介导的炎症反应。

不同药物对鼻炎症状的效果见表 4-3。

表 4-3　不同药物对鼻炎症状的效果

药物	喷嚏	流涕	鼻塞	鼻痒	眼症状
抗组胺药					
口服	++	++	+	+++	++
鼻内	++	++	+	++	0
眼内	0	0	0	0	+++
糖皮质激素					
鼻内	+++	+++	+++	++	++
色酮类药物					
鼻内	+	+	+	+	0
眼内	0	0	0	0	++
减充血剂					
鼻内	0	0	++++	0	0
口服	0	0	+	0	0
抗胆碱能药	0	++	0	0	0
抗白三烯药	0	+	++	0	++

3. 特异性免疫治疗　早期进行特异性免疫治疗（specific immunotherapy，SIT）对儿童过敏性鼻炎尤为重要，可通过免疫调节机

制改变过敏性疾病自然进程。患者在治疗期间和停止治疗后,不但过敏性鼻炎症状明显缓解或消失,还可能阻止过敏性鼻炎向哮喘发展,减少新过敏原的出现,这是药物治疗无法获得的疗效。

SIT 的途径包括皮下、舌下、口服、鼻用和吸入等,其中常用的治疗途径是皮下免疫治疗(subcutaneous immunotherapy,SCIT)和舌下免疫治疗(sublingual immunotherapy,SLIT)。SLIT 较 SCIT 更安全,WHO 推荐 SLIT 用于治疗过敏性鼻炎。屋尘螨和粉尘螨是导致我国过敏性鼻炎最主要的吸入性过敏原,也是唯一在国内完成临床注册的国际标准化过敏原制剂。

目前国内 SIT 治疗开展得尚不广泛,针对过敏性鼻炎等过敏性疾病的免疫治疗临床推广和研究工作方兴未艾。

4. 手术治疗 对于大龄儿童过敏性鼻炎经药物保守治疗无效的,特别是鼻塞症状加重、需要进行外科手术治疗的,可行双侧下鼻甲黏膜下行低温等离子射频消融术,缓解鼻塞症状。

➤ 附:过敏性鼻炎诊治流程图

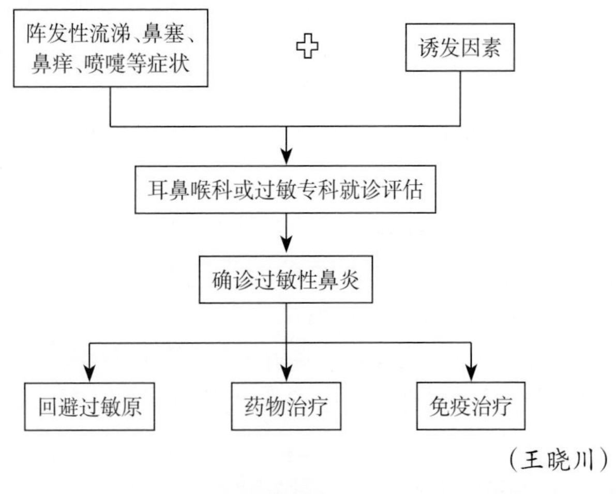

(王晓川)

参考文献

1. 中国医师协会儿科医师分会儿童耳鼻咽喉专业委员会. 儿童过敏性鼻炎诊

疗——临床实践指南. 中国实用儿科杂志,2019,34(3):169-175.

2. HOYTE FCL,NELSON HS. Recent advances in allergic rhinitis. F1000Res, 2018,7:F1000 Faculty Rev-1333.

第五节　过敏性休克

【概述】

过敏性休克(anaphylaxis),是一种严重的全身性超敏反应,通常起病快,可能导致死亡,其特点是累及气道、呼吸和/或循环,并且可能在没有典型皮肤特征或存在循环休克的情况下发生,因此根据定义,过敏性休克更合适的命名是“严重过敏反应”。2006 年,美国国立变态反应和感染性疾病研究所与食物过敏及严重过敏反应联盟(NIAID/FAAN)建立了严重过敏反应的定义及标准,旨在快速识别严重过敏反应以实施快速治疗而防止病情加重和降低致死率。自该诊断标准发表以来,已广泛应用于急诊救治。美国 AAAAI/ACAAI 实践参数联合工作组分别于 2010 年、2015 年、2020 年对诊断标准进行了实践参数更新。世界过敏组织(WAO)采纳 NIAID/FAAN 的诊断标准,于 2011 年制定严重过敏反应诊疗指南,并于 2012 年、2013 年、2015 年、2020 年进行更新。我国 2019 年由多个相关学会和机构合作制定了严重过敏反应循证指南。

1. 流行病学　普通人群中严重过敏反应的实际发生率尚不清楚,但严重过敏反应并不罕见,且发病率在上升。最近发布的数据显示,全球范围内严重过敏反应的发生率在每 10 万人·年中有 50~112 次,预估的终生患病率为 0.3%~5.1%。根据最近的一项系统综述表明,儿童严重过敏反应的发生率在每 10 万人·年中有 1~761 次。令人担忧的是,在发生严重过敏反应患者中在随访的 1.5~25 年间有 26.5%~54% 患者复发。尽管因严重过敏反应的住院率有所上升,但致死率依然很低,估计药物所致的严重过敏反应致死率为 0.05~0.51/每百万人年,食物诱发的为 0.03~0.32/每百万人年,药物诱发的为 0.09~0.13/每百万人年。

2. 发病机制 虽然不同诱因所致的严重过敏反应临床表现相似，但其背后的基本机制可能有所不同。IgE与肥大细胞、嗜碱性粒细胞表面的IgE高亲和力受体结合诱发免疫反应是严重过敏反应的主要发病机制。此外，补体系统激活，过敏毒素C3a、C4a、C5a、中性粒细胞也参与严重过敏反应发生。近期研究提示化疗药物诱发的严重不良反应是由于IgE和非IgE混合机制介导诱发的细胞因子风暴导致的严重过敏反应发生。有6.5%~35%的严重过敏反应患者因不明诱因而定义为特发性，在这些患儿中需排除肥大细胞疾病，检测外周血或骨髓KIT突变，或者进行过敏原组分的检测。

3. 触发因素和协同因素 严重过敏反应的触发因素与年龄有关，因地域而不同。药物和昆虫叮咬是成人严重过敏反应的主要诱因，儿童和青少年最常见的诱因是食物和昆虫叮咬。在儿童，鸡蛋、牛奶、小麦和花生是食物诱发严重过敏反应的最常见触发因素；在成人，食物触发因素取决于地域和当地的饮食习惯，如：花生、坚果是北美和澳大利亚成人最主要的食物诱发严重过敏反应的触发因素，在亚洲贝类海鲜更常见。同样的，昆虫毒液诱发的严重过敏反应也有地域性。药物是世界范围内触发严重过敏反应的常见因素，最常见的是抗生素、非甾体抗炎药物（NSAID）和神经肌肉阻滞剂，此外，还有生物制剂、小分子或新型的化疗药物以及一些消毒剂也被确认为触发因素。

严重过敏反应的结局和严重性不仅取决于触发因素本身，还有协同因素的存在，可影响和加重过敏反应。协同因素包括内源性（如：肥大细胞增多症，未控制的支气管哮喘或月经期前这一特定的激素水平状态）和外源性（如：运动、感染、精神压力、睡眠剥夺、饮酒或药物）。

【诊断】

1. 临床表现 突然发生的症状和体征是严重过敏反应的特点，通常为IgE介导，症状一般出现在暴露于过敏原的2小时以内，食物过敏往往出现在进食后30分钟内，而静脉用药及昆虫叮咬引发的过敏反应更快。皮肤黏膜症状发生在80%~90%的严重过敏反应患者中,如:皮肤潮红、瘙痒、荨麻疹、血管神经性水肿等;70% 的患者有呼吸系统症状,如:鼻痒鼻塞流涕、咳嗽、喘息、喉鸣等;45% 的患者胃肠道受累,如:腹痛、恶心、呕吐等;45% 患者心血管受累,如:胸痛、心悸、低血压和心动过速等;15% 的患者中枢神经系统受累,如:头晕、意识模糊、视野狭窄、濒死感预兆等;其他症状还包括口中金属味觉,女性子宫收缩导致腹痛和出血。

2. 实验室检查 严重过敏反应的触发因素可通过详细询问急性发作相关病史,并对可疑触发物进行变应原皮肤试验和/或血清变应原特异性 IgE 水平测定明确。最佳检测时间通常为急性发作 3~4 周。病史高度怀疑而特异性 IgE 检测阴性的患者可在数周或数月后复测。对于病史不清、检测阴性或食物依赖运动诱发严重过敏反应、药物及生物制剂诱发严重过敏反应的患者,可在医疗监护下进行激发试验,以帮助评估未来再次发生严重过敏反应的风险。

在严重过敏反应的急性期,血清类胰蛋白酶水平在起病后 15 分钟~3 小时或更长时间内升高,峰值在发病后 1~2 小时。昆虫叮咬或注射药物引发严重过敏反应及血压降低患者通常血清类胰蛋白酶水平升高,而其在由食物触发和血压正常的严重过敏反应患者中通常在正常范围。因此,类胰蛋白酶水平正常并不能排除严重过敏反应的临床诊断。推荐在严重过敏反应症状缓解至少 24 小时后测类胰蛋白酶水平,以确定基线值。在 2010 年的共识中提到类胰蛋白酶峰值>基线值 ×1.2 倍 + 2ng/L 可以诊断为急性肥大细胞活化,但这一公式不能检测出所有的严重过敏反应。

3. 诊断标准 严重过敏反应的诊断主要基于详细的病史采集,包括所有暴露史的信息和症状发生前数小时的经历,如:是否运动、口服药物、摄入酒精、合并感染、情绪压力、月经前状态等。诊断的关键涉及发作形式的识别,突然发作的特征性症状,暴露于已知或潜在触发因素后数分钟至数小时内出现的体征,通常症状和体征在接下来的数小时内迅速进展。

满足以下 2 项中任意 1 项,则高度怀疑严重过敏反应。

(1) 数分钟至数小时内急性发作的皮肤和/或黏膜症状(如全身荨

麻疹、瘙痒或潮红、口唇-舌-悬雍垂肿胀)，并伴随以下至少1项：

1）呼吸道受累(如呼吸困难、喘息/支气管痉挛、喘鸣、呼气峰流速下降、低氧血症)。

2）血压下降或终末器官功能不全(循环衰竭、晕厥、尿便失禁)。

3）严重的胃肠道症状(如剧烈的腹痛、反复呕吐)。

(2) 暴露已知或可疑的变应原之后数分钟至数小时内急性发作的血压降低或支气管痉挛/喉部症状，可无典型的皮肤症状。

变应原是指可诱发免疫反应导致过敏反应的物质，大部分变应原通过IgE介导的免疫反应途径。大部分过敏反应发生于暴露变应原的1~2小时内，一般可能更快；但对某些食物变应原如α-Gal或免疫治疗，可延迟发作(>10小时)。

【鉴别诊断】

主要与急性哮喘、晕厥和焦虑/恐慌发作鉴别。

1. 支气管哮喘　是一种异质性疾病，其特征是慢性气道炎症和气道高反应，以反复发作的喘息、咳嗽、气促和胸闷为主要临床表型，常在夜间和/或清晨发作或加剧，常伴有可逆性呼气气流受限。急性重度哮喘发作有时不易与严重过敏反应鉴别，因为喘息、咳嗽和气促可发生于哮喘和严重过敏反应，但是瘙痒、荨麻疹、血管性水肿、腹痛和低血压在急性哮喘中很少发生。

2. 焦虑/恐慌发作　惊恐发作是焦虑症患者常常出现的一种问题，发作时会突然感到惊慌、恐惧，紧张不安或难以忍受的不适感。发作期间可有心悸、气短、手足发麻、头昏头胀或发生晕厥。而荨麻疹、血管性水肿、喘息和低血压在焦虑/恐慌发作中很少出现。

3. 晕厥　是由于一时的脑供血不足所致的短暂意识丧失。发作时患者不能保持正常姿势而倒地。但晕厥通常伴苍白、出汗，而不伴荨麻疹、面红、呼吸和消化道症状，可以通过躺卧休息缓解。

【治疗】

严重过敏反应的处理分为急性期治疗和长期管理两个部分。

急性期治疗：当怀疑为严重过敏反应时，对患者进行快速评估后，去除触发因素(如停止静脉药物)，迅速评估患者的循环、呼吸、气道、精神状态和皮肤状况，并估算体重。同时立刻电话求助，在患者大腿中部前外侧肌内注射肾上腺素。基础治疗包括：将其置于仰卧位（如果患者有呼吸窘迫可以坐姿，如果怀孕可使患者左侧半卧位），抬高下肢。如有指征，在任意时间点给予辅助给氧（通过面罩或口咽呼吸道高流量供氧，成人 6~8L/min，儿童 8~10L/min）、建立静脉通路、液体复苏（快速输注生理盐水，成人 5~10ml/kg，儿童 10ml/kg）、心肺复苏、密切监测患者血压、心率和心功能、呼吸和氧合状况。

1. 肾上腺素 是治疗严重过敏反应的一线药物，用法为每次肾上腺素（1∶1 000）0.01mg/kg，肌内注射，最大剂量为 0.5mg，如果症状无好转或反复，5~15 分钟重复一次肾上腺素。如果有肾上腺素笔（epinephrine auto-infectors，EAI），10kg 以下婴儿每次 0.01mg/kg=0.01ml/kg（1∶1 000 肾上腺素）；1~5 岁儿童使用 0.15mg=0.15ml，6~12 岁儿童使用 0.3mg，12 岁以上及成年人每次 0.5mg。静脉内注射肾上腺素有潜在的心律失常可能，因此不建议静脉途径作为严重过敏反应的初始治疗。

2. 二线药物 包括 β_2-肾上腺受体激动剂、糖皮质激素和抗组胺药。在伴有支气管痉挛的严重过敏反应患者中可给予短效 β_2-肾上腺受体激动剂（如沙丁胺醇，儿童用量每次 2.5mg，成人每次 5mg），但吸入支气管扩张剂不能阻止或减轻喉头水肿、上气道阻塞、低血压或休克，因此不能替代肾上腺素的作用。上气道梗阻的情况下，也可予肾上腺素雾化。糖皮质激素常用于严重过敏反应，目的是预防症状持续或者预防双相反应，然而越来越多证据表明，糖皮质激素可能对于严重过敏反应急性期并没有益处。抗组胺药物对于严重过敏反应的作用有限，但有助于缓解皮肤症状，需要注意的是第一代抗组胺药静脉注射可能会导致低血压，不能因抗组胺药的使用而延缓肾上腺素的使用。尽管证据非常有限，对于肾上腺素治疗无效的严重过敏反应患者可以予胃肠外使用胰高血糖素，特别是服用 β-受体阻滞剂。

3. 观察、监测 严重过敏反应有时可持续数天，23% 的成人患者和 11% 的儿童患者可能出现双相反应。双相反应(biphasic reactions)是指首次症状缓解 1~72 小时内无诱发因素触发情况下再次出现严重过敏反应的症状,通常在 6~12 小时复发。因此,严重过敏反应患者在症状明显缓解后,需要在医疗机构观察、监测。监测时间应个体化,如呼吸或心血管系统受累的患者应至少监测 6 小时,有必要可监测 12 小时或更长时间;重度或症状迁延的严重过敏反应患者可能需要持续数日的监测。

长期管理:严重过敏反应患者出院后应长期管理,包括制定书面的个体化严重过敏反应行动计划,预防严重过敏反应再次发生,避免触发因素,必要时进行免疫治疗,包括变应原特异性免疫治疗,并做好严重过敏反应再发生时自我治疗的准备。告知患者为什么、何时以及如何注射肾上腺素。有条件的地区,患者可以准备 EAI,以备紧急需要。如无条件,建议准备 1ml 的注射器和肾上腺素 1ml 安瓿瓶,指导患者如何抽取正确剂量的肾上腺素液体和如何肌内注射,然后呼叫医疗援助。

对严重过敏反应患者的健康宣教非常重要,在院期间应将患者转介给过敏/免疫科专家,确认疑似诱因、制定个体化行动指南和预防建议。对患者的教育应个体化,兼顾年龄、共患疾病、目前治疗、触发因素以及社区中遇到此类触发因素的可能性。再发的预防包括共患疾病的治疗,如哮喘、心血管疾病、肥大细胞增多症等。病历中合理记录严重过敏反应的触发物,如食物诱发,应书面列出患者的过敏食物成分及其交叉过敏的食物成分来源,联合营养师咨询共同管理患者。如昆虫毒液诱发,应进行毒液皮下免疫治疗至少 3~5 年。如药物诱发,应避免使用该药物,但对于无其他安全有效替代药物的患者可行脱敏治疗。如为运动诱发严重过敏原者,应严格回避共触发因素,如食物、酒精和 NSAID,并应避免在湿度高、极热或冷、花粉浓度高的环境下运动。

附：过敏性休克诊治流程图

A. 数分钟至数小时内急性发作的皮肤和/或黏膜症状(如全身荨麻疹、瘙痒或潮红、唇-舌-悬雍垂肿胀)，并伴随以下至少1项：
(1) 呼吸道受累(如呼吸困难、喘息/支气管痉挛、喘鸣、呼吸峰流速下降、低氧血症)；
(2) 血压下降或终末器官功能不全(循环衰竭、晕厥、尿便失禁)；
(3) 严重的胃肠道症状(如剧烈的腹痛、反复呕吐)

B. 暴露已知或可疑的变应原之后数分钟至数小时内急性发作的血压降低或支气管痉挛/喉部症状，可无典型的皮肤症状

严重过敏反应

急性期治疗
(1) 快速评估，去除触发因素，估算体重；
(2) 基础治疗：启动急救流程，肌内注射肾上腺素，将患儿置于仰卧位，下肢抬高；
(3) 必要时给与吸氧、建立静脉通路、液体复苏，任何时候如有指征开始心肺复苏、密切监测生命体征；
(4) 观察、监测及治疗可能出现的双相反应

长期管理
(1) 出院前将患者转介到过敏/免疫科；
(2) 制定个体化的严重过敏反应行动计划书，预防再发生；
(3) 确定触发因素；
(4) 回避过敏原，或采取免疫疗法达到脱敏

(王晓川)

参考文献

1. 李晓桐，翟所迪，王强，等.《严重过敏反应急救指南》推荐意见. 药物不良反应杂志，2019，02：85-91.
2. SHAKER MS，WALLACE DV，GOLDEN DBK，et al. Anaphylaxis-a 2020 practice parameter update，systematic review，and Grading of Recommendations，Assessment，Development and Evaluation（GRADE）analysis. J Allergy Clin Immunol，2020，145（4）：1082-1123.
3. ALVARO-LOZANO M，AKDIS CA，AKDIS M，et al. EAACI Allergen Immunotherapy User's Guide. Pediatr Allergy Immunol，2020，31（Suppl 25）：1-101.

第六节　过敏性疾病的免疫治疗

【概述】

过敏性疾病的免疫治疗（specific immunotherapy，SIT）是指在确定患者的过敏原后，将过敏原提取物以皮下、舌下或口服等途径免疫患者，剂量逐渐递增至维持剂量，使患者逐渐形成对过敏原耐受，从而缓解临床症状的一种治疗方法。现已被应用于过敏性鼻炎、过敏性哮喘以及食物过敏等过敏性疾病的治疗。1998 年世界卫生组织（WHO）指出 SIT 是目前唯一一种针对过敏性疾病病因的治疗方式，并有大量证据指出 SIT 具有短、长期疗效并可有效延缓疾病进展，其有效性与安全性均已得到证实。

SIT 不同于疫苗引起的免疫反应，其以减少过敏个体原有的过敏原特异免疫反应甚至促进形成免疫耐受为目的。SIT 治疗过程中出现的免疫细胞以及分子的改变可以反映治疗过敏原是否成功进入体内、抗炎作用、免疫耐受的诱导以及 SIT 治疗成功的有效预测分子。2017 年 EAACI 提出，过敏原特异 IgE 与总 IgE 的比值和 IgE 易化抗原结合能力可作为评估 SIT 治疗有效性的标志分子。

【几种主要的 SIT 给药途径】

1. 皮下特异免疫治疗　皮下特异免疫治疗（subcutaneous Immunotherapy，SCIT）是一种通过皮下注射过敏原诱导脱敏甚至持久无应答或免疫耐受的过敏原特异免疫治疗。1955 年，有学者完成了首个关于皮下注射免疫疗法的随机对照试验，建议将 SCIT 用于治疗呼吸道过敏性疾病。1971 年，有学者首次对哮喘儿童进行 SCIT 随机安慰剂对照试验。20 世纪 80 年代，SCIT 首次被用于治疗花生过敏。因 SCIT 具有较高的临床疗效，SCIT 仍常被用于治疗呼吸道过敏疾病。但由于 SCIT 引发的全身不良反应较多，皮下注射的操作困难和依从性低，SLIT 已逐渐替代 SCIT，成为治疗呼吸道过敏性疾病的一类安全有效的治疗方法。SCIT 引起严重食物过敏反应的发生率高，SCIT 治疗食物过敏的临床试验已不再提倡。

2. 舌下特异免疫治疗　舌下特异免疫治疗(sublingual immunotherapy,SLIT)以舌下给药方式,剂量逐渐递增至维持剂量,使患者形成对过敏原的耐受。舌下给药时,变应原可通过舌下导管上皮进入口腔黏膜,经树突状细胞亚群如朗格汉斯样DC细胞将变应原转运至局部引流淋巴结,如下颌下腺淋巴结、颈浅淋巴结等,并将其递呈给T、B细胞,诱导产生外周调节性T细胞与调节性B细胞,从而将局部免疫转变为全身保护性免疫反应,长期的SLIT还可能诱导产生免疫耐受。

1986年,SLIT首次在屋尘螨致敏的过敏性鼻炎临床试验中取得成功,随后被运用于治疗过敏性哮喘。1998年WHO首次提及SLIT可作为SCIT的替代治疗方案。2020全球哮喘防治创议(GINA)将SLIT作为哮喘的附加治疗方案。近年来,2019中国过敏性哮喘诊治指南及2019中国过敏性疾病舌下免疫治疗指南也把SLIT纳入儿童呼吸道过敏性疾病的治疗规范之中。目前,美国已批准多种针对草花粉、尘螨的SLIT片剂及滴剂,而国内SLIT唯有针对尘螨过敏的一种滴剂。

近年来,已有大量关于屋尘螨(house dust mite,HDM)、桦木花粉、草木花粉SLIT在治疗呼吸道过敏性疾病的有效性与安全性的临床研究,包括季节性和持续性过敏性鼻(结膜)炎、过敏性哮喘等呼吸道过敏疾病。大多临床研究结果提示,SLIT可有效减轻呼吸道过敏疾病的鼻结膜炎症状、延缓甚至改变过敏性疾病的进展、减少症状缓解药物和控制哮喘所需ICS使用量等,并且其引发的不良反应少且轻微,因此SLIT已成为国内外认可的治疗呼吸道过敏性疾病的一类安全有效的治疗方法。

中、重度哮喘恶化将极大影响哮喘患者的生活质量,甚至威胁生命。因此,2020年的哮喘指南将哮喘恶化作为评估各种治疗方法的疗效指标之一。Virchow等开展了首个关于HDM SLIT减少中重度哮喘恶化风险的随机双盲平行安慰剂对照临床研究,该研究纳入对象为ICS或其他药物难以控制的HDM过敏性哮喘患者,结果提示舌下HDM片剂特异免疫治疗可有效减少中、重度哮喘恶化的风险,同时揭示了 HDM SLIT 可有效治疗合并 HDM 的多种过敏性疾病，尽管该研究 HDM SLIT 在提高哮喘患者的生活质量以及控制哮喘发作方面并无显著作用。

与无过敏性鼻炎的儿童相比，患有过敏性鼻炎的儿童在未来患哮喘的风险更高。Erkka 等进行的一项关于草片 SLIT 预防哮喘的随机双盲安慰剂对照试验中，812 例对草花粉过敏但无哮喘儿童接受了 3 年的 SLIT 或安慰剂治疗，并在停药后随访 2 年，结果显示接受 SLIT 的儿童发生哮喘或使用哮喘控制药物的风险较安慰剂组显著降低，提示 SLIT 可能改变过敏性疾病的自然进程，延缓发展为哮喘。

近年来 SLIT 也逐渐被运用于治疗食物过敏，现已在花生、坚果、桃子过敏中开展了相应的临床研究。2013 年，Fleischer 等首个报道了花生过敏 SLIT（12~37 岁）的多中心随机安慰剂对照临床研究，结果显示 SLIT 治疗 44 周的脱敏成功率达 70%，可摄入 5g 花生蛋白但同时也伴随不良反应的出现，导致其可能并不具有临床实用性。因此，为提高临床疗效，Burks 等将 SLIT 治疗时间延长至 3 年以观察其长期疗效，但因其失访率达到 50%，导致其临床数据的真实性降低。延长 SLIT 治疗时间可明显改善呼吸道过敏症状，但关于 SLIT 在食物过敏中的长期疗效研究仍比较少。Kim 等选取 1~11 岁经临床表现与 sIgE 确诊的花生过敏儿童开展随机双盲安慰剂对照的 SLIT 临床研究，结果显示接受 SLIT 一年治疗的花生过敏儿童的过敏反应阈值明显提高；延长 SLIT 治疗时间至 3~5 年，以维持剂量 2mg/d 继续 SLIT，结果显示长时间 SLIT 有利于更多花生过敏原儿童获得具有临床意义的脱敏，诱导持久无应答的形成，同时 SLIT 治疗期间出现的不良反应极少。

3. 口服免疫治疗 口服免疫治疗（oral Immunotherapy，OIT）是一种通过逐渐增加过敏食物的经口摄入量，缓慢诱导患者达到脱敏或完全耐受状态的方法。OIT 通常按照以下 3 个步骤进行：剂量快速递增阶段、建立耐受阶段和维持耐受阶段，其中剂量快速递增阶段需要在专业的医疗机构进行，在建立耐受阶段缓慢增加剂量可更好提高 OIT 的有效性和安全性。

食物过敏目前最主要的治疗方法仍为严格规避食物过敏原，但实施难度大且有因误食过敏食物引起严重过敏反应的可能。OIT 治疗食物过敏最早开始于 20 世纪 80 年代，Patiarca 用 OIT 治疗鸡蛋、牛奶和鱼过敏成功。OIT 诱导形成的治疗期间的脱敏状态可提高患者的食物过敏原反应阈值，起到对误食的保护作用，具有一定临床意义。OIT 被多项研究证实是帮助食物过敏患儿脱敏的有效方法，长期 OIT 甚至可能诱导形成口服耐受；此外 OIT 安全性高，不良反应多为可自愈的轻微的局部反应。因此，OIT 现已被大量临床应用于治疗花生、鸡蛋、牛奶蛋白过敏，并逐渐为大多数患者接受。

SIT 是针对过敏性疾病的唯一过敏原特异的对因治疗，在 SIT 的给药途径中，SCIT 与 SLIT 是最常用于治疗呼吸道过敏疾病的两种方法，OIT 更多见于治疗食物过敏，SLIT 也逐渐被应用于食物过敏的治疗，三者的有效性均被证实。在安全性方面，SLIT 主要引起轻微的局部不良反应如口腔瘙痒、咽喉刺激等，其安全性相对较高；OIT 治疗剂量明显高于 SLIT，因此其安全性低于 SLIT；SCIT 引发全身不良反应的可能性大，使得其在临床应用中受到了限制。未来需要对 SIT 进一步研究，为治疗过敏性疾病获得可靠方法。

（王晓川　孙金峤）

参考文献

1. ALVARO-LOZANO M, AKDIS CA, AKDIS M, et al. EAACI Allergen Immunotherapy User's Guide. Pediatr Allergy Immunol, 2020, 31(Suppl 25): 1-101.

2. INCORVAIA C, CIPRANDI G, NIZI MC, et al. Subcutaneous and sublingual allergen-specific immunotherapy: a tale of two routes. Eur Ann Allergy Clin Immunol, 2020, 52(6): 245-257.

第五章 儿童风湿性疾病

第一节 儿童风湿性疾病概述

【概述】

儿童风湿病学是一门相对年轻的学科，经典风湿病的概念是指影响骨、关节及其周围软组织（肌肉、滑囊、肌腱、筋膜）的一组疾病，也称为胶原病（collagen disease）或者结缔组织病（connective tissue disease），以后由于发现这些疾病都存在自身抗体，所以又称为自身免疫性疾病。此类疾病可累及全身各个系统、呈慢性病程、需要长期用药维持缓解，也称为“5D”疾病，即致残（disability）、死亡（death）、痛苦（discomfort）、药物副作用（drug reactions）及经济损失（dollar lost），是目前影响儿童健康和生存质量的主要疾病之一。

【流行病学】

近年来儿童风湿病发病有逐年上升的趋势，较多见的疾病为过敏性紫癜和川崎病，由于抗生素的广泛应用，风湿热的发病已经有了明显下降。上海曾报告系统性红斑狼疮（SLE）的患病率为70/10万人，明显高于其他国家1.5~7.6/10万人的发病；1986—1990年由广东省心血管研究所调查报道风湿热发病率从33.79/10万下降至22.30/10万；20世纪90年代末川崎病的发病已经增加到30.6~36.8/10万人，但是远低于日本报告的102.6~108.0/10万人；中国台湾省报告的过敏性紫癜（HSP）的年发病率为12.9/10万人，与国外报告的10.5~20.4/10万人大体一致。

【分类】

传统风湿病是泛指影响骨、关节及其周围软组织（肌肉、滑囊、肌腱、筋膜)的疾病。美国风湿病学会(ACR)将成人风湿病分为10大类，包括：弥漫性结缔组织病、与脊柱炎相关的关节炎、骨关节病、感染所致风湿综合征、伴有风湿病的代谢或内分泌疾病、肿瘤、神经血管疾病、骨及软骨疾病、关节外疾病以及有关节表现的其他疾病。儿童风湿病的教科书则将其分为8大类(表5-1)。

表5-1　儿童风湿病分类

分类疾病
儿童时期炎症性风湿性疾病(inflammatory rheumatic diseases of childhood)
慢性关节病：幼年类风湿关节炎、脊柱关节病(强直性脊柱炎、银屑病性关节炎、炎性肠病性关节炎、瑞特综合征)、与感染因素相关的关节炎(感染性关节炎、反应性关节炎)
系统性结缔组织病：系统性红斑狼疮、皮肌炎、硬皮病、混合结缔组织病、嗜酸性筋膜炎、血管炎
与免疫缺陷相关的关节炎和结缔组织病：补体成分缺陷、抗体缺陷综合征、细胞介导免疫缺陷
非炎症性疾病(noinflammatory disorders)
良性关节过度活动综合征(benign hypermobility syndrome)
疼痛扩散综合征和相关的病症(pain amplification syndromes and related disorders)：生长痛、原发性纤维肌痛综合征、反射性交感神经营养不良、急性一过性骨质疏松症、红斑性肢痛症
应用过度综合征(overuse syndrome)：髌骨软骨软化、膝关节滑膜皱襞综合征(plica syndrome)、应力性骨折(stress fractures)、胫骨骨赘、网球肘、腱鞘炎
外伤：分离性骨软骨炎、外伤性关节炎、先天性疼痛感觉障碍、冻伤性关节病变
背、胸或颈部疼痛综合征：椎骨脱离和脊椎前移、椎间盘突出、滑动肋(slipping rib)、肋软骨炎、斜颈、无神经痛性肌萎缩
骨骼发育不良
骨软骨发育不良：全身性软骨发育不全、畸形侏儒、骨骺发育不良、脊柱骨骺发育不良、多发性骨骺发育不良
骨软骨炎：幼年变形性骨软骨炎、胫骨粗隆骨软骨病、幼年期脊柱后凸(Scheuermann's disease)

续表

分类疾病
结缔组织遗传性疾病 成骨不全 埃-唐二氏综合征 皮肤松弛征 假黄瘤(pseudoxanthoma elasticum) 马方综合征
贮积性疾病(storage disease) 黏多糖贮积病(mucopolysaccharidoses) 黏脂贮积病(mucolipidoses) 鞘脂沉积病(sphingolipidoses)
代谢性疾病 骨质疏松、佝偻病 坏血病、维生素 A 过多症 大骨节病、Mseleni 病、慢性氟中毒 痛风、褐黄病(ochronosis)、淀粉样变性
伴有肌肉骨骼表现的全身性疾病 血红蛋白病、血友病 糖尿病、假性甲状旁腺功能减退 高脂蛋白血症 继发性肥大性骨关节炎、结节病
骨质增生(骨肥厚) 婴儿骨皮质增生症(Caffey's disease) 其他

【发病机制】

近年来,随着免疫生物学的飞速发展,使我们能从细胞和分子生物学等方面更深层次地了解风湿病发病的机制和相关因素,也推动了风湿病临床诊断和治疗等各方面的进展。尽管至今其病因和发病机制仍未阐明,但是多数的观点认为可能是在遗传易感性的基础上,加上某些诱发因素如感染等的作用,导致机体的免疫内环境调节失衡所致。

1. 遗传学基础　某些风湿病有明显的家族聚集性、单卵孪生子共患某种风湿病概率增高均提示该类疾病的遗传背景。以往研究较多的是风湿病与MHC分子间的相关性，在类风湿性关节炎（RA）患者中，*HLA-DR4*基因阳性率达60%~70%，而正常人群中仅25%~30%阳性；强直性脊柱炎（AS）患者中HLA-B27阳性率高达90%~95%，而正常人群中阳性率仅为4%~8%；白塞病（Behcet病）患者HLA-B5的阳性率为67%~88%，而正常人群中阳性率仅为10%。随着20世纪人类基因组计划的完成以及在临床的广泛应用，近年来采用全基因组关联研究（genome-wide association study，GWAS）和第三代分子标记SNP进行的风湿病分子流行病学研究，在免疫/炎症相关通路以及多种风湿性疾病中发现了相关的易感基因。

2. 自身免疫（autoimmune）　大多数炎症性风湿病与自身免疫损伤有关，近年来免疫学的进展为揭示风湿病的发病机制提供了重要信息。辅助T细胞（Th）1和Th2之间的平衡失调造成免疫调节失常，使机体产生了针对自身抗原和抗体或致敏淋巴细胞。树突状细胞（dendritic cell，DC）以及新近发现的$CD4^{+}$ $CD25^{+}$调节性T细胞（regulatory T cells，Treg）功能异常也可导致自身免疫性疾病的发生。Th17细胞在介导慢性炎症和自身免疫病如RA和系统性红斑狼疮（SLE）等的发病中也发挥重要的作用。

除了以上适应性免疫（adaptive immune）的研究，固有免疫（innate immune）在炎症反应中的作用也已经引起重视并得到迅速的发展，特别是Toll样受体和NOD样受体的发现，开启了慢性炎症反应的里程碑。而且近年来原发性免疫缺陷病（primary immune diseases，PID）时的免疫紊乱导致风湿病的发生也越来越受到重视。例如选择性IgA缺乏常合并SLE和Crohn病；各种补体缺陷（特别是C4缺陷）常合并SLE和幼年特发性关节炎（JIA）；高IgE综合征可伴有血管炎和抗磷脂抗体综合征等。

【临床表现】

风湿病可以累及全身各个系统和器官，所以其临床表现也多种多样。一般表现常有发热、乏力、肌痛等；较多见的表现为多形性皮疹、关节肿痛及活动受限等关节炎的表现，胸腔积液及心包积液等浆膜炎表现，以及血液、肾脏、神经以及心肺受累的表现。特别是儿童患者发热以及器官受累的情况较成人更多见。

1. 皮肤损害 风湿病患者的皮肤损害表现多样，以各种红斑疹多见，如多形性红斑、水肿性红斑、结节性红斑、环形红斑等。有些相对特征性皮疹对疾病的诊断很有帮助，如蝶形红斑、盘状红斑，多见于SLE；紫癜样皮疹多见于过敏性紫癜，也可见于SLE、干燥综合征和血管炎；雷诺现象（即寒冷或情绪波动等因素造成的肢端小动脉痉挛而导致皮肤依次出现苍白、青紫和潮红）、网状青斑、结节性红斑和冻疮样皮疹多见于系统性血管炎；风湿热可有环形红斑和皮下结节；眶周紫红色水肿性红斑和Gottron征（关节伸侧紫红色/白色扁丘疹，表面有细小鳞屑）则对皮肌炎的诊断有特异性。

2. 关节受累 多表现为关节红肿、活动受限和关节腔积液，侵犯的关节依不同疾病而异，风湿性关节炎多累及较大关节且常呈游走性，但一般没有滑膜和骨质的破坏，不遗留关节畸形；而幼年特发性关节炎可累及全身各个关节，并由于滑膜和关节软骨的破坏可形成关节间隙变窄、融合，造成关节永久性畸形和功能障碍。

3. 内脏受累 风湿病为全身性疾病，可累及各个系统和器官出现相应的临床表现。儿童风湿病脏器受累较成人多见，更易累及重要器官，特别是肾脏、心脏和神经系统。血液系统受累可出现贫血、白细胞减少和血小板减少；心血管系统可表现为心包炎、心肌炎、心瓣膜异常、心律失常以及心功能衰竭等；呼吸系统受累以胸腔积液最多见，还可出现间质性肺疾患、弥漫性肺泡出血、急性间质性肺炎、急性呼吸窘迫综合征和肺动脉高压；肾脏受累可见蛋白尿、血尿、高血压、肾间质损害和肾功能不全；神经系统受累则表现为认知功能障碍、精神病、头痛、情绪异常、惊厥、脑血管疾病和周围神经受累的症状。

4. 其他器官受累 白塞病主要表现为口腔和生殖器的溃疡，同时累及眼睛出现角膜溃疡、结膜炎、虹膜炎、葡萄膜炎甚至视神经炎；JIA可侵犯眼睛出现虹膜睫状体炎、葡萄膜炎和色素膜炎，甚至可以引起失明；赖特综合征（Reiter syndrome）典型表现之一即为结膜炎，还可有尿道炎;肉芽肿性多血管炎(granulomatosis with polyangiitis,GPA)多有鼻部的累及,出现鼻窦炎、黏膜溃疡、鼻中隔穿孔甚至鼻骨的破坏。

【辅助检查】

1. 实验室检查

(1) 炎症指标:炎症是风湿病的特点之一,即为急性炎症反应指标明显增高,包括白细胞和血小板升高、血红蛋白降低、血沉(ESR)增快、急性期蛋白(C 反应蛋白、淀粉样物质 A 和血清铁蛋白等)升高和白蛋白降低。风湿性疾病还常有 γ-球蛋白的升高和血清补体的降低。

(2) 自身抗体:风湿性疾病的另一实验室特征为血液中出现自身抗体,以抗核抗体(ANA)为代表,为 SLE 的特征性抗体之一,高滴度 ANA 对 SLE 的诊断有高度提示意义,但也可见于干燥综合征和混合结缔组织病(MCTD);ANA 阳性还可见于:部分正常人、其他自身免疫性疾病(系统性硬化症、皮肌炎、JIA 和器官特异性自身免疫病)、某些药物(异烟肼、青霉胺和抗惊厥药等)、各种感染(特别是 EB 病毒和结核);均质型和周边型对 SLE 诊断意义最大,斑点型和核仁型多可见于 SLE 以外的系统性硬化症、幼年特发性关节炎和混合结缔组织疾病,而着丝点型则见于 CREST 综合征(即变异型系统性硬化症,包括软组织钙化、雷诺现象、食管功能障碍、指端硬化和毛细血管扩张)。

其他的自身抗体还包括:抗双链 DNA(dsDNA)抗体、抗组蛋白抗体和抗可溶性核抗原(ENA)抗体(含抗 Sm、U1、RNP、SSA、SSB、Scl-70、Jo-1、rRNP 等抗体),可出现在不同的风湿性疾病中,如抗 dsDNA 和抗 Sm 抗体为 SLE 的标志性抗体、抗 SSA 和 SSB 抗体多见于干燥综合征、抗 Jo-1 多出现在皮肌炎患者、抗 Scl-70 则出现在硬皮病、抗 RNP 可见于 MCTD。SLE 还可出现抗 C1q 抗体(80%)、抗血小板抗体和抗红细胞抗体;抗磷脂抗体中抗心磷脂抗体则与 CNS 血管炎、认知功能障碍及精神症状有关;抗中性粒细胞抗体(ANCA)可见于多种血管炎;与各种关节炎相关的抗体包括类风湿因子(RF)、抗核周因子抗体(APF)、抗角蛋白抗体(AKA)、抗环瓜氨酸多肽抗体(CCP)。

2. 其他辅助检查　由于风湿病可以出现各个系统器官的累及,

所受累脏器的异常都可出现相应的其他辅助检查的异常，包括心脏受累时的心电图和超声心动图异常、肺部受累时的肺功能和胸部影像学异常以及中枢神经系统受累时的脑电图和影像学异常等。各种影像检查设备的进步和技术的改善，使其对骨骼和软组织等的早期改变的观察成为可能，例如目前的磁共振成像（MRI）和超声技术能够早期发现 JIA 时软骨和滑膜的改变，对于 JIA 的早期诊断以及发病机制和判断治疗反应等方面均有重要的指导意义。肌肉 MRI 可以反映多个肌群及其周围组织的病变情况，由于其敏感、可靠且无创，特别适合于儿童炎症性肌炎的检查。

【诊断】

风湿性疾病的诊断有赖于以上临床表现及辅助检查，但是大部分风湿性疾病的诊断标准均为分类标准，应该注意在符合分类标准的同时除外可能出现相似表现的其他情况如感染或肿瘤性疾病。国际风湿病联盟（ILAR）联合欧洲风湿病联盟（EULAR）和美国风湿病学会（ACR）等组织不断推出和更新风湿病的诊断和分类标准。儿童风湿病方面，ILAR 儿科委员会于 2001 年制订了 JIA 的新的分类标准，并取代了美国沿用的幼年类风湿性关节炎（JRA）和欧洲沿用的幼年慢性关节炎（JCA）两个分类标准；2006 年 EULAR 和欧洲儿科风湿病学合作研究小组（PReS）提出了儿童血管炎的分类标准，并于 2007 年联合 ACR 提出了幼年系统性硬化的分类标准；儿童风湿免疫性疾病的专科组织如 PReS、儿童风湿病国际试验组织（PRINTO）和欧洲儿童风湿病单中心访问单位（SHARE）等，制定或更新了一系列儿童风湿免疫性疾病的循证指南，包括 JIA 合并巨噬细胞活化综合征的分类标准等、儿童 SLE 的诊治建议、狼疮性肾炎的诊治建议、抗磷脂抗体综合征的诊治建议、幼年皮肌炎诊治共识、硬皮病的治疗建议以及儿童血管炎诊治建议等。

【治疗】

目前儿童风湿病尚无特效的治疗方法，治疗原则为积极控制病情活动、改善和阻止脏器损害，坚持长期、规律治疗，加强随访，尽可能减少药物副作用以改善患儿生活质量。对于这样的全身性慢性疾病，对家长和患儿进行相关知识的宣传，说明长期治疗的必要性以增加其对治疗的依从性，为患儿树立治疗的信心非常重要；同时作为儿童风湿病医师，采取各种措施包括对患儿进行关于疾病、沟通和遵循医嘱等的教育使其成功转入成人风湿科也很重要。

糖皮质激素是治疗风湿病的基础用药。可根据不同疾病和病情轻重选择适当的初始剂量，目前公认的原则为尽可能小量化，常用泼尼松，严重者可用甲泼尼龙冲击治疗；应注意应用中对其不良反应的预防，包括监测眼压、血压和血糖等，同时应加用维生素 D 和钙剂以防治骨质疏松。

儿童风湿病的治疗原则随着风湿病基础与临床研究的进展，一些治疗的观念也发生了根本的转变，20 世纪 90 年代后提出的尽早使用改善病情药物（DMARDs）以控制疾病的进展已经得到了风湿病学界的共识，而且进一步的研究表明从确诊到开始应用甲氨蝶呤（MTX）治疗的时间是影响疗效的重要因素，也就是说越早使用 MTX 治疗效果越好。一些新型免疫抑制剂(包括来氟米特、环孢素、霉酚酸酯、FK506 等)、川崎病时大剂量丙种球蛋白冲击以及老药羟氯喹（HCQ）的作用也已被大家所熟知并广泛应用。另外，造血干细胞移植治疗严重和难治性的风湿病也初步显示了令人期盼的良好的效果。

最近生物抗体药物的问世和应用，为生物靶向治疗风湿病开辟了先河，被认为是 21 世纪以来风湿病治疗的里程碑。以肿瘤坏死因子（TNF）-α 为靶点的多种制剂依那西普（etanercept）、英夫利昔单抗（infliximab）、阿达木单抗（adalumimab）在 JIA 的治疗中获得巨大成功，其可以抑制 TNF-α 的作用，有效阻止关节病变的进展，而且随着其应用经验的积累，目前认为与 MTX 联合应用疗效优于单一用药。由于 B 细胞在风湿病的发病中起着重要作用，去除 B 细胞治疗例如抗 CD20 抗体（利妥昔单抗，rituximab）在 SLE、皮肌炎以及其他血管炎等的治疗中也取得了很好的疗效。其他正在研究或应用的生物治疗包括细胞毒 T 细胞抗原 4 免疫球蛋白（CTLA-4 Ig）、白细胞介素（IL）-1 受体拮抗剂（anakinra）、抗 CD22 单抗（epratuzumab）以及抗 B 淋巴细胞刺激因子（BLyS）的单克隆抗体（LymphoStat-B）等，近来研发的新型口服非受体酪氨酸激酶(JAK)通路抑制剂tofacitinib已在19个国家或地区批准用于类风湿关节炎的治疗,相信不远的将来这些生物制剂的广泛应用将会给风湿病患者带来更有效的治疗。

(宋红梅)

参考文献

1. 王久存,金力. 风湿病的遗传学研究:全基因组关联研究和后全基因组关联研究时代. 内科理论与实践,2011,6(05):331-334.
2. 宋红梅,曾小峰. 儿童风湿性疾病的研究进展与展望. 中华儿科杂志,2009,11:808-811.
3. Ross E. Petty & Ronald M. Laxer & Carol B Lindsley,et al. Textbook of Pediatric Rheumatology. 8th. 2021.

第二节 风湿性疾病相关体格检查

风湿免疫性疾病是儿童非感染性疾病的重要组成部分,包括川崎病(KD)、过敏性紫癜(HSP)在内的广义风湿病,以及幼年特发性关节炎(JIA)、系统性红斑狼疮(SLE)、幼年皮肌炎(JDM)等经典的风湿病。这类疾病因为专业性较强,发病率较感染性疾病低,在临床上极易被误诊漏诊。为了提高临床医师对风湿性疾病的诊断水平,除了仔细询问病史外,掌握体格检查要点可为疾病诊断提供有力证据。

【注意事项】

与儿科常规体检一样,要求查体环境保持安静,室温适宜。检查者态度和蔼,尽量与患儿良好沟通,因需要检查全身皮肤及关节肌肉,尽量取得患儿合作后暴露检查部位,注意体位及查体顺序,同时应注意保护患儿隐私,保证患儿安全。

【具体检查内容】

1. 全身情况 体检前,需要了解患者的一般情况。从患儿的体格发育、营养状况、是否合并贫血等可了解其病程、家长对患儿的关注度，甚至家庭经济状况。如孩子的发育营养正常，提示可能病程不长，或家长对孩子关注度较高，对疾病治疗的依从性较好；反之则可能对疾病重视不够，未坚持治疗。同时，在与家属的简单交谈中，可以初步判断家长对孩子疾病的重视程度及知晓情况，以便对患儿及家长开展个性化的相应疾病知识健康教育。另外，患儿有无发热及热型、热程，发热时的伴随症状等均应详细询问和记录。

2. 皮肤症状　本类疾病患儿常常伴有发热、皮疹，体检时注意查看患儿躯干、四肢皮温是否对称一致，是否伴有皮疹、溃疡或结节等皮肤损害。患儿出现面颊部蝶形红斑（butterfly erythema）或盘状红斑，肢端伴有紫红色血管炎样皮损，寒冷刺激后肢端皮肤苍白发绀，称为雷诺现象（Reynaud's phenomenon），往往提示全身血管炎性疾病，如系统性红斑狼疮、血管炎综合征等；四肢、躯干触痛性皮下结节，不活动，伴皮肤表面凹陷，多提示结节性脂膜炎；幼年皮肌炎（JDM）常见眼睑及眶周水肿和面颊紫罗兰色皮疹，称向阳疹（heliotrope sign），另外可见颈区“V”形红斑，掌指关节、指间关节、肘或膝关节伸面皮肤粗糙，肥厚性淡红色鳄鱼皮样丘疹，色素脱失伴细小脱屑，称高春征（Gottron sign）；严重血管病变可致皮肤坏死，JDM 后期可出现皮肤及皮下硬性包块，提示钙质沉积。对于原发病不清楚的皮肤表现，选择新鲜皮损行皮肤活组织检查可能协助诊断。

3. 关节肌肉症状　风湿性疾病大多伴随不同程度关节肌肉症状。常见的有全身乏力、四肢肌痛、肌无力（多为肢带肌无力），出现跛行，抬腿及下蹲受限，甚至双腿不等长（leg length discrepancy，LLD）。下面重点介绍人体全身主要关节体格检查方法。

（1）上身关节

1）颞颌关节（2 个）：为头面部仅有的 2 个活动性关节，主要负责张闭口腔及咀嚼功能。检查时检查者应站在患者身后，从后方双手环抱患儿头颅，示指固定患儿颅骨，无名指固定患儿下颌骨，中指置于颞颌关节处，嘱患儿张口、闭口，观察颞颌关节活动度；嘱患儿上下牙床左右移动，了解颞颌关节左右活动度（正常时左右活动度 >1cm）。

颞颌关节活动障碍多见于JIA多关节型，以及其他风湿病颞颌关节损害。

2）颈椎关节：嘱患儿头部先尽力后仰，再低头触及胸壁，向左右尽力转动及偏斜头部，即可检查颈椎关节的活动度。要求转动头部时双肩及躯干保持平衡，不随头部运动而移位，否则即为颈椎活动受限。应注意早期颈椎关节受损是JIA的预后不良因素之一。

3）胸锁关节（2个）：指胸骨与两锁骨连接处，通过按压连接处，外展、内收双臂，可检查胸锁关节的活动情况，正常时无压痛，双手可内收搭至对侧肩部。一般活动度小，属于微动关节。

4）肩锁关节（2个）：指锁骨与肩胛骨连接处，辅助肩关节活动。

5）肩关节（2个）：指肩胛骨与肱骨头连接处，活动度大，是支配上肢及上臂运动的主要关节。查体时检查者面向患儿，以左手扶患儿左肩，右手检查患儿左肩关节的伸、屈、展、旋前及旋后等各个方向活动度；检查右肩关节时交换检查者的双手。

6）肘关节（2个）：肘关节是支配前臂活动的重要关节，检查时应从屈曲、伸展，手掌旋前、旋后等方面进行。

7）腕关节（2个）：双腕关节是支配手部活动的关键，是JIA最常累及的一组关节。检查时应注意有无肿胀、压疼，需要测量关节周径、腕关节伸、屈、尺侧及桡侧活动的范围。

8）掌指关节（5对共10个）：手掌与手指连接处，主管握拳及各手指运动。检查时注意各关节有无红肿、压痛，伸屈的角度是否达到正常活动范围。

9）指间关节（含近端指间关节5对共10个，远端指间关节4对共8个）：主管手指屈伸、对指等精细运动，检查时注意各关节有无红肿、压痛，伸屈的角度是否达到正常活动范围。掌指关节和指间关节等小关节均为JIA易累及的关节，在计数关节受累个数以判断JIA亚型时具有重要意义。

（2）下身关节

1）髋关节（2个）：髋关节是人体最重要的承重关节，对保持人体站立姿势、行走、下蹲及起身等起着主要作用。检查时注意患儿站立时双腿是否等长、行走姿势有无异常，平卧时检查患儿下肢内收、外展(4 字试验)、后伸及屈髋等角度是否有活动受限，同时检查双侧髋关节处有无压痛。

2) 膝关节(2 个)：是下肢主要承重关节之一，对下蹲及站立均起到重要作用。检查时注意有无肿胀、压疼，测量关节周径，浮髌试验是否阳性，同时检查屈膝、伸膝、小腿旋内、旋外的角度是否达到正常活动范围。

3) 踝关节(2 个)：是保持站立及行走姿势的主要关节之一，检查时注意对比双侧关节周径是否对称，有无肿胀，屈、伸踝关节，以及足内翻、外翻的角度是否达到正常。

4) 距下关节(2 个)：是足部的微动关节，仅能从足背有无红肿、压痛等方面加以判断。

5) 跗趾关节(2 个)：是足部的另一微动关节，检查方法同距下关节。

6) 趾跖关节(10 个)：足背与足趾连接的关节，每侧 5 个，主管足趾运动及行走。检查时注意各关节有无红肿、压痛，伸屈的角度是否达到正常范围。

7) 趾间关节(10 个)：足趾间关节，共 10 个，辅助趾跖关节完成行走等足部运动。检查方法同趾跖关节。足部小关节也是 JIA 易累及的关节，在判断 JIA 亚型时具有重要意义。

(3) 中轴关节：

1) 腰背关节：包括胸椎及腰骶椎，检查时要求患儿做扩胸、弯腰等动作，如合并与附着点炎症相关关节炎时即可呈弯腰受限(Schober 试验阳性)。同时，按压各胸椎、腰椎及骶椎棘突，观察有无压痛及弯腰活动受限。

2) 骶髂关节(2 个)：指骶骨与左右髂骨连接处关节，在保持骨盆及身体正常体态中起到重要作用。检查时应做下蹲、弯腰、下肢外展等动作，观察有无活动受限及疼痛。

(4) 肌力检查：风湿病患儿的四肢肌力检查与常规肌力检查相

同。应注意常累及的肌群,如颈肌、肢带肌等。在疑诊幼年皮肌炎(JDM)时,常需要检查颈肌群的肌力,方法是让患儿平卧位,计算抬颈保持时间,如在20秒以上为正常,否则即可能为颈肌群受累;累及上下肢肌群时出现行走、上楼梯、起床或下蹲后起立困难,不能举臂、梳头、穿衣、不能维持正常坐姿等;当患儿从下蹲位站起时,须双手扶踝或膝关节方能起身,称高尔征(Gower征)阳性;同样,当患儿单腿站立时,对侧髋部需抬高方能维持上身姿势,则为特伦德伦伯格征(Trendelenburg征)阳性,均提示肢带肌受累。部分患儿可有咽喉以及食管受累,出现声音嘶哑、鼻音、呛咳及吞咽困难等。少数可累及胸廓和呼吸肌出现呼吸困难。

4. 眼科检查 部分风湿病可伴发眼部损害。如JIA少关节型可能出现视网膜炎及葡萄膜炎(uvitis),眼科行裂隙灯检查,可发现视网膜及虹膜充血,眼底血管曲张甚至出血。此外,白塞病(BD)、ERA、干燥综合征(SS)等均须警惕眼部受累,建议定期眼科随访。

【体检记录方法】

1. 专科情况检查,尤其是关节检查一般按照从头到脚,自上而下,从外周关节到中轴关节的顺序,逐一进行,切勿遗漏,尤其是四肢小关节应逐个检查,计数关节受累个数是判断关节炎亚型的重要依据。

2. 所有阳性体征都应记录,包括有无发热及热型,皮疹形态及分布,关节肿胀、疼痛及活动受限,有无双腿不等长(LLD)等,同时,重要的阴性结果也应记录,以作为鉴别诊断的重要参考要点。

(唐雪梅)

参考文献

1. CASSIDY J, PETTY R, LAXER R, et al. Textbook of Pediatric Rheumatology. 5th ed. Pholadelphia: Elsevier Saunders, 2005.

2. Ross E. Petty & Ronald M. Laxer & Carol B Lindsley , et al. Textbook of Pediatric Rheumatology. 8th. 2021.

第三节　风湿性疾病相关实验室检查

【常规实验室检查】

常规实验室检查是诊断风湿性疾病的重要依据，也有助于发现受影响的脏器、评估疾病严重程度和监测药物副作用。风湿性疾病常规实验室检查包括如下项目。

1. 血常规　系统性红斑狼疮（SLE）血细胞常减少，是SLE分类标准之一。

2. C反应蛋白　SLE正常，幼年特发性关节炎（JIA）和系统性血管炎常增高，是儿童大动脉炎分类标准之一。

3. 血沉、降钙素原　严重细菌感染时增高，病毒感染、风湿性疾病基本正常。

4. 血清淀粉样蛋白A　细菌感染和病毒感染均显著升高，还可用于监测慢性炎症性疾病患儿发生淀粉样变性的风险。

5. 尿液检查　SLE、系统性血管炎常异常，是SLE、IgA性血管炎和儿童结节性多动脉炎分类标准之一。

6. 肝功能、肾功能、肌酶谱　增高是幼年型皮肌炎（JDM）分类标准之一。

7. 血电解质、血气分析、血脂、凝血功能　异常与抗磷脂抗体综合征和巨噬细胞活化综合征（MAS）有关。

8. Coombs试验　阳性是SLE分类标准之一。

9. 血清铁蛋白　全身型JIA及MAS时显著增高，是MAS分类标准中的必备条件。感染、肿瘤和肝细胞受损时亦升高。

10. 冷球蛋白　温度低于37℃时沉淀并在复温时重新溶解的抗体，Ⅱ型和Ⅲ型冷球蛋白能激活补体，可致血管炎。

11. 抗链球菌溶血素“O”试验　增高是风湿热诊断标准之一。

12. 免疫球蛋白　风湿性疾病常增高。

13. 补体　低补体是SLE分类标准之一，其他风湿病较少出现补体减低；JIA和系统性血管炎补体可增高。

另外，可依据患儿的症状和器官受累情况进行相应实验室检查。

【自身抗体检查】

自身抗体是以自身组织为靶抗原的免疫球蛋白，是风湿性疾病的基本特征之一。自身抗体检查有助于风湿性疾病的诊断、鉴别诊断、治疗选择、疾病活动性评价和预后判断。

自身抗体检测应以临床表现为依据，由于自身抗体灵敏度和特异性均有一定范围，临床判断仍然是诊断风湿性疾病的基础。少数儿童没有风湿性疾病临床特征，也可以出现不同滴度的自身抗体，应综合评价，观察随访。

风湿病分类标准中包含的自身抗体对诊断价值高，如SLE分类标准中的抗核抗体、抗Sm抗体，原发性干燥综合征（pSS）分类标准中的抗SSA抗体等，这些自身抗体是检测重点。

自身抗体常用检测方法包括：间接免疫荧光法（IIF）、酶联免疫吸附试验（ELISA）、免疫印迹法（IBT）、化学发光免疫测定法（CLIA）和放射免疫法（Farr assay）等。自身抗体检测结果应以定量或半定量方式表达，定量检测数值越高，临床意义越大，诊断的特异度越高。定量检测结果还有利于治疗前后比较，更好地评价疾病状况。

1. 抗核抗体　抗核抗体（ANA）是以自身真核细胞的各种成分为靶抗原的自身抗体的总称，包括抗DNA抗体、抗可提取核抗原（ENA）抗体、抗组蛋白抗体和抗核仁抗体等，是重要的风湿病筛选检查。ANA高滴度阳性提示患风湿性疾病可能性大，ANA阴性可排除SLE的诊断。ANA阳性可在多种疾病中出现，包括某些非风湿性疾病如慢性活动性肝炎和重症肌无力等，特异度差，ANA阳性本身不能确诊任何疾病。

正常值为：ANA阴性（滴度<1∶100）。

2. 抗双链DNA抗体　抗DNA抗体分为单链和双链抗DNA抗体，抗双链DNA（dsDNA）抗体是SLE的特异性抗体，活动期SLE患者抗dsDNA抗体阳性率为60%~80%，为SLE分类标准之一。抗dsDNA抗体滴度随SLE疾病的活动或缓解而升降，可用于评估疾病活动情况。抗dsDNA抗体也可在pSS、混合结缔组织病（MCTD）等患者中出现，通常抗体滴度较低。抗单链 DNA（ssDNA）抗体可在多种疾病及正常人血清中存在，临床价值不大。

正常值为：抗 dsDNA 抗体阴性（ELISA 方法 <100RU/ml）。

3. 抗 ENA 抗体 可提取核抗原（ENA）是指可溶于盐溶液而被提取的核物质中一类蛋白抗原的总称，不含组蛋白，大多数为酸性核蛋白，由许多小分子的 RNA 和多肽组成，属于小核糖核蛋白（snRNP）家族。目前常规检测的抗 ENA 抗体包括：抗 Sm、抗 U1RNP、抗 SSA、抗 SSB、抗 rRNP、抗 Scl-70 和抗 Jo-1 抗体七种。部分抗 ENA 抗体是风湿性疾病的标记性抗体或特异性抗体，对风湿性疾病的诊断与鉴别诊断有意义。

（1）抗 Sm 抗体：靶抗原位于细胞核内的 snRNP 蛋白分子颗粒上，由于这组小分子的 snRNP 中尿嘧啶（Uridine）含量丰富，故 snRNP 又称为 UsnRNP，现已发现哺乳动物细胞中的 UsnRNP 至少有 13 种（U1-U13），大都分布于核质，UsnRNP 中能被 抗 Sm 抗体识别的蛋白组分称为 Sm 共同核心，Sm 共同核心主要存在于除 U3snRNP 以外的 U1、U2、U4/6 和 U5snRNP 中。抗 Sm 抗体是 SLE 高度特异的血清学标志物，是具有确诊 SLE 价值的自身抗体。在 SLE 中的阳性率为 20%~40%。抗 Sm 抗体检测对早期、不典型的 SLE 或经治疗缓解后 SLE 的回顾性诊断有很大帮助。

正常值为：抗 Sm 抗体阴性。

（2）抗核糖核蛋白（nRNP）抗体：又称抗 U1RNP 抗体或抗 RNP 抗体。靶抗原位于 UsnRNP 分子颗粒上。由于抗 U1RNP 抗体对风湿性疾病的诊断及鉴别诊断有重要临床意义，而其他的抗 URNP 抗体阳性率较低，故临床常规检测抗 RNP 抗体是以检测抗 U1RNP 抗体为主。抗 U1RNP 抗体在 MCTD 患者中阳性率 >95%，且抗体滴度很高，是诊断 MCTD 的主要血清学依据。抗 U1RNP 抗体可在多种风湿病中出现，不具有诊断特异性。

正常值为：抗 nRNP（U1RNP）抗体阴性。

（3）抗 SSA 抗体：又称抗 Ro 抗体，靶抗原属小分子细胞质核糖核蛋白（scRNP），其中最重要的是 60kD 和 52kD 两种蛋白。抗 SSA/

Ro60 抗体主要见于 pSS，常与抗 SSA/Ro52 抗体同时出现，阳性率为 40%~95%。抗 SSA/Ro60 抗体也可见于 SLE 和系统性硬化病（SSc）等其他风湿性疾病。抗 SSA/Ro60 抗体通过胎盘进入胎儿后，可导致新生儿狼疮综合征（NLE），NLE 患儿抗 SSA/Ro60 抗体的阳性率 >90%。抗 SSA/Ro52 抗体可出现在多种自身免疫性疾病中，一般不作为诊断疾病的依据。

正常值为：抗 SSA 抗体 阴性。

（4）抗 SSB 抗体：又称抗 La 抗体，是 pSS 的标记性抗体，靶抗原位于 snRNP 上，在 pSS 阳性率为 30%~50%，抗 SSB 抗体与抗 SSA/Ro60 抗体同时出现比例超过 93%。在抗 SSA/Ro60 抗体单阳性或抗 SSA/Ro60 抗体与抗 SSB 抗体双阳性患者中，pSS 的典型临床症状明显重于抗 SSB 抗体单阳性或抗 SSA/Ro60 抗体和抗 SSB 抗体均阴性的患者，因此，2016 年 pSS 分类标准已去除抗 SSB 抗体。在其他风湿性疾病中如出现抗 SSB 抗体，患者常伴继发性 SS。抗 SSB 抗体亦可引起 NLE。

正常值为：抗 SSB 抗体 阴性。

（5）抗 rRNP 抗体：又称抗核糖体抗体、抗核糖体 P 蛋白抗体，靶抗原为细胞质中 60S 核糖体大亚基上 P0（38kD）、P1（19kD）和 P2（17kD）三个磷酸化蛋白，富含丙氨酸。抗 rRNP 抗体为 SLE 的特异性抗体，阳性率为 10%~40%。SLE 患者出现抗 rRNP 抗体与中枢神经系统、肝脏或肾脏受累相关。

正常值为：抗 rRNP 抗体 阴性。

（6）抗 Scl-70 抗体：靶抗原是 DNA 拓扑异构酶 1（Top1），抗 Scl-70 抗体又称为抗拓扑异构酶 1 抗体（抗 Top1 抗体）。因该抗体对系统性硬皮病（SSc）高度特异且反应蛋白分子量为 70kD，故称为抗 Scl-70 抗体。抗 Scl-70 抗体在其他风湿性疾病和非风湿性疾病中极少阳性，其诊断 SSc 的特异度为 100%，灵敏度为 40%。局限型硬皮病患者此抗体通常为阴性。

正常值为：抗 Scl-70 抗体 阴性。

（7）抗 Jo-1 抗体：靶抗原为分子量 50kD 的组氨酰 tRNA 合成酶，

在胞质中以小分子核糖核蛋白(scRNP)形式出现,属氨酰 tRNA 合成酶家族成员。抗 Jo-1 抗体为多发性肌炎 / 皮肌炎(PM/DM)的标记性抗体,非肌炎患者未发现阳性。在 PM/DM 中的阳性率为 20%~30%,且多数患者伴有间质性肺疾病(ILD)和关节症状。

正常值为:抗 Jo-1 抗体阴性。

4. 抗着丝点抗体(ACA) 抗着丝点抗体靶抗原为着丝点蛋白,位于细胞分裂时与纺锤体相互作用的动原体内板与外板上,与 ACA 反应的着丝点蛋白有着丝点蛋白 A、B、C 和 D 4 种,主要的靶抗原为着丝点蛋白 B,其能与含各种 ACA 的血清起反应。ACA 是局限型硬化病(CREST 综合征)的特异性抗体,阳性率可达 50%~80%,ACA 阳性提示患者较少出现内脏损害,预后较好。ACA 在 SSc 中阳性率仅为 8%,ACA 很少与抗 Scl-70 抗体同时出现。ACA 还偶见于 SLE 和 pSS 患者。

正常值为:ACA 阴性。

5. 抗组蛋白抗体(AHA) 抗组蛋白抗体(AHA)的靶抗原是细胞核染色质中的组蛋白,为一组与 DNA 结合的含大量阳电荷氨基酸的小分子蛋白。AHA 在药物性狼疮(DIL)患者中阳性率较高,如仅有 AHA 而不伴有除抗 ssDNA 抗体以外的其他自身抗体,则支持 DIL 诊断。可诱发 DIL 的常见药物有普鲁卡因胺、苯妥英钠、异烟肼、肼屈嗪、奎尼丁、青霉胺及氯丙嗪等。AHA 可以在多种风湿性疾病和非风湿性疾病中出现,不具有诊断特异性。

正常值为:AHA 阴性。

6. 抗核小体抗体(AnuA) 核小体是真核细胞染色质基本重复结构的亚单位,对于细胞核中 DNA 的组成非常重要。抗核小体抗体诊断 SLE 的灵敏度为 60%~70%,特异度可达 97%~99%。抗核小体抗体多见于活动性狼疮和狼疮性肾炎(LN),是 SLE 的特异性抗体。

正常值为:抗核小体抗体阴性。

7. 抗 C1q 抗体 C1q 是补体激活经典途径的主要分子,C1q 分子的球状头部与 IgG 或 IgM 类免疫球蛋白的 Fc 片段结合后,导致了其他亚分子如 C1、C1r 和 C1s 被激活。抗 C1q 抗体结合的是 C1q 分子胶原样区上的抗原决定簇。约 60% 的 SLE 和 80% 的弥漫增生性 LN 患者抗 C1q 抗体阳性,且 LN 活动期抗 C1q 抗体的滴度增高。抗 C1q 抗体可作为 SLE 的预测因子和疾病活动标志。抗 C1q 抗体还是低补体血症荨麻疹性血管炎的标志物,几乎所有患者均会出现该自身抗体。

正常值:抗 C1q 抗体阴性。

8. 类风湿性关节炎相关自身抗体

(1) 类风湿因子(RF):RF 是抗 IgG 分子的 FC 片段上抗原决定簇的抗体,是以变性 IgG 为靶抗原的自身抗体,属 IgM 型。RF 为诊断 pJIA(RF 阳性)血清学标准。除 JIA 以外,pSS、SLE、MCTD、巨细胞病毒及 EB 病毒感染、结核感染、寄生虫感染和亚急性细菌性心内膜炎患儿 RF 亦可阳性。

正常值:RF<15U/ml。

(2) 抗角蛋白抗体(AKA):AKA 是 RA 血清中能与大鼠食管角质层成分起反应的抗体,该抗体诊断 RA 的灵敏度为 40.3%,特异度为 94.7%。AKA 与疾病严重程度和活动性相关,AKA 在 RA 早期甚至临床症状出现之前即可出现,因此,它是 RA 早期诊断和判断预后的指标之一。

正常值:AKA 阴性(抗体滴度 <1∶10)。

(3) 抗环瓜氨酸肽(CCP)抗体:抗 CCP 抗体是以人工合成的 CCP 为抗原的自身抗体,对 RA 诊断灵敏度为 33%~87%,特异度为 89%~98%,且与 RA 患者骨破坏相关。

正常值:抗 CCP 抗体阴性(<25RU/ml)。

(4) 抗核周因子(APF)抗体:APF 是以颊黏膜细胞作为底物检测 ANA 时发现的细胞核周围均质的 4~7μm 荧光颗粒,称之为 APF,为 RA 特异的自身抗体之一,其灵敏度为 58.1%,特异度为 90.3%,少见于非 RA 患者及正常人。

正常值:APF 抗体阴性(抗体滴度 <1∶10)。

9. 肌炎特异性自身抗体

(1) 常见的儿童肌炎特异性抗体(MSA):①抗 Mi2 抗体:临床典型

的皮肌炎表现,ILD发生率低,对常规治疗反应佳,预后良好。②抗转录中介因子1-γ(TIF 1-γ)抗体:慢性病程,严重的皮肤损害,脂肪营养不良,JDM此抗体阳性与伴发肿瘤无关。③抗核基质蛋白2(NXP2)抗体:主要出现在JDM患儿的血清中,有严重肌肉病变,钙质沉着,胃肠道出血、溃疡和吞咽困难,易有功能障碍,预后不良。④抗黑色素瘤分化相关蛋白5(MDA5)抗体:东亚较常见,表现为无肌病性肌炎、易发生ILD,部分为快速进展的ILD(RP-ILD),死亡率较高。这些抗体均为DM标记性抗体,与疾病表型关联度高。

(2) 少见的儿童MSA:①抗氨基酰tRNA合成酶(ARS)抗体:目前一共发现8种抗ARS抗体,包括抗Jo-1抗体、抗PL-7抗体、抗PL-12抗体、抗EJ抗体、抗0J抗体、抗KS抗体、抗Zo抗体和抗Ha抗体,其中最常见的是抗Jo-1抗体。此类患者常表现为ILD、雷诺现象、技工手、非侵蚀性关节炎、发热或伴皮疹。②抗信号肽识别颗粒(SRP)抗体:有助于诊断坏死性自身免疫性肌炎(IMNM),表现为严重肌无力,肌肉萎缩,心脏受累,一般发生于年长儿,对常规治疗反应不佳。③抗3-羟基-3-甲基戊二酰辅酶A还原酶(HMGCR)抗体:IMNM,肌无力和吞咽困难。④抗小泛素样修饰物活化酶(SAE)抗体:皮肤症状出现早,然后出现肌肉受累,肌无力程度轻。

(3) 肌炎相关性抗体(MAA):①抗Pm-Scl抗体:多见于多肌炎/SSc(PM/SSc)重叠综合征患者,也可见于PM或DM,肌肉受累症状更突出;②抗U1RNP抗体:重叠综合征;③抗SSA/Ro52抗体:重叠综合征,可与其他MSA特别是抗ARS抗体同时出现。

10. 抗磷脂抗体谱　抗磷脂抗体(APL)是一组针对各种带负电荷磷脂的自身抗体,目前临床上常规检测的抗磷脂抗体为:抗心磷脂抗体(ACL)、狼疮抗凝物(LAC)和抗β_2-糖蛋白1抗体(抗β_2-GP1抗体)。主要与动静脉血栓形成、习惯性流产和血小板减少相关。

(1) 抗心磷脂抗体(ACL)主要有IgG、IgM、IgA 3种类型,其中高滴度的IgG型抗体对原发性抗磷脂抗体综合征(APS)的诊断最为特异。ACL在SLE中的阳性率为20%~50%,主要是IgG和IgM型。

正常值:IgG型ACL<12GPL。

(2) 狼疮抗凝物(LAC)在 SLE 中的阳性率最高,与 SLE、APS 的高凝状态有关。LAC 也可出现在其他疾病如特发性血小板减少性紫癜、恶性肿瘤及肝炎。LAC 通过体外凝血时间来定性测定,其并非抗体测定。

(3) 抗 β_2-糖蛋白 1 抗体(抗 β_2-GP1 抗体)在 APS 患者血清中阳性率为 30%~60%,诊断 APS 的特异性高,与静脉血栓和脑卒中密切相关。

正常值:抗 β_2-GP1 抗体 <20RU/ml。

11. 抗中性粒细胞胞质抗体谱　抗中性粒细胞胞质抗体(ANCA)是以中性粒细胞胞质成分为靶抗原的自身抗体,对 ANCA 相关性血管炎(AAV)、炎症性肠病和自身免疫性肝病等疾病的诊断与鉴别诊断有价值。

一般选用 IIF 法作为 ANCA 筛选试验,依荧光显微镜下荧光分布将 ANCA 分为胞质型 ANCA(cANCA)和核周型 ANCA(pANCA)。IIF 法测定的是总 ANCA,不能区分靶抗原,而 AAV 相关靶抗原为蛋白酶 3(PR3)和髓过氧化物酶(MPO),可选用 ELISA 检测抗 PR3 抗体或抗 MPO 抗体,作为 AAV 特异性 ANCA 确证试验。ANCA 滴度与 AAV 病情活动一致,常作为疗效判断和监测复发的指标。

cANCA 靶抗原主要是 PR3,cANCA 在临床上与肉芽肿性多血管炎(GPA)密切相关,cANCA 诊断 GPA 的特异度 >90%。cANCA 在显微镜下多型血管炎(MPA)、特发性坏死性新月体肾炎(INCGN)和其他原发性血管炎中也可被检测到。pANCA 主要靶抗原是 MPO,pANCA 主要与 MPA、INCGN 和嗜酸性粒细胞肉芽肿性多血管炎(EGPA)相关。

12. 其他自身抗体　包括:①自身免疫性肝病相关抗体:抗平滑肌抗体(SMA)、抗线粒体抗体(AMA)、抗肝肾微粒体(LKM)抗体和抗可溶性肝抗原(SLA)抗体等;②中枢神经系统自身免疫性疾病相关抗体:抗 N-甲基-D-天冬氨酸受体(NMDAR)抗体、抗水通道蛋白 4(AQP4)抗体等;③甲状腺相关自身抗体:促甲状腺素受体抗体(TRAb)、甲状腺过氧化物酶抗体(TPO-Ab)和甲状腺球蛋白抗体(TG-Ab)等。

【风湿性疾病特殊实验室检查】

风湿性疾病特殊实验室检查包括:HLA 分析、滑液检查、口干燥症实验室检查和干燥性角膜炎实验室检查。

1. HLA 分析 HLA 是位于细胞表面的糖蛋白,由第 6 号染色体短臂上的一组基因控制,它们参与并调节免疫应答反应。HLA 分析有助于某些风湿性疾病的诊断和严重性判断。如 HLA-B27 与附着点炎相关关节炎高度相联,阳性率达 >80%;HLA-B5 与白塞氏病相关比例高达 61%~88%;HLA-DR4 与 RA 相关,HLA-DR4 阳性的 RA 患者腕、指关节骨破坏明显多于 DR4 阴性者。

2. 滑液检查 关节液即为滑液或滑膜液,正常关节的滑液量很少,呈淡黄色,清亮、透明,含有少量的白细胞(<100/mm^3,中性粒细胞<25%),一般穿刺不易抽出。

滑液检查包括:①滑液常规:外观和量,黏稠度,白细胞计数和分类,黏蛋白凝块;②葡萄糖、总蛋白、补体和 RF 等;③革兰氏染色和细菌培养。

JIA 患儿滑液中白细胞数明显增加,通常 >1 500/mm^3,中性粒细胞 >50%。滑液中发现积血可能病因为创伤性关节炎、血友病、血管性血友病、血小板无力症、色素沉着绒毛结节性滑膜炎和滑膜肿瘤等。如果滑液中发现微生物,对感染性关节炎有确诊价值。

3. 口干燥症实验室检查和干燥性角膜炎实验室检查 见第五章第 17 节“干燥综合征”章节。

(周 纬)

参考文献

1. 中国免疫学会临床免疫分会. 自身抗体检测在自身免疫病中的临床应用专家建议. 中华风湿病学杂志,2014,18(07):437-443.
2. Ross E. Petty & Ronald M. Laxer & Carol B Lindsley, et al. Textbook of Pediatric Rheumatology. 8th. 2021.

第四节　血管炎疾病

【概述】

血管炎是以血管壁的炎症和纤维素样坏死为病理特征的一组异质性疾病，可累及各类血管和多个脏器。血管炎可分为原发性血管炎和继发性血管炎，后者指继发于各种感染、恶性肿瘤、药物和其他风湿性疾病等。

儿童血管炎分类主要基于临床表现（单器官与系统性血管炎）、受影响血管大小（小/中/大）和组织病理学特点（肉芽肿性与非肉芽肿性）。2005 年，欧洲风湿病联盟（EULAR）/欧洲儿科风湿病学会（PReS）制定了第一个针对儿童的血管炎分类标准（见表 5-2）。此标准在 1 398 例患儿中进行了验证，其灵敏度为 89.6%~100.0%，特异度为 87.0%~99.9%。与 Chapel Hill 共识会议系统性血管炎修订标准（2012）相比较，其不包含巨细胞动脉炎。

表 5-2　EULAR/PReS 儿童血管炎分类

分类
大血管炎
Takayasu 动脉炎
中等大小血管炎
儿童结节性多动脉炎
皮肤多动脉炎
川崎病
小血管炎
肉芽肿性
Wegener 肉芽肿
Churg-Strauss 综合征
非肉芽肿性
显微镜下多血管炎
过敏性紫癜
孤立性皮肤白细胞破碎性血管炎
低补体血症荨麻疹性血管炎

续表

其他血管炎
白塞病
继发于感染(如乙型肝炎相关性结节性多动脉炎)、肿瘤和药物的血管炎,包括过敏性血管炎
结缔组织病相关性血管炎
孤立性中枢神经系统血管炎
Cogan 综合征
未分类的血管炎

在 Chapel Hill 共识会议系统性血管炎修订标准(2012)中已将 Wegener 肉芽肿命名为肉芽肿性多血管炎(granulomatosis with polyangiitis,GPA),Churg-Strauss 综合征命名为嗜酸性肉芽肿性多血管炎(eosinophilic granulomatosis with polyangiitis,EGPA),过敏性紫癜命名为 IgA 血管炎(IgA vasculitis,IgAV),以下均用新名称命名疾病。

血管炎的流行病学特征有一定的地理分布、种族、年龄和性别差异。儿童血管炎总发病率为 50/10 万,其中 IgAV 和川崎病(Kawasaki disease,KD)最为常见。大动脉炎(Takayasu arteritis,TA)好发于亚裔人群,而 GPA 和显微镜下多血管炎(microscopic polyangiitis,MPA)则分别在东欧和南欧多见。

原发性系统性血管炎病因不明,遗传因素和环境因素可能在疾病易感性和发病过程中发挥重要作用。前期感染,特别是链球菌感染,与许多血管炎有关。免疫机制如炎症因子、自身抗体产生、免疫复合物形成和调节性 T 淋巴细胞功能障碍,也可能参与其中。

单基因自身炎症性疾病也是易患血管炎的可能原因之一,如家族性地中海热(familial mediterranean fever,FMF)、腺苷脱氨酶 2 缺陷(deficiency of ADA2,DADA2)、干扰素基因刺激蛋白(stimulator of interferon genes,STING)相关婴儿期起病的血管病(sting associated vasculitis of infancy,SAVI)有结节性多动脉炎(polyarteritis nodosa,PAN)样症状,A20 单倍剂量不足(haploinsufficiency of A20,HA20)有白塞病(Behcet's disease,BD)样表现。

【临床表现】

血管炎临床表现及严重程度与受累血管部位、血管大小、血管损伤的程度和血管炎病理类型有关，多数为非特异性和非诊断性。

临床上对有持续不明原因发热、乏力、肢体疼痛、浆膜炎和急性期反应物增高等全身性炎症表现的患儿应警惕血管炎的可能。

如出现原因不明的皮肤（紫癜、溃疡、疼痛性结节、细小梗死、网状青斑）、呼吸道（持续加重的流涕、上呼吸道阻塞、鼻黏膜溃疡、鼻出血、鼻中隔穿孔、鼻骨破坏、咽鼓管阻塞致听力丧失、咳嗽、咳痰、痰中带血、血氧饱和度下降）、肾脏（肾性高血压、镜下血尿、蛋白尿）、神经系统（运动和感觉功能异常、抽搐、意识障碍等脑血管事件）、胃肠道（腹痛、便血、腹膜出血、肠系膜动脉梗死、肠穿孔）和心血管（心力衰竭、心肌病、心包炎）等病变时，更要考虑系统性血管炎的可能。

在全面体格检查的基础上，需重点关注四肢血压、血管杂音（颈动脉、腋动脉、腹主动脉、肾动脉和髂动脉等部位）、外周脉搏（有无和强弱）、周围神经病变、甲襞检查和眼耳喉鼻检查。

【辅助检查】

1. 实验室检查　外周血白细胞、血小板可增高，血红蛋白可轻度下降，CRP 或 ESR 常不同程度增高。出现肾脏损害时可有镜下血尿、蛋白尿和肾功能异常。有链球菌感染时，抗链球菌溶血素O抗体（ASO）滴度增高。

免疫学检查包括抗中性粒细胞胞质抗体（antineutrophil cytoplasmic antibody，ANCA）、抗核抗体（ANA）、抗可提取核抗原（ENA）抗体、抗心磷脂抗体（ACA）、抗肾小球基底膜（GBM）抗体、免疫球蛋白和补体（C3，C4）等。

ANCA 检查一般选用间接免疫荧光法（IIF）作为筛选试验，依荧光显微镜下荧光分布特征将 ANCA 分为胞质型 ANCA（cANCA）和核周型 ANCA（pANCA）。应用酶联免疫吸附试验（ELISA）检测抗 PR3 抗体和抗 MPO 抗体，作为 ANCA 相关血管炎（ANCA-associated vasculitis，AAV）特异性 ANCA 的确证试验。

另外，可依据患儿的症状、器官受累情况和鉴别诊断需要（排除结核病、病毒感染、梅毒螺旋体感染、支原体感染或寄生虫感染等）进行相应实验室检查。

2. 影像学检查

(1) 血管造影（DSA）：可显示受累血管狭窄、闭塞和动脉瘤形成，可发现较小的血管（内径 <5mm，包括冠状动脉）病变和血管重建，是诊断 TA 和结节性多动脉炎（PAN）的必备条件之一。需注意在疾病早期、糖皮质激素治疗后和病变部位未被显示等原因，可导致 DSA 无异常发现。

(2) 主动脉及主要分支的 MRI/MRA：MRA 无辐射，可检测血管结构损伤（血管壁增厚、管腔狭窄/闭塞）和血管活动性炎症（动脉壁水肿、钆强化）。与 DSA 相比，MRA 灵敏度低，不能发现小动脉瘤或微动脉瘤，并有可能高估血管狭窄的程度。

(3) 脑部血管 MRI/MRA：累及中等血管和大血管的血管炎患儿或怀疑大脑血管病变时，应行此项检查。

(4) 血管 B 超：可发现外周血管、颈部血管、腹部血管和肾血管病变，有助于血管炎诊断、疗效评价和随访。

(5) 主动脉及主要分支的 CT/CTA：能显示较大的动脉瘤和血管闭塞性病变，但其严重的辐射暴露以及不能发现小血管病变，限制了它在临床上的使用。

(6) 心电图和超声心动图：能明确有无心肌炎、心包炎、瓣膜功能不全、冠状动脉异常或心功能不全。中等血管和大血管受累时需做此项检查。

(7) ^{99m}Tc-DMSA 肾显像检查：肾实质有放射性核素摄取减少可间接表明肾动脉受累，如果既往没有肾脏受损的证据，应考虑有血管炎可能。

(8) 其他影像学检查：B 超（腹部、关节）、CT（头颅、鼻窦、胸部、腹部）、MRI（头颅、鼻窦、心脏、腹部）等检查，可明确脏器累及情况和严重程度，也可排除感染和占位性病变。

3. 组织病理学检查 阳性组织病理学检查结果有助于儿童血管炎的诊断，是多数儿童血管炎诊断条件之一。因 PAN 病变呈节段性分布,如活检组织无典型的病理学表现时,不能排除 PAN,另外 PAN 患儿经皮肾活检有肾动脉瘤破裂出血的风险,应尽量避免。需注意不能为做组织病理学检查,延误严重或威胁生命的患者的治疗。

4. 肺功能测试 血管炎患儿有间质性肺病变(interstitial lung disease,ILD)时,可出现限制性通气功能障碍和弥散功能减低,建议定期随访。

【诊断和鉴别诊断】

儿童血管炎诊断困难,需要多系统评估。详细病史和体格检查对诊断至关重要,血管影像学或组织病理学检查是诊断血管炎的主要依据,结合患儿的血管炎相关临床症状和体征,参照儿童血管炎分类标准,排除其他疾病所致后,可作出临床诊断。

目前 IgAV、KD、TA、PAN、GPA 和原发性中枢神经系统血管炎(primary angiitis of the central nervous system,PACNS)有儿童分类诊断标准(见表 5-3),其他血管炎诊断可参照 Chapel Hill 共识会议系统性血管炎修订标准(2012)和 EULAR 及美国风湿病学会(ACR)制定的相关血管炎分类标准。

表 5-3 儿童血管炎分类诊断标准

过敏性紫癜/IgA 血管炎分类标准
下肢为主的瘀点瘀斑加上至少下列 4 项中的 1 项: 腹痛、组织病理学(IgA 沉积)、关节炎/关节痛、肾脏受累
川崎病(KD)诊断标准
发热加上至少下列 5 项中的 4 项: 结膜炎、皮肤黏膜病变、颈部淋巴结病、多形性红斑、四肢病变
大动脉炎(TA)分类标准
主动脉或其主要分支和肺动脉造影异常(动脉瘤/扩张、狭窄、阻塞、管壁增厚)加上至少下列 5 项中的 1 项: 无外周脉搏或跛行、四肢血压差异、血管杂音、高血压、急性时相反应物增高
结节性多动脉炎(PAN)分类标准
组织病理或造影异常加上至少下列 5 项中的 1 项: 皮肤受累、肌痛、高血压、周围神经病变、肾脏受累

续表

肉芽肿性多血管炎(GPA)分类标准
至少下列6项中的3项： 组织病理学(肉芽肿性炎症)、上呼吸道受累、喉部-气管-支气管狭窄、肺部受累、ANCA阳性、肾脏受累
原发性中枢神经系统血管炎(PACNS)分类标准
需符合下列3项： 神经功能缺损(不能用其他病变解释)、影像或病理证实为CNS血管炎、排除系统性血管炎和继发性因素

儿童血管炎需要与感染性疾病(细菌、病毒、寄生虫、螺旋体、支原体等)、肿瘤性疾病(淋巴瘤等)、药物因素(抗生素、抗甲状腺药物等)、自身炎症性疾病(FMF、DADA2、SAVI、HA20等)、其他风湿性疾病(抗磷脂抗体综合征、系统性红斑狼疮、幼年型皮肌炎等)、血栓性疾病(血栓性微血管病、血栓栓塞等)和纤维肌发育不良等鉴别。

【治疗】

儿童血管炎治疗目标为改善症状、诱导疾病缓解、预防疾病复发、避免药物不良反应和不影响儿童生长发育。治疗过程包括诱导治疗和维持治疗。

诱导治疗常用糖皮质激素(足量泼尼松或甲泼尼龙冲击)联合静脉注射环磷酰胺(CYC)或霉酚酸酯(MMF),部分严重患儿如伴肾衰竭、肺出血等需辅以血液净化治疗,疗程3~6个月,如诱导治疗失败应调整初始诱导治疗时的免疫抑制剂,可联合静脉人免疫球蛋白(IVIG)、生物制剂如抗肿瘤坏死因子拮抗剂、托珠单抗或利妥昔单抗(RTX)等治疗。维持治疗常用低剂量糖皮质激素、MMF、甲氨蝶呤(MTX)或硫唑嘌呤(AZA),疗程1~3年。RTX可用于AAV的诱导和维持治疗。应根据病情选用抗血小板药物、抗凝药物、抗高血压药物和护胃治疗,注意预防骨质疏松症。介入治疗和外科治疗可以改善脏器缺血症状。

目前没有关于儿童血管炎停药指征的高水平证据,有文献建议,如果患者在维持治疗中已持续缓解12个月以上,可在至少6个月以上时间内缓慢减停。

血管炎治疗反应可用已得到验证的儿童血管炎活动评分(PVAS)评价,血管炎临床缓解的标准是无任何活动性血管炎的症状和体征,CRP 和 ESR 值正常,PVAS 为 0 分。

➢ 附:儿童血管炎活动评分(PVAS)

伯明翰血管炎评分(BVAS)是最常用的评价系统性血管炎活动程度的方法。2003 年对 BVAS 进行了重新修订,形成了 BVAS 2003 血管炎评价量表,包括 62 项内容,删除了原版本中 4 项特异性较差的项目,增加了 4 项新项目,并合并了一些相似的表现,以利于临床应用。

PVAS 是目前唯一经过大样本验证的针对儿童血管炎活动度的评估量表,由 Dolezalova 等在 BVAS 2003 基础上针对儿童群体修改而成,与医生对疾病的总体评估、治疗反应和血沉有良好的一致性。其包含 64 项活动性血管炎的临床表现,涉及全身、皮肤、黏膜/眼、耳鼻喉、胸部、心血管、腹部、肾脏、神经系统。如近 4 周内有相关临床表现为新发或原有表现出现加重,则考虑疾病活动。当上述症状持续长达 4 周~3 个月之间,则考虑疾病持续。PVAS 具体内容见表 5-4。

表 5-4 儿童血管炎活动评分(PVAS)

各脏器系统		持续	新发/加重
1. 一般情况	**最高评分**	**2**	**3**
肌痛	弥漫、自发、定位不明的肌肉疼痛或触痛 排除纤维性肌痛	1	1
关节痛或关节炎	任一关节疼痛或活动性滑膜炎症状: 由于滑膜增生导致的关节内水肿和/或伴活动受限的关节积液和/或伴活动疼痛或关节触痛	1	1
发热≥38.0℃	体温 >38℃,主要指腋下/口腔温度(直肠温度需加 0.5℃),并通过培养、血清学、PCR 等方法排除感染因素	2	2
体重下降≥5%	与上次评估相比或近 4 周,体重至少下降 5%,并排除饮食因素	2	2

续表

各脏器系统		持续	新发/加重
2. 皮肤	**最高评分**	**3**	**6**
多形性疹	非血液病导致、非坏死性皮疹，并除外过敏/药物反应/感染	1	1
青斑	紫色网状、皮下脂肪小叶旁、不规则分布的皮疹，通常位于足边缘，低温时显著，并除外抗磷脂抗体综合征	1	1
脂膜炎	炎症导致的单个或多个有触痛的深部皮下结节，组织活检常常有典型病理表现	1	1
紫癜	皮肤出血点、紫癜、瘀斑或黏膜淤青 非外伤导致的皮肤或黏膜表面的瘀点/瘀斑、可触及的紫癜	1	2
皮肤结节	沿动脉走行分布的皮下结节，通常有触痛	1	1
梗死	小血管炎：甲缘病变、裂片型出血、蚤咬损伤	1	1
溃疡	全层皮肤或皮下组织溃疡/坏死	1	4
坏疽	广泛皮肤/皮下组织/底层组织坏死， 手指/指骨或其他器官（鼻、耳）坏死/坏疽	2	6
其他皮肤血管炎	毛细血管渗漏导致的皮下组织肿胀/水肿，雷诺现象	1	1
3. 黏膜/眼	**最高评分**	**3**	**6**
口腔溃疡/肉芽肿	阿弗他口炎，缺血性溃疡和/或口腔肉芽肿炎症，排除其他因素（SLE 和感染）	1	2
生殖器溃疡	位于外生殖器或会阴的溃疡，排除感染	1	1
分泌腺炎症	唾液腺（与进食无关的弥漫性、压痛性肿胀）或泪腺炎症，除外其他原因（感染） 专科医生证实更佳	2	4
显著突眼	由眼眶炎症导致的眼球外突，若为单侧，则两眼应至少有 2mm 的差距，这可能与眼外肌浸润所致的复视相关。发生近视（根据最佳视力测量，见下文）可能也是突眼的一种表现	2	4

续表

各脏器系统		持续	新发/加重
红眼巩膜(外层)炎	巩膜炎(通常需专科意见) 可以畏光为首发表现	1	2
红眼结膜炎	结膜炎(除外感染、葡萄膜炎所致红眼,也除外干性结膜炎,后者并非活动性血管炎的表现),通常无需专科意见	1	1
眼睑炎	眼睑炎症,除外其他原因(创伤、感染),通常无需专科意见		
角膜炎	由专科医师评价的中央或外周角膜炎症		
视物模糊	与既往或基线情况相比,最佳视力测量的变化,需要专科意见以进一步评估	2	3
突发性视力缺失	由眼科医生诊断的突发视力缺失	/	6
葡萄膜炎	由眼科医生证实的葡萄膜(虹膜、睫状体、脉络膜)炎症	2	6
视网膜血管炎	专科检查或视网膜荧光血管造影所证实的视网膜血管鞘形成	2	6
视网膜血管血栓形成	视网膜血管动脉或静脉闭塞		
视网膜渗出	眼底镜检查发现视网膜软性渗出(除外硬性渗出)		
视网膜出血	眼底镜检查发现任何部位的视网膜出血		
4. 耳鼻喉	**最高评分**	**3**	**6**
血性鼻腔分泌物/鼻腔结痂/溃疡和/或肉芽肿	鼻镜检查发现的血性、黏液脓性鼻腔分泌物,经常堵塞鼻腔的浅或深棕色结痂,鼻腔溃疡和/或肉芽肿性损害	2	4
鼻旁窦受累	通常具有病理性影像学证据(CT、MRI、X 线、B 超)的副鼻窦压痛	1	2
声门下狭窄	经喉镜证实因声门下炎症狭窄所致喘鸣和声嘶	3	6

续表

各脏器系统		持续	新发/加重
传导性耳聋	经耳镜和/或音叉和/或测听法证实的因中耳受累所致的听力丧失	1	3
感音神经性聋	经测听术证实的因听神经或耳蜗受损所致的听力丧失	2	6
5. 胸部	**最高评分**	3	6
喘息或呼气性呼吸困难	体检时发现的支气管阻塞	1	2
结节或空腔	经胸部X线片证实的新发肺部病灶	/	3
胸腔积液/胸膜炎	胸膜疼痛和/或体检发现胸膜摩擦音，或影像学证实的胸腔积液。需除外其他病因（如，感染、肿瘤）	2	4
浸润性病灶	经胸部X线片、CT证实。需除外其他病因（感染）	2	4
支气管受累	支气管假瘤或溃疡病变，需除外感染、恶性肿瘤。NB:光滑的狭窄性病变包括在VDI评分中，声门下损害应记录在耳鼻喉部分	2	4
大咯血/肺泡出血	大量肺出血，肺部游走性浸润病灶，尽可能排除其他病因	4	6
呼吸衰竭	需要人工通气的严重呼吸困难	4	6
6. 心血管	**最高评分**	3	6
无脉	临床发现任何血管无脉；包括可能导致肢体坏死的无脉	1	4
动脉杂音	可听见的杂音、大动脉或主动脉可触及的震颤	1	2
血压差异	四肢血压中任一 >10mmHg	1	2
跛行	由活动诱发的局部肌肉疼痛	1	2
缺血性心脏疼痛	典型的心脏疼痛导致心肌梗死或心绞痛的临床病史	2	4

续表

各脏器系统		持续	新发/加重
心肌病	经超声心动图证实由于室壁运动减弱所致的严重心脏功能损害	3	6
充血性心力衰竭	经病史或临床检查证实的心力衰竭	3	6
心脏瓣膜疾病	临床或超声心动图证实的严重的心脏瓣膜（主动脉瓣、肺动脉瓣）异常	2	4
心包炎	心包疼痛和/或体检发现的心包摩擦音	1	3
7. 腹部	**最高评分**	**5**	**9**
腹部疼痛	持续性或反复出现的腹部疼痛，排除血管炎性以外的因素	2	4
腹膜炎	因小肠、阑尾、胆囊等穿孔/梗死或经放射学/外科/淀粉酶升高证实的胰腺炎所致假性腹膜炎/腹膜炎引起的急性腹痛	3	9
便血或血性腹泻	血便或大便隐血阳性或新近的血性腹泻，排除炎症性肠病、肛裂和其他感染因素	2	6
肠道缺血	严重的、反复发生的腹部疼痛，常常伴有胃肠道出血，并由影像学或手术证实的肠道缺血性坏死，具有典型的血管瘤特征或异常肠系膜血管炎特征	3	9
8. 肾脏	**最高评分**	**6**	**12**
高血压（> 95 百分位）	收缩压 > 95 百分位	1	4
蛋白尿：> 0.3g/24 小时	尿蛋白 > 0.3g/24 小时	2	4
血尿：≥5 个红细胞/高倍镜，或红细胞沉渣	高倍镜下 >10 个红细胞，除外泌尿系感染和结石	3	6
GFR 50~80ml/（min·1.73m²）	估算或测量的 GFR 50~80ml/（min·1.73m²）	2	4

续表

	各脏器系统	持续	新发/加重
GFR 15~49ml/(min·1.73 m^2)	估算或测量的 GFR 15~49ml/(min·1.73 m^2)	3	6
GFR<15ml/(min·1.73 m^2)	估算或测量的 GFR < 15ml/(min·1.73 m^2)	4	8
肌酐上升 >10% 或 GFR 下降 >25%	由活动性血管炎所致显著肾功能恶化；与既往相比，肌酐上升 >10% 或 GFR 下降 >25%	/	6
9. 神经系统	**最高评分**	6	9
头痛	新发、不同以往的且持续性头痛	1	1
脑膜炎/脑炎	除外感染/出血后，因炎症性脑膜炎所致严重头痛，伴有颈抵抗	1	3
器质性意识障碍	有定向力、记忆力或其他智力功能受损，除外代谢性、精神性、药物或毒物因素	1	3
癫痫(非高血压性)	由中枢神经系统血管炎导致的局部运动性、广泛性或精神运动性癫痫发作，需除外特发性癫痫、高热惊厥)	3	9
脑卒中	导致局部神经体征(如轻瘫、无力等)的脑血管意外	3	9
脊髓损伤	横贯性脊髓炎伴下肢无力、感觉缺失(通常存在感觉平面)，并伴括约肌失控(直肠和膀胱)	3	9
脑神经麻痹	面神经麻痹、喉返神经麻痹、动眼神经麻痹等，除外感音性耳聋和炎症导致的眼部症状	3	6
外周感觉神经病变	感觉神经病变所致手套或袜套样感觉缺失(除外特发性、代谢性、维生素缺乏、感染性、中毒性、遗传性因素)	3	6
多发性运动性单神经炎	同时发生的单/多神经炎，仅在运动神经受累时进行评分，除外其他病因(糖尿病、结节病、恶性肿瘤、淀粉样变)	3	9
10. 其他	其他活动性血管炎特征(不适、肺动脉高压、耳软骨膜炎等)		

(周　纬)

参考文献

1. Ross E. Petty & Ronald M. Laxer & Carol B Lindsley, et al. Textbook of Pediatric Rheumatology. 8th. 2021.

第五节　风　湿　热

【概述】

风湿热(rheumatic fever)是由A族β-溶血性链球菌感染后所致的一种免疫性炎性疾病,主要累及心脏、关节、中枢神经系 统、皮肤及皮下组织等器官,临床表现以心脏炎和关节炎为主,其中以心脏非化脓性炎症最为严重且常见,可伴有发热、皮疹、皮下小结、舞蹈病等。急性重症风湿热可导致患儿死亡,慢性反复发作可形成慢性风湿性心脏病或风湿性瓣膜病。

随着青霉素等抗生素的广泛应用,本病的发病率明显下降,但在发展中国家,目前风湿热仍是全世界儿童和青少年后天性心脏病中最常见的病因之一。我国近10年来的发病率缺乏流行病学资料。本病可发生在任何年龄,3岁以下少见,学龄儿童多见,最常见于6~15岁的儿童和青少年。一年四季均可发病,以冬季多见,无性别差异。复发多在初发后3~5年内,复发率高达30%~75%,尤以心脏累及者易于复发。

已有多项临床及流行病学研究显示,风湿热是A族β-溶血性链球菌感染后的自身免疫性疾病,其发病机制与A族β-溶血性链球菌的特殊结构成分和细胞外产物有关。

A族β-溶血性链球菌的荚膜由透明质酸组成,与人体关节、滑膜有共同抗原;其细胞壁外层蛋白质中M蛋白、M相关蛋白,以及中层多糖中N-乙酰葡萄糖胺与人体心肌和瓣膜有共同抗原;其细胞膜蛋白与人体心肌和丘脑下核、尾状核之间有共同抗原。因此链球菌感染后,机体产生抗链球菌抗体,在清除链球菌起保护作用的同时,也可与人体组织产生交叉免疫反应导致器官损害。同时,链球菌抗原与抗链球菌抗体形成循环免疫复合物可在人体关节滑膜、心肌、心瓣膜等沉积，产生炎性病变。此外，宿主的遗传易感染性及免疫应答能力在风湿热发病中也起到一定作用。

【诊断】

1. 临床表现

(1) 一般表现：在病前1~4周有链球菌感染后咽峡炎、扁桃体炎或猩红热感染史，表现为乏力、食欲减退、关节痛、贫血等，部分患儿伴不规则发热。

(2) 心肌炎：风湿热患儿中有40%~50%累及心脏，出现心肌、心内膜、心包炎症，是风湿热唯一的持续性损害器官。多于首次起病1~2周内出现症状，常有心悸、气短、心前区不适等。累及心肌时可有心动过速，第一心音减弱，重者出现心脏扩大，心尖搏动弥散，闻及奔马律；侵犯心内膜主要累及二尖瓣和主动脉瓣，造成关闭不全，反复发作后造成永久性瓣膜损害；风湿热的心包炎多为轻度，出现心前区不适、心包摩擦音等。心肌炎可单独出现，或与其他症状同时出现。

(3) 关节炎：约占急性风湿热的50%~60%。表现为多发性、游走性大关节炎，主要累及四肢大关节，偶见小关节受累，出现红、肿、热、痛和功能障碍。可延续3~4周，愈后不遗留关节畸形。

(4) 舞蹈病：约占风湿热的3%~10%，年长女孩多见。表现为肌肉不自主、突发、无目的的快速运动，可累及全身肌肉，以面部和上肢肌肉为主，如扮鬼脸、挤眉弄眼、四肢乱动等，兴奋和注意力集中时加剧，睡眠时消失。也可出现喜怒无常、易冲动等神经过敏表现。多发生在链球菌感染后1~6个月，也可为首发症状。平均病程3个月左右，呈自限性。

(5) 皮肤症状：较少见，躯干可出现环形红斑，呈环形或半环形边界清楚的淡色红斑，时隐时现，可持续数周；皮下小结可见于约5%左右的风湿热患儿，常伴随心肌炎出现，发于大关节伸面或枕、额、棘突处，直径0.1~1cm，质硬无压痛，活动无粘连，一般2~4周内消失；其他皮肤表现有荨麻疹、结节性红斑、多形红斑等。

(6) 其他表现：风湿热亦可累及其他重要脏器，如出现风湿性肺炎、胸膜炎、肾炎、脑炎等。

2. 实验室检查 无特异性，但可作为鉴别有无链球菌感染、风湿活动及心脏损害的依据。

(1) 链球菌感染：抗链球菌溶血素O增高，咽拭子培养呈阳性提示链球菌感染。

(2) 风湿热活动：血沉增快，C反应蛋白增高，白细胞计数增高提示风湿活动。

(3) 心脏损害：X线检查可出现心脏增大，心电图常见P-R间期延长、Ⅰ度房室传导阻滞、ST-T改变、低电压及心律失常；超声心动图可显示瓣膜增厚、狭窄和关闭不全，少数可伴心包积液。

3. 诊断标准 根据以上临床表现和典型实验室检查综合分析可作出风湿热的诊断。目前仍沿用1992年修改的Jones诊断标准，在确定链球菌感染证据的前提下，有两项主要表现或一项主要表现伴两项次要表现即可作出诊断（表5-5）。

表5-5 风湿热Jones诊断标准

主要标准	次要标准	链球菌感染证据c
心肌炎	临床表现	1. 近期患过猩红热
1) 杂音	1) 既往风湿病史	2. 咽培养溶血性链球菌阳性
2) 心脏增大	2) 关节痛[a]	
3) 心包炎	3) 发热	3. AS或风湿热抗链球菌抗体阳性
多发性关节炎	实验室检查	
舞蹈病	ESR增快、CRP阳性、白细胞增多、贫血	
环形红斑		
皮下小结节	心电图[b]：P-R间期延长 QT间期延长	

注：[a]如关节炎已列为主要表现，则关节痛不能作为1项次要表现。[b]如心脏炎已列为主要表现，则心电图不能作为1项次要表现。如有前驱链球菌感染病史，并有2项主要表现或1项主要表现加2项次要表现，高度提示风湿热可能。对以下3种情况，又缺乏风湿热病因者，不必严格遵循上述诊断标准：①舞蹈病为唯一临床表现；②隐匿发病或缓慢发生的心脏炎；③有风湿热病史或患风湿性心脏病，当再次感染A组链球菌时，有风湿热复发的高度危险者。

2002—2003 年 WHO 对本病分类标准作出如下改动：对伴有风湿性心脏病的复发性风湿热诊断仅需 2 项次要标准加链球菌感染证据；对隐匿发作的风湿性心脏炎和舞蹈病诊断不需要其他主要标准及链球菌感染证据即可诊断；重视多关节炎、多关节痛或单关节炎，需动态随访，警惕发展成风湿热。

【鉴别诊断】

风湿热以发热及关节炎为主要临床表现，需与下列疾病进行鉴别。

1. 幼年特发性关节炎　幼年特发性关节炎（juvenile idiopathic arthritis，JIA）分 7 种亚型，全身型以弛张高热为主，常伴风湿性皮疹，肝脾淋巴结肿大，严重病例并发巨噬细胞活化综合征，可危及生命；多关节型 JIA 常累及指/趾小关节，关节炎无游走性特点，反复发作后可遗留关节畸形，骨关节 X 线片可见软组织肿胀，延迟诊断者可呈关节面破坏、关节间隙变窄和骨质疏松，较少侵犯心脏。

2. 感染性心内膜炎　先天性心脏病或风湿性心脏病合并感染性心内膜炎（infectious endocarditis，IE）时，应注意与风湿性心脏病伴风湿活动鉴别。IE 患儿临床可出现发热、贫血、肝脾大、皮肤瘀斑或其他栓塞症状，超声心动图发现心瓣膜或心内膜赘生物，血培养阳性可确诊。

3. 急性白血病　儿童白血病常出现发热及骨关节疼痛，大多同时合并贫血、出血倾向、肝、脾及淋巴结肿大。外周血象可见幼稚白细胞，骨髓检查可确诊。

【治疗】

1. 一般治疗　无心脏炎患儿建议卧床休息 2 周，至 ESR、体温正常开始活动。心肌炎不伴心力衰竭患儿建议卧床休息 4 周，心肌炎伴心力衰竭患儿建议卧床休息至心功能恢复后 3~4 周。同时注意保暖，避免潮湿和受凉。

2. 清除链球菌感染　首选青霉素或苄星青霉素，对初发链球菌感染，可肌内注射苄星青霉素 60 万~120 万 U。无苄星青霉素时可用青霉素 80 万 U 肌内注射，每天 2 次，连用 2 周。青霉素过敏者改用红霉素、头孢菌素等有效抗生素。

3. 抗风湿治疗

(1) 水杨酸类药物：常用阿司匹林，急性期 80~100mg/(kg·d)(≤3g/d)至体温正常、关节症状消失、实验室活动指标正常后逐渐减量，疗程 4~8 周。也可选用萘普生、吲哚美辛等。适用于关节炎且无心脏炎者。

(2) 糖皮质激素：风湿热心肌炎患儿首选皮质激素治疗，一旦确诊，建议早期使用。推荐使用泼尼松 1~1.5mg/(kg·d)(≤60mg/d)，分 3 次口服，病情好转后减量为 10~15mg/d 维持治疗，总疗程 8~12 周。重症病例可选用甲泼尼龙，10~30mg/(kg·d)，静脉注射，根据病情可用 1~3 次。

(3) 合并心力衰竭的治疗强调早期大剂量皮质激素的应用，有充血性心力衰竭时应注意半卧位休息，低盐饮食，氧气吸入，同时注意限制液体入量，纠正电解质紊乱，必要时给予利尿剂、洋地黄制剂和血管扩张剂。

(4) 舞蹈病的治疗无特效药物。除给予心理支持外，应尽量避免强光噪声刺激，必要时可使用镇静剂如地西泮、苯巴比妥或氯丙嗪等。

4. 预防　风湿热的发生与链球菌感染的关系十分密切，所以预防链球菌感染是防止风湿热发生最重要的措施。

(1) 初发的预防(一级预防)：即预防风湿热首次发作。①防止上呼吸道感染，鼓励经常参加体育运动，提高机体抵抗力。②对急性扁桃体炎、咽炎、中耳炎、猩红热等急性链球菌感染，应早期予以积极彻底的抗生素治疗，以青霉素为首选，对青霉素过敏者可选用红霉素。③对于慢性扁桃体炎反复发作者，必要时应手术摘除扁桃体，术前一天至术后 3 天用青霉素预防感染。扁桃体摘除术后，仍可发生溶血性链球菌咽炎，一旦发生参照上述治疗。④对于幼儿或免疫低下的高危人群，以及学校等集体人群应作好预防工作，早期发现及诊断链球菌感染，减少链球菌感染流行及风湿热的发病率。

(2) 复发的预防(二级预防)：对有风湿热既往史的患者进行预防

链球菌感染，防止复发即为二级预防。推荐使用苄星青霉素儿童 60 万~120 万 U，每月肌内注射一次；青霉素过敏者可选用红霉素或磺胺嘧啶/磺胺甲噁唑，儿童每天 0.25~0.5g，顿服；成人每天 0.5~1.0g，分次口服。预防用药期限：18 岁以下的风湿热患者必须持续预防用药；超过 18 岁且无心脏受累的风湿热患者，从风湿热末次发作起至少维持预防用药 5 年；已有心脏受累的风湿热患者，再次感染链球菌后极易引起风湿活动，且易发作心脏炎，建议终生药物预防。本病预后主要取决于心脏受累的严重程度，首次发作是否正规治疗，以及是否按期实施规范的预防复发措施。严重心肌炎伴充血性心力衰竭患儿预后较差。

➢ 附：风湿热诊治流程图

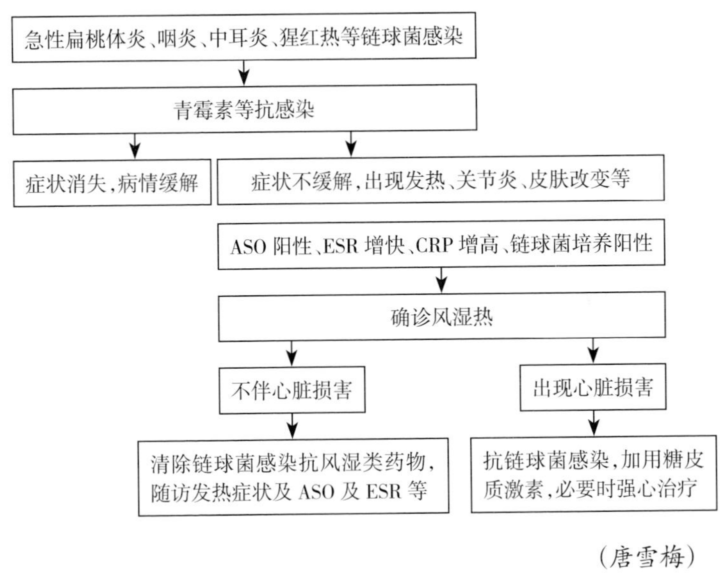

（唐雪梅）

参考文献

1. GEWITZ MH, BALTIMORE RS, TANI LY, et al. Revision of the Jones Criteria for the diagnosis of acute rheumatic fever in the era of Doppler

echocardiography:a scientific statement from the American Heart Association. Circulation,2015,131(20):1806-1818.

2. 中华医学会风湿病学分会. 风湿热诊治指南(草案). 中华风湿病学杂志,2004,08:504-506.

第六节　过敏性紫癜

【概述】

过敏性紫癜(Henoch-Schönlein purpura,HSP)是儿童期最常发生的血管炎,主要以小血管炎为病理改变的全身综合征。HSP 临床表现为非血小板减少性可触性皮肤紫癜,伴或不伴腹痛、胃肠出血、关节痛、肾脏损害等症状。多数呈良性自限性过程,但也可出现严重的胃肠道、肾脏及其他器官损伤。2012 年国际查帕尔专家共识(International Chapel Hill Consensus Conference,CHCC)血管炎分类标准中建议将 HSP 更名为 IgA 血管炎。

该病病因及发病机制仍未完全阐明,病因可能涉及感染、免疫紊乱、遗传等因素。其发病机制以 IgA 介导的体液免疫异常为主,IgA1 沉积于小血管壁引起的自身炎症反应和组织损伤在 HSP 发病中起重要作用,特别是 IgA1 糖基化异常及 IgA1 分子清除障碍在 HSP 的肾脏损害中起关键作用。

1. 感染　常常是 HSP 发生的触发因素。HSP 最常见的感染以 A 族 β-溶血性链球菌所致的上呼吸道感染最多见,幽门螺杆菌(*Hp*)、金黄色葡萄球菌等感染可能也是 HSP 发病的原因之一。HSP 发生也可能与副流感、微小病毒 B19、柯萨奇病毒、EB 病毒、腺病毒、麻疹、风疹、水痘带状疱疹、流行性腮腺炎、肝炎病毒、人类免疫缺陷病毒等感染有关,其他病原体包括肺炎支原体感染可能与 HSP 发生有一定相关性。

2. 疫苗接种　某些疫苗接种如流感疫苗、乙肝疫苗、狂犬疫苗、流脑疫苗、白喉疫苗、麻疹疫苗也可能诱发 HSP。

3. 食物和药物因素　某些药物如克拉霉素、头孢呋辛、米诺环素、环丙沙星、双氯芬酸、丙基硫氧嘧啶、肼苯哒嗪、别嘌呤醇、苯妥英钠、卡马西平、异维A酸、阿糖胞苷、阿达木单克隆抗体（adalimumab）、依那西普（etanercept）等的使用也可能触发HSP发生。目前尚无明确证据证明食物过敏是导致HSP的原因。

4. 遗传因素 HSP存在遗传好发倾向，不同种族人群的发病率也不同，白种人的发病率明显高于黑种人。近年来有关遗传学方面的研究涉及的基因主要有*HLA*基因、家族性地中海基因、血管紧张素转换酶基因（*ACE*基因）、甘露糖结合凝集素基因、血管内皮生长因子基因、*PAX2*基因、TIM-1等。

【诊断】

1. 临床表现

（1）皮疹：HSP的常见症状，是HSP诊断的必需条件。典型的紫癜形成前可能是类似荨麻疹或红色丘疹，四肢或臀部对称性分布，以伸侧为主。可逐渐扩散至躯干及面部，并可能形成疱疹、坏死及溃疡，也可出现针尖样出血点。另外，皮疹也可见于阴囊、阴茎、龟头、手掌及足底处。少于5%HSP患儿有皮肤坏死。皮疹一般在数周后消退，可遗留色素沉着，但是会逐渐消退。35%~70%幼儿还可出现非凹陷性头皮、面部、手背或足背水肿，急性发作期部分患儿尚有手臂、腓肠肌、足背、眼周、头皮、会阴部等神经血管性水肿和压痛。

（2）关节症状：关节受累发生率82%，以单个关节为主，主要累及双下肢，尤其是踝关节及膝关节，但鲜有侵蚀性关节炎发生。有30%~43%的患儿以关节痛或腹痛起病，可长达14天无皮疹，极易误诊。

（3）胃肠道症状：胃肠道症状发生率50%~75%，包括轻度腹痛和/或呕吐，但有时为剧烈腹痛，偶尔有大量出血、肠梗阻及肠穿孔。肠套叠是少见但很严重的并发症，发生率为1%~5%。还可有少见的肠系膜血管炎、胰腺炎、胆囊炎、胆囊积水、蛋白丢失性肠病及肠壁下血肿致肠梗阻。

（4）肾脏损害：临床上肾脏受累发生率20%~60%。常见有镜下血尿和/或蛋白尿，肉眼血尿也常见，高血压可单发或合并肾脏病变，急性肾小球肾炎或肾病综合征，严重的可出现急性肾衰竭。

(5) 其他系统表现：生殖系统受累以睾丸炎常见，男孩HSP发生率为27%。神经系统受累占2%，常见头痛，可出现抽搐、瘫痪、舞蹈症、运动失调、失语、失明、昏迷、蛛网膜下腔出血、视神经炎、吉兰-巴雷综合征，也有颅内占位、出血或血管炎报道，但较少见。儿童少见肺部改变有肺出血、肺泡出血及间质性肺炎。也有患儿出现肌肉内出血、结膜下出血、反复鼻出血、腮腺炎和心肌炎。

2. 实验室检查　HSP目前尚无特异性的辅助检查方法，相关辅助检查仅有助于了解病程和并发症。可根据病情选择下列检查：

(1) 外周血检查：白细胞正常或增加，中性粒细胞可增高。血小板计数正常或升高。ESR正常或增快，CRP升高。凝血功能检查通常正常，抗凝血酶原-Ⅲ可增高或降低，部分患儿纤维蛋白原含量、D-二聚体含量增高。

(2) 尿常规：可有红细胞、蛋白、管型，重症可见肉眼血尿。镜下血尿和蛋白尿为最常见的肾脏表现。

(3) 血液生化检查：血肌酐、尿素氮多数正常，极少数急性肾炎和急进性肾炎表现者可升高。血ALT、AST少数可有升高。少数血CK-MB可升高。血白蛋白在合并肾病或蛋白丢失性肠病时可降低。37%患儿血清IgA升高，部分患儿类风湿因子IgA和抗中性粒细胞抗体IgA可升高。

(4) 超声检查：对于HSP消化道损伤的早期诊断和鉴别诊断起重要作用。高频超声检查HSP急性期肠道损害显示病变肠壁水肿增厚，回声均匀减低，肠腔向心性或偏心性狭窄，其黏膜层及浆膜层呈晕环状低回声表现，肠系膜淋巴结肿大及肠间隙积液。临床诊断或排除肠套叠首选腹部超声检查。

(5) 腹部X线及CT检查：HSP合并胃肠道受累时，腹部X线可表现为黏膜折叠增厚、指纹征、肠袢间增宽，小肠胀气伴有多数液气平面，同时结肠和直肠内无气体；CT表现多发节段性肠管损害，受累肠壁水肿增厚、肠管狭窄、受累肠管周围常可见少量腹腔积液。在诊断HSP并发症，如肠套叠、肠穿孔、肠梗阻时，CT表现较具特征性，肠系膜血管炎CT影像可表现为肠壁、血管壁水肿及增厚圈。对怀疑有肠套叠的HSP患者，行钡剂或空气灌肠对诊断和治疗意义不大，而且有可能会加重炎症，导致肠穿孔。CT检查多在X线片及B超检查有疑问时适用。

(6) 内镜检查：仅有消化道症状而临床无皮肤皮疹患儿，消化道内镜虽然能直接观察患儿胃肠黏膜呈紫癜样改变、糜烂和溃疡，但由于不符合诊断标准，在临床诊断上要谨慎，内镜检查常在合并严重腹痛或消化道大出血时采用。

(7) 皮肤活检：对于不典型可触性皮疹或疑诊患者可行皮肤活检协助诊断。典型病理改变为白细胞碎裂性血管炎，血管周围中性粒细胞和嗜酸性粒细胞浸润，血管壁可有灶性坏死及血小板血栓形成，严重病例出现坏死性小动脉炎。免疫荧光染色可见IgA、C3、纤维蛋白及IgM沉积。

3. 诊断标准　2006年欧洲抗风湿病联盟和欧洲儿科风湿病学会(EULAR/PReS)儿童血管炎的新分类。HSP诊断标准(EULAR/PReS统一标准)：可触性(必要条件)皮疹伴如下任何一条。

(1) 弥漫性腹痛。

(2) 任何部位活检示IgA沉积。

(3) 关节炎/关节痛。

(4) 肾脏受损表现(血尿和/或蛋白尿)。

部分患儿仅表现为单纯皮疹而无其他症状，2012年中华医学会儿科学分会免疫学组“儿童过敏性紫癜诊治专家座谈会”根据国内组织活检未普遍开展的情况下建议：对于典型皮疹急性发作的患儿排除相关疾病可以临床诊断，对于皮疹不典型或未见急性期发作性皮疹者，仍需严格按标准诊断，必要时行皮肤活检。

【鉴别诊断】

1. 急性婴儿出血性水肿　<2岁婴儿紫癜注意与急性婴儿出血性水肿(acute infantile hemorrhagic edema，AIHE)鉴别，AIHE特点为发热、水肿、大圆形紫癜、帽徽样皮损(面部、耳郭、四肢、阴囊)，仅有皮肤关节损害，很少腹痛和肾损害，少复发。

2. 脓毒症、细菌性心内膜炎、脑膜炎、立克次体等感染　严重的感染可出现皮肤紫癜，常伴有血小板减少和凝血时间延长，可根据全身感染中毒症状及紫癜分布、形态与 HSP 鉴别。HSP 典型皮疹为非血小板减少可触性紫癜，四肢臀部对称性分布。

3. 其他风湿性疾病　血管炎包括混合型结缔组织疾病（MCTD）和皮肌炎（DM）等风湿性疾病可并发皮肤血管炎可出现紫癜，MCTD 常有心肺受累和食管蠕动障碍，抗 RNP 也是重要诊断依据。DM 特点是肌无力，患儿病程初期多为步态不稳和不能爬楼梯，可仅有皮疹，或皮疹早于肌肉受累数年，皮疹也是双侧对称性的，但伴肘及膝关节伸侧面萎缩，肌电图异常和肌酶升高。

4. 急性链球菌感染后肾小球肾炎　急性链球菌感染后肾小球肾炎（APSGN）并发皮肤超敏反应也可以出现广泛皮疹，也可有关节痛、血尿和水肿，这些均与 HSP 相似。但是，与 HSP 不同的是，其肾脏组织免疫荧光检查为广泛的 IgG 和 C3 颗粒沉积。皮肤表现为散在红斑、荨麻疹或血管性水肿。HSP 的荨麻疹或血管性水肿通常是无瘙痒的。详细询问病史，包括近期接触、用药史以及临床表现可与 HSP 鉴别。

5. 外伤性紫癜　外伤性皮肤损伤不会引起全身症状，如腹痛、血尿或蛋白尿。但婴幼儿 HSP 可仅以水肿、红斑和面部紫癜起病，而没有全身症状。鉴别有困难时可予皮肤活检，若显示为 IgA 沉积的白细胞破碎性血管炎可排除外伤性紫癜。

【治疗】

1. 一般治疗　目前尚无明确证据证明食物过敏是导致 HSP 的病因，故仅在 HSP 胃肠道损害时需注意控制饮食，以免加重胃肠道症状。HSP 腹痛患儿若进食可能会加剧症状，但是大部分轻症患儿可以进食少量少渣易消化食物，严重腹痛或呕吐者可能需要营养要素饮食或肠外营养支持。

2. 抗感染治疗　急性期呼吸道及胃肠道等感染可适当给予抗感染治疗，注意急性期感染控制后的抗感染治疗对 HSP 的发生并无治疗和预防作用。

3. 皮疹治疗　皮疹很少需要治疗，目前尚无证据证明糖皮质激素治疗对皮疹的消退及复发有效,但有报道糖皮质激素用于皮肤疱疹和坏死性皮疹治疗有效,也有一些使用氨苯砜和秋水仙素治疗反复发作性皮疹有效的报道。

4. 关节症状治疗　关节痛患儿通常应用非甾体类抗炎药能很快止痛。口服泼尼松[1mg/(kg·d),2 周后减量]可降低 HSP 关节炎患儿关节疼痛程度及疼痛持续时间。

5. 胃肠道症状治疗　糖皮质激素治疗可较快缓解急性 HSP 的胃肠道症状,缩短腹痛持续时间。腹痛明显时需要严密监测患儿出血情况(如呕血、黑便或血便),必要时需行内镜检查。严重胃肠道血管炎,有应用丙种球蛋白、甲泼尼龙静脉滴注及血浆置换或联合治疗有效的报道。大部分 HSP 患者存在XⅢ因子减少与腹痛和胃肠道出血有关。XⅢ因子补充治疗对于治疗腹痛和胃肠道出血可能有效。

6. 糖皮质激素的应用　糖皮质激素适用于 HSP 胃肠症状、关节炎、血管性水肿、肾损害较重者及表现为其他器官的急性血管炎。目前认为激素对 HSP 胃肠道及关节症状有效。早期应用激素能有效缓解腹部及关节症状,明显减轻腹痛,提高 24 小时内的腹痛缓解率,可减少肠套叠、肠出血的发生风险;对腹部症状严重的患儿早期应用激素是有益的,有可能降低外科手术干预风险。注意 HSP 腹痛时应用激素治疗应严密观察肠套叠、肠穿孔、腹膜炎等急腹症症状和体征。多个随机对照试验证明早期应用糖皮质激素不能阻止 HSP 患者肾病的发生,也没有证据提示糖皮质激素能预防 HSP 的复发,但能有效改善肾脏症状。

有腹痛症状者推荐采用口服泼尼松治疗,1~2mg/kg(最大剂量 60mg) 1~2 周,症状缓解后 1~2 周减量。胃肠症状较重者不能口服患儿(包括持续腹痛、肠出血、肠系膜血管炎、胰腺炎等),推荐静脉使用糖皮质激素:一般剂量为氢化可的松琥珀酸钠每次 5~10mg/kg,根据病情可间断 4~8 小时重复使用,甲泼尼龙 5~10mg/(kg·d)[病情严重者如肠系膜血管炎大量出血者给予冲击治疗剂量可达 15~30mg/(kg·d),最大剂量 <1 000mg/d,连用 3 天,必要时 1~2 周后重复冲击 3 天]或地塞米松 0.3mg/(kg·d),严重症状控制后应改口服糖皮质激素,

并逐渐减量，总疗程推荐 2~4 周，注意疗程不宜过长。

血管性水肿、关节炎及急性器官血管炎患者，也推荐采用静脉一般剂量糖皮质激素治疗，严重器官血管炎给予冲击治疗剂量。

7. 其他免疫抑制剂的应用 糖皮质激素治疗 HSP 反应不佳或依赖者加用或改用吗替麦考酚酯后可改善胃肠道症状、关节炎症状及皮疹反复发作，也有采用静脉用甲泼尼龙和环磷酰胺冲击治疗 HSP 合并颅内血管炎、颅内出血及 HSP 合并肺泡出血的有效治疗病例报道，以及静脉环孢素有效治疗 HSP 合并肺泡出血病例报道。近年吗替麦考酚酯、环磷酰胺、硫唑嘌呤、咪唑立宾、环孢素、他克莫司等免疫抑制剂常用于严重 HSPN 患者的治疗，但目前尚无较高的证据水平研究来证明对 HSP 肾脏以外症状治疗的有效性，尚需进一步研究证实。有个案报道抗 CD20 单克隆抗体 rituximab 治疗严重慢性 HSP 可改善皮肤和肾脏症状，疗效有待进一步研究证实。

8. 静脉用丙种球蛋白(IVIG) IVIG 能明显改善 HSP 坏死性皮疹、严重胃肠道症状（包括腹痛、肠出血、肠梗阻）、脑血管炎（包括抽搐、颅内出血）的症状，推荐剂量 1g/(kg·d)，连用 2 天，或 2g/(kg·d) 用 1 天，或 400mg/(kg·d) 连用 4 天。由于缺乏良好的临床 RCT 研究证据，对于 IVIG 应用于治疗 HSP 适应证和剂量还不确定，仍有待于高质量的临床研究证实。注意有报道部分患者使用 IVIG 后出现肾衰竭，故临床不要盲目扩大使用指征，仅在 HSP 严重症状常规糖皮质激素无效时选用。

9. 血浆置换 适用于治疗急进性紫癜性肾炎（病理提示新月体肾炎），HSP 伴有严重合并症患者。

单独血浆置换治疗可以明显提高肾小球滤过率，改善急进性紫癜性肾炎预后；但对终末期肾衰竭治疗疗效仍有争议。

血浆置换可缓解 HSP 神经系统症状，可作为 HSP 合并严重神经系统并发症的一线治疗。HSP 合并肺肾综合征或反复肺出血时建议血浆置换；有报道血浆置换联合免疫抑制剂治疗 HSP 合并多脏器功能衰竭后胃肠道出血停止，因此快速进展或危及生命的 HSP 推荐使用血浆置换联合免疫抑制剂治疗。

注意对于轻-中度过敏性紫癜及肾炎的一线治疗方法仍以药物治

疗为主。

10. 血液灌流 可能对改善 HSP 急性期严重症状有效，但确切疗效尚需更大规模设计良好的 RCT 研究进一步证实。

11. 白细胞去除法 对于 HSP 糖皮质激素及 IVIG 治疗无效时使用，可改善皮疹及胃肠道症状，由于研究病例少，确切疗效需进一步证实。

12. 积极控制口腔耳鼻喉感染以及扁桃体及腺样体切除术 可能对皮疹反复复发及紫癜性肾炎的病情的改善有效。

➤ **附：过敏性紫癜诊治流程图**

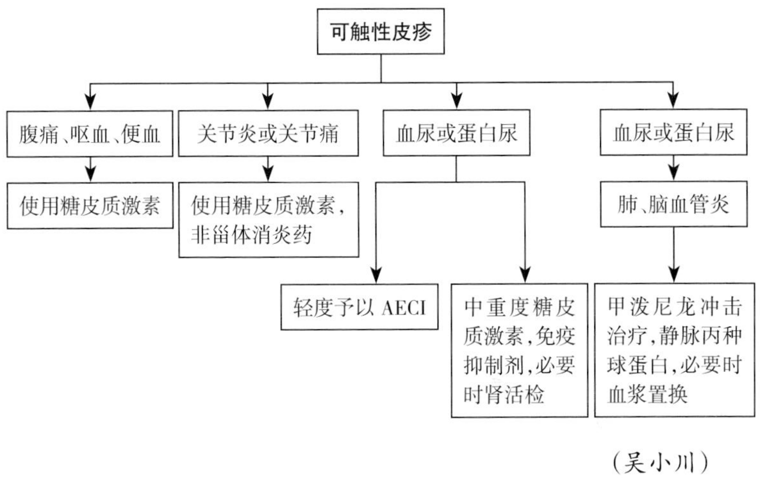

（吴小川）

参考文献

1. 吴小川. 儿童过敏性紫癜循证诊治建议解读. 中华儿科杂志，2013，51(07)：508-511.

2. UMEDA C，FUJINAGA S，ENDO A，et al. Preventive Effect of Tonsillectomy on Recurrence of Henoch-Schönlein Purpura Nephritis after Intravenous Methylprednisolone Pulse Therapy. Tohoku J Exp Med，2020，250(1)：61-69.

3. WANG H，ZHANG B，LI S，et al. Clinical outcome in pediatric refractory gastrointestinal Henoch-Schönlein purpura treated with mycophenolate mofetil.

Eur J Pediatr, 2020, 179(9): 1361-1366.

第七节 川 崎 病

【概述】

川崎病(Kawasaki disease, KD)又称皮肤黏膜淋巴结综合征(mucocutaneous lymph node syndrome, MCLS),是儿童期最常见的全身性血管炎之一,也可见于少数成人,其主要病理改变为全身性中、小动脉病变,心肌炎、血栓形成、心肌梗死等。主要临床表现包括:发热,皮疹,眼球结合膜、口腔黏膜充血,掌跖红斑、指/趾端硬性水肿及颈淋巴结肿大。该病通常呈自限性,但可导致冠状动脉瘤、心肌收缩力下降/心力衰竭、心肌梗死/心律失常等严重并发症,甚至导致死亡。据统计,发热 10 天内未经及时治疗者,冠状动脉病变发生率达 20%~25%,单用阿司匹林治疗者约为 15%。川崎病男孩患病率是女孩的 1.5 倍,其中 80%~90% 见于 5 岁以下儿童,四季均可发病,有地域和种族差异,其发病率在亚裔儿童最高。

川崎病的病因尚不明确。病例报道研究多次报道川崎病地方性暴发的现象,且存在不同细菌或病毒病原体的证据,如细小病毒 B19、丙酸杆菌和人博卡病毒等。许多流行病学数据显示川崎病高发期间存在地域性波状疾病传播。因此,感染可能是最重要的触发因素之一。川崎病在东亚人群和亚裔美国人中发病率较高,提示该病可能存在遗传易感性。有关川崎病流行情况的季节差异分析显示,部分川崎病病例与来自中亚的大规模风流有关,这种情况下对流层可能携带经空气传播的抗原性触发因素。综上,川崎病可能是由于遗传易感个体暴露于各种感染和/或环境触发因素之后,引起以固有免疫紊乱为主的全身性炎症疾病。

【诊断】

1. 临床表现

(1) 发热:一般持续 7~12 天,少数有更长时间(2 周至月余),多在 39℃以上,呈稽留热或弛张热,抗生素治疗无效。

(2) 皮疹:多于发热后 2~4 天出疹,持续 4~5 天后消退。呈多形性,表现为斑疹样、麻疹样或靶形性皮损,通常无疱疹与结痂,躯干部多见,面部、四肢也可见上述皮疹。卡介苗接种部位可见皮肤发红或结痂。

(3) 结膜炎:90% 以上患儿或出现双侧非渗出性结膜炎,无脓性分泌物,一般无糜烂。前葡萄膜炎发生率高达 70%。

(4) 黏膜炎:口咽黏膜充血,口唇潮红、皲裂,杨梅舌。充血症状持续于整个发热期。

(5) 手足表现:手足掌现弥漫性红斑,趾、指末端硬肿伴疼痛和僵直,9~14 天开始出现特征性趾、指末端沿甲床缘膜状或片状脱屑。

(6) 非化脓性颈部淋巴结炎:一过性淋巴结肿大,直径为 0.5~1.5cm,多为颈侧淋巴结,单侧多见,多数压痛轻,质较硬,不化脓,但咽喉部明显受累时可出现明显的红肿热痛症状。

(7) 心血管表现:常有不同程度心肌炎、心包炎、心内膜炎、心律失常,偶闻奔马律、心音低钝、心音分裂,少部分可发生心肌梗死、心力衰竭、高血压、心源性休克等危象及因冠状动脉瘤破裂或血栓梗死而引起猝死。

(8) 关节炎:约见于 7.5%~25% 患儿,多呈自限性且不留畸形。

(9) 其他:少数患儿有惊厥、昏迷、中枢性/外周性神经麻痹以及精神、情绪异常及无菌性脑炎、脑膜炎症状等;部分患儿有脓尿、尿道炎及腹痛、腹泻、呕吐、肠梗阻、肝大、黄疸等泌尿系统或消化系统表现;少数有咳嗽、喘息、气促等呼吸系统症状或仅有影像学表现。偶见并发巨噬细胞活化综合征(macrophage activation syndrome,MAS)及川崎病休克综合征(Kawasaki disease shock syndrome,KDSS),威胁生命。

2. 实验室检查　无特异的实验诊断手段。血常规多显示外周血白细胞数增加,以中性粒细胞为主,有核左移现象,伴/不伴轻度贫血;血小板早期正常,第 2~3 周起显著增高。急性期反应产物 C 反应蛋白和血浆纤维蛋白原明显升高、血沉增快;部分铁蛋白有不同程度升高。血清 IgG、IgA、IgM 可以升高,类风湿因子、抗核抗体一般阴性。部分血清谷丙转氨酶(ALT)和谷草转氨酶(AST)升高,可伴低白蛋白血症或电解质紊乱(低钠血症、低钾血症)。尿液中白细胞数增多,轻度蛋白尿,尿培养阴性。脑脊液检查可显示单个核细胞增多,脑脊液葡萄糖和蛋白浓度正常。病程第1周常见各类心电图异常，如心动过速、ST-T改变、房室传导阻滞、T波改变及心律不齐。病程第2周若无有效治疗，有10%~40%患儿B超或冠状动脉造影可见各种冠状动脉病变（管壁或管周回声增强，动脉扩张，动脉瘤等）。

3. 诊断标准 多采用日本川崎病研究会或国际川崎病研讨会提出的诊断标准。即发热5天以上，且满足以下五项主要临床表现中四项者即可考虑诊断本病。

（1）双侧球结膜弥漫性充血，无渗出物。

（2）口唇潮红、皲裂，口咽黏膜充血，杨梅舌。

（3）病初手足指/趾硬肿，掌跖潮红；2~3周现指/趾端膜状脱皮。

（4）躯干、四肢多形充血性红斑。

（5）非化脓性颈部淋巴结肿大直径（>1.5cm）。

国际会议诊断标准中特别强调，应除外其他发热相关性疾病。

（1）不完全川崎病：以下情况需疑诊不完全川崎病（incomplete Kawasaki disease，IKD）：不明原因发热持续≥7天的6月龄以下婴儿（即使没有任何川崎病典型临床表现），以及不明原因发热≥5天且只满足2项或3项临床诊断标准的任何年龄患儿，详见IKD诊断思路。

（2）IVIG抵抗型川崎病：IVIG抵抗型川崎病定义为符合川崎病诊断标准，且在发热10天内接受IVIG 2g/kg治疗，结束IVIG输注36小时后体温仍高于38℃，或给药2~7天（甚至2周）后再次发热，并出现至少一项川崎病主要临床表现。

（3）川崎病休克综合征：川崎病休克综合征（Kawasaki disease shock syndrome，KDSS）定义为在川崎病自然病程中，出现血压降低，收缩压低于相应年龄段正常平均血压低值20%或以上，需液体复苏、依靠血管活性药物、IVIG及糖皮质激素等处理后方能维持在正常范围。

（4）川崎病相关巨噬细胞活化综合征：川崎病相关巨噬细胞活化综合征定义为符合川崎病诊断标准，且符合2016年ACR/EULAR关于全身型幼年特发性关节炎MAS分类标准，即持续发热，并满足以下任意2条或以上：①铁蛋白>684ng/ml；②血小板≤181×10^9/L；③AST>48U/L；④TG>1 560mg/L；⑤纤维蛋白≤3 600mg/L（需排除伴发免疫介导的血小板减少症、家族性噬血细胞综合征、传染性肝炎、内脏利什曼病或者家族性高脂血症等疾病)(视频 5-1)。

视频 5-1
川崎病的临床表现及诊断

【鉴别诊断】

1. 猩红热 皮疹发生早(1~2 天),粟粒样均匀丘疹,疹间皮肤潮红,触摸皮肤有粗糙感,发病年龄普遍 >3 岁,可见化脓性咽峡炎,青霉素治疗可能有效。

2. 全身型幼年特发性关节炎 稽留热或弛张热,反复隐现多型皮疹(热退疹退),指/趾以关节为中心的梭形肿胀而非指/趾末端肿胀,热程反复数周、数月,IVIG 疗效不佳。

3. 渗出性红斑 常见口唇、眼角多处黏膜糜烂,常有脓性渗出,假膜形成。皮疹广泛、大片,有水疱和结痂。

4. 脓毒症 高热,感染中毒症状重,病情进展快,肝脾大,多个淋巴结肿大,抗生素可能见效,皮肤黏膜充血一般不突出,指/趾端肿胀不明显。当考虑 KDSS 时,需与脓毒性休克鉴别:KDSS 病原学常阴性、存在多器官功能障碍但经有效治疗后可逆转,对血管活性药物、IVIG 和糖皮质激素等治疗反应良好。

【治疗】

1. 阿司匹林 发热时用量每天 30~50mg/kg;热退后 2~3 天可根据血小板数、血凝状态调整剂量,一般为每天 5mg/kg 或 10mg/kg,再用 8~12 周;长期用药宜以最小维持量(3~5mg/kg)。有冠状动脉病变者用药疗程延至冠状动脉病变恢复正常。注意 G-6-PD 缺乏症患儿避免使用大剂量阿司匹林。应用阿司匹林期间监测肝功能及有无新出皮疹。

2. 静脉注射用丙种球蛋白(IVIG) 起病最初 5~10 天内单次输注 IVIG 2g/kg 治疗可有效缓解急性期症状,降低冠状动脉病变发生率。对于就诊时发病已超过 10 天患儿,仍存在无其他原因的持续发热、动脉瘤或持续性全身性炎症，也应进行单次输注 IVIG 2g/kg 治疗。

3. 双嘧达莫 每天 3~5mg/kg，强化抗血小板聚集的作用。

4. 糖皮质激素 糖皮质激素联合单次输注 IVIG 2g/kg 可作为以下川崎病患儿的一线治疗方案：治疗前 KOBAYASHI 评分≥5 分、EGAMI 评分≥3 分或 SANO 评分≥2 分；就诊时已冠状动脉扩张或冠状动脉瘤；初始治疗前合并 KDSS 或 MAS。糖皮质激素还可单独或联合 2 次 IVIG 2g/kg 用于 IVIG 2g/kg 初始治疗失败患儿。附：KOBAYASHI 评分包括 Na≤133mmol/L（2 分）、初始治疗病程≤4 天（1 分）、ALT≥100U/L（1 分）、血小板≤300×10^9/L（1 分）、CRP≥100mg/L（1 分）、年龄≤12 个月（1 分）、中性粒细胞比例≥80%（2 分）；EGAMI 评分包括初始治疗病程≤4 天（1 分）、ALT≥100U/L（1 分）、血小板≤300×10^9/L（1 分）、年龄≤6 个月（1 分）；SANO 评分包括总胆红素≥15.4μmol/L（1 分）、AST≥200U/L（1 分）、CRP≥70mg/L（1 分）。

5. 其他治疗 乌司他丁、肿瘤坏死因子拮抗剂、血浆置换及细胞毒性药物等循证医学依据尚不足，不推荐作为初始治疗药物，需慎重使用。

6. 溶栓与介入治疗 急性期很快发生冠状动脉或心外动脉血栓者可用尿激酶或蝮蛇抗栓酶治疗。需联合心脏科、介入科等多学科会诊治疗。

【预后及随访】

1. 预后 多数川崎病患儿预后良好，致死率较低，常见死因包括心肌梗死、心律失常或动脉瘤破裂。川崎病患儿长期并发症主要与冠状动脉受累程度相关，冠状动脉扩张至内径 <6~8mm 常能逐渐恢复，而巨大冠状动脉瘤（最大内径≥8mm）极易因冠状动脉闭塞造成心肌梗死，甚至导致死亡。文献报道 2% 川崎病患儿出现复发，其定义为先前发病完全恢复至少 2 个月后，再次符合川崎病诊断标准的另一次发作。

2. 随访及注意事项 川崎病患儿接受大剂量 IVIG 治疗后，其活病毒疫苗（包括麻疹和水痘）接种时间应推迟至少 11 个月。急性期症状缓解 2~3 个月内应持续用阿司匹林治疗，每 2~4 周随访冠状动脉超声学改变及外周血血小板计数，以决定抗凝、抗血栓治疗策略。

有心律失常或心肌炎者随访心电图、心肌酶。停用阿司匹林后应随访冠状动脉病变，每6个月一次至数年，有冠脉病变者，病变消失后随访数年或至成年。

➤ 附：川崎病及不完全川崎病诊治流程图

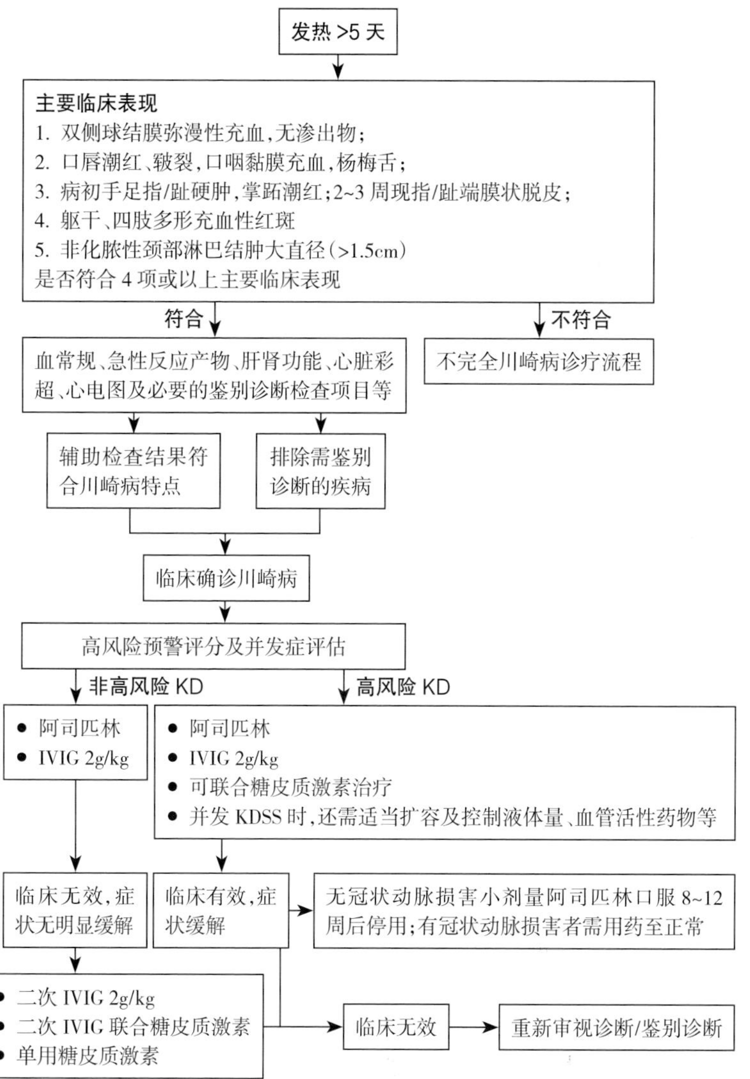

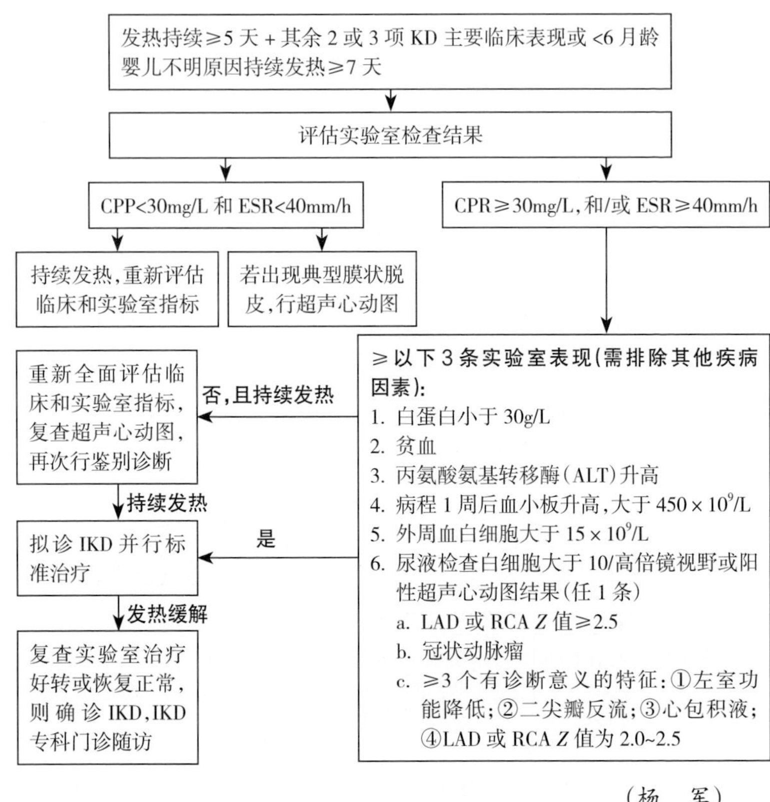

（杨　军）

参考文献

1. MCCRINDLE BW, ROWLEY AH, NEWBURGER JW, et al. Diagnosis, Treatment, and Long-Term Management of Kawasaki Disease: A Scientific Statement for Health Professionals From the American Heart Association. Circulation, 2017, 135(17): e927-e999.

第八节　幼年特发性关节炎

【概述】

幼年特发性关节炎（juvenile idiopathic arthritis，JIA）是儿童时期

常见的系统性风湿性疾病，以慢性关节滑膜炎为其主要特征，并伴有全身多系统受累。尽管在遗传学、病理学及分子学方面取得了许多进展，但幼年关节炎的病因仍不清楚。国际风湿病联盟（ILAR）于2001年提出了JIA的分类。JIA的总定义为：16岁以前起病，持续6周或6周以上的单关节炎或多关节炎，并除外其他原因。共分为全身型、少关节炎型（持续型和扩展型）、多关节炎型（类风湿因子阴性型）、多关节炎型（类风湿因子阳性型）、银屑病性幼年特发性关节炎、与附着点炎症相关的幼年特发性关节炎、未分类型幼年特发性关节炎等七种亚型。本病可迁延数年，急性发作与缓解常交替出现，多数患儿预后良好，约20%可能遗留下不同程度关节损害，少数可伴双眼虹膜睫状体炎、胸膜炎和肺病变等内脏受损，是造成小儿致残和失明的重要原因。

关节病变以慢性非化脓性滑膜炎为特征，受累滑膜的滑膜绒毛肥大，滑膜衬里细胞层的细胞增生。滑膜下组织充血水肿，通常有大量血管内皮细胞增生以及淋巴细胞和浆细胞浸润。这些可导致血管翳的形成及关节软骨的进行性侵蚀和破坏。皮疹是JIA的重要特征之一，其病理学改变为皮下组织的毛细血管和小静脉周围的淋巴细胞浸润。在主要腔隙结构的浆膜衬里层表面（胸膜、心内膜、腹膜）可能发生非特异性纤维素性浆膜炎，其临床表现为疼痛、浆膜腔渗出和积液。非特异性滤泡增生可引起淋巴结和脾脏增大。

JIA的病因至今尚未明确。目前认为可能与以下因素有关，即遗传的易感性、自身免疫紊乱及外源性因素，其中外源性因素可能为感染、外伤或环境因素。

1. 遗传因素 不同JIA亚型可能具有不同的遗传学背景。一些特殊人类白细胞抗原（HLA）的亚型与本病易感性有关，如有HLA-DR4、DR5、DR6及DR8者发病率明显增高。研究表明单卵双胎的儿童其疾病发生情况高度一致，JIA患儿的一级亲属患自身免疫性疾病的概率亦远高于正常人群。sJIA可能与部分非MHC类抗原相关，基因多态性涉及IL-6和巨噬细胞抑制因子（MIF）的启动子元素和基因编码，研究显示，IL-6基因启动子区域单核苷酸多态性（SNP）与sJIA

发病相关。HLA-B27 与附着点炎症相关的关节炎(ERA)强相关,HLA-A*0201 等位基因频率在少关节型 JIA 中显著增加。

2. 感染 各种病原菌感染均可能成为诱发 JIA 的基础。病毒如甲型流感、风疹、乙肝病毒和细小病毒 B19 感染可能与 JIA 发病有关。此外,细菌感染,如 A 群链球菌,以及支原体感染也与本病发病及活动相关。细小病毒 B19 感染可能与 sJIA 的发生及活动性有关,但其具体的致病机制尚不明确。

3. 免疫因素 本病为自身免疫性疾病。由于感染等外因作用于具有遗传背景的个体,激活天然免疫及适应性免疫系统,出现 T 细胞、B 细胞活化,T 淋巴细胞亚群失衡,大量细胞因子释放,导致关节等靶器官损伤。部分患儿血清和关节滑膜液中存在类风湿因子和抗核抗体等自身抗体,血清免疫球蛋白上升,炎症性细胞因子增高等。Th1/Th2 细胞以及 Th17/Treg 细胞免疫失衡,同时 Treg 细胞分泌的细胞因子 IL-10 减少,诱发 T 淋巴细胞自身抗原失耐受,出现关节滑膜炎症。目前认为 sJIA 发病机制主要为天然免疫介导的自身炎性反应,表现为吞噬细胞活化,产生大量前炎性因子 IL-1、IL-6、IL-18 及 S100 蛋白,从而引起临床多系统炎性反应。

4. 其他 如精神因素、外伤、吸烟、疫苗接种、气候等均可成为 JIA 的触发因素。

【诊断】

1. 临床表现 本病具有极强的异质性,不同亚型临床表现各异。

(1) 全身型幼年特发性关节炎(systemic onset JIA,sJIA)

1) 定义:每日发热至少持续 2 周以上,伴有关节炎,同时伴随以下一项或更多症状:①短暂的、非固定的红斑样皮疹;②淋巴结肿大;③肝或脾大;④浆膜炎:如心包炎、胸膜炎等。

2) 应排除下列情况:银屑病或一级亲属有银屑病病史;6 岁以上 HLA-B27 阳性的男性关节炎患者;家族中一级亲属有 HLA-B27 相关的疾病(强直性脊柱炎、与附着点炎症相关的关节炎、骶髂关节炎伴炎症性肠病、反应性关节炎或急性前葡萄膜炎);间隔 3 个月以上两次 IgM 型类风湿因子阳性。

本型可发生于任何年龄，但以 5 岁前居多，多呈弛张高热，每天体温波动在 36~41℃；皮疹特点为随体温升降而出现或消退；关节症状为关节痛或关节炎，常在发热时加重，热退后减轻。约 10% 的全身型 JIA 可伴肝损害、出血及神经系统症状，发生巨噬细胞活化综合征（microphage activation syndrome，MAS），危及生命。

（2）少关节型幼年特发性关节炎（oligoarticular JIA）

1）定义：发病最初 6 个月有 1~4 个关节受累。分 2 个亚型：①持续型少关节型 JIA：整个疾病过程中关节受累在 4 个及以下；②扩展型少关节型 JIA：病程 6 个月后关节受累数≥5 个。

2）应排除下列情况：银屑病或一级亲属有银屑病病史；6 岁以上 HLA-B27 阳性的男性关节炎患者；家族中一级亲属有 HLA-B27 相关的疾病（强直性脊柱炎、与附着点炎症相关的关节炎、骶髂关节炎伴炎症性肠病、Reiter 综合征或急性前葡萄膜炎）；间隔 3 个月以上两次 IgM 型类风湿因子阳性；全身型 JIA。

本型多见于女孩，多在 5 岁前起病，常见大关节受累，非对称性，预后较好。约 20%~30% 伴慢性虹膜睫状体炎而致视力下降。

（3）多关节型幼年特发性关节炎（类风湿因子阴性型）（polyarticular JIA，rheumatoid factor negative）

1）定义：发病最初 6 个月有≥5 个关节受累，类风湿因子阴性。

2）应排除下列情况：银屑病或一级亲属有银屑病病史；6 岁以上 HLA-B27 阳性的男性关节炎患者；家族中一级亲属有 HLA-B27 相关的疾病（强直性脊柱炎、与附着点炎症相关的关节炎、骶髂关节炎伴炎症性肠病、Reiter 综合征或急性前葡萄膜炎）；间隔 3 个月以上两次 IgM 型类风湿因子阳性；全身型 JIA。

本型可发生于任何年龄，以 1~3 岁和 8~10 岁女性多见，受累关节多为对称性，部分患儿出现严重关节炎。

（4）多关节型幼年特发性关节炎（类风湿因子阳性型）（polyarticular JIA，rheumatoid factor positive）：

1）定义：发病最初 6 个月有≥5 个关节受累，至少间隔 3 个月 2 次或以上类风湿因子阳性。

2）应排除下列情况：银屑病或一级亲属有银屑病病史；6岁以上HLA-B27阳性的男性关节炎患者；家族中一级亲属有HLA-B27相关的疾病（强直性脊柱炎、与附着点炎症相关的关节炎、骶髂关节炎伴炎症性肠病、Reiter综合征或急性前葡萄膜炎）；全身型JIA。

本型多见于女孩，与成人类风湿关节炎（rheumatoid arthritis，RA）相似，关节症状严重，严重者发生关节强直变形。

（5）银屑病性幼年特发性关节炎（psoriatic JIA）：

1）定义：关节炎合并银屑病，或关节炎合并以下最少2项：①指/趾炎；②指甲凹陷或甲沟炎；③家族中一级亲属有银屑病。

2）应排除下列情况：6岁以上HLA-B27阳性的男性关节炎患者；家族中一级亲属有HLA-B27相关的疾病（强直性脊柱炎、与附着点炎症相关的关节炎、骶髂关节炎伴炎症性肠病、反应性关节炎或急性前葡萄膜炎）；间隔3个月以上两次类风湿因子阳性；全身型JIA。

本型罕见，女孩居多，表现为一个或几个关节受累，多为不对称性，部分患儿有指甲凹陷，常有银屑病家族史。

（6）与附着点炎症相关的幼年特发性关节炎（enthesitis related JIA，ERA）：

1）定义：关节炎和附着点炎，关节炎或附着点炎症伴有下列情况中至少2项：①骶髂关节压痛和/或炎症性腰骶痛；②HLA-B27阳性；③一级亲属中有HLA-B27相关疾病家族史（强直性脊柱炎、与附着点炎症相关的关节炎、骶髂关节炎伴炎症性肠病、反应性关节炎、急性前葡萄膜炎）；④急性症状性前葡萄膜炎；⑤男孩6岁以上患关节炎。

2）应排除下列情况：银屑病患者或一级亲属患银屑病；IgM型RF阳性；全身型JIA。

本型多有家族史，多见于6岁以上男孩，常以四肢关节炎为首发症状。可有反复发作的急性虹膜睫状体炎，以及跟腱与跟骨附着处炎症而致的足跟疼痛。

（7）未分化的关节炎（undifferentiated arthritis）：不符合上述任何一项或符合上述两项以上亚型的关节炎。

2. 实验室检查　本病实验室及辅助检查缺乏诊断特异性。

(1) 血液学检查：活动期多有轻-中度贫血，sJIA 白细胞计数常增多，可高达$(30\sim50)\times10^9/L$，并有核左移。活动期血小板增高，血沉(ESR)明显增快，C 反应蛋白大多增高，提示炎症活动，无诊断特异性。重症患儿可有肝酶、血清铁蛋白、凝血功能的异常，并伴有多克隆高球蛋白血症。如果活动期突然出现白细胞、血小板及 ESR 下降，提示 sJIA 并发 MAS 可能。

(2) 免疫学检测：血清免疫球蛋白(IgG、IgA、IgM)常增高，严重病例可见明显高丙种球蛋白血症，随着病情改善而降至正常；类风湿因子阳性仅见于多关节型 JIA(RF 阳性型)患儿。本病抗核抗体阳性率可达 40% 以上，常见于少关节型 JIA 伴慢性虹膜睫状体炎和部分多关节型 JIA 患儿，罕见于全身型，与关节病变程度无相关性。抗环瓜氨酸肽抗体(ACCP)在多关节型 JIA(RF 阳性)患儿中阳性率可高达 50% 以上，与 JIA 关节预后不良有关。

(3) 关节滑膜液检查：细胞数增高，分类可见多形核白细胞及淋巴细胞，蛋白可轻度增高，滑液培养无细菌生长。

(4) 影像学检查：早期 X 线表现仅见关节附近软组织肿胀，随病情进展可见骨质疏松，晚期可出现关节面破坏和软骨间隙变窄，甚至关节骨性融合等。MRI 可早期发现滑膜增厚，肌腱、腱鞘及骨髓水肿等。

(5) 其他检查：骨密度、骨放射性核素扫描、肌骨超声等有助于发现骨关节及关节周围损害。通过骨髓细胞学等其他实验室检查，可排除其他肿瘤性疾病。

【鉴别诊断】

1. 以发热等全身症状为主要表现，疑诊 sJIA 者　应注意与以下疾病鉴别。①败血症：急性发热、皮疹、神萎，要除外败血症，本病感染中毒症状一般较重，血培养阳性，抗感染治疗有效为鉴别的主要证据；②结核病：可有长时间发热，呼吸道症状有时较轻，痰或胃液中找到抗酸杆菌，PPD 阳性，肺 CT 特异性改变可助诊断；③肿瘤性疾病：儿童期主要注意鉴别白血病及淋巴瘤，该类疾病可有发热和骨关节痛，易误诊为JIA，行骨髓细胞学检查及淋巴结活检可鉴别；④其他风湿性疾病或自身炎症性疾病：如风湿热、幼年皮肌炎、川崎病，以及罕见的自身炎症性疾病，需加以鉴别（表5-6）。

表5-6　全身型幼年特发性关节炎的鉴别诊断

疾病	与全身型JIA鉴别特点
感染	血培养、PCR或特异抗原检测阳性；持续性或不规则发热，间断发热；各种皮疹（非全身型JIA典型皮疹）
白血病	间断发热；骨痛；全身症状明显
神经母细胞瘤	间断发热；持续性多器官受累
CINCA或NOMID	固定皮疹；波状热；神经系统并发症
川崎病	固定皮疹；皮肤黏膜症状；冠脉扩张
其他原发性血管炎	波状热；固定、疼痛的皮疹或紫癜；持续性多器官受累；肾脏受累
SLE	持续或间断发热；ANA、dsDNA阳性；血细胞减少；其他系统受累

注：ANA：抗核抗体；CINCA：慢性婴儿神经皮肤关节综合征；dsDNA：双链DNA；NOMID：新生儿发病多系统炎性疾病；PCR：聚合酶链反应；SLE：系统性红斑狼疮

2. 以关节症状为主要表现者　需与以下疾病鉴别。①化脓性关节炎：多为单个关节受累，局部红、肿、热、痛明显，同时伴有全身感染中毒症状，白细胞总数及中性粒细胞明显增高。关节穿刺可抽出脓液，脓液涂片检查可见大量中性粒细胞浸润，细菌培养阳性，抗感染治疗可缓解。②结核性关节炎：可伴有其他部位结核病变和结核中毒症状，且多为单关节受累，X线检查以关节骨质破坏为主，有时可出现冷脓肿。③感染后反应性关节炎：以单关节受累为主，多有前驱感染史，抗感染治疗有效。④系统性红斑狼疮（SLE）：有典型面部蝶形红斑，肾脏受累发生率高，可伴关节表现，但关节畸形少见。外周血白细胞及血小板下降，抗核抗体阳性等可以鉴别。⑤其他肿瘤性疾病：如骨肿瘤，儿童较少见，X 线检查可见浸润性骨质破坏及不连续的骨膜反应。

【治疗】

治疗目的在于控制临床症状，抑制关节炎症，维持关节功能，预防全身及关节并发症发生。

1. 一般治疗　除急性发热外，不主张过多卧床休息。注意保证营养，适当运动，体育疗法和物理疗法在本病治疗过程中十分重要，急性期进行温水浴可减轻疼痛。须加强锻炼防止肌肉萎缩和关节挛缩，采取有利于关节功能的姿势，有关节畸形者可施行矫形术。定期眼科检查及早发现虹膜睫状体炎。同时注重心理治疗，帮助患儿及家庭克服因慢性疾病或残疾造成的自卑心理，鼓励患儿参加正常活动和上学，以增强自信心。

2. 药物治疗

(1) 非甾体类抗炎药物(non-steroidal anti-inflammatory drugs，NSAIDs)：可迅速缓解症状，是治疗 JIA 的首选药物。

1) 萘普生：为高效低毒抗炎药物，长期使用耐受性良好。剂量为 10~15mg/(kg·d)，分 2 次口服。

2) 布洛芬：剂量为 20mg/(kg·d)，分 2~3 次口服。sJIA 可加大剂量至每日 30~50mg/kg，分 2~4 次口服。胃肠道反应较轻，易为小儿耐受。

3) 双氯芬酸钠：剂量为 0.5~3mg/(kg·d)，分 3~4 次口服。

NSAIDs 类药物具有相似的不良反应，如胃肠道刺激症状、出汗、支气管痉挛、荨麻疹及肝肾损害等，不宜联合使用。sJIA 轻症只需要口服 NSAIDs，若发热和关节炎未能为足量非甾体抗炎药物所控制时，可加用泼尼松治疗。

(2) 缓解病情抗风湿药物(disease modifying anti-rheumatic drugs，DMARDs)：本类药物作用缓慢，常需数周方能见效。确诊后及早使用可保护骨关节功能，改善预后。

1) 甲氨蝶呤：确诊 JIA 后应尽早使用，每周 7.5~15mg/m^2，口服或皮下注射，3~12 周起效，对多关节型安全有效，病情缓解后需维持数月至数年。

2）羟氯喹：剂量为5~6mg/(kg·d)，一次顿服或分2次口服，最大剂量不超过200mg/d。常与其他DMARDs药物联合使用，不良反应少见，但应注意药物所致的视网膜病变，建议每6~12个月进行1次眼科随访。

3）柳氮磺吡啶：剂量为50mg/(kg·d)，开始时为避免过敏反应，可从10mg/(kg·d)起始，1~2周内加至足量。副作用包括头痛、皮疹、恶心、呕吐、溶血及骨髓抑制等，用药过程应定期检测血常规。

4）来氟米特：推荐用于12岁以上年长儿，常规剂量为0.3mg/(kg·d)，同时密切监测感染、胃肠道反应及肝损害的发生。

(3) 免疫抑制剂(immunosuppressive agents)：针对重症JIA，以及合并MAS患者，可选用环孢素、VP16、环磷酰胺及硫唑嘌呤等，使用时应定期检测血常规和肝功能，应用环孢素时需要定期监测血药浓度。

(4) 皮质激素(corticosteroid)：由于皮质激素只能改善症状而不能防止关节破坏，且副作用大，因此须严格掌握其适应证：

1）全身型JIA：经过NSAIDs药物治疗2周发热无缓解，即可给予泼尼松0.5~1mg/(kg·d)，一次顿服或分次服用，发热等症状控制后逐渐减量，2~6个月停药。合并心包炎等并发症则需大剂量泼尼松治疗，剂量为每日2mg/kg，分3~4次口服，控制后逐渐减量至停药。

2）JIA合并MAS：如发热伴多系统损害，累及神经系统、肝脏、血液系统时，可选择甲泼尼龙冲击，剂量为10~30mg/kg，最大量不超过1 000mg，每日一剂，连续3天，随后给予泼尼松0.5~1.5mg/(kg·d)口服，症状缓解后减量，小剂量泼尼松维持。

3）难治性多关节型JIA：关节炎症经过NSAIDs及DMARDs药物治疗不能缓解者，可加用泼尼松1mg/(kg·d)，待症状减轻后1~2周逐渐减至0.5mg/(kg·d)，3~4周后逐渐减至最小有效量维持。

4）少关节型JIA并发虹膜睫状体炎：提倡局部使用激素眼药水，症状改善后尽快停用。

5）少关节型 JIA 伴单个关节大量积液者，于关节腔内注射复方倍他米松或曲安奈德注射液，可减轻疼痛，防止再渗液，有利关节功能恢复。

由于激素可有骨质疏松、软骨破坏和股骨头无菌性坏死、严重生长发育障碍，甚至激素性高血压、青光眼、糖尿病等副作用，故应避免长期使用。

（5）生物制剂：针对常规治疗不能改善的 JIA 患者，以及早期出现预后不良因素者，可联合生物制剂治疗。常用 TNF-α 拮抗剂，如依那西普、英夫利昔、阿达木单抗等，与 DMARDs 药物联用，可显著改善 JIA 预后。针对顽固性 sJIA 患者，可选择 IL-6 受体单克隆抗体阻止炎症反应。近年来，生物制剂的临床应用，已大大改善了 JIA 患者的预后，减少了疾病的致残率。

（6）其他：白芍总苷、正清风痛灵等中药制剂可作为 JIA 的辅助治疗。

3. 运动康复治疗　针对 JIA 患儿恢复期实施有氧训练，如根据自身情况选择游泳、慢跑、骑单车等低强度运动，可提高体能，改善生活质量和各脏器功能。

4. 预后　JIA 患儿总体预后较好，各亚型临床呈慢性经过，症状可迁延反复，经过恰当治疗约 75% 的患儿不会遗留关节永久损害或严重残疾。加强运动及关节功能锻炼，减少感染可预防疾病反复。并发症主要是关节功能丧失和葡萄膜炎所致的视力障碍。大多数少关节型 JIA 患儿预后良好，但部分少关节炎型 JIA 患儿病情易反复，可并发视力障碍、双下肢不等长等；多关节型 JIA 部分遗留畸形或永久关节功能丧失；sJIA 预后存在明显异质性：可表现为单次发病，2~4 年内病情缓解；或反复复发，以全身症状伴轻度关节炎为特点；或是在全身症状控制后持续存在进展性关节炎。目前认为 sJIA 的病死率仍高于其他亚型，约 10% 左右 sJIA 可合并 MAS，如未早期发现，及时治疗，部分重症患儿可导致死亡。

➤ 附：幼年特发性关节炎诊治流程图

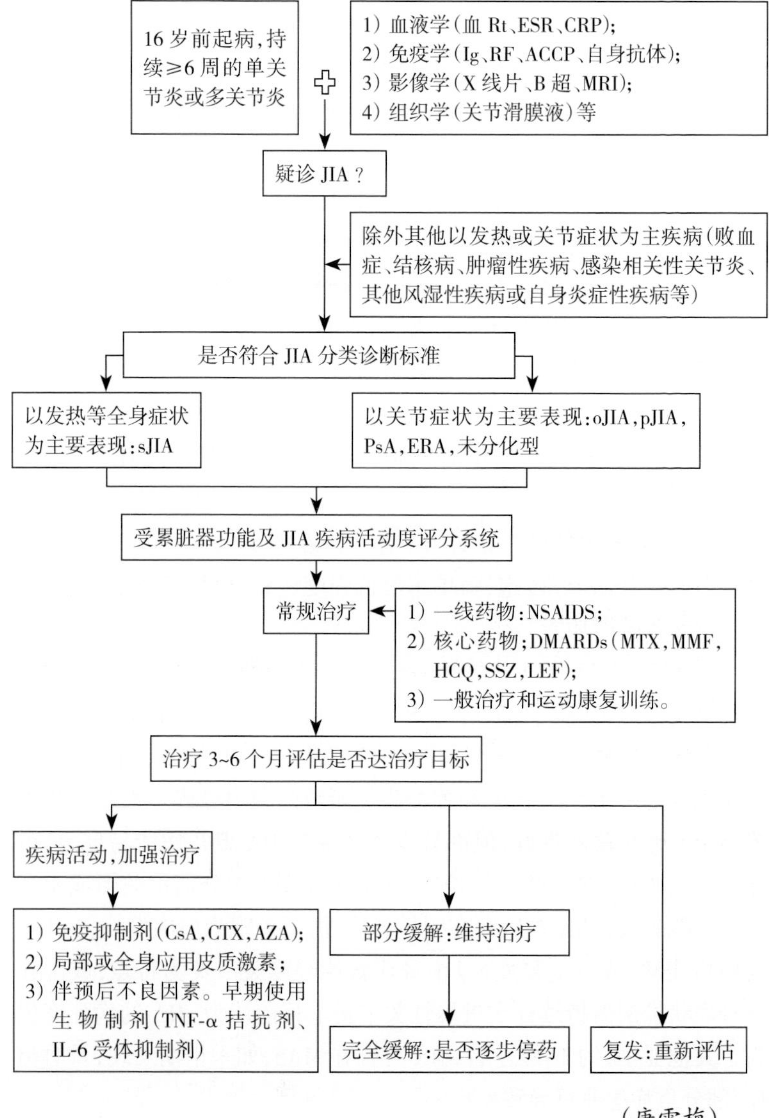

（唐雪梅）

参考文献

1. CONSOLARO A, GIANCANE G, ALONGI A, et al. Phenotypic variability and disparities in treatment and outcomes of childhood arthritis throughout the world: an observational cohort study. Lancet Child Adolesc Health, 2019, 3(4): 255-263.
2. 李永柏，唐雪梅，李晓忠，等. 幼年特发性关节炎（多/少关节型）诊疗建议. 中华儿科杂志，2012，01：20-26.

第九节 系统性红斑狼疮

【概述】

系统性红斑狼疮（systemic lupus erythematosus，SLE）是一种以多系统损害和血清中出现自身抗体为特征的自身免疫性疾病，为儿童常见风湿性疾病之一。国外统计其患病率为（1.89~25.70）/100 万儿童，每年的发病率为（0.36~2.50）/100 万儿童。儿童 SLE 较成人病情重，器官损害（特别是肾脏和神经系统）发生率高，常需要较成人更积极和强化的治疗。

SLE 基本的病因和发病机制尚不清楚，可能为在遗传易感性的基础上，同时在一些诱发因素的作用下，导致机体的免疫内环境调节失衡所致。

1. 遗传易感性 SLE 存在家族聚集现象，同卵双生子的共同患病率高达 25%。迄今为止已发现的与 SLE 发病有可靠关联的基因有数十个，特别是目前单基因狼疮概念的提出，涉及补体缺陷、免疫耐受或调节异常、细胞凋亡如 Fas/FasL 异常、核酸代谢（包括变性、传感和修复异常）以及Ⅰ型干扰素通路异常相关基因等。

2. 诱发因素 感染是重要因素之一，包括 EB 病毒感染等，其可通过分子模拟、影响免疫调节功能以及参与 RNA 干扰机制而诱导特异性免疫应答。其他诱发因素（包括应激）可通过促进神经内分泌改变而影响免疫细胞功能；毒品包括药物可调节细胞反应性和自身抗原的免疫原性；紫外线照射等物理因素可导致炎症和组织损伤。

3. 免疫功能紊乱 T、B 淋巴细胞被以上诱发因素激活，产生大量的自身抗体和炎性细胞因子，导致多系统的组织损伤，以上因素也可以通过增加细胞的凋亡和诱导凋亡清除机制障碍等导致自身抗体的产生。

4. 其他因素 SLE 患者的男/女比例为 1∶9，病情也常在月经期和妊娠期加重，反映了雌激素可能与 SLE 的发生发展有关。近期的研究显示维生素 D 也可能参与了 SLE 的发病。

【诊断】

1. 临床表现 对于出现多系统损害的学龄期以上的儿童，特别是女孩，应想到 SLE 的可能，需要进一步进行有针对的实验室或辅助检查以明确诊断。

儿童期起病的 SLE 临床多以发热、面部红斑、水肿、关节痛及全身乏力为主要表现。与成人相比，儿童 SLE 病情更严重并且更容易有器官受累。

(1) 全身症状：儿童 SLE 较成人多见，如发热、疲乏、体重下降、脱发及全身炎症性改变如淋巴结肿大、肝脾大等。

(2) 皮肤、黏膜表现：是最常见的受累器官之一，发生率 30%~90%，40% 左右的患儿以皮疹为首发症状。其中面部蝶形红斑最常见，是 SLE 的标志性表现；还可见脱发、光过敏、盘状红斑、血管炎性皮疹、雷诺氏现象及肢端溃疡等，也可见口腔及鼻黏膜溃疡。

(3) 关节、肌肉表现：以关节痛、关节炎最常见，表现为对称性、多发性大小关节的肿、痛、积液、活动受限、晨僵，但无破坏性改变。其他如腱鞘炎、肌痛及肌无力，真性肌炎少见。

(4) 狼疮性肾炎：肾脏也是 SLE 最常见的受累器官之一，发生率 40%~90%，比成人多见且严重。90% 在发病第一年内出现，症状从轻度蛋白尿或镜下血尿到终末期肾衰竭，蛋白尿是最常见的临床表现，还可表现为镜下血尿、高血压和肾功能不全。最常见的病理类型为弥漫增殖性肾小球肾炎。

(5) 血液系统表现：最常见的表现是贫血；白细胞减少，占 20%~50%，比成人发生略低，其中淋巴细胞减少比中性粒细胞减少更常见，是疾病活动的一个敏感指标。血小板减少占 30%，儿童病例中可能有近 15% 以 ITP 为首发症状，有 20%~30% 的抗核抗体（ANA）阳性的血小板减少患儿最终发展为SLE，故慢性ITP应注意检测狼疮指标。狼疮抗凝物阳性的患儿易发生深静脉血栓或颅内静脉血栓。

(6) 神经系统：即神经精神性狼疮（NPSLE），有 17%~95% 儿童 SLE 患者在病程中出现神经精神症状。25% 的患儿于病后第一年内出现。最常见的表现是头痛，其他包括情绪异常、认知功能障碍、精神病、惊厥、脑血管疾病、横贯性脊髓炎、周围神经病和假性脑瘤等。

(7) 心血管系统：以心包炎最常见（占 58.3%），心内膜炎、心肌炎或瓣膜病相对少见，罕见由于冠状动脉炎所致的缺血性心脏病。肺动脉高压（PAH）的发生通常与雷诺现象有关，儿童 SLE 合并 PAH 的发生率为 5%~14%。

(8) 呼吸系统：肺部受累见于 50% 的儿童 SLE，其中以胸膜炎及胸腔积液最多见，主要表现为困难，其他肺部受累包括：间质性肺疾患（ILD）、弥漫性肺泡出血（DAH）、急性间质性肺炎（ALP）和急性呼吸窘迫综合征（ARDS），膈肌受累、血管炎及肺栓塞较少见。

(9) 其他系统：20%~40% 的儿童 SLE 可出现各种消化系统表现，包括腹痛、食欲减退、恶心呕吐、腹胀、腹泻、消化道出血和穿孔以及肝脾大，还可以有胰腺炎、假性梗阻或蛋白丢失性肠病。患儿可出现内分泌系统异常，35% 有抗甲状腺抗体阳性，其 中 10%~15% 发展为明显的甲状腺功能减退，也可为甲状腺功能亢进。此外，可出现月经异常、青春期延迟等。

2. 实验室检查　SLE 患者急性炎症反应的指标明显增高，包括血沉（ESR）以及急性期蛋白等，同时存在低补体血症，特别是 C3 降低常常和病情活动度以及肾脏损害有关。多种自身抗体的出现是 SLE 的特征性表现，包括 ANA 阳性率为 96%~100%，dsDNA 抗体为 84%~95%，抗 U1-RNP 抗体为 37%，抗 RNA 抗体为 27%，抗 Sm 抗体为 20%，但是抗 SSA/Ro 抗体和抗 SSB/La 抗体的阳性率则较成人低。ANA 诊断 SLE 的敏感度为 100%，特异度为 90%，特别是高滴度的 ANA 高度提示 SLE 的可能，抗 dsDNA 和抗 Sm 抗体对 SLE 诊断的特异度近 100%。抗磷脂抗体也是 SLE 患儿较常见的自身抗体，包括抗心磷脂抗体（22%~50%）、狼疮抗凝物（20%~30%）和抗 β_2-糖蛋白 1

(β_2-GP1),阳性者出现血栓、舞蹈病、缺血性坏死、癫痫、偏头痛、网状青斑的危险增加;SLE 患儿还可出现类风湿因子、抗核糖体 P 抗体等的阳性,后者可能在神经精神性狼疮中阳性率更高。

由于 SLE 可以出现各个系统器官的累及,所受累脏器的异常都可出现相应的其他辅助检查的异常,包括心脏受累时的心电图和超声心动图异常、肺部受累时的肺功能和胸部影像学异常以及 NPSLE 时的脑电图和影像学异常等。

(1) 心脏受累:心电图的异常包括各种心律失常、低电压以及 ST-T 改变等,超声心动图可发现心包积液、心房/心室扩大、心肌肥厚、心室壁运动异常和收缩舒张功能障碍、心瓣膜异常、肺动脉高压以及无菌性疣状赘生物等异常。

(2) 肺部受累:胸部 X 线或 CT 可发现胸腔积液、肺纹理增强、肺内渗出影和肺实变,以及肺野磨玻璃征和小叶间隔增厚等肺间质性病变等,特别是胸部高分辨 CT 对于肺间质病变有很好的诊断价值。37% 的 SLE 患儿可出现肺功能(PFTs,包括通气功能或弥散功能)障碍。

(3) NPSLE:对所有初治 SLE 以及可疑 NPSLE 的复治患儿均应行腰椎穿刺检查,多表现为脑脊液压力升高、白细胞数和蛋白升高,糖和氯化物正常。70% 左右 NPSLE 患儿有脑电图的异常。NPSLE 的头颅 CT 异常最常见为脑萎缩,主要是轻度广泛性脑皮质萎缩,其次为血管闭塞导致的脑白质低密度影以及脑室壁或脑白质高密度钙化影。头颅 MRI 最为常见的表现为皮层下和脑室周围白质区的高信号。磁共振波谱(MRS)、磁共振转移成像(MTI)、弥漫性张力成像(DTI)、正电子发射断层成像术(PET)和单光子发射计算机断层成像术(SPECT)等新技术对于发现 CNS 损伤以及评估治疗效果也有很大帮助。

3. 诊断分类标准

(1) SLE 诊断标准:主要包括 1997 年 ACR 分类标准、2012 年国际狼疮研究临床协作组(SLICC)分类标准以及 2019 年 EULAR/ACR 分类标准。对于儿童 SLE 患者,2019 年 EULAR/ACR 分类标准、2012 年 SLICC 分类标准、1997 年 ACR 分类标准的灵敏度分别为 97.4%、97.4% 及 87.2%,特异度分别为 98.4%、99.7%、100.0%,所以推荐使用

2012 年 SLICC（表 5-7）对 SLE 患儿进行诊断。

表 5-7　2012 年 SLICC 分类标准

临床标准	1. 急性皮肤狼疮（蝶形红斑/大疱性狼疮/类似于中毒性表皮坏死溶解的 SLE 皮肤表现/狼疮斑丘疹/光过敏），或亚急性皮肤狼疮（非硬结性牛皮癣状皮疹，环状多囊性病灶可自行消退且不留瘢痕），除外皮肌炎皮疹 2. 慢性皮肤狼疮（经典盘状红斑：局灶或弥漫/增殖性或疣状狼疮/狼疮脂膜炎/黏膜狼疮/肿胀型红斑狼疮/冻疮样狼疮/盘状红斑 + 扁平苔藓） 3. 口腔溃疡：上腭/颊黏膜/舌/鼻腔，除外其他原因如感染、白塞病、IBD、血管炎、ReA、食用酸性食物等 4. 非瘢痕性脱发：弥漫性头发变细变脆，除外斑秃、药物、缺铁、脂溢性 5. ≥2 个关节滑膜炎：肿胀/渗出，或压痛 + 晨僵≥30 分钟 6. 浆膜炎：典型胸膜炎≥1 天/胸膜腔积液/胸膜摩擦音，典型心包炎疼痛≥1 天（前倾位缓解）/心包积液/心包摩擦感/心电图证实的心包炎，且除外其他原因 7. 肾脏损害：24 小时尿蛋白 >0.5g，或 RBC 管型 8. 神经系统受累：癫痫/精神障碍/多发性单神经病（除外原发性血管炎）/脊髓炎/周围神经病及脑神经病（除外原发血管炎、感染、DM）/急性意识模糊状态（除外中毒、代谢性、尿毒症、药物） 9. 溶血性贫血 10. 白细胞减少（<4 000/mm^3）或淋巴细胞减少（<1 000/mm^3），除外其他 11. 血小板减少：<100 000/mm^3，除外其他
免疫学标准	1. ANA 阳性 2. 抗 dsDNA 抗体阳性 3. 抗 Sm 抗体阳性 4. 抗磷脂抗体阳性：抗心磷脂抗体/抗 β_2-GP1 抗体/狼疮抗凝物/RPR 假阳性 5. 低补体血症：C3 或 C4 或 CH50 降低 6. 直接 Coombs 试验阳性
临床标准 + 免疫学标准≥4 条，且临床标准≥1 条、免疫学标准≥1 条或者肾脏活检病理证实狼疮性肾炎 +ANA 或抗 dsDNA 阳性即可诊断	

EULAR-ACR2019 新的 SLE 分类标准采用了 ANA 加上 21 种症状和体征的积分系统(表 5-8),在有 ANA≥1∶80 的基础上,其他评分≥10 分(儿童可能要≥13 分),除外了其他可能的诊断后即可诊断为 SLE。需要注意的是,≥10 分的评分中至少有 1 项是临床表现评分,且 1 个临床表现只计算 1 次得分;所有标准可以在不同时期出现,每个系统的临床表现只计算最高的加权标准。

表 5-8 2019 年 EULAR/ACR 分类标准

标准	评分
抗核抗体(ANA)	必备标准
全身表现	
发热	2
血液系统	
白细胞减少	3
血小板减少	4
自身免疫性溶血	4
神经精神症状	
急性脑功能障碍(谵妄)	2
精神病样症状	3
惊厥	5
皮肤黏膜	
非瘢痕性脱发	2
口腔溃疡	2
亚急性皮疹或盘状狼疮	4
急性皮肤狼疮	6
浆膜腔积液	
胸腔积液或心包积液	5
急性心包炎	6
肌肉骨骼	
关节受累	6

续表

标准	评分
肾脏受累	
蛋白尿 >0.5g/24h	4
肾活检Ⅱ型或Ⅴ型 LN	8
肾活检Ⅲ型或Ⅳ型 LN	10
免疫指标	
抗磷脂抗体阳性	2
补体	
C3 或 C4 降低	3
C3 和 C4 降低	4
狼疮特异性抗体阳性	6

(2) 狼疮性肾炎的诊断标准：根据中华医学会儿科学分会肾脏病学组制定的诊疗指南，SLE 患儿有下列任一项肾受累表现者即可诊断为狼疮性肾炎：①尿蛋白检查满足以下任一项者：1 周内 3 次尿蛋白定性检查阳性；或 24 小时尿蛋白定量 >150mg；或 1 周内 3 次尿微量白蛋白高于正常值。②离心尿每高倍镜视野（HPF）RBC>5 个。③肾功能异常（包括肾小球和/或肾小管功能）。④肾活检异常。

(3) NPSLE 的诊断标准：建议参考 1999 年 ACR 对 NPSLE 命名和定义的分类标准，包括 19 种中枢神经和周围神经病变：①中枢神经系统病变（12 种）：无菌性脑膜炎、脑血管病、脱髓鞘综合征、头痛（包括偏头痛和良性颅内高压）、运动失调（舞蹈病）、脊髓病、惊厥发作、急性精神错乱状态、焦虑状态、认知功能障碍、情感障碍、精神病。②外周神经系统病变（7 种）：急性炎症脱髓鞘多发神经根病（Guillain-Barre syndrome）、自律神经紊乱、单神经病（单发/多发）、重症肌无力、颅骨病变、神经丛病、多发性神经病。

4. 病情活动度的评估 SLE 的诊断确立后，还应使用经过验证的标准化测量工具评估疾病活动度和脏器损害程度，国际上通用的评价成人 SLE 活动度和累及器官损害的标准也已经用于儿童 SLE 的评估，包括 SLE 疾病活动指数（SLEDAI）（表 5-9）、系统性狼疮活动测量标准(SLAM)、欧洲通用狼疮活动指数(ECLAM)和英国狼疮活动评定指数(BILAG)和系统性红斑狼疮国际合作组/美国风湿病学会的疾病指数(SLICC/SDI)。建议采用 SLEDAI-2000 和 SLICC/ACR DI 工具分别评估患儿疾病活动度和脏器损害程度。基于 SLEDAI-2000 评分标准,建议将疾病活动分为轻度活动(≤6 分)、中度活动(7~12 分)和重度活动(≥13 分)。对于疾病不活动/轻度活动的儿童 SLE 患者,建议每 3~4 个月使用 SLEDAI-2000 监测 1 次疾病活动度,对于疾病中重度活动的儿童 SLE 患者可增加监测频率。对于儿童 SLE 患者,建议使用 SLICC/ACR DI 工具每年至少监测 1 次脏器损害,尤其是对神经系统、皮肤和肾脏的监测。

表 5-9　SLE 疾病活动指数评判标准(SLEDAI)

计分	临床表现	定义
8	癫痫样发作	近期发作,需除外代谢、感染和药物等因素
8	精神症状	严重的认知障碍、行为异常,包括:幻觉、思维散漫、缺乏逻辑性、行为紧张、缺乏条理
8	器质性脑病	大脑功能异常,定向力、记忆力及计算力障碍,包括意识障碍、对周围环境注意力不集中,加上以下至少两项:认知障碍、语言不连贯、嗜睡或睡眠倒错、精神运动增加或减少
8	视力受损	SLE 的视网膜病变,包括絮状渗出、视网膜出血、严重的脉络膜渗出或出血以及视神经炎
8	脑神经异常	新发的包括脑神经在内的感觉或运动神经病
8	狼疮性头痛	严重持续的头痛,可以为偏头痛,但必须对镇痛药治疗无效
8	脑血管意外	新发的脑血管意外,除外动脉硬化
8	血管炎	溃疡、坏疽、痛性指端结节,甲周梗死。片状出血或活检或血管造影证实存在血管炎
4	关节炎	2 个以上关节疼痛及炎症表现,如压痛、肿胀及积液
4	肌炎	近端肌肉疼痛或无力,合并 CPK 或醛缩酶升高,或肌电图或肌活检存在肌炎

续表

计分	临床表现	定义
4	管型尿	出现颗粒管型或红细胞管型
4	血尿	RBC >5/HP，除外结石、感染或其他因素
4	蛋白尿	蛋白尿 >0.5g/d
4	脓尿	WBC >5/HP，除外感染
2	皮疹	炎性皮疹
2	脱发	异常片状或弥漫性脱发
2	黏膜溃疡	口、鼻溃疡
2	胸膜炎	出现胸膜炎疼痛，有胸膜摩擦音或胸腔积液或胸膜增厚
2	心包炎	心包疼痛，加上以下至少一项：心包摩擦音、心包积液或心电图或超声心动图证实
2	低补体	CH50、C3、C4 低于正常值低限
2	ds-DNA（+）	>25%（Farr 氏法）或高于检测范围
1	发热	>38℃，需除外感染因素
1	血小板降低	$<100 \times 10^9/L$
1	白细胞减少	$<3 \times 10^9/L$，需除外药物因素

【鉴别诊断】

由于 SLE 的临床表现涉及全身各个系统，故其鉴别诊断也比较复杂，应该与各个系统可出现相似症状的疾病相鉴别。系统性疾病包括可出现发热、皮疹、乏力、关节肿痛、淋巴结肿大和肝脾大的各种感染、全身炎症反应综合征、败血症等。血液系统疾病包括特发性溶血性贫血、免疫性血小板减少性紫癜、白血病以及恶性网状内皮细胞增多症等恶性肿瘤。肾脏受累时应和各种类型的肾脏病鉴别。也应与其他的风湿性疾病相鉴别，例如急性风湿热、幼年特发性关节炎、皮肌炎、干燥综合征以及各种血管炎等。

【治疗】

目前SLE尚无特效的治疗方法，治疗原则为积极控制狼疮活动、改善和阻止脏器损害，遵循早期、规范、个体化治疗原则，坚持长期、规律治疗，加强随访，尽可能减少药物副作用以改善患儿生活质量。

1. 一般治疗 对于SLE这样严重、慢性疾病，首先要对家长和患儿进行相关知识的宣传，说明长期治疗的必要性以增加其对治疗的依从性，同时为患儿树立治疗的信心。适当的休息和营养、防治感染以及日常生活中防晒也非常重要。

2. 药物治疗

(1) 根据病情活动度选择治疗方案：①轻度活动SLE的治疗：针对轻度活动SLE的皮肤黏膜和关节症状，可选用非甾体抗炎药物(NSAIDs)、羟氯喹(HCQ)以及甲氨蝶呤治疗，必要时小剂量糖皮质激素。②中度活动SLE的治疗：可采用口服足量糖皮质激素，如果需要长时间应用0.3mg/(kg·d)的皮质激素维持治疗，则有必要联合免疫抑制剂治疗，常用药物为甲氨蝶呤、硫唑嘌呤、来氟米特等。③重度活动SLE的治疗：因有重要器官的受累，其治疗分为诱导缓解和维持治疗两个阶段，诱导缓解阶段应用足量糖皮质激素加免疫抑制剂治疗，特别是对于临床表现严重和狼疮危象的患儿，应积极给予甲泼尼龙冲击治疗，同时联合环磷酰胺(CTX)冲击治疗。其他免疫抑制剂可选用霉酚酸酯(MMF)、环孢素(CsA)和他克莫司(FK506)；维持治疗阶段应根据病情逐渐减少糖皮质激素的用量，最后小剂量维持，免疫抑制剂可选用CTX、MMF、甲氨蝶呤、硫唑嘌呤、来氟米特和HCQ等。

(2) 狼疮性肾炎的治疗：对伴有肾脏损害的SLE患者应尽早进行肾穿刺活检以明确病理类型，根据不同的病理类型选择相应的治疗方案。强调免疫抑制剂治疗的重要性和必要性，激素联合免疫抑制剂治疗已经使狼疮性肾炎的5年生存率有了明显提高，而且复发率明显降低。应注意降压、降脂、保护肾功能等综合治疗，特别是血管紧张素转化酶抑制剂(ACEI)和血管紧张素受体阻滞剂(ARB)的应用，对肾脏损害有明显的改善作用。

(3) NPSLE 的治疗:NPSLE 为重症狼疮和狼疮危象的表现之一,是威胁患儿生命和预后的重要因素,诱导缓解常需要甲泼尼龙联合 CTX 双冲击治疗,以快速控制疾病活动和进展。强调相应的对症治疗,包括降颅压、抗精神病药物、抗惊厥药物、心理干预等。

(4) 糖皮质激素:糖皮质激素是治疗儿童 SLE 的基础用药。常用泼尼松 1.5~2.0mg/(kg·d)(最大剂量 60mg/d),根据病情轻重初始足量激素应维持 3~6 周,然后根据患儿病情控制情况(一般要活动指标正常后)酌情缓慢减量,至≤5mg/d 维持数年。快速减量会导致病情复发,也不主张过早改为隔天应用。甲泼尼龙冲击剂量为每次 15~30mg/kg(最大量不超过 1g/次),连用 3 天为 1 疗程,每周 1 个疗程,可连用 2~3 个疗程,间隔期间及疗程结束后服用足量泼尼松。强调甲泼尼龙冲击治疗前应充分除外各种感染特别是结核、真菌等的感染;甲泼尼龙冲击时应密切观察生命体征(因其可致心律不齐);应用糖皮质激素的同时应加用维生素 D 和钙剂。

(5) 羟氯喹(HCQ):目前已经被推荐为 SLE 的基础治疗,认为对于 SLE 患者如果没有禁忌均应在开始治疗时即同时加用 HCQ,最近的研究也表明其对孕妇和胎儿是安全的,故可用于妊娠期间 SLE 的维持治疗。常用量为 4~6mg/(kg·d)。主要不良反应为视网膜病变和视野缺损,推荐每 6~12 个月进行一次眼科检查。

(6) 其他免疫抑制剂:①环磷酰胺(CTX):是治疗重度活动性 SLE 的有效药物之一,早期与糖皮质激素联合应用是降低病死率的关键。但是,由于其较大的毒副作用,建议用于重症或狼疮危象。应用剂量和方案提倡每次 $0.5g/m^2$,每 2 周 1 次,3 个月后改为维持;或者 8~12mg/(kg·d),每 2 周连用 2 天为一疗程,6 个疗程后逐渐延长给药间隔。冲击当天应进行水化(增加补液 >20ml/kg)。如患儿有严重感染,或 WBC<4.0×10^9/L 时应慎用。②霉酚酸酯(MMF):MMF 联合激素治疗狼疮性肾炎与激素联合 CTX 具有相同的疗效,特别是用于血管炎或增殖性肾炎诱导期的治疗,对儿童 SLE 的治疗也安全且有效。MMF 常用剂量为 20~40mg/(kg·d)。③环孢素(CsA):联合

激素治疗较单独糖皮质激素能更好地减轻疾病活动度。CsA 常用剂量为 4~6mg/(kg·d),有效血浓度维持在 120~200μg/L。④他克莫司(FK506):FK506 与 CsA 相同,为强效神经钙蛋白调节抑制剂,能够明显降低狼疮活动指标。常用量为 0.1~0.15mg/(kg·d),维持血药浓度在 5~15ng/ml。⑤其他的药物还有来氟米特、硫唑嘌呤(AZA)、甲氨蝶呤、长春新碱以及雷公藤等均可作为轻症或维持期患者免疫抑制治疗的可选择的药物之一。AZA 曾作为 SLE 维持治疗的首选药物,但其严重的不良反应限制了应用;来氟米特为一新型的合成类免疫抑制剂,最近成人多中心随机对照研究显示,来氟米特联合糖皮质激素治疗增生性狼疮肾炎有很好的疗效,但是需要密切随访肝功能。

(7) 生物制剂:近年来清除 B 淋巴细胞的生物治疗取得了很好的疗效。常用的药物有抗 CD20 分子的利妥昔单抗(rituximab)、针对 B 细胞刺激因子(BLyS)的贝利尤单抗以及双靶点(BLyS 和 APRIL)治疗药物泰它西普等。目前贝利尤单抗已获得批准用于 5 岁及以上儿童 SLE 患者的治疗,通常用于中度、活动性 SLE 患者。

3. 其他治疗 静脉注射丙种免疫球蛋白(IVIG)、血浆置换对 SLE 患者有短期的治疗效果,可改善临床症状和免疫学指标,但其远期效果尚有待进一步观察。干细胞移植对常规治疗无效的严重自身免疫病可达到超过 5 年的持续缓解,可用于常规药物治疗无效、病情进行性发展且预后不良、累及重要脏器危及生命或者不能耐受药物毒副作用者。

4. 并发症治疗 随着 SLE 生存率的提高,对其长期并发症的研究成为最近的研究热点。影响儿童 SLE 生理心理健康的重要并发症包括:骨质疏松(20%)、骨量减少(35%)、未成熟性腺早衰(30%)、亚临床冠心病(16%)、终末期肾病(20%)、健康相关的生活质量下降(40%)。

(1) 骨质疏松的预防:糖皮质激素和 SLE 疾病本身都会增加骨质疏松的危险,ACR 发布了激素诱导的骨质疏松症(GIOP)的诊治指南,指出对于接受任何时间糖皮质激素治疗的患者,无论使用激素的剂量大小，均应添加 1 200~1 500mg/d 的元素钙，同时补充维生素 D800~1 000U/d。

(2) 股骨头坏死：有 5%~10% 的儿童 SLE 患者会发展为无菌性股骨头坏死，所以建议对有可疑症状的患者应行 MRI 检查，一旦确定诊断后应联合物理康复、中医以及骨科等的医师，积极采取综合治疗以减少致残并提高患者生活质量。

(3) 肺动脉高压：肺动脉高压（PAH）也是严重影响 SLE 患儿预后甚至导致死亡的重要原因之一，尽早识别、明确诊断并给予有效的治疗。美国胸科医师协会（ACCP）推荐对所有风湿病的患者在确立诊断后至少 4 年内应每 6 个月行一次超声心动图和肺功能检查。传统治疗措施包括利尿剂、地高辛、吸氧和抗凝治疗，新的特异性药物包括 5-型磷酸二酯酶（PDE5）抑制剂、前列环素及其类似物和内皮素受体拮抗剂。

5. 随访　随访对于维持 SLE 的长期缓解和改善预后非常重要。在随访过程中，首先应进行疾病活动度的评估，其次准确客观的评价治疗反应在随访过程中也非常重要。在诊断初期应该进行抗核抗体（ANA）、dsDNA、抗 SSA/SSB/RNP/Sm 抗体、抗磷脂抗体以及补体的检查，有疾病活动时应复查 dsDNA 和补体；稳定期的患者每 6~12 个月随访一次血常规、红细胞沉降率、CRP、血清白蛋白、血肌酐（或 eGFR）、尿常规和尿蛋白/肌酐比值；如果患者应用特殊药物则需根据不同药物的不良反应进行相应的监测。在随访过程中要特别注意对其相应临床表现肾脏和神经系统监测。应特别重视对一些严重影响患儿生活质量方面的问题或并发症进行随访，包括：慢性病对患儿心理的影响、生长缓慢、由于疾病和治疗引起的外表的变化、性腺损伤和生育问题、可能影响患儿学习能力和认知功能的因素等。

附:系统性红斑狼疮诊治流程图

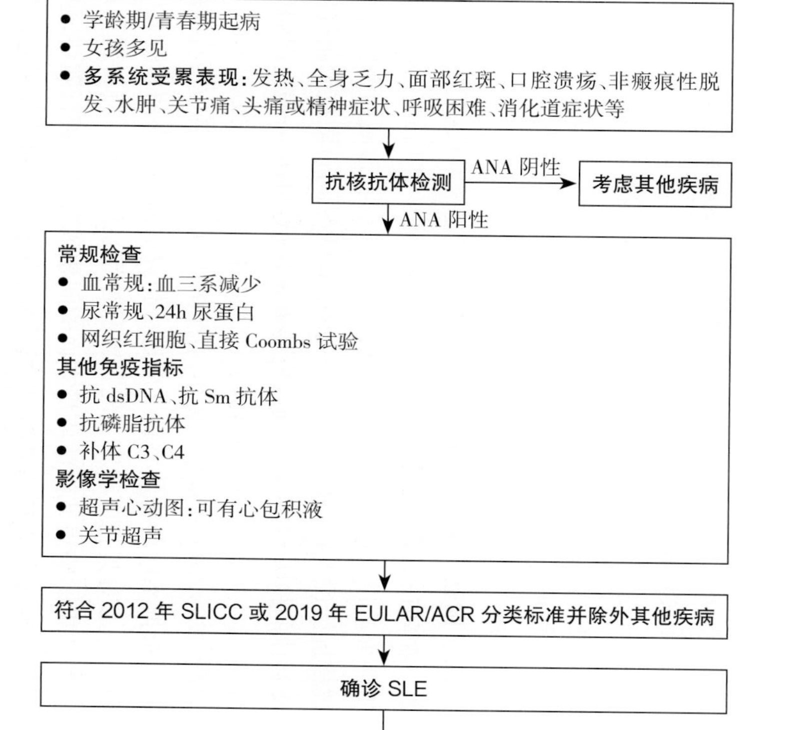

疾病活动度评估（如 SLEDAI-2K）
受累脏器评估（SLICC/ACR 损伤指数等）
合并症/并发症评估

血液及免疫系统评估
- 监测血三系、炎症指标、补体、抗 dsDNA 滴度
- 贫血：网织红、Coombs、血涂片、铁四项、叶酸、维生素 B12
- 凝血功能
- MAS 评估
- 必要时骨髓穿刺
- 其他自身抗体：抗 SSA、SSB、RNP、RF、ANCA 等
- 免疫球蛋白、T/B 细胞亚群

肾脏功能评估
- 监测血压
- 尿常规及尿沉渣
- 24h 尿蛋白定量
- 肾功能
- 肾脏超声
- 肾脏病理活检

神经系统评估
- 脑脊液检查
- 脑电图
- 头颅 MRI
- PET/SPECT

心肺功能评估
- 心肌酶
- 心电图
- 超声心动图：射血分数、肺动脉压力
- 肺功能
- 肺部高分辨 CT：肺间质病变

消化系统评估
- 粪便常规 + 潜血
- 肝功能
- 胰腺：淀粉酶、脂肪酶
- 肠道超声
- 必要时腹部 CT

其他评估
- 关节超声
- 骨密度
- 肌酶
- 甲功
- 感染
- 口腔病变
- 眼部病变

…

早期、规范、个体化治疗、规律长期随访，监测药物副作用及并发症，避免复发

一般治疗：避免劳累、防晒、加强营养、预防感染等

轻度活动：
皮肤、关节对症治疗：NSAIDs/HCQ/MTX 必要时小剂量激素

中度活动：
中等剂量激素（0.5-1.0mg/kg/d）+ 免疫抑制剂

重度活动：
① **诱导缓解：**激素 + 免疫抑制剂冲击
② **维持治疗：**激素逐渐减量至小剂量维持
调整免疫抑制剂用量
必要时加用生物制剂

狼疮性肾炎
降压、降脂、保护肾功能根据病理类型选择治疗方案

神经精神性狼疮
降颅压、抗精神病、抗惊厥心理干预、去除诱因

血液系统受累
激素、免疫抑制剂、IVIG 抗磷脂抗体阳性：抗凝难治者考虑利妥昔单抗

其他并发症治疗
骨质疏松
巨噬细胞活化综合征
血栓性微血管病等

（宋红梅）

参考文献

1. GROOT N, DE GRAEFF N, AVCIN T, et al. European evidence-based recommendations for diagnosis and treatment of childhood-onset systemic lupus erythematosus: the SHARE initiative. Annals of the Rheumatic Diseases, 2017, 76(11): 1788-1796.
2. ARINGER M, COSTENBADER K, DAIKH D, et al. 2019 European League Against Rheumatism/American College of Rheumatology classification criteria for systemic lupus erythematosus. Annals of the Rheumatic Diseases, 2019, 78(9): 1151-1159.
3. 宋红梅，黄建萍，曾华松，等. 儿童系统性红斑狼疮诊疗建议. 中华儿科杂志，2011，049(007): 506-514.

第十节　幼年型皮肌炎

【概述】

幼年型皮肌炎（juvenile dermatomyositis，JDM）是儿童期发病的以横纹肌和皮肤非化脓性炎症为主要特征的慢性自身免疫性炎性肌病。其主要临床特征为对称性近端肌无力、特征性的皮肤损害，消化道、肺和心脏等脏器也可能受累，多伴有自身抗体阳性。JDM 占所有幼年特发性炎性肌病的 81.2%~85.0%，不同种群间发病率略有差异，国外报道 JDM 年发病率为（1.9~4）/百万儿童，国内尚无明确流行病学研究报道。JDM 平均发病年龄高峰为 5.7~9 岁，女孩更易罹患 JDM，女孩∶男孩发病比例约为 1.5∶1~2.6∶1。

JDM 病因尚不明确，目前认为是具有遗传易感性的个体在环境因素的作用下导致的自身免疫反应引起。与其他自身免疫性疾病类似，JDM 是一种复杂的多基因疾病。在 JDM 患儿的家族成员中，自身免疫性疾病发病率增加，提示其具有一定家族聚集性。全基因组关联分析及候选基因关联分析研究显示 HLA 等位基因如 B*08、DRB1*0301 和 DQA1*0501 与 JDM 遗传易感性相关。与 JDM 遗传易感性相关的非 HLA 基因包括 *TNF-α*、*PTPN22*、*IL-α*、*BLK* 和 *IRF5*。其中 *IRF5* 基因多态性可能与 JDM 患者中Ⅰ型干扰素(IFN)的高表达相关，*TNF-α-308A* 等位基因是 JDM 患者出现皮下钙化和溃疡的危险因素。在遗传易感宿主中，环境和感染因素可能在 JDM 发病中起到触发作用。研究显示 JDM 具有一定地域性和季节性，在 JDM 发病前几个月内出现感染的概率高，过量紫外线的暴露可能与 JDM 发病相关。

JDM 被认为是一种抗体依赖性的补体介导的自身免疫性血管病。其病理特征为毛细血管坏死和减少，血管周围炎症和缺血以及束周萎缩(晚期表现)。毛细血管内皮细胞的免疫损伤、MHC Ⅰ类分子在肌纤维表面的高表达和浆细胞样树突状细胞(pDC)参与并伴有Ⅰ型 IFN 信号通路的过度激活是 JDM 发病机制中的核心环节。JDM 患儿毛细血管管壁免疫复合物的沉积和补体的激活参与毛细血管的损伤。肌纤维 MHC Ⅰ类分子上调引起内质网应激反应、蛋白折叠反应、核因子(NF)-κB 和泛素蛋白酶体通路激活，导致肌肉蛋白泛素化增加和肌肉损伤。毛细血管壁的破坏伴 MHC Ⅰ类分子的高表达，可引起血管壁周围和肌膜周围出现以 pDC、$CD4^+$T 淋巴细胞、B 细胞和巨噬细胞等多种细胞的浸润。病变部位 pDC 过度活化引起Ⅰ型 IFN 通路激活，进一步上调 MHC Ⅰ类分子、促进 T 细胞的存活、诱导各种促炎细胞因子及趋化因子的产生，参与局部炎症和损伤。上述病变可表现在肌肉、皮肤上和其他脏器，引起多系统损伤。

【诊断】

1. 临床表现 JDM 多数起病隐匿，以进行性加重的对称性近端肌无力和特征性的皮疹为最突出的临床表现。约 1/3 左右 JDM 患儿起病较急。全身症状包括发热、周身不适、食欲减退和体重下降等。

(1) 肌肉表现：见于 85%~95%JDM 患儿。表现为不同程度的近端肌群对称性肌无力，也可表现为肌肉疼痛和僵硬感。通常下肢近端肢带肌最先受累，其次是肩带肌和双上肢近端肌群。临床表现为行走、爬楼梯、起床或蹲起困难，无法抬举双臂、洗脸、梳头或穿衣等。年龄小的儿童，频繁跌倒可能是其突出症状。患儿通常 Gower 征阳性：表现为从卧位站起时先转为俯卧，然后用双手扶住膝部，依次向上攀附至髋部，从而达到站立位。颈前屈肌和背部肌群受累可致平卧抬头、竖颈困难或不能维持正常坐姿。腹肌受累可出现腹部膨隆。部分患儿可有咽喉部肌肉以及食管受累，出现发声困难、声音嘶哑、吞咽困难或饮水呛咳。少数可有胸廓和呼吸肌受累出现呼吸困难。疾病后期或病情严重者可有远端肌群受累。疾病晚期可出现肌萎缩。对肌肉病变和功能的评估可采用儿童肌炎评定量表（CMAS）、疾病活动性评分（DAS）和儿童健康评定问卷（C-HAQ）等方法。

（2）皮肤表现：超过 3/4 的 JDM 患儿出现本病的特征性皮损。皮疹可以为首发症状，也可以在肌无力出现同时或之后出现。皮损程度与肌肉病变严重程度可不平行，与肌肉疾病相比，皮肤疾病似乎会持续更长时间且更难治疗。JDM 皮疹包括向阳疹(heliotrope)、Gottron 征、光敏性皮疹、皮肤溃疡、皮下钙化、甲襞毛细血管改变、皮下水肿等多种表现。向阳疹（heliotrope）和 Gottron 征是 JDM 最常见的两种特征性皮疹，前者为伴眶周水肿的眼睑和面颊紫罗兰色皮疹，也可出现颊部和面部红斑，边界常不清；后者多见于掌指关节、指间关节、肘或膝关节伸面，急性期表现为肥厚性的粉红色鳄鱼皮样丘疹，慢性期呈萎缩性的色素减退性丘疹，如果该部位病变并非丘疹，则称为“Gottron 征”。JDM 还可出现其他暴露部位的光敏性皮疹，如颜面、颈前、颈后，表现为“V”领征或披肩征，但这并非 JDM 的特异性皮疹。光过敏见于半数患者，日晒可为本病发生和复发的诱因。严重的血管病变可致皮肤溃疡，见于病情严重或久治不愈者，预后不良。疾病后期皮肤变薄和附属结构萎缩，掌跖和髌骨下皮肤角化过度。20%~30%JDM 患儿可出现皮下钙化。普遍性钙质沉着主要见于疾病后期、诊断延误、未经治疗或治疗不充分的患者。钙化可引发蜂窝组织炎和痛性表浅溃疡，表皮破溃后能挤出颗粒状或液态的钙盐。关节周围钙化可导致屈曲挛缩，累及神经时会出现剧烈疼痛，严重的钙化可导致残疾。甲襞毛细血管改变包括毛细血管扩张、卷曲和无灌注（毛细血管袢丢失），多数早期 JDM 患者可能都存在这种改变。受累肌肉邻近皮下组织可呈现水肿，个别甚至出现全身性水肿，是病情严重的表现。皮肤病变的评估手段包括：皮肤评价工具（CAT）、疾病活动性评分（DAS）

和皮肌炎皮肤严重度指数(DSSI)等。

(3) 无肌病的皮肌炎(dermatomyositis sine myositis 或 amyopathic dermatomyositis, ADM):具有典型皮疹,却始终没有肌病证据,在儿童少见。少数 ADM 历经数年会进展为典型的 JDM。与成人 ADM 不同,儿童患者尚无肺间质病变或恶性肿瘤报道,提示预后相对较好。

(4) 肺部疾病:相对于成人皮肌炎,JDM 较少出现致命性肺部并发症,7%~19% 的皮肌炎患儿合并肺间质病变。呼吸肌受累时导致限制性通气障碍、吸入性肺炎/肺不张或继发感染性肺炎。

(5) 消化道受累:见于 2%~3%JDM 患儿,血管病变可导致组织缺血或肠系膜梗死,出现弥漫且严重的腹痛、出血甚至穿孔,提示预后不良甚至可导致死亡。

(6) 脂肪营养不良和代谢性异常:多在起病数年后出现,可为全身性、局灶性或单侧受累,表现为慢性进展性皮下和内脏脂肪丢失,常见于上身及面部。可伴多毛、黑棘皮症、阴蒂肥大、闭经、高血压、肝脂肪变性、糖耐量异常、胰岛素抵抗以及高甘油三酯血症等。

(7) 其他:心脏受累可导致扩张性心肌病、充血性心力衰竭、心包积液和传导阻滞等。中枢神经系统受累可有惊厥发作。伴发恶性肿瘤罕见。部分患儿可有关节痛或轻度一过性非侵蚀性关节炎,常见于病程前 6 个月。如伴持久的关节炎应注意是否合并其他结缔组织病。其他少见的表现还有肝脾大、视网膜炎、虹膜炎和肾脏受累等。

(8) 疾病分期:①前驱期:数周至数月,主要为一些非特异症状;②急性进展期:数天至数周,出现特征性的近端肌无力和皮疹;③稳定期:持续 1~2 年;④恢复期:伴或不伴肌萎缩、关节挛缩以及钙化。

2. 实验室检查

(1) 血清肌酶:绝大多数患者在疾病活动期可出现不同程度的肌酶活性增高。肌酶包括肌酸激酶(CK)、醛缩酶(ALD)、乳酸脱氢酶(LDH)、门冬氨酸氨基转移酶(AST)、丙氨酸氨基转移酶(ALT),其中以 CK 最敏感,而 LDH 与病情活动有较好的相关性。肌酶活性增高表明肌细胞膜通透性增加,可用于诊断、监测疗效及预测复发。肌酶谱水平多在肌力改善前 3~4 周出现下降,可以在临床复发前 5~6 周开始升高。疾病晚期肌肉广泛萎缩时肌酶水平可正常。

(2) 影像学检查：MRI T_1 相可以显示纤维化、萎缩和脂肪浸润。采用 T_2 加权压脂序列或 STIR 序列可以显示肌肉水肿以及皮肤、皮下组织和筋膜的炎症。MRI 能提高肌活检的阳性率，有助于了解病变范围、严重程度和区分急性活动性病变与慢性萎缩性病变。JDM 临床表现为对称性近端肌肉受累，但 MRI 可呈现不均匀和不对称性。MRI 改变在一些血清肌酶正常的 JDM 中亦不少见。X 线平片可以确定钙化范围。高分辨 CT 用以检查是否合并肺间质病变。

(3) 肌电图(EMG)：绝大多数患者呈肌源性损害。表现为插入电活动增加，连续的正锐波和纤颤电位，运动单元电位平均时限缩短、波幅下降，短时限多相运动电位比例增加，募集反应呈病理干扰相。自发性电活动是疾病活动性指标。EMG 与肌力和肌酶水平有相关性。

(4) 肌活检：对诊断有疑问(如皮疹不典型)或治疗反应不佳，需排除其他性质肌病时需做肌活检。取材部位多为股四头肌和三角肌，尽量选择有压痛、中等无力且无萎缩的肌肉。MRI 有助于确定活检部位。6 周内的 EMG 检查能导致组织病理学改变而影响肌肉活检结果，故应选择行 EMG 的对侧肢体取材。肌肉病理改变包括：不同程度的肌肉纤维束旁萎缩、血管病变、血管周围炎症、肌纤维局灶的坏死和吞噬、肌纤维再生、血管炎和内皮细胞中的小管网状包涵体等。血管病变的表现包括毛细血管血栓形成、补体沉积、毛细血管壁壁膜攻击复合物沉积、毛细血管数量变少和体积的增大(毛细血管脱落)，JDM 的血管病变相对于成人皮肌炎更为突出。愈合阶段坏死区域逐渐被增生的结缔组织和脂肪组织取代，导致肌纤维体积改变。

(5) 肌炎抗体：60% 的 JDM 患者存在肌炎抗体。肌炎抗体被分为两大类：肌炎相关抗体(myositis-associated autoantibodies，MAAs)和肌炎特异性抗(myositis-specific autoantibodies，MSAs)。儿童的 MSAs、MAAs 与特异性临床表现相关，可以帮助识别炎性肌病的特殊亚型，对治疗效果及预后具有预测作用(表 5-10)。

表 5-10　肌炎抗体分类及临床意义

抗体	JDM 中的阳性率(%)	相关临床表现
肌炎相关抗体(MAAs)		
抗 PM-Scl 抗体	3~5	ILD、心脏受累、食管受累、关节炎、技工手、雷诺现象、重叠综合征
抗 U1-snRNP 抗体	3~8	重叠综合征
抗 Ku 抗体	<1	ILD、雷诺现象、关节痛、胃食管反流;病情相对较轻
抗 Ro-52 抗体	6	常见于肌炎患者;与其他 MSAs 相关(尤其是抗 Jo-1 和抗 MDA5 自身抗体);重叠综合征
肌炎特异性抗体(MSAs)		
抗 TIF-1γ 抗体	22~29	严重的皮肤病变(脂肪代谢障碍,皮肤溃疡和水肿)、肿瘤、ILD 风险小
抗 NXP2 抗体	18~25	反复肌无力、肌肉及关节挛缩、构音困难、皮下钙化、胃肠道溃疡和出血;成人与肿瘤相关;预后不佳
抗 MDA5 抗体	7~33	快速进展的 ILD,高水平的 IL-18、IL-6 及铁蛋白,发热,轻度肌肉受累(低水平的 CK);预后不良
抗 Mi-2 抗体	4~10	皮疹、预后良好(轻度皮肤及肌肉受累,ILD 的风险低,对标准治疗反应好)
抗 SAE 抗体	<1	严重的皮肤病变,成人皮肌炎中提示早期无肌病表现
抗 ARS 抗体(抗 Jo-1,抗 OJ,抗 EJ,抗 KS,抗 PL-7,抗 Zo,抗 Ha,抗 PL-12 抗体)	1~12	抗合成酶综合征(ASS):发热、ILD、雷诺现象、技工手和非侵蚀性关节炎
抗 SRP 抗体	非常罕见	心脏受累、严重对称性肌无力、雷诺现象、高水平 CK、吞咽困难、ILD;预后差
抗 HMGCR 抗体	<3	坏死性自身免疫性肌炎、肌无力、治疗困难

(6) 甲褶毛细血管显微镜检查：毛细血管袢增大、扭曲，毛细血管管壁增厚、血栓形成或出血，周围血管缺失和毛细血管袢呈树枝状簇集等现象。这些现象提示疾病的活动性。

(7) 其他：血沉多正常，合并消化道出血时可有贫血及白细胞增高。肺功能检查可以显示限制性通气障碍。

3. 诊断标准　2014 年儿童关节炎和风湿病协会(CARRA)修订了 1975 年 Bohan/Peter 的分类诊断标准如下(表 5-11)。

表 5-11　Bohan/Peter 的诊断标准

2014 年 CARRA 修订的 Bohan/Peter 的诊断标准
1. 典型的皮肤损害，即 Heliotrope 疹和 Gottron 征
2. 近端肌群对称性、进行性的肌无力、肌痛、肌压痛，可伴吞咽困难及呼吸肌无力
3. 血清肌酶升高，尤其以肌酸激酶最有意义
4. 肌电图呈肌源性损害
5. 肌肉活检符合肌炎病理改变
6. MRI 肌炎证据
CARRA： 确认 JDM 包括 1 加上 2~6 中的至少 3 条 可疑 JDM 包括 1 加上 2~5 中的 2 条 患者有皮肌炎的特征性皮损持续 2 年以上，红斑处皮肤病理符合皮肌炎病理改变，无肌无力，无吞咽困难，肌酶、肌电图和肌活检均无异常，可诊断为无肌病性皮肌炎

上述分类诊断标准反映了 JDM 最典型的疾病特征，在临床实践中简便易操作。但也存在一定局限性：无法准确与其他类型肌病鉴别，未纳入肌炎特异性抗体。基于上述需求，2017 年欧洲抗风湿病联盟(EULAR)和美国风湿病学会(ACR)联合制定了成人炎性肌病(IM)和幼年 IM 分类标准，提高了 IM 诊断的灵敏度和特异性，该分类标准同样适用于 JDM。EULAR/ACR 分类标准项目包括：与肌无力相关的 4 项内容、与皮肤表现相关的 3 项内容，实验室指标 2 项(抗 Jo-1

抗体阳性，肌酶谱升高)，其他临床表现(吞咽困难或食管运动障碍)1项，肌肉活检病理相关的4项指标。很少对儿童行肌活检，因此对于EULAR/ACR标准，无肌活检时应用一个评分系统，而有肌活检时使用另一个评分系统，根据阳性条目的评分得到累积记分，并得出诊断的可能性，进一步应用分类树对其临床亚型进行鉴定。对于没有典型皮疹表现的患者容易与IM相混淆，强调进行肌肉活检及免疫组化检测。

【鉴别诊断】

1. 幼年多肌炎　较JDM更少见。缺乏皮肤改变，近端、远端肌肉均可受累，常见肌萎缩。病程较JDM长，对激素治疗反应欠佳。需肌肉活检鉴别。

2. 其他伴有肌炎的弥漫性结缔组织病　硬皮病、混合性结缔组织病和少数系统性红斑狼疮患儿可同时发生肌炎和皮肤改变，但根据皮疹形态、自身抗体谱和其他临床表现通常鉴别并不困难。

3. 感染后炎性肌病　流感病毒B导致的急性肌炎，腓肠肌疼痛明显，常于数天内迅速缓解。JDM有时还需要与柯萨奇病毒B、弓形虫、旋毛虫感染相鉴别。

4. 神经肌肉疾病　肌营养不良症起病隐袭，缓慢进展，无肌肉压痛和皮疹，腓肠肌呈假性肥大，有家族遗传史，患儿及其母亲CK增高。重症肌无力反复运动后肌力下降明显，呈晨轻暮重，无皮疹，血清肌酶、肌活检正常，血清抗乙酰胆碱受体抗体和新斯的明试验阳性。

5. 其他　先天性肌病、肌强直症、代谢性和内分泌肌病以及药物(酒精、青霉胺、皮质激素和羟氯喹等)所致的肌病等。

【治疗】

JDM是一种慢性疾病，治疗目的主要为抑制免疫炎症反应，最大限度保护肌肉功能和关节活动度，预防并发症并维持正常的生长发育。一般性治疗包括急性期卧床休息，进行肢体被动运动以防肌肉萎缩，对吞咽困难者可予鼻饲以保护气道。病情稳定后积极康复锻炼，促使功能恢复、减少挛缩；给予高热量、高蛋白以及含钙丰富饮食和适量补充维生素D，减少骨量丢失和骨折发生；避免紫外线暴露；预防感染等。

JDM治疗的强度需视病情而定，症状越严重，治疗强度就越大。

病情轻的患儿可仅有轻微的肌无力和皮肤表现，病情严重则可出现危及生命的肌无力和重要脏器损害。一般认为合并以下表现时提示病情严重：间质性肺病，溃疡性疾病（皮肤或消化道溃疡），呼吸肌和/或吞咽肌受累引起呼吸困难、吞咽困难和发音障碍，可能提示消化道血管病变的消化道表现（如腹痛、腹泻、消化道出血）、心肌或神经系统受累（在儿童中罕见）。

JDM 的药物治疗主要采用糖皮质激素联合免疫抑制剂：初始治疗使用一线药物（泼尼松、甲泼尼龙冲击、甲氨蝶呤和丙种球蛋白等）；对于病情严重、难治性、甲氨蝶呤反应不佳、初始治疗疗效不佳的患儿或有不良反应者的治疗可采用激素联合二线药物（霉酚酸酯、环孢素或硫唑嘌呤等）或三线药物（环磷酰胺、他克莫司、利妥昔单抗或肿瘤坏死因子-α 拮抗剂等）。

1. 糖皮质激素　糖皮质激素的广泛使用使 JDM 的病死率由原来的 33% 降至 2%，致残率也随之降低。

（1）泼尼松或泼尼松龙：初始根据病情轻重给予 1~2mg/（kg·d），最大 60mg/d，有吞咽困难、消化道受累、肺间质病变和皮肤溃疡可选择较大起始剂量。一般为晨起顿服，重症可分次口服。需足量用药 1~2 个月，待病情缓解后开始减量。以后根据病情缓慢减量，总疗程一般不少于 2 年。

（2）静脉注射大剂量甲泼尼龙（IVMP）：疾病初期、疾病活动或病情严重时可考虑采用 IVMP 10~30mg/（kg·d）（最大量 1g/d），共 3 天，然后改为口服糖皮质激素。IVMP 可以减少远期的残疾、钙化以及长时间大剂量的口服激素使用。

2. 免疫抑制剂

（1）甲氨蝶呤（MTX）：为首选的免疫抑制剂，剂量 15~20mg/m^2，皮下注射或口服。早期使用可提高疗效、改善预后、减少钙化，并可减少激素的累积用量和使用时间，使患儿获得更好的生长速度。MTX 主要不良反应有肝酶增高、骨髓抑制、口腔炎等。用药期间应定期检查血常规和肝功能。

（2）环孢素（CsA）：3~5mg/（kg·d）分两次口服。JDM 激素抵抗、

MTX 不耐受、激素依赖、肺间质病变时可考虑应用。主要不良反应为高血压、多毛、齿龈增生等。需监测血药浓度和血肌酐水平。

(3) 霉酚酸酯:20~40mg/(kg·d),分两次口服。可用于难治性 JDM 或 ILD 患者。副作用包括胃肠道不耐受(腹泻)、白细胞减低、肝肾毒性等。

(4) 硫唑嘌呤(AZA):1~3mg/(kg·d),仅用于 MTX 或 CsA 治疗无效者。不良反应主要为血细胞减少,需定期监测血常规。

(5) 环磷酰胺:采用静脉冲击疗法,500~1 000mg/(m^2·次),每月 1 次,应用 3~6 个月,如有需要可以延长应用。主要用于合并血管炎、肺间质病变或中枢神经系统受累者。主要不良反应有骨髓抑制、出血性膀胱炎、生殖毒性以及诱发恶性肿瘤等。

(6) 他克莫司:0.1~0.15mg/(kg·d)分两次口服。

3. 静脉注射丙种球蛋白(IVIG) 1~2g/(kg·月)应用 4~6 个月,对肌力和皮疹均有明显改善效果,用于难治性 JDM 如激素耐药或依赖者,尤适于疾病进展迅速,包括吞咽困难者。

4. 生物制剂 重症、难治性 JDM 可采用利妥昔单抗、托法替布、依那西普、阿达木单抗、英夫利昔单抗等,确切疗效有待大样本随机对照研究来进一步证实。

5. 特殊情况的治疗

(1) 皮肤病变:羟氯喹 3~5mg/(kg·d),应用防晒剂,外用他克莫司或吡美莫司乳膏。外用激素可导致皮肤萎缩,不推荐长期使用。

(2) 严重的钙质沉积:秋水仙碱、氢氧化铝、丙磺舒、二磷酸盐、地尔硫䓬、依地酸钙钠和华法林等效果都不确定。药物无效并影响功能者可采取外科手术。一些钙化历经数年可自行吸收。

JDM 的预后好于成人皮肌炎。早期诊断、早期治疗以及激素和免疫抑制剂的合理应用使 JDM 的生存率有了明显的提高并可获得良好的生活质量,病死率低于 2%,死亡一般发生在起病 2 年内且对激素治疗反应不佳者。死因多为肺间质病变、呼吸衰竭、心肌炎和消化道溃疡继发肠穿孔或出血等。影响预后的因素主要包括:早期未能及时治疗或对治疗无反应,广泛的血管炎表现,严重的皮肤溃疡和胃肠道血管病变以及心肺等脏器受累等。如钙化持续存在,也可导致严重的残疾。

➢ 附:幼年型皮肌炎诊治流程图

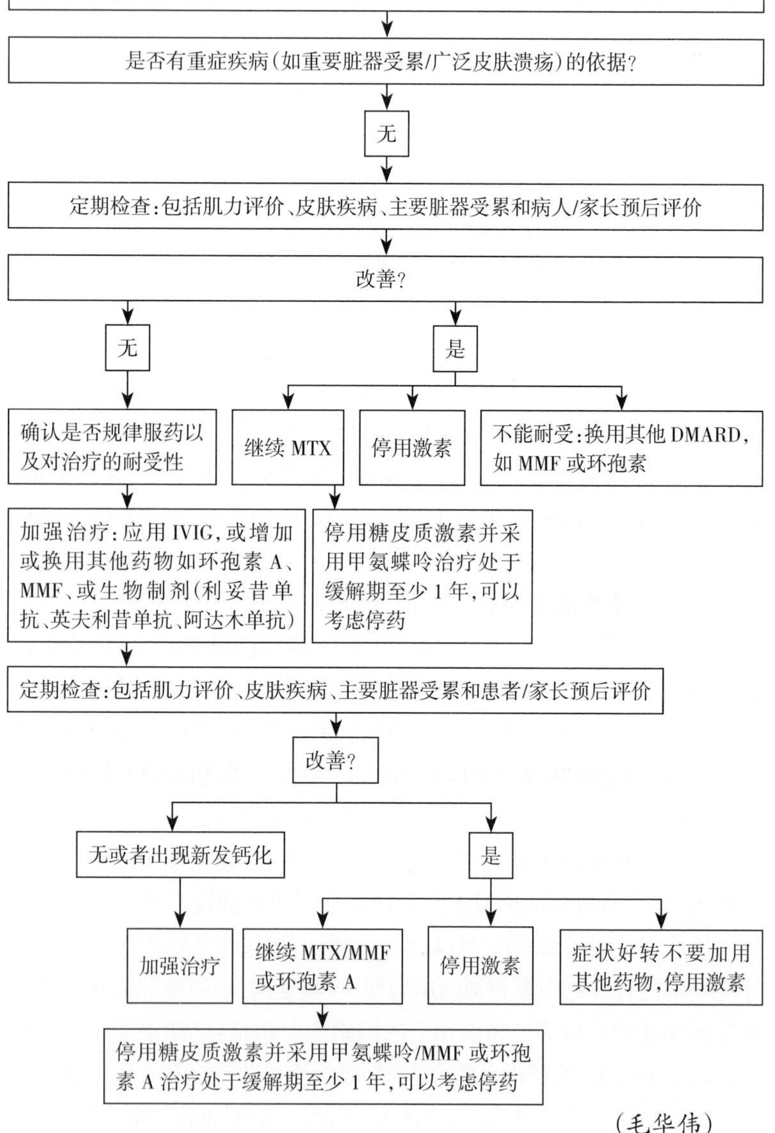

（毛华伟）

参考文献

1. LUNDBERG IE, TJÄRNLUND A, BOTTAI M, et al. 2017 European League Against Rheumatism/American College of Rheumatology classification criteria for adult and juvenile idiopathic inflammatory myopathies and their major subgroups. Ann Rheum Dis, 2017, 76 (12): 1955-1964.
2. 胡坚,李崇巍,胡秀芬,等. 幼年皮肌炎诊治建议. 中华儿科杂志,2012,50 (008): 617-621.

第十一节 大动脉炎

【概述】

大动脉炎又称“高安病”(Takayasu arteritis, TA),是主要累及主动脉及其分支的慢性非特异性炎症。由于受累血管壁的炎症可导致血管内膜增厚、管腔狭窄或闭塞,动脉壁中层弹力纤维及平滑肌纤维破坏后可致动脉扩张呈假性动脉瘤或夹层动脉瘤。本病以青年女性多见,14 岁以前起病者约占 15%。虽然其在儿童期系统性血管炎的发病中仅次于过敏性紫癜和川崎病,但具体发病率尚不清楚,Kerr 等推算约为 2.6/百万。男女发病比例国外报告为 1.2~6.9∶1,笔者医院 28 例儿童 TA 男女比例为 1∶3,平均发病年龄 12.9 岁(最小发病年龄 1.5 岁)。

与其他风湿性疾病一样,TA 的病因迄今尚不明确。可能与以下因素有关:

1. 遗传易感性 由于 TA 发病有地区性,且多为年轻女性,有家族倾向,提示其可能与遗传易感性有关。多项研究表明一些 HLA 相关基因是 TA 主要的易患基因,但在不同种族的人群中可能有不同的 HLA 相关基因,中国汉族 TA 人群的发病可能与 *HLA-DR4*、*DR7*、*DRB4* 基因频率增加有关。

2. 感染 以往多认为 TA 的发病与结核、链球菌及病毒等感染有关,有报道 TA 患者中结核感染率为 14.2%~22.0%,最高者达 90%;目前认为可能感染的作用是诱发了机体的免疫功能紊乱而导致免疫损伤所致。

3. 自身免疫损伤机制　病理学研究证实大量炎症和免疫细胞浸润动脉管壁，可直接引起血管损伤。抗原激活树突状细胞，启动固有免疫和适应性免疫系统，产生大量的自身抗体和炎性细胞因子，在补体和细胞毒性T细胞的共同作用下导致血管内皮细胞（ECS）损伤，产生炎症和组织损伤。

【诊断】

1. 临床表现　由于儿童TA的临床表现不典型，所以临床上应提高警惕。对于原因不明的高血压患儿，以及长期发热伴关节肿痛、皮下结节等排除感染和常见的风湿类疾病后就要想到大动脉炎的可能，应仔细查体听血管杂音，触动脉搏动，测四肢血压，查血管超声以便早期诊断。与成人不同，儿童大动脉炎的临床表现不典型且不特异，常常被延误诊断。由于早期症状缺乏特异性，就诊时多数已有严重的血管阻塞而涉及重要脏器受累。

（1）一般表现：发病初期活动性炎症的表现可有发热、关节肿痛和乏力倦怠等，可伴有肝脾、淋巴结肿大等。最常见的临床表现为高血压（82.6%），其次为头痛（31.0%）、发热（29.0%）、呼吸困难（23.0%）和呕吐（20.1%），TA为一消耗性疾病，约1/3的患儿表现为倦怠，22.0%的患儿有体重减轻。其他非特异的表现还有：腹痛（16.6%）和骨骼肌肉症状（14.0%），特别是有报告儿童TA的关节炎发生率可高达65.0%，甚至常常被误诊为幼年特发性关节炎（JIA），胃肠症状明显者还可被误诊为炎症性肠病（IBD）。

（2）器官特异性表现：器官血管的特异性损害主要是由于相应脏器的受累动脉血流阻塞而引起的症状，表现轻重取决于大动脉狭窄的部位而定。儿童TA 80%以上可出现高血压和血管杂音，高血压大多数是由单侧或双侧肾动脉血管狭窄所致；儿童TA发生继发性心脏病的比例明显高于成人，以充血性心力衰竭最为常见，发生率可达37%~63%；累及神经系统可有头晕、头痛、四肢无力、视物模糊及黑朦、语言不利者以及卒中发作。肺动脉受累是TA的一个特征，在大动脉炎中肺动脉受累最初的临床表现可能为肺动脉栓塞,其可以为首发症状;13% 可出现跛行、脉搏减弱或消失;冠状动脉受累也是 TA 的一个特点,一般报道发病率为 7%~24%,日本报道最高为 53%,儿童出现典型的心绞痛或心肌梗死也要考虑 TA 首先累及冠状动脉的可能;累及皮肤可出现各种皮疹和溃疡;眼部受累可出现视网膜病等。

2. 实验室检查 TA 缺乏特异性实验室检查,早期有白细胞升高,血红蛋白降低和血小板增高等活动期炎症的表现,53% 的儿童患者可有 ESR 的增快,其与 CRP 一起可作为病情活动的指标,CRP 升高预示发生血栓的危险性增加。由于 TA 可能与感染有关,所以患者可出现与相应感染病原相关的实验室检查的阳性结果如 ASO 阳性等。

TA 的诊断需要有影像学检查证实的血管病变,可用于 TA 血管病变检查的辅助检查包括传统的血管造影、磁共振血管造影(MRA)、CT 血管造影(CTA)和多普勒超声,还有可以清楚地显示血管壁的钆增强 MRA 和荧光脱氧葡萄糖正电子发射断层成像(FDG-PET)。

血管造影为儿童 TA 诊断的金标准,其不仅能明确动脉狭窄的部位、程度和范围,而且还能为手术成功提供保证;对于病情已处于稳定期,阻塞症状重已严重影响功能者可在造影同时行介入治疗;特征性表现为动脉全层弥漫性受累,发生血管狭窄者最多占 53%、血管闭塞占 21%、动脉扩张占 16%、动脉瘤形成占 10%;但血管造影不能显示血管壁的损伤且有放射性损伤。CTA 和 MRA 为非创伤性检查,特别是 MRA,可以显示血管钙化、非动态血流、血管内膜的厚度和血管壁不规则的程度,可用于监测疾病的活动度。超声检查与血管造影有很好的一致性,例如显示颈动脉和头臂动脉干狭窄两者一致性达 97%,显示椎动脉狭窄可达 95%;同时超声检查可显示受累血管壁的增厚、阻塞、扩张和血管内血流速度,其简便、易行、无放射性损伤,特别适合于儿童 TA 的早期诊断和病情监测。近来核医学影像技术对 TA 的血管病变也有很好的应用价值。

3. 诊断标准 以往儿童 TA 的诊断也是沿用 1990 年美国风湿病学会(ACR)分类标准(表 5-12)。

表 5-12 1990 年 ACR 的 TA 分类标准

符合以下 6 项中的 3 项者即可诊断
① 发病时年龄 <40 岁
② 肢体间歇性运动障碍
③ 肱动脉搏动减弱
④ 双上肢收缩压差 >10mmHg
⑤ 主动脉或锁骨下动脉血管杂音
⑥ 非动脉粥样硬化或纤维肌性发育不良（FMD）导致的动脉血管造影异常

但是，由于儿童的临床表现与成人不尽相同，以上标准不太适合儿童病例的诊断，2006 年欧洲抗风湿病联盟（EULAR）/欧洲儿童风湿病学会（PReS）提出了新的更适用于儿童的诊断标准（表 5-13）。

表 5-13 2006 年 EULAR/PReS 的儿童 TA 诊断标准

在主动脉及其分支血管造影异常（CT 或 MRI，为必备条件）的基础上，同时符合以下 4 项标准中的任何 1 项即可诊断：
① 周围动脉搏动减弱和/或跛行
② 血压差 >10mmHg
③ 主动脉及其主要分支的杂音
④ 高血压（相对于儿童正常血压而言）

而且 EULAR/PReS/ 与儿童风湿病国际实验组织（PRINTO）共同组织进行了临床验证后，于 2008 年在安卡拉会议上提出了修正标准，增加了急性炎症反应的指标（表 5-14）。

表 5-14 2008 年 EULAR/PReS/PRINTO 的儿童 TA 修正标准

主动脉及其分支血管造影异常和肺动脉瘤或扩张为必备条件，同时符合以下 5 项标准中的任何 1 项即可诊断：
① 脉搏减弱或消失
② 四肢血压差异常
③ 血管杂音
④ 高血压
⑤ 急性期炎症反应，包括血沉 >20mm/h 或 CRP 升高

4. TA 的分型　根据血管造影结果可将 TA 分为 5 型：Ⅰ型病变累及主动脉弓及其分支；Ⅱa 型病变累及主动脉弓及其分支、升主动脉；Ⅱb 型：病变累及主动脉弓及其分支、升主动脉和胸降主动脉；Ⅲ型病变累及胸降主动脉、腹主动脉和/或肾动脉；Ⅳ型病变累及腹主动脉和/或肾动脉；Ⅴ型为Ⅱb 加Ⅳ型。

5. TA 活动度的判断　在 TA 的诊断确立后，判断病变的活动性是决定治疗策略的主要依据，但是目前尚无公认或统一的判断标准。可参考美国国立卫生研究院（NIH）提出的标准：①血管缺血或炎症的症状和体征，如间歇性跛行、脉搏减弱或无脉、血管杂音、血管疼痛、血压不对称等；②ESR 升高；③造影可见典型的血管损害；④全身症状包括发热、骨骼、肌肉表现，不能用其他原因解释。得分 0 或 1 为不活动，得分 2~4 可判断为有活动性病变。

【鉴别诊断】

儿童 TA 的鉴别诊断包括大动脉的发育障碍（大动脉缩窄和马方综合征）、其他自身免疫性疾病的原发性血管炎（白塞综合征、川崎病和血栓闭塞性血管炎）、继发性血管炎（系统性红斑狼疮、强直性脊柱炎、结节病和神经纤维瘤病等）、感染性主动脉炎（结核、梅毒、金黄色葡萄球、沙门氏菌、密螺旋体、巨细胞病毒和单纯疱疹病毒等）以及肾动脉纤维肌结构不良等疾病。

先天性主动脉缩窄也常出现高血压、心前区收缩期杂音、股动脉搏动减弱或消失，婴幼儿期最常见的临床症状为充血性心力衰竭。超声心动图可显示主动脉缩窄段病变，所以应与 TA 鉴别；但其血管杂音限于心前区及背部，无全身炎症活动的表现，胸主动脉造影见特定部位的狭窄。

肾动脉纤维肌结构不良（FMD）是原因不明的累及肾动脉血管壁的一种非炎症性、非动脉粥样硬化性节段性病变，是肾血管性高血压的主要病因之一，影像学可见肾动脉局灶性狭窄，也可呈“串珠样”改变，少数有动脉瘤的形成，与 TA 主要的鉴别点为没有炎症性病变的表现。

马方综合征（Marfan syndrome）为常染色体显性遗传性结缔组织病，临床表现主要为骨骼、眼睛和心血管畸形，包括骨骼肌肉系统的四肢细长和蜘蛛样指/趾、肌腱和韧带松弛导致的关节过伸；眼部受累的晶状体脱位、白内障和视网膜剥离等；心血管的畸形（可见于 80% 的病例）如主动脉扩张、动脉瘤形成和瓣膜病变等。与 TA 的主要鉴别除存在以上先天畸形外，无体内系统性炎症的表现，可行基因检测（定位于 15q15-21 编码细胞外基质蛋白原纤维蛋白-1 的 *FBN1* 基因）以明确诊断。

神经纤维瘤病（neurofibromatosis，NF）为常染色体显性遗传性疾病，可累及全身多个系统，其中Ⅰ型（NF1）中 2% 并发血管病变，可出现由于大动脉的狭窄、闭塞或动脉瘤形成而引起的类似 TA 的一系列临床表现。但其还存在其他临床特征，主要表现为皮肤牛奶咖啡斑（café-au-Lait spots）和多发性神经纤维瘤。

另外应特别注意判断有无各种感染引起的继发性主动脉炎，包括梅毒、金黄色葡萄球、沙门氏菌、密螺旋体以及各种病毒感染等。对于结核分枝杆菌感染，有认为 20%~60% 的 TA 患者体内存在活动性肺结核，但是因为单纯抗结核治疗对 TA 的病情缓解无效，所以认为其发病机制是由于结核分枝杆菌感染导致自身抗体的产生，从而引起自身免疫反应和血管的炎症。

【治疗】

TA 的治疗目的是积极控制炎症活动，防止不可逆的血管损伤和由此导致的重要器官的功能不全。同时，由于目前缺乏 TA 诊断的金标准，所以 EULAR 建议一旦疑诊应对全部血管系统进行临床和影像学的评估，推荐常规血管造影、MRA 或 PET 帮助诊断。

1. 一般治疗　首先由于 TA 相对少见，所以建议疑诊应到有较好影像学及相关专家团队的医疗中心进行诊治。由于约 20% 的患者为自限性，所以对在疾病诊断时病情已稳定的患者如无并发症可随访观察；对有呼吸道或其他脏器感染者应有效地控制感染，尽可能防止病情的发展；另外高度怀疑有结核菌感染者应同时抗结核治疗。

2. 药物治疗

（1）糖皮质激素：适当积极的治疗对于防止不可逆的血管损害非常重要，糖皮质激素是最基本的治疗药物，单用激素治疗缓解率约为

60%，早期应用可有效地改善症状、缓解病情和控制进展。

一般应用泼尼松，足量为 2mg/(kg·d)，急性期分次服用；轻症者或缓解后可改为晨起顿服以尽量减少不良反应。炎症指标控制后（即血沉和 CRP 趋于正常，常需 4 周或更长时间）开始逐渐减量，至 5~10mg/qod 维持。病情危重者可用大剂量甲泼尼龙冲击治疗，常用剂量为 15~30mg/(kg·次)（最大剂量 <1g/d），连用 3 天为一疗程。由于在皮质激素减量过程中常有病情的反复，所以早期不应减量太快，EULAR 的建议指出治疗 3 个月时皮质激素剂量不应少于 10~15mg/d，而且减量期间不主张改为隔天应用，因为可致疾病复发。

(2) 免疫抑制剂：适用于糖皮质激素无效（约占 30%）或者糖皮质激素减量后病情反复者。由于 46%~84% 的患者需联合应用免疫抑制剂和糖皮质激素来诱导和维持炎症的缓解，所以建议对于症状明显、病变广泛以及炎症指标增高明显的患者应尽可能早期联合应用免疫抑制剂和糖皮质激素。常用的免疫抑制剂包括传统制剂甲氨蝶呤（MTX）、环磷酰胺（CTX）和硫唑嘌呤。MTX 为最常用的免疫抑制剂，缓解率可达 80% 以上，MTX 常用剂量为 0.3mg/(kg·w) 或者 10~15mg/(m^2·w)，在服药第二天补充叶酸 5mg 以减少其不良反应。硫唑嘌呤通常用量为 1~2mg/(kg·d)。CTX 的应用方案为：8~12mg/(kg·d)，每 2 周连用 2 天为一疗程，6 个疗程后逐渐延长给药间隔，总剂量应尽量 <200mg/kg，用药当天应进行水化（增加补液 >20ml/kg），如患儿有严重感染，或 WBC<4.0×10^9/L 时应慎用。近年来新型的免疫抑制剂包括环孢素（CsA）、他克莫司（Tac）、霉酚酸酯（MMF）和来氟米特等也有用 TA 治疗的报告。CsA 常用剂量为 4~6mg/(kg·d)，有效血浓度维持在 120~180μg/ml；Tac 常用量为 0.1~0.15mg/(kg·d)，维持血药浓度在 5~15ng/ml；MMF 能明显改善 TA 患者的病情和活动度，常用剂量为 20~40mg/(kg·d)。应注意以上免疫抑制剂的不良反应。

(3) 生物制剂：对传统治疗方案反应不佳的患者，或不能耐受长期应用激素及免疫抑制剂相关不良反应者，可考虑应用生物制剂。目前常用的生物制剂主要包括肿瘤坏死因子-α 抑制剂（TNF-α 抑制剂）、抗细胞因子抗体、抗B细胞表面分子抗体及其他细胞因子抑制剂。

TNF-α抑制剂是目前TA治疗中应用最多的生物制剂，结果表明其对复发性或难治性TA可能有效。常用的药物有：TNF-α受体融合蛋白依那西普（enanercept）、人鼠嵌合单抗英夫利昔（infliximab）和人源化单抗阿达木（adalimumab）。B细胞清除治疗（B-cell depletion therapy，BCDT）的主要药物是利妥昔单抗（rituximab），其为鼠/人嵌合的抗CD20单抗，对复发性和难治性TA也有很好的疗效。近来白细胞介素（IL）-6受体抑制剂-托珠单抗（*tocilizumab*）、乌司奴单抗（ustekinumab，一种人源化IL-12p40单抗）以及小分子化学药物Janus活化激酶（JAK）抑制剂等也有成功治疗复发性TA患者的报告。

（4）其他治疗：包括应用肝素和抗血小板药物、抗凝治疗、静脉注射丙种球蛋白。外科干预主要包括经皮介入治疗和手术治疗，但应待患者进入稳定期后进行，一般为炎症控制后2个月以上。

虽然经过上述治疗后成人TA的5年存活率可达到94%，但是儿童TA的死亡率仍然高达35%，其预后主要取决于受累血管的范围和程度以及高血压和其并发症的控制。早期诊断、及时治疗对改善预后非常重要，应特别警惕部分患者在全身炎症控制后血管病变还在进展，一般应在大动脉炎临床症状及血管病变维持稳定至少1年后再考虑停药，积极改善和减小受累靶器官的损伤将有助于提高患儿存活率以及存活患儿的生活质量。

➤ 附：大动脉炎诊治流程图

症状
- 全身症状：长期发热、乏力、体重减轻
- 原因不明高血压
- 缺血/疼痛症状：头痛、头晕、颈痛、关节痛、胸痛、腹痛、背痛、视力下降等

体征
- 肢端温度降低
- 脉搏减弱或消失
- 血管杂音
- 双侧肢体血压不对称

实验室检查

- 血常规：早期 WBC↑、HGB↓、PLT↑
- 炎症指标：CRP、ESR
- 补体 C3 可升高
- 尿常规、α/β 球蛋白
- 免疫指标：ANA、ANCA 等
- 感染：结核、链球菌等

血管影像学

- 血管超声
- 动脉血管 MRI、CTA、CTPA、血管造影等
- PET-CT

符合 2008 年 EULAR/PReS/PRINTO
儿童 TA 分类标准

鉴别诊断

- 先天性主动脉缩窄
- 纤维肌性发育不良
- 马凡氏综合征
- 神经纤维瘤病
- 感染性疾病或其他自身免疫性疾病相关的主动脉病变

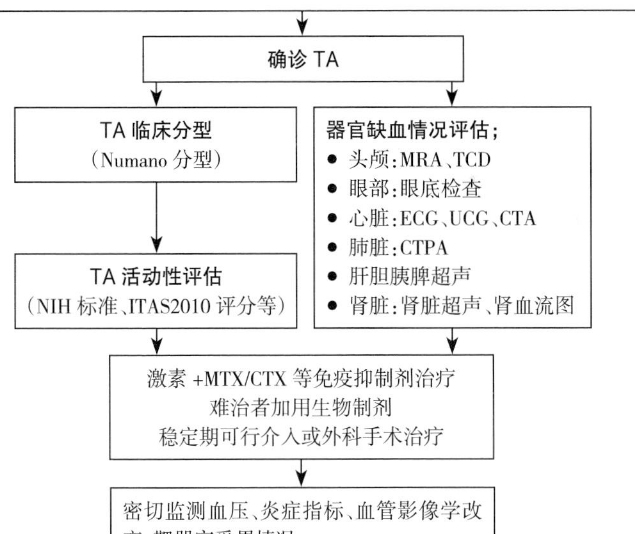

（宋红梅）

参考文献

1. MAMMEN AL, ALLENBACH Y, STENZEL W, et al. 239th ENMC International Workshop: Classification of dermatomyositis, Amsterdam, the Netherlands, 14-16 December 2018. Neuromuscular Disorders: NMD, 2020, 30(1): 70-92.
2. BATU ED, SÖNMEZ HE, HAZIROLAN T, et al. Tocilizumab treatment in childhood Takayasu arteritis: Case series of four patients and systematic review of the literature. Semin Arthritis Rheum, 2017, 46(4): 529-535.
3. RÉGNIER P, LE JONCOUR A, MACIEJEWSKI-DUVAL A, et al. Targeting JAK/STAT pathway in Takayasu's arteritis. Ann Rheum Dis, 2020, 79(7): 951-959.

第十二节　结节性多动脉炎

【概述】

结节性多动脉炎(polyarteritis nodosa, PAN)是一种主要累及中、小动脉的节段性坏死性血管炎,在受累的血管壁上有结节形成,可影响全身多个脏器。依据不同临床特点,PAN 可分为全身型 PAN (systemic PAN)和皮肤型 PAN(cutaneous PAN)。全身型 PAN 病情严重,可危及生命,本节 PAN 指全身型 PAN。皮肤型 PAN 病变主要局限于皮肤,部分会自行消失,预后良好,本节以皮肤型 PAN 区别于 PAN。

儿童 PAN 在世界各地均有分布,占儿童期血管炎的 3%~6%,无性别差异,发病的高峰年龄为 9~10 岁。目前缺乏儿童 PAN 流行病学数据,欧美成人 PAN 发病率估计为 2~9 个/(百万人·年)。

PAN 原因不明,链球菌感染可能是一个重要触发因素。乙型肝炎病毒(HBV)感染也与 PAN 有关,但随着乙型肝炎病毒疫苗广泛接种,HBV 感染在儿童中已很少见,在 2012 年修订的 Chapel Hill 血管炎分类中,HBV 感染相关血管炎归类为“与可能病因相关性血管炎”。另外,也有报道恶性实体肿瘤和血液系统恶性肿瘤可有 PAN 样临床症状,但是这些情况在儿童时期非常罕见。

PAN免疫学发病机制与其他系统性血管炎相似，细胞黏附分子、细胞因子、中性粒细胞、T淋巴细胞和B淋巴细胞等都参与其中。有报道在PAN患者周围神经和肌肉组织的血管中浸润的炎性细胞主要是巨噬细胞和T淋巴细胞，尤其是$CD8^+$细胞亚群。

遗传因素也是易患PAN的可能原因之一，有研究发现家族性地中海热*MEFV*基因突变与儿童PAN有关，腺苷脱氨酶2（*ADA2*）基因突变可导致患儿间歇性发热、神经系统异常和PAN样表现。

【诊断】

1. 临床表现 PAN可累及全身各个脏器，出现相应的临床症状。如果延误诊断或未及时治疗，受累脏器可发生广泛梗死。

（1）全身症状：可有不规则发热、体重减轻、乏力、肌肉和关节疼痛等。

（2）皮肤：表现为沿血管分布的痛性红斑性皮下结节，也可出现网状青斑、紫癜、溃疡、梗死和指/趾缺血性改变。

（3）肾脏：症状为肾性高血压、镜下血尿、蛋白尿，甚至肾梗死或肾微小动脉瘤形成。偶可因肾梗死或肾微小动脉瘤破裂而突发严重的腰痛。

（4）消化系统：肠系膜血管炎可导致腹痛，伴恶心、呕吐、腹泻、便血等。动脉瘤破裂可导致腹膜出血。肠系膜动脉梗死、肠穿孔是危重表现。

（5）神经系统：周围神经受累较多见，可表现为多发性单神经炎和/或多神经炎、末梢神经炎，出现运动和感觉功能异常。中枢神经受累可表现为抽搐、意识障碍和脑血管事件等。

（6）其他：缺血性心脏病变、心力衰竭、心肌病、心包炎、睾丸肿胀疼痛和眼部受累等。

2. 实验室检查

（1）实验室检查：外周血白细胞和血小板可增高，可有轻度贫血，CRP和ESR常显著增高。出现肾脏损害时可有镜下血尿、蛋白尿和肾功能异常。抗中性粒细胞胞质抗体（ANCA）和抗核抗体（ANA）均阴性。

(2) 影像学检查：通过影像学检查可发现肾脏、腹部、脑部或身体其他部位血管病变，有助于 PAN 诊断。

1) 数字减影血管造影（DSA）：是 PAN 首选的影像学检查，灵敏度高，可见受累血管呈节段性狭窄、闭塞或动脉瘤形成，可发现较小的血管（内径 <5mm，包括冠状动脉）病变和血管重建。如果怀疑大脑血管受累，应做脑部血管造影。需注意因疾病早期、糖皮质激素（GC）治疗后或病变部位未被显示等原因，可导致 DSA 无异常发现。

2) 磁共振血管造影（MRA）：是 PAN 血管炎性病变的无创性检查方法，可以显示肾动脉或其分支的狭窄、闭塞和动脉瘤形成，肾脏缺血或梗死病灶，也可发现肝脏、肠系膜和其他脏器的中等血管病变。MRA 与 DSA 相比，灵敏度低，不能发现小动脉瘤或微动脉瘤，并有可能高估 PAN 患儿血管狭窄的程度。

3) CT 血管造影（CTA）：能显示较大的动脉瘤和血管闭塞性病变、显示肾皮质缺血和梗死病灶，但其严重的辐射暴露以及不能发现小血管病变，限制了它在临床上的使用。

4) 彩色多普勒超声：可探及受累血管有无内膜增厚、管腔狭窄、闭塞或动脉瘤形成等。

5) ^{99m}Tc-DMSA 肾显像检查：肾实质有放射性核素摄取减少可间接表明肾动脉受累，如果既往没有肾脏受损的证据，应考虑有血管炎可能，其有助于疑似 PAN 而未得到病理学或 DSA 证实的患儿的诊断。

6) 心电图和心脏超声：有助于明确有无心肌炎、心包炎、瓣膜功能不全或冠状动脉异常。

(3) 组织病理学检查：PAN 的特征性组织病理学改变为中、小动脉壁纤维素样坏死，血管壁内或血管周围有炎性细胞浸润，坏死性血管炎可伴有血栓和动脉瘤形成，病变呈局灶性和节段性。肌肉、腓肠神经、胃肠道、肝脏或睾丸等受累部位的组织病理检查可提供有诊断意义的依据。因 PAN 病变呈节段性分布，活检组织无典型的病理学表现并不能排除 PAN 可能。PAN 患儿经皮肾活检有肾动脉瘤破裂出血的风险应尽量避免，也不能为做组织病理学检查而延误严重或威胁生命的患者的治疗。

3. 诊断标准 详细病史和体格检查对诊断 PAN 至关重要，阳性的血管影像学或组织病理学检查结果是诊断 PAN 的主要依据，结合患儿的临床症状和体征，参照儿童 PAN 分类标准，在排除其他疾病所致后，可作出临床诊断。

儿童 PAN 的诊断采用欧洲风湿病联盟（EULAR）/儿童风湿病国际研究组织（PRINTO）/欧洲儿科风湿病学会（PRES）制定的分类标准，此标准反映了儿童 PAN 特点，与 1990 年美国风湿病协会（ACR）的 PAN 分类标准有较多不同。具体内容见表 5-15。

表 5-15 EULAR/PReS/PRINTO PAN 分类标准

组织病理学或血管造影异常（必备条件）加以下五种情况之一
1. 皮肤受累（网状青斑、皮肤结节或梗死）
2. 肌痛/肌肉压痛
3. 高血压（收缩压/舒张压大于第 95 百分位）
4. 周围神经病变（感觉性周围神经病或运动性单神经炎）
5. 肾损害（蛋白尿 >0.3g/24h 或尿蛋白/尿肌酐 >30mmol/mg；尿红细胞 >5 个/hp 或红细胞管型；计算 GFR（Schwartz 公式）<50% 正常值）

【鉴别诊断】

1. 抗中性粒细胞胞质抗体（ANCA）相关血管炎（AAV） AAV 也为坏死性血管炎，包括肉芽肿性多血管炎（GPA）、显微镜下多血管炎（MPA）和嗜酸性粒细胞肉芽肿性多血管炎（EGPA），主要累及肺脏（肺结节、间质性肺病变、肺出血）和肾脏（坏死性、寡/无免疫复合物沉积的肾小球肾炎），血清中可检测到 ANCA，可与 PAN 鉴别。

2. 自身炎症性疾病 家族性地中海热（*FMF*、*MEFV* 基因突变）、腺苷脱氨酶 2 缺陷（*DADA2*、*CECR1* 基因突变）和干扰素基因刺激蛋白（STING）相关婴儿期起病的血管病（*SAVI*、*TMEM173* 基因突变）等均可出现 PAN 样病变，除血管炎表现外，FMF 往往有周期性发热、腹痛、关节损害等症状；DADA2 可有早发性脑血管意外、肝脾大和门静脉高压等；SAVI 多伴有生长受限、反复冻疮样皮疹、间质性肺病等表现。完善相关基因检测有助于这些疾病的诊断。

【治疗】

儿童PAN治疗目标为改善症状、诱导疾病缓解、预防疾病复发、避免药物不良反应和不影响儿童生长发育。PAN药物治疗以GC和免疫抑制剂为主,包括诱导治疗阶段和维持治疗阶段。PAN治疗反应可用已得到了验证的儿童血管炎活动评分(PVAS)评价,PAN临床缓解的标准是无任何活动性血管炎的症状和体征,CRP和ESR值正常,PVAS为0分。HBV感染相关PAN治疗与PAN不同,除初始短暂GC治疗控制炎症外,以抗HBV感染和血浆置换为主。

1. PAN诱导治疗(3~6个月)

(1) 糖皮质激素:口服泼尼松(Pred)1~2mg/(kg·d),最大量60mg/d,分2~3次口服,病情缓解后逐步减少Pred剂量,6个月后Pred减为≤0.2mg/(kg·d),每天1次。病情严重的患儿可先予以甲泼尼龙(MP)冲击治疗,15~30mg/(kg·d),总量<1g/d,每天1次,连用3~5天,然后Pred口服。

(2) 免疫抑制剂:首选静脉注射环磷酰胺(CYC)500mg/m^2,每月1次,3~6个月。如出现肝肾功能损害、持续的淋巴细胞或中性粒细胞减少或感染,CYC需减量。不耐受CYC或担心CYC副作用,可以用霉酚酸酯(MMF)诱导,MMF剂量为20~30mg/(kg·d),总量≤1.5g/d,分2次口服。

(3) 在脏器功能衰竭或危及生命时,可在诱导治疗阶段使用血浆置换(PLEX),快速清除血液中的免疫复合物,静脉注射免疫球蛋白(IVIG)也有一定疗效,剂量为400mg/(kg·d),连续应用3~5日。

(4) 如诱导治疗失败(CYC或MMF和GC治疗3~6个月无效),应重新诱导治疗,如初始免疫抑制剂为CYC则调整为MMF,反之MMF调整为CYC,GC先用MP冲击治疗,然后Pred 1mg/(kg·d),4周内逐步减为0.25mg/(kg·d),再根据临床情况逐步减少Pred剂量,同时联合生物制剂治疗有助于疾病缓解,生物制剂可选用TNF-α抑制剂(常选单抗类,如阿达木单抗24mg/m^2,最大为40mg,每2周1次,皮下注射)或IL-6抑制剂(≤30kg,12mg/kg;>30kg,8mg/kg,最大为400mg,

2~4 周 1 次，静脉滴注）或利妥昔单抗（750mg/m^2，每 2 周 1 次，静脉滴注，共 2 次）。

2. PAN 维持治疗（12~36 个月或更久） 维持治疗阶段 Pred 剂量为 0.1~0.2mg/（kg·d），每天 1 次，同时口服 MMF 或硫唑嘌呤（AZA）剂量为 1~2mg/（kg·d），每天 1 次口服。

目前尚无儿童血管炎停药指征的高水平证据，有文献建议如果患者在维持治疗中已持续缓解 12 个月以上，可在至少 6 个月时间内缓慢减停。

3. PAN 其他治疗 抗高血压药物控制血压，抗血小板药物如阿司匹林 2~3mg/（kg·d），每天 1 次或双嘧达莫 2.5mg/（kg·d），分 3 次。

在 PAN 治疗全过程中需密切关注和防治药物副作用。GC 副作用有感染、向心性肥胖、骨质疏松、糖尿病、骨坏死、青光眼、白内障和影响儿童生长发育等。CYC 副作用有骨髓抑制、肝肾毒性和远期的恶性肿瘤及不育症。

【皮肤型 PAN】

皮肤型 PAN 是影响中、小血管的血管炎，病变主要局限于皮肤，可能与链球菌感染有关。临床特征是发热，主要分布在下肢的疼痛性结节，可伴有网状青斑。除了肌痛、关节痛和非侵蚀性关节炎外，无全身受累表现。病程呈周期性的加重和缓解，可能持续多年。皮肤活检为坏死性非肉芽肿性中小血管血管炎，与 PAN 相似。ANCA 检测阴性。

由于皮肤型 PAN 不累及肾脏、心脏、消化系统等主要脏器，常规治疗药物为非甾体抗炎药物（NSAIDs）和/或 GC。如对此治疗效果不好，可用甲氨蝶呤（MTX）、IVIG、AZA 和 CYC 等治疗。

部分皮肤型 PAN 病例有进展为 PAN 的可能，对有全身受累倾向或对常规治疗无反应的患者需要进一步评估，如符合 PAN 特征，应及时修正诊断。此外，患儿如有缺血性疼痛的主诉伴 CRP 和/或 ESR 升高，应行内脏血管造影。

附：结节性多动脉炎诊治流程图

发热、痛性皮下结节、网状青斑、肌肉疼痛和高血压等症状；实验室检查 CRP 和 ESR 增高、血尿和/或蛋白尿

→ 血管造影：节段性狭窄、闭塞和动脉瘤形成等；或病理学改变：中、小动脉壁纤维素样坏死，血管壁内或血管周围有炎性细胞浸润

← 排除 ANCA 相关血管炎，自身炎症性疾病等

↓

诊断结节性多动脉炎

↓

诱导治疗
①MP 15~30mg/(kg·d)(<1g/d)×3d，或 Pred 1~2mg/(kg·d)，b.i.d.(<60mg/d)，逐步减量，第 6 个月后≤0.2mg/(kg·d)；②CYC 500mg/m²，每月 1 次，3~6 个月，不耐受 CYC 可用 MMF 诱导；③阿司匹林 2~5mg/(kg·d) q.d. 或双嘧达莫 2.5mg/(kg·d)，t.i.d.

诱导无效或危重 →

(1) 更换诱导药物：将初始诱导治疗 CYC 调整为 MMF 或 MMF 调整为 CYC
(2) IV MP 15~30mg/(kg·d)(<1g/d)×3d
(3) Pred 1mg/(kg·d)(<60mg/d)，4 周后逐渐减至 0.25mg/(kg·d) 维持，之后依据临床症状减量
(4) 可联合生物制剂治疗诱导疾病缓解，生物制剂包括 TNF-α 抑制剂、IL-6 抑制剂或利妥昔单抗
(5) 危重患儿可血浆置换和/或 IVIG
(6) 维持治疗，Pred 0.1~0.2mg/(kg·d) 和 MMF 或 AZA

↓

维持治疗（至少 1-3 年，根据个体情况疗程可更长）
①MMF 20~30mg/(kg·d)，b.i.d. 或 AZA 1~2mg/(kg·d)，q.d.；②Pred 0.1~0.2mg/(kg·d)；③服用阿司匹林或双嘧达莫

↓

停止治疗：无疾病活动至少 1 年以上，并在 6 个月或更长时间内缓慢减停药物

（周　纬）

参考文献

1. SAG E, BATU ED, OZEN S. Childhood systemic vasculitis. Best Pract Res Clin Rheumatol, 2017, 31(4): 558-575.

2. Ross E. Petty & Ronald M. Laxer & Carol B Lindsley , et al. Textbook of Pediatric Rheumatology. 8th. 2021.

第十三节　ANCA 相关血管炎

【概述】

中性粒细胞胞质抗体(ANCA)相关性血管炎(AAV)是一种寡或无免疫复合物沉积的坏死性血管炎,主要累及中小血管(如小动脉、小静脉和毛细血管),可累及全身多器官系统。2012 年 Chapel Hill 共识会议(CHCC)根据疾病特点将 AAV 分为肉芽肿性多血管炎[GPA,以往称韦格纳肉芽肿病(WG)]、显微镜下多血管炎(MPA)和嗜酸性肉芽肿性血管炎[EPGA,既往称为 Churg-Strauss 综合征(CSS)]。

AAV 病因和发病机制仍未完全阐明,可能涉及遗传背景、环境因素和免疫紊乱多个方面。ANCA 主要分为胞质型(C-ANCA)和核周型(P-ANCA)两种,靶抗原分别为蛋白酶 3(PR3)和髓过氧化物酶(MPO)。ANCA 诱导中性粒细胞活化是 AAV 发病机制中关键环节,活化的中性粒细胞通过中性粒细胞外诱捕网(NETs)、补体系统、细胞免疫等多种途径参与 AAV 的发生发展。

1. 遗传易感性　全基因组关联研究(GWAS)确定了一些与 AAV 遗传易感性或抗病性相关的基因,其中关联最密切的是主要组织相容性复合体Ⅱ(MHCⅡ)基因。MHC-Ⅱ等位基因频率的种族差异反映了 AAV 的流行病学差异,PR3 和 GPA 多见于西方人种,而 MPO 和 MPA 常见于亚洲人种,我国以 MPA 为主(占 80%)。HLA 基因组标签与 ANCA 特异性相关,PR3-ANCA 和 HLA-DP 相关,而 MPO-ANCA 与 HLA-DQ 相关。非组织相容性复合体基因包括蛋白酪氨酸磷酸酶非受体 22(*PTPN22*)、编码人 α_1-抗胰蛋白酶基因(*SERPINA1*)、编码 PR3 基因(*PRTN3*)、编码脑信号蛋白 6A(*SEMA6A*)等。同时,表观遗传修饰包括组蛋白 3 赖氨酸 27 的三甲基化(H3K27me3)和 DNA 的甲基化,均参与调控 MPO 和 *PRTN3* 基因的表达,与 AAV 发病密切相关。

2. 环境因素　可能诱发 AAV 发展的环境因素包括微生物感染(如金黄色葡萄球菌感染)、空气污染(如硅和硅化粉尘污染)、药物(如丙硫氧嘧啶、肼苯哒嗪、可卡因、米诺环素、异烟肼等)。

3. ANCA发病机制 ANCA发病机制复杂，其最主要特点是ANCA诱导中性粒细胞活化并释放毒性颗粒蛋白，造成坏死性血管炎。在环境因素刺激下，促炎症反应因子，如脂多糖（LPS）、肿瘤坏死因子（TNF）、补体C5a、IL-1β等动员中性粒细胞，导致ANCA自身抗原（MPO和PR3）膜表达增加，并与ANCAs结合，完全活化中性粒细胞。活化的中性粒细胞主要通过以下途径参与AAV的发生、发展：①NETs的形成：NETs与细菌捕获相关，过度产生的NETs对组织有害，自身抗原的暴露导致NETs和ANCAs互相刺激的恶性循环，造成AAV病情进展。NETs还可以通过刺激血小板黏附和凝集影响自然免疫，通过组织蛋白依赖性细胞毒素造成血管内皮细胞损坏，导致AAV的血管损害。②补体系统：AAV患者肾脏组织中发现补体沉积，浸润的中性粒细胞发现补体受体表达增加，提示补体途径参与了AAV的发病。③细胞免疫调节：活化的B细胞可分化为浆细胞产生ANCAs，向T细胞呈递抗原刺激T细胞活化，同时分泌促炎症反应因子，降低Treg细胞的抗炎活性，增加效应T细胞的分化。T细胞免疫紊乱在AAV的启动和后续发病过程中均起着重要作用。

【诊断】

1. 临床表现 儿童AAV临床表现多样，可累及多器官系统，以GPA和MPA亚型为主。不同类型的AAV都可有非特异性全身炎症表现，如发热、疲劳、食欲缺乏、体重下降、乏力、贫血等。儿童患者临床表现与成人存在差异，肾脏受累程度较成人更严重，部分可出现RPGN、严重肺出血及脑血管炎等严重脏器损害表现，威胁生命。

(1) GPA：儿童好发年龄为6.0~16.5岁，女童多见，男女比例为1∶1~1∶4。GPA指一组坏死性肉芽肿性炎症的自身免疫性疾病，本病的特征为副鼻窦炎、肺部浸润及肾脏病变三联症，病变累及多器官系统，依次为呼吸道和肺（80.0%，反复鼻出血或鼻窦炎、鼻中隔穿孔或鞍鼻畸形，声门下狭窄如声音嘶哑、慢性咳嗽、呼吸困难，甚至咯血、肺出血）、肾脏（75.4%，尿检异常和不同程度肾功能损害）、肌肉骨骼（57.0%，关节痛和肌痛）、胃肠道（42.0%，慢性呕吐、非特异性腹痛）、眼睛（37.0%，突眼、结膜炎、巩膜炎和葡萄膜炎）、皮肤（35.0%，紫癜样皮疹、瘀点、坏死性溃疡或皮下结节）和神经系统（25.0%，头痛、惊厥或单神经炎）。

（2）MPA：与儿童GPA相比，发病年龄更早（9.5~12.0岁），男女比例为1∶1.5~1∶6.8。MPA指以无或寡免疫复合物沉积为特点的坏死性小血管炎，不伴肉芽肿性炎症。儿童MPA肾脏受累最常见（75%~90%），程度较GPA严重，表现为蛋白尿、镜下血尿和中重度肾功能损伤，AKI发生率为48%~60%，25%~50%需要肾脏替代治疗；神经系统受累（21%~86%）较GPA多见，表现为癫痫、视神经炎和外周多发神经炎；肺部受累较GPA少且症状较轻，可表现为咳嗽、咯血和呼吸困难；58%的患儿可有慢性呕吐、非特异性腹痛等；紫癜样皮疹较常见，可出现坏死性血管炎皮损和脓皮病等其他皮肤表现。

（3）EPGA：儿童发病率较低，仅占儿童原发性小血管炎的2%。EPGA指嗜酸性粒细胞浸润的坏死性肉芽肿性炎症，主要累及上呼吸道和肺，常伴哮喘和嗜酸性粒细胞增多症。常见的肺外表现包括皮肤、心血管系统、神经系统和胃肠道等器官系统受累，罕见肾脏累及。心血管系统受累较GPA、MPA明显，是提示EPGA预后不良的主要因素之一。

2. 实验室检查　ANCA的检测对AAV具有重要意义，但AAV的诊断还需排除其他系统性血管炎，需要完善相关实验室、影像学和病理学检查以准确判断和全面评估病情。

（1）ANCA检测：准确的ANCAs检测对AAV诊断、治疗和预后判断具有重要意义。目前采用ELISA法检测PR3和MPO抗体滴度，间接免疫荧光法检测C-ANCA和P-ANCA，诊断儿童AAV的敏感度和特异度分别为93%和90%。GPA多出现PR3-ANCA抗体滴度升高和C-ANCA阳性，MPA以MPO抗体滴度升高和P-ANCA阳性为主。MPO-ANCA和P-ANCA同时阳性，诊断MPA特异度可达99%，且与肾脏严重程度有关。高滴度ANCA者疾病复发率高。值得注意的是，ANCA阴性并不能排除AAV，应结合临床和病理结果全面评估。

（2）常规检查：血常规（嗜酸性粒细胞、淋巴细胞和血小板计数）、尿常规、尿蛋白肌酐比、电解质、肝肾功能（肾小球滤过率估算值）、出凝血功能、红细胞沉降率、C 反应蛋白、甲状腺功能等，患儿可有贫血、白细胞和血小板增多，血沉加快，C 反应蛋白增高，尿常规可见蛋白尿、血尿和红细胞管型。有肾衰竭者，血尿素氮及肌酐增高。

（3）免疫功能评估：淋巴细胞亚群，各类免疫球蛋白、补体 C3 和 C4，使用利妥昔单抗前和治疗后需动态监测 CD19 和免疫球蛋白水平。

（4）病原学检查：血或尿培养、肺炎支原体抗体、抗链球菌溶血素 O、抗 DNase B、结核菌素试验、干扰素释放试验、乙肝五项、甲肝和丙肝抗体、人类免疫缺陷病毒抗体、梅毒抗体、EB 病毒 DNA、巨细胞病毒 DNA、微小病毒 B19、JC 病毒、腺病毒和肠道病毒等；

（5）排除其他免疫性疾病检查：抗核抗体、抗双链 DNA 抗体、类风湿因子、抗肾小球基底膜抗体、抗心磷脂抗体、狼疮抗凝物等。

（6）影像学检查：完善胸部 X 线片、心电图、心脏彩超、泌尿系 B 超等，临床有咯血、呼吸困难者，首选胸部 CT 或 CTA，最常见的表现为肺脏的浸润影和结节影；有神经系统症状、体征者，首选头颅 MRI 和磁共振血管造影，其次头颅 CT 或 CTA，有癫痫者行脑电图检查；病变累及鼻咽喉者，可行鼻窦或咽喉部 CT 或 MRI 检查。

（7）病理学检查：肾脏组织病理学检查是诊断 ANCA 相关性肾炎（AAGN）的金标准，对于高度怀疑 AAV 但 ANCAs 阴性者、临床怀疑 AAV 累及肾脏尤其是出现肾功能短期内迅速下降、AAV 初治效果欠佳或 AAV 复发累及肾脏，无禁忌者均应尽快行肾穿刺活检术，累及肺、鼻咽喉、皮肤等其他部位者，条件允许可行病理组织活检术。MPA 肾脏病理特点多为Ⅲ型新月体肾炎，表现为肾小球出现节段性纤维蛋白样坏死，伴大小不一、新旧不一的新月体，肾间质可见中性粒细胞、淋巴细胞和单核细胞浸润，可有不同程度肾小管萎缩和肾间质纤维化，常无免疫复合物沉积；GPA 则多为入球动脉和毛细血管襻的纤维蛋白样坏死，肾间质以单核巨噬细胞浸润为主，并可形成肉芽肿；EPGA 罕见肾脏累及。

3. 诊断标准　不同类型血管炎临床表现具有重叠性，给分类造成一定困难，随着 ANCA 检测和影像学进展，AAV 分类诊断标准也在不断更新。

1990年美国风湿病学会（ACR）标准：GPA符合以下2条或2条以上可诊断：①鼻或口腔炎症；②胸部X线片异常；③尿沉渣异常；④肉芽肿性炎症，其诊断的敏感度和特异度分别为88.2%和92.0%。EPGA的分类标准：①哮喘史；②外周血嗜酸性粒细胞增多（>10%）；③单、多发性神经炎；④肺部X线示非固定性肺部浸润影；⑤副鼻窦异常；⑥活检示血管外有嗜酸性粒细胞浸润，符合4条或4条以上时可诊断为EGPA，其灵敏度和特异度分别为85.0%和99.7%。

2008年EULAR/PReS/PRINTO标准：儿童GPA符合以下6条中的3条可诊断：①组织病理学提示动脉壁、动脉周围或血管外部位有肉芽肿性炎症。②上呼吸道受累：慢性脓性或血性鼻腔分泌物、反复鼻出血、肉芽肿、鼻中隔穿孔或鞍鼻畸形、慢性或反复鼻窦炎）。③声门下、气管或支气管狭窄。④肺部受累：胸部X线或CT提示结节、空洞或固定性浸润。⑤免疫荧光或ELISA提示ANCA阳性，包括PR3-ANCA、MPO-ANCA、C-ANCA和P-ANCA。⑥肾脏受累：晨尿尿蛋白2+或24小时尿蛋白>0.3g或尿蛋白/尿肌酐>30mg/mg；尿沉渣提示血尿、红细胞管型，肾脏病理提示寡或无免疫复合物沉积的坏死性肾小球肾炎。

2017年EULAR/ACR临时分类标准：首次提出MPA、GPA和EGPA3个亚型的诊断标准，通过评分相加和超过阈值分类疾病，并使用“减分”来除外其他小血管炎的诊断，标准涉及临床表现、影像学、病理学、血清学等多个方面，为血管炎提供更有力的分类标准。

MPA：6项总分≥5分可诊断：①鼻腔血性分泌物、溃疡、鼻痂或鼻窦-鼻腔充血或不通畅（3分）；②P-ANCA、MPO-ANCA抗体阳性（6分）；③嗜酸性粒细胞计数≥1×10^9/L（4分）；④极少或寡免疫复合物沉积性肾炎（1分）；⑤胸部影像学提示纤维化或间质性病变（5分）；⑥C-ANCA、PR3-ANCA抗体阳性（–1分）。

GPA：9项总分≥5分可诊断：①鼻腔血性分泌物、溃疡、鼻痂或鼻窦-鼻腔充血或不通畅（3分）；②鼻息肉（–4分）；③听力丧失或下降（1分）；④软骨受累（2分）；⑤咽红或眼痛（1分）；⑥C-ANCA、PR3-ANCA

抗体阳性(5 分);⑦嗜酸性粒细胞≥1×10^9/L(–3 分);⑧胸部影像学提示结节、包块或空洞形成(2 分);⑨活检见到肉芽肿表现(3 分)。

EGPA:7 项总分≥6 分即可诊断:①阻塞性气道病变(3 分);②鼻息肉(3 分);③多发性神经炎或运动神经病(1 分);④嗜酸性粒细胞≥1×10^9/L(5 分);⑤血管外嗜酸性粒细胞浸润或骨髓内嗜酸性粒细胞增高(2 分);⑥镜下血尿(–1 分);⑦C-ANCA、PR3-ANCA 抗体阳性(–3 分)。

【鉴别诊断】

AAV 临床表现多样,血管炎的异质性和不同亚类临床特征的重叠性,使得 AAV 诊断复杂而困难,尤其是 ANCA 检测阴性时需注意和其他疾病相鉴别。

1. 肺结核　肉芽肿性多血管炎(GPA)患者大多以发热、肺部症状为首发症状,容易误诊为肺结核,但 GPA 抗结核治疗无效,此外,经纤维支气管镜行肺活检是鉴别两者的重要手段,结核感染所致肉芽肿为干酪性坏死,病理切片可进一步行抗酸染色、寻找抗酸杆菌加以鉴别。

2. 结节病(NSG)　结节病影像学可表现为肺结节及浸润影,常出现双侧肺门淋巴结对称性肿大的典型表现,可以此相鉴别,同时可以结合实验室检查(血管紧张素转化酶及 Kveim 试验)加以判断。

3. 坏死性结节病样肉芽肿(NSG)　主要发病于肺组织,主要表现为咳嗽、胸痛等呼吸系统症状,肺外并发症相对较少,以眼部并发症为主。与 GPA 相比,NSG 肉芽肿性血管炎和坏死相对程度轻,以非干酪样肉芽肿性炎为主,无纤维素性坏死,GPA 可见大片肺组织凝固性及液化性坏死伴大量粒细胞浸润,并可见小动静脉粒细胞性急性破坏性血管炎,有纤维素样坏死。

4. 肺出血肾炎综合征　肺出血肾炎综合征(goodpasture syndrome, GS)临床上以快速进展性肾炎和肺出血为特征,以肺泡内出血和肾小球局灶性增生及球囊上皮新月体形成为主要病理变化,外周血中可检测到抗 GBM 抗体,或肾小球毛细血管襻上有抗 GBM 抗体沉积,免疫荧光可见 IgG、C3 沿肾小球基底膜或肺泡壁线性沉积。其特点是除肺肾受累,全身的多系统受累不多见。

5. 系统性红斑狼疮(SLE)　SLE 患儿体内免疫复合物可沉积在

皮肤、关节、小血管、肾脏、肺脏等多个部位，导致机体的多系统损害，根据抗核抗体阳性或抗双链 DNA 抗体阳性等免疫学指标以及肾脏活检病理改变可加以鉴别。

6. 结节性多动脉炎 是一种侵犯中、小动脉的坏死性血管炎，可表现为不明原因的发热、体重下降和多系统受累的症状，如皮疹、高血压和肾脏病变，依据典型组织病理学改变可加以鉴别，皮肤、结节及肾活检可见到不同阶段的坏死性血管炎改变、受累的不规则的动脉壁上形成小结节和动脉瘤，病变血管间有正常血管存在，血管造影可见到瘤样扩张部位或阶段性狭窄。

【治疗】

AAV 临床表现复杂多样，呈慢性病程，易复发，部分患儿出现肾功能进行性恶化、严重肺出血及脑血管炎等严重脏器损害表现。制订 AAV 治疗方案不能仅依靠 ANCAs 水平，应根据器官系统受累情况和疾病活动程度等全面评估，制订个体化治疗方案。

AAV 的治疗策略包括缓解治疗和维持期治疗。当临床高度疑诊 AAV 时，应在评估治疗安全性后立即开始诱导缓解措施，不能因需进行活检而延误。对于威胁器官功能和生命的 AAV 诱导缓解期治疗，推荐糖皮质激素(glucocorticoid，GC)联合环磷酰胺(cyclophosphamide，CTX)，糖皮质激素联合环磷酰胺治疗缓解率可达 70%~100%；靶向作用于 B 淋巴细胞的利妥昔单抗(rituximab，RTX)成为 AAV 诱导缓解策略的新补充，用于有器官威胁性的儿童难治性或复发性 AAV 的一线诱导治疗。对于尚未发生器官功能受累的 AAV 诱导缓解治疗，推荐 GC 联合甲氨蝶呤或霉酚酸酯。

1. 激素 ①甲泼尼龙冲击：适用于伴 RPGN、活动性肺出血且无激素使用禁忌的 AAV 患儿。甲泼尼龙每次剂量 15~30mg/(kg·d)(最大剂量 1g)，每疗程 3 次，1~3 个疗程。②口服激素：最主要的一线用药，常用泼尼松，起始剂量 1mg/(kg·d)，4~8 周后(视病情缓解情况)逐渐减量。甲泼尼龙冲击者，冲击结束开始口服激素；联合 CYC 诱导治疗，泼尼松在诱导治疗 6 个月时减至隔日 0.5mg/kg，完全缓解后继续减量，至少维持 18 个月；联合 RTX 诱导治疗者，泼尼松在诱导治疗期间逐渐减量,6 个月时可考虑减停。

2. 环磷酰胺 CYC 主要用于 AAV 诱导期或难治性 AAV 的治疗:①CYC 冲击:剂量每次 15mg/kg(最大剂量 1.2g),首月每 14 天 1 次,后每 3 周 1 次,疗程 3~6 个月。②CYC 口服:剂量每天 2~3mg/kg,疗程 2~3 个月。使用 CYC 时应水化碱化尿液,可予美司钠预防出血性膀胱炎,CYC 累积剂量 <150~200mg/kg。

3. 利妥昔单抗(RTX) 用于 AAV 诱导期、维持期和难治性 AAV 的治疗。对于新诊断的 AAV 患者,RTX 疗效等同于 CTX,尤其适用于有 CTX 禁忌的患者,对于活动性重症病例优先推荐;此外,传统治疗方法失败时,可以应用 RTX。①诱导治疗:剂量为 375mg/(m^2·次),每周 1 次,疗程 1~2 次,儿科推荐总量为 750mg/m^2(最大量 1g),间隔 2 周使用。使用时应监测 CD_{19} 水平和免疫球蛋白水平。②维持治疗:可予低剂量维持,每次剂量 100~150mg/m^2,维持治疗至少 18 个月。

4. 甲氨蝶呤(MTX) 适用于非器官/生命威胁性 AAV 的诱导缓解和维持期治疗。剂量为 10~15mg/(m^2·次),每周 1 次,口服或皮下注射给药,疗程至少 1 年,注意 GFR<60ml/(min·1.73m^2)慎用。

5. 吗替麦考酚酯(MMF) 适用于非器官/生命威胁性 AAV 的诱导缓解和维持期治疗。剂量 20~30mg/(kg·d),每 12 小时 1 次,最大量 2g/d,疗程 2 年。

6. 硫唑嘌呤(AZA) 主要用于 AAV 的维持治疗,剂量 0.5~2.5mg/(kg·d),口服给药,每日 1 次,疗程至少 1 年。

7. 血浆置换(plasma exchange,PE) 指征:①急进性肾小球肾炎;②肾功能短期内迅速恶化;③活动性肺泡出血;④伴抗肾小球基膜(GBM)阳性。置换液为 5% 白蛋白或血浆,活动性肺泡出血或其他出血倾向时可考虑使用新鲜血浆,每天置换 1 次,连续 3~5 天,其后再进行病情评估,延长间隔时间,确定治疗次数;必要时联合 HD 或 CRRT。

8. 治疗新进展 ①针对 B 淋巴细胞的治疗:除 RTX 外,BAFF 拮抗剂(blisibimod)能抑制中性粒细胞产生 BAFF,减少 B 淋巴细胞活化;蛋白酶体抑制剂硼替佐米消耗浆细胞,均能抑制 ANCAs 产生,在

AAV 治疗疗效尚不明确。②针对补体的治疗：目前研究表明 C5a 抑制剂——Avacopan 治疗 AAV 有效，可以通过竞争性结合 C5a 受体，阻断 ANCA 介导中性粒细胞聚集和活化。

➢ 附：ANCA 相关血管炎诊治流程图

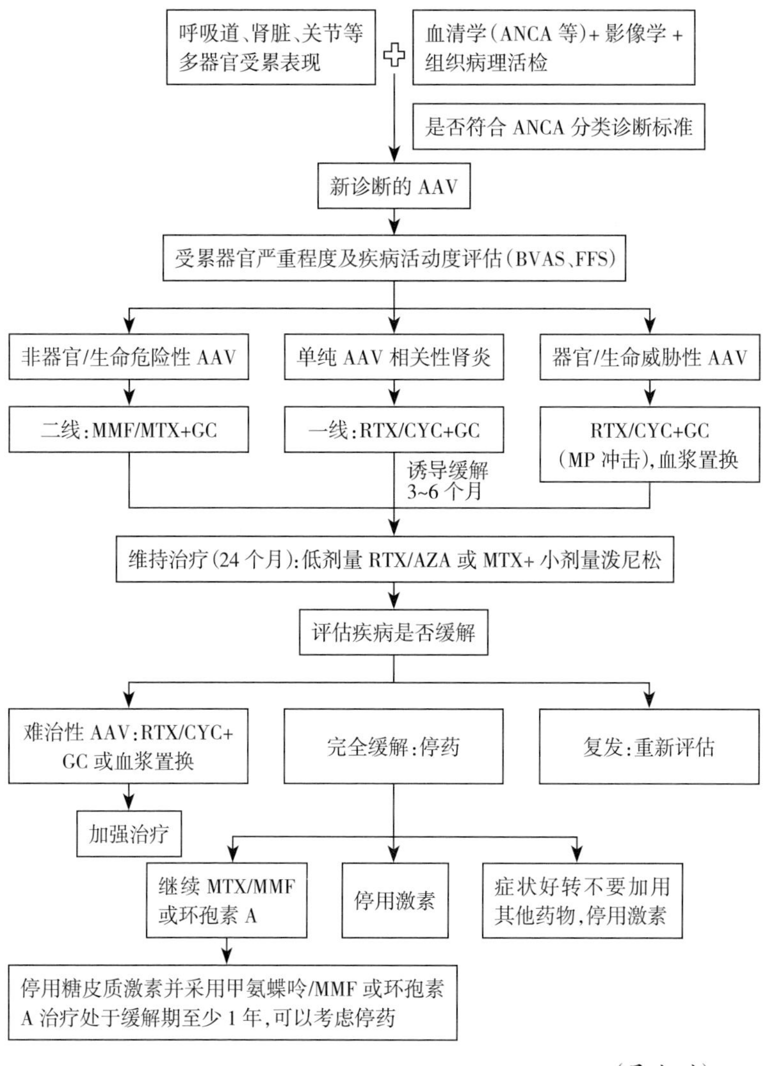

（吴小川）

参考文献

1. WATTS RA, ROBSON J. Introduction, epidemiology and classification of vasculitis. Best Pract Res Clin Rheumatol, 2018, 32(1): 3-20.
2. MONTI S, QUINN KA, CHRISTENSEN R, et al. Use and reporting of outcome measures in randomized trials for anti-neutrophil cytoplasmic antibody-associated vasculitis: a systematic literature review. Semin Arthritis Rheum, 2020, 50(6): 1314-1325.
3. MONTI S, BRANDOLINO F, MILANESI A, et al. Novel Therapies for ANCA-associated Vasculitis. Curr Rheumatol Rep, 2021, 23(6): 38.

第十四节 白 塞 病

【概述】

白塞病(Behçet syndrome, BD)是一种以血管炎为基本病理表现的慢性、复发性、系统全身性疾病,以反复口腔和生殖器溃疡、眼部及皮肤损害为主要临床特征,并可累及关节、血管、消化道、神经等全身多个系统,其病因及发病机制累及遗传易感性、感染、异常免疫应答及凝血功能改变等多方面。

BD 具有一定遗传基因易感性。HLA-B51/B5 阳性可显著增加发生 BD 的风险。HLA-B15、HLA-B27、HLA-B57 或 HLA-26 阳性与发生 BD 风险呈正相关,HLA-B49 或 HLA-A03 阳性与发生 BD 风险呈负相关。ICAM-1、内质网氨基肽酶 1(endoplasmic reticulum aminopeptidase, ERAP1)、VEGF、IL-10、IL-23 受体等基因多态性和家族性地中海热(Mediterranean fever, MEFV)基因错义突变可能与 BD 相关。*TNFAIP3* 单基因减功能突变导致 A20 单倍剂量不足,引起早发性复发性口腔溃疡、生殖器溃疡及胃肠道溃疡等 BD 样临床表现。

感染因素及异常免疫应答在 BD 发病机制中亦发挥重要作用。研究显示链球菌、幽门螺杆菌、单纯疱疹病毒、EB 病毒或细小病毒 B19 DNA 等可能在触发和/或延续 BD 发挥作用。BD 患者可出现血清 MBL 水平降低和 *MBL* 基因突变。MBL 不足可能导致 BD 患者抗微生物免疫应答受损。BD 患者外周血 CD4∶CD8 比值相对降低，抑制性 T 细胞比例相对降低，γδT 细胞数量增多；BD 患者还可能出现的自身抗体所针对的靶点包括口腔黏膜抗原、内皮细胞、T 细胞共刺激分子 CTLA-4、杀伤细胞免疫球蛋白样受体、驱动结合蛋白、视网膜 S 抗原等。活动性葡萄膜炎 BD 患者的眼液中存在 IL-2、IL-6、IL-17 和 TNF-α 等炎症因子。血清 IL-6、IL-8、IL-12、TNF-α、VEGF 和丙二醛（malondialdehyde，MDA）水平可能与疾病活动性有关；活动性神经 BD 患者脑脊液 IL-6 水平升高。

内皮功能异常和凝血功能改变是 BD 特征性表现。BD 患者血清、红细胞、滑液和房水中一氧化氮及代谢产物浓度升高，进而激活内皮细胞。受累血管的内皮细胞活化是 BD 血管炎和血栓形成的调节器。BD 患者血浆中活化蛋白 C（activated protein C，APC）和可溶性血栓调节蛋白浓度降低，也可能与全身性高凝状态相关。此外，BD 患者中性粒细胞及单核细胞活性增强，黏附分子和细胞因子分化和表达增强，促进炎症反应。

【诊断】

1. 临床表现

（1）黏膜病变：几乎所有患者均有复发性口腔阿弗他溃疡，常为多发，累及范围较广；溃疡有疼痛感，呈圆形，边界清晰，有黄白色坏死基底，周围可有红斑，大溃疡可遗留瘢痕。生殖器溃疡是 BD 特征性病变，见于 75% 或以上患者，其复发频率通常低于口腔溃疡；溃疡深大，疼痛剧，愈合慢，更易形成瘢痕，常累及外阴、阴道、肛周、宫颈、阴囊和阴茎等处。

（2）皮肤病变：见于 75% 以上患者，可表现为痤疮样皮损、丘疹-囊泡-脓疱疹、假性毛囊炎、血栓性浅静脉炎、坏疽性脓皮病型病变、多性红斑样病变及紫癜样皮疹。结节性红斑样皮损和针刺试验阳性是 BD 特征性皮肤表现。部分患者有甲襞毛细血管异常，主要为毛细血管扩张。

（3）眼部损害：见于 25%~75% 患者，表现为视物模糊、视力减退、眼球充血、疼痛、畏光流泪、异物感、头痛等。葡萄膜炎常常是BD显著性体征，常双侧受累、呈发作性，累及全葡萄膜炎，孤立性前葡萄膜炎少见。前房积脓见于约20%患者，可伴视网膜血管炎。后葡萄膜炎、视网膜血管炎、血管闭塞和视神经炎可导致不可逆性视觉损害，以致失明。

(4) 血管损害：基本病变为血管炎，可累及循环系统中所有大小的动静脉血管。血管周围和血管内炎症可导致出血、管腔狭窄、静脉血栓、动脉扩张或动脉瘤。肺动脉近端大分支肺动脉瘤是BD最常见的肺血管病变，可表现为咯血、咳嗽、呼吸困难、发热和胸膜炎性痛。肺动脉瘤体破裂时可形成肺血管-支气管瘘，表现为肺内出血，严重时导致死亡。少部分患者出现Hughes-Stovin综合征，表现为肺动脉血栓形成和肺动脉瘤伴周围血栓性静脉炎。

(5) 胃肠道损害：常见症状包括腹痛、腹泻和血便，与炎症性肠病难鉴别。可累及全消化道，表现为单个或多个溃疡，可继发肠出血或穿孔。

(6) 神经系统损害：见于不足10%患者，分为炎症性脑实质性损害或继发于脑血管病变的非脑实质性损害。脑实质性损害主要累及大脑、脑干及/或脊髓，常为亚急性，表现为头痛、行为改变及脑实质病变区域相应的功能障碍。大脑损害包括脑病、偏瘫、偏身感觉缺失、癫痫发作、神志改变（如精神病性表现和认知功能障碍等）和吞咽困难等。脑干损害（可扩展到中脑、基底节和间脑）表现为局灶性病变或萎缩、眼肌麻痹、脑神经病变、小脑或锥体功能障碍等体征或症状。非脑实质性损害表现为脑静脉血栓形成、颅内高压综合征（假性脑瘤）、急性脑膜综合征，以及罕见情况下由动脉血栓形成、动脉夹层或动脉瘤引起的脑卒中。

(7) 关节炎：约半数患者会发生非侵袭性、非对称性及非变形性关节炎，常累及大、中关节，包括膝、踝和腕关节。人类白细胞抗原(HLA)-B27阳性患者可累及骶髂关节，需与强直性脊柱炎鉴别。

(8) 其他：可有发热、乏力和不适感等全身症状。附睾炎、输卵管炎、精索静脉曲张和肾脏损害可见于少部分BD患者。肾脏损害包括AA淀粉样变性、IgA肾病、新月体性肾小球肾炎、肾脏血管病变和间质性肾炎。心脏损害较少见，可发生心包炎、心肌炎、冠状动脉炎/瘤、心内膜炎、室性心律失常等。内耳受累可引起耳鸣、头晕、听力损失甚至耳聋。

2. 实验室检查 无特异性实验室诊断指标。疾病活动期可有红细胞沉降率增快、C 反应蛋白和炎症细胞因子水平升高。脑实质神经白塞病（Neuro-Behcet's disease，NBD）时脑脊液中白细胞总数增多和蛋白水平升高，糖浓度正常；NBD 疾病活动时脑脊液中 IL-6 细胞因子水平升高，与白细胞总数和蛋白含量呈正相关。HLA-B5/HLA-B51 可呈阳性。针刺反应试验（pathergy test）阳性率约 60%~78%，与疾病活动相关。血管影像学检查显示血管炎、血管血栓形成或血管瘤。急性或亚急性期脑实质 NBD 磁共振成像（MRI）显示脑干、脑室旁白质和基底节处增高信号影；其慢性期 MRI 检查应注意与多发性硬化鉴别。

3. 诊断标准

(1) 1990 年国际白塞病分类诊断标准：反复口腔溃疡 + 其他 4 项临床表现中至少 2 项者，可诊断为本病（表 5-16）。注意每项临床表现需除外其他疾病。

表 5-16 1990 年国际白塞病分类诊断标准

临床表现	定义
反复口腔溃疡	由医生观察到或患者诉说有阿弗他口腔溃疡，1 年内反复发作至少 3 次
加以下任何 2 项	
反复生殖器溃疡	由医生观察到或患者诉说有阿弗他溃疡或瘢痕
眼部病变	前和/或后葡萄膜炎、裂隙灯检查时玻璃体内有细胞出现或由眼科医生观察到视网膜血管炎
皮肤病变	由医生观察到或患者诉说有的结节性红斑、假性毛囊炎或丘疹性脓疱，或未服用糖皮质激素的非青春期患者出现痤疮样结节
针刺试验阳性	使用 20G 细针斜刺入皮肤 5mm，试验 24~48 小时后出现 2mm 或更大的丘疹

(2) 2013年国际白塞病评分诊断标准：总分值≥4分，可诊断白塞病(表5-17)。注意每项评分指标均需除外疾病。

表5-17 2013年国际白塞病评分诊断标准

症状/体征	分值	症状/体征	分值
眼部损害	2	神经系统受累	1
生殖器溃疡	2	血管病变	1
口腔溃疡	2	针刺试验阳性	1
皮肤损害	1		

(3) 2014年神经白塞病(Neuro-Behcet's disease，NBD)国际共识诊断标准：NBD确诊标准需同时满足以下3个条件：①符合1990年国际白塞病分类诊断标准；②BD相关神经系统症状及体征伴异常的影像学和/或脑脊液表现；③除外引起神经系统损害的其他疾病。NBD可能标准需同时满足以下条件之一：①具有全身性BD和特征性神经系统损害表现，但未满足1990年国际白塞病分类诊断标准；②符合1990年国际白塞病分类诊断标准，具有非特征性神经系统损害表现。

【鉴别诊断】

以关节症状为主要表现者，需注意与幼年特发性关节炎、强直性脊柱炎、瑞特综合征相鉴别；皮肤黏膜损害应与多形红斑、渗出性多形红斑、Sweet综合征、寻常性痤疮、结节性脂膜炎、周期性粒细胞缺乏症、PFAPA等鉴别；胃肠道损害应与克罗恩病(Crohn病)和溃疡性结肠炎相鉴别；神经系统损害应与感染性、变态反应性脑脊髓膜炎、脑脊髓肿瘤、多发性硬化等鉴别；血管病变应与川崎病、结节性多动脉炎、韦格纳肉芽肿病等鉴别。

【治疗及预后】

总体原则：控制炎症，缓解现有症状，防止不可逆的器官损伤。

1. 黏膜及皮肤受累 口腔和生殖器溃疡应采用局部糖皮质激素治疗方法；预防皮肤黏膜病变(尤其是结节性红斑和生殖器溃疡)复

发首选秋水仙碱；脓疱性或痤疮样病变的局部治疗和全身治疗同寻常痤疮；导致腿部溃疡的原因可能是静脉血栓或闭塞性血管炎，应联合皮肤科和血管外科医生协同制订治疗计划；其他选择性应用药物包括肿瘤坏死因子（tumor necrosis factor α，TNF-α）阻断剂、硫唑嘌呤（azathioprine，AZA）、沙利度胺、干扰素-α 或阿普斯特（apremilast）。

2. 眼部受累 早期诊断 BS 葡萄膜炎及评估其严重程度，需与眼科医师密切协作，最终达到诱导和维持缓解状态，以防止永久性视力障碍。眼球后段受累（包括后葡萄膜炎）采用 AZA、环孢素、干扰素-α 或抗 TNF-α 单抗类治疗；全身应用糖皮质激素治疗时需联合其他免疫调节剂如 AZA；威胁视力的急性葡萄膜炎需应用大剂量糖皮质激素、英夫利昔单抗（infliximab，IFX）、阿达木单抗（adalimumab，ADA）或干扰素-α 治疗；伴单眼恶化者在系统治疗的基础上可选择玻璃体内糖皮质激素注射；针对孤立性前葡萄膜炎，具有预后不良因素（青年、男性及早期发病）者应系统性使用免疫抑制剂治疗。

3. 深静脉血栓（deep venous thrombosis，DVT） 应用糖皮质激素联合免疫抑制剂如 AZA、环磷酰胺（cyclophosphamide，CTX）或环孢素治疗急性 DVT；鉴于急性 DVT 为血管炎所致，不推荐单用抗凝药物治疗；并发动脉瘤时单用抗凝药物可能增加出血风险；应用抗 TNF-α 单抗类治疗难治性 DVT，且排除肺动脉瘤及其他大出血高风险情况后，可联合加用抗凝药物；应用大剂量糖皮质激素（冲击治疗后逐渐减量）治疗急性颅内静脉窦血栓，可短期联合使用抗凝药物，并全面筛查颅脑外血管。

4. 动脉瘤 推荐大剂量糖皮质激素联合 CTX 治疗肺动脉瘤，抗 TNF-α 单抗类可作为二线治疗药物；肺动脉瘤大出血高风险者栓塞治疗优于开放性手术；在进行主动脉或外周动脉瘤手术修复干预前，需联合应用糖皮质激素和 CTX 治疗；若已出现主动脉或外周动脉瘤症状，应尽早进行手术或支架置入术。

5. 胃肠道受累 应通过内镜检查和/或影像学检查明确胃肠道

受累情况，并排除非甾体抗炎药（non-steroidal anti-inflammatory drugs，NSAID）相关溃疡、炎症性肠病和感染（如结核）；并发消化道穿孔、大出血或肠梗阻等急腹症时，应行急诊手术探查；急性发作期应采用糖皮质激素联合氨基水杨酸类药物（5-ASA）或 AZA 治疗，重症或难治性胃肠道受累患者应考虑联合抗 TNF-α 单抗类和/或沙利度胺治疗。糖皮质激素联合抗 TNF-α 单抗类（ADA 或 IFX）作为诱导缓解方案治疗严重胃肠道受累（表现为腹痛、腹泻、消化道出血）并发深部溃疡患者；5-ASA 诱导治疗可有效控制轻中度胃肠道疾病活动；5-ASA 和秋水仙碱可作为维持缓解药物用于胃肠道受累临床缓解患者；免疫抑制剂如 AZA 应用于糖皮质激素依赖、耐药或抗 TNF-α 单抗类耐药患者；胃肠外营养（total parenteral nutrition，TPN）指征包括严重全身症状和并发肠狭窄、肠瘘管形成、胃肠道出血、肠穿孔；手术治疗绝对适应证包括严重肠狭窄、肠穿孔、消化道大出血或大面积脓肿形成，相对适应证为难治性肠道并发症如肠瘘管形成；鉴于存在术后复发和二次手术高风险，术后可考虑应用 5-ASA、免疫调节剂、抗 TNF-α 单抗类、甲硝唑和肠内营养治疗。

6. 神经系统受累　推荐大剂量糖皮质激素（冲击治疗后逐渐减量，总疗程 >6 个月）联合免疫抑制剂（首选 AZA，其他可选择性药物包括吗替麦考酚酯、甲氨蝶呤和环磷酰胺，应避免使用环孢素）治疗急性脑实质损害；推荐抗 TNF-α 单抗类为重症或难治性脑实质损害患者的一线治疗药物。

7. 关节受累　推荐秋水仙碱为急性关节炎的一线治疗药物；关节腔内注射糖皮质激素可应用于急性单关节炎；AZA、干扰素-α 或 TNF-α 单抗可用于治疗复发性或难治性关节炎。

8. 预后　皮肤、关节及黏膜损害将影响患儿的生存质量，一般不造成永久性损伤。眼、血管、神经和胃肠道受累常提示预后不佳，可出现严重并发症甚至导致死亡。

➤ 附：白塞病诊治流程图

- 生殖器溃疡/口腔溃疡
- 葡萄膜炎/视网膜血管炎
- 皮肤病变：结节性红斑等
- 神经系统症状
- 其他血管炎表现

↓

系统性评估：
(1) 急性期反应产物：活动期可升高
(2) 血管影像学显示血管炎、血管血栓形成或血管瘤表现
(3) 针刺反应试验阳性
(4) 并发脑实质神经白塞病时：脑脊液中白细胞总数增多和蛋白水平升高、糖浓度正常；颅脑 MRI 显示异常信号

↓

符合 1990 年国际白塞病分类诊断标准，或 2013 年国际白塞病评分诊断标准：≥4 分且除外其他疾病

↓

临床诊断白塞病

↓

- 控制炎症，缓解现有症状，防止不可逆的器官损伤
- 根据受累器官/系统选择最佳治疗方案
- 长期随诊疾病活动及脏器损害情况，监测药物不良反应

（杨　军）

参考文献

1. Hatemi G, Christensen R, Bang D, et al. 2018 update of the EULAR recommendations for the management of Behçet's syndrome. Ann Rheum Dis. 2018;77(6):808-818.

2. Seyger MMB, van den Berg W, de Jong EMGJ. Psoriasis and vitiligo: two treatment challenges in patients with Behçet's disease. Dermatology. 2017;233(1):64-70.

第十五节　结节性脂膜炎

【概述】

结节性脂膜炎(nodular panniculitis)是一种原发于脂肪小叶的非化脓性炎症。表现为反复发热伴多发性、对称性成群的皮下脂肪层炎性硬结或斑块,可有内脏损害。新生儿在内任何年龄均可发病,以年长儿及青壮年多见,儿童以男性多见,成人以女性多见。病因和发病机制未明。

【诊断】

1. 临床表现　临床上呈急性或亚急性过程,以反复皮下结节和发热为其特点。根据受累部位,可分为皮肤型和系统型。仅有皮肤损害者称为“皮肤型脂膜炎”,伴有内脏受累者称为“系统型脂膜炎”。

(1) 皮肤型脂膜炎

1) 皮肤损害:皮下结节是本病的主要特征。受累的皮肤反复发生红斑,常成批出现皮下结节,对称分布,面部、四肢和躯干均可受累。其直径通常为1~2cm,大者可达10cm以上,圆形或不规则浸润块。结节稍高出皮面,局部潮红、灼热,触之中等硬度,境界清楚,压痛明显。数周后水肿炎症消退,皮损变硬,疼痛减轻。结节消退后,由于脂肪萎缩、纤维化而残留的萎缩性瘢痕,局部出现程度不等凹陷和色素沉着。偶有结节液化,皮肤坏死,排出淡黄色油状液体的异型改变,称为液化性脂膜炎。

2) 其他症状:可伴不规则或弛张型高热,持续1~2周后逐渐下降。可与皮损同时发生,亦可在出现皮损之前。发热同时伴有全身乏力、肌肉或关节酸痛、食欲减退、恶心及呕吐等症状。约10%的患儿无发热。部分患者伴有关节疼痛,以膝、踝关节多见,呈对称性、持续性或反复性,关节局部可红肿,但不出现关节畸形。多数患者可在3~5年内逐渐缓解,预后良好。

(2) 系统型脂膜炎:此型患儿发热多为弛张热,可达40℃。内脏损害可与皮肤损害同时出现,也可出现在皮肤损害后,肝脏受累最常见,表现为右季肋部疼痛、肝大、脂肪肝、黄疸、肝功能异常。侵犯肠系膜、大网膜、腹膜后脂肪组织,可以出现腹痛、腹胀、腹部包块、肠梗阻与消化道出血等。骨髓受累可出现全血细胞减少,肝、脾、淋巴结肿大。呼吸系统受累,可以出现胸膜炎、胸腔积液、肺门阴影和肺内一过性肿块。心脏受累可表现为心肌炎、心肌肥大、心动过速,偶有心包炎,病程后期可以发生心力衰竭。眼部受累可出现前葡萄膜炎、急性渗出性脉络膜炎和继发性青光眼等。肾脏受累可以出现一过性肾功能不全。中枢神经系统受累可以导致精神异常、神志障碍、昏迷、抽搐、颅高压等。本型预后差,内脏广泛受累者可死于多脏器功能衰竭。

2. 实验室检查

(1) 血液检查:外周血白细胞正常或轻中度增高,分类以中性为主,ESR 增快、C 反应蛋白增高;肝肾受累时有肝肾功能异常、血尿、蛋白尿。血免疫球蛋白升高,补体水平降低,CD3、CD4 阳性 T 细胞数减少,淋巴细胞转化率降低。部分患儿抗核抗体(ANA)阳性。骨髓受累者可出现全血细胞下降。其他器官受累可出现相应的改变。

(2) 病理检查:皮肤结节活检病理学改变是诊断的主要依据。可分为三期:①第一期(急性炎症期):在小叶内脂肪组织变性坏死。有中性粒细胞、淋巴细胞和组织细胞浸润,部分伴有血管炎改变。②第二期(吞噬期):在变性坏死的脂肪组织中有大量巨噬细胞浸润。吞噬变性的脂肪细胞,形成具有特征性的泡沫细胞。③第三期(纤维化期):泡沫细胞大量减少或消失,被成纤维细胞取代;炎症反应消失,纤维组织形成。

3. 诊断标准 目前国内外尚无诊断标准,主要根据临床特征和皮肤结节活检的组织病理学改变,同时排除感染、肿瘤和其他结缔组织病。

【鉴别诊断】

1. 结节性红斑 结节多局限于小腿伸侧,不破溃,3~4 周后自行消退,消退后局部无凹陷萎缩,无内脏损害,全身症状轻微。继发于其他疾病者可伴有相关疾病症状。

2. 硬红斑 主要发生于小腿屈侧中下部,疼痛较轻,可破溃形成难以愈合的溃疡。组织病理学为结核结节或结核性肉芽肿,并有明显血管炎改变。

3. 组织细胞吞噬性脂膜炎 可出现皮下结节、反复发热等,但一般病情危重,进行性加重。组织病理学表现为出现吞噬各种血细胞及其碎片的“豆袋状”组织细胞。

4. 结节性多动脉炎 结节沿动脉走行分布,内脏损害以肾脏和心脏最多见,病理可见中、小血管坏死性血管炎,动脉壁有粒细胞与单核细胞浸润。

5. 皮下脂膜样T细胞淋巴瘤 高热、肝脾大、全血细胞减少,病理可见脂肪组织中有肿瘤细胞浸润,为中小多形T细胞。

【治疗】

目前无特效治疗,无明确预防措施。

1. 一般治疗 去除可疑病因,如存在感染,可控制感染;停用可疑致病药物;避免受累部位创伤。

2. 药物治疗 非甾体抗炎药可使发热、关节痛和全身不适减轻。急性期应用糖皮质激素可使体温下降、结节消失,减量或停药后部分患儿症状可再发。病情反复尤其是重症患儿,建议同时加用免疫抑制剂,并根据内脏受累情况进行相应的处理。

(1)非甾体抗炎药(NSAIDs):布洛芬:30~40mg/(kg·d),分3~4次口服;双氯芬酸钠:1~3mg/(kg·d),分2~3次口服;萘普生:10~20mg/(kg·d),分2次口服。

(2)糖皮质激素:泼尼松0.5~1.5mg/(kg·d)口服,当症状缓解后2周逐渐减量至停药,建议总疗程为8~12周。重症患者可用大剂量甲泼尼龙冲击治疗。

(3)IVIG:主要应用于重症患儿的辅助治疗。

(4)免疫抑制剂:较常用的有硫唑嘌呤、羟氯喹或氯喹、沙利度胺、环磷酰胺、环孢素与霉酚酸脂等。①硫唑嘌呤(AZA):1~5mg/

(kg·d),常用50~100mg/d,饭后吞服。副作用包括肝损伤、骨髓抑制、胃肠道反应。②羟氯喹(HCQ):4~6mg/(kg·d),分1~2次口服,max≤200mg/d,年龄≥6岁,进餐同服。副作用包括胃肠道反应、皮疹、视力模糊、视网膜损害等。③环磷酰胺(CTX):8~12mg/(kg·d)×2天,或600~800mg/(m^2·次)×1天,2~4周1次,连用6次,之后3个月1次,6~8次,总量小于150~200mg/kg起始体重。副作用包括骨髓抑制、肝损害、胃肠道反应、出血性膀胱炎、性腺抑制等。④环孢素(CsA):3~7mg/(kg·d),分2次口服,需监测血药浓度。副作用包括高血压、肾功能损害、牙龈增生、多毛。⑤沙利度胺(thalidomide,反应停):初始剂量2mg/(kg·d),最大量50mg/天,用药2周病情无缓解且无明显副作用,逐渐加量,加至每日3~5mg/kg,可以用到200~300mg/d,加量后2个月若病情显著缓解者,可逐渐减量,以最低有效剂量维持治疗,每日0.5~1mg/kg。副作用包括皮疹、过敏、多发性神经炎等。

➤ 附:结节性脂膜炎诊治流程图

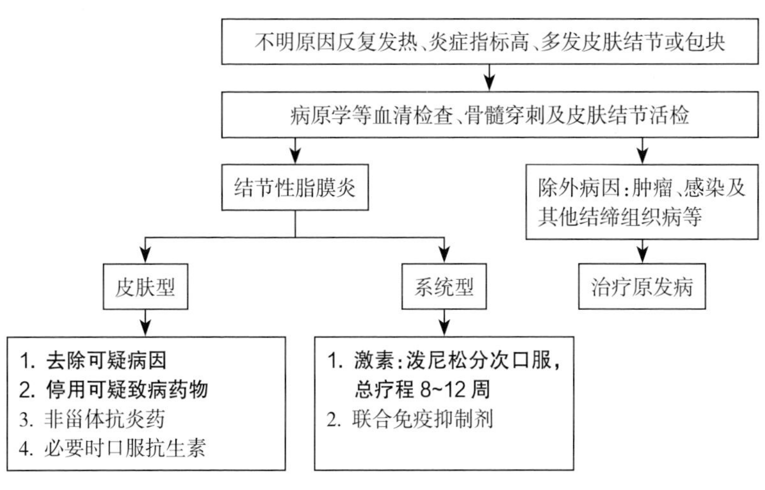

(卢美萍)

参考文献

1. Desai SS, Zelger B, Chen S. Atypical and aggressive variants of nodular fasciitis: a clinicopathological analysis of 55 cases. Am J Dermatopathol. 2019;41(12): 888-894.
2. Chang JW, Lee SK, Lee MW, et al. Magnetic resonance imaging findings of nodular fasciitis: comparison with other benign and malignant soft tissue tumors. J Comput Assist Tomogr. 2019;43(3):408-414.
3. 郑慧,李蓉,车国柱,等. 脂膜炎55例临床特点分析及文献复习. 中华风湿病学杂志,2019,06):378-381.

第十六节 渗出性多形红斑

【概述】

渗出性多形红斑(erythema multiformeme exudativum, EME)又名多形红斑(erythema multiforme, EM),是一种免疫相关的急性非化脓性炎症,以皮肤黏膜多样化损害为其主要临床表现,特征性皮疹为靶形损害,少数有内脏损害。本病的病因和发病机制尚未完全明确,其发生与多种因素有关,儿童主要为感染所致。轻型临床预后良好;重型起病急,病情进展迅速,内脏器官受损严重,病死率可达15%~25%。重症渗出性多形红斑与斯-琼综合征(Stevens-Johnson syndrome, SJS)的临床表现及组织病理学均相似,故重症EME也称为SJS。

【诊断】

1. 临床表现 本病多为急性起病,约50%病例在发病前1~3周有感染病史或服用药物史,感染引起发病的潜伏期较药物引起者长。根据皮肤黏膜损伤程度、全身症状轻重和内脏受累情况,可分为轻型及重型。

(1)轻型:可有低热或中等程度发热,也可伴咽痛、头痛、腹痛、腹泻或便秘等非特异性表现。皮疹以斑疹-丘疹型最常见,初起为水肿性红斑或淡红色扁平丘疹,直径2mm~2cm不等,可散在或融合。单个皮疹呈离心性向外扩大，1~2 天内红斑直径可达 1~3cm，形成靶形损害（见书末彩图 5-1 A）。典型靶形损害由内、中、外三带组成，内带为中央部位，略凹陷，呈暗红色或紫红色，有时为紫癜或水疱；中带为水肿性隆起，色淡；外带为淡红色斑，境界清楚。有时还出现环状、多环状、弓形红斑。其他多型性皮疹还包括斑疹、丘疹、荨麻疹和疱疹等。皮疹部位以手足背、手臂及下肢的伸侧、颜面和颈部为多见，大多左右对称。皮疹从四肢远端、手掌和足底开始，向近心端发展，波及上臂和大腿，经 1~2 周消退，光照后可加重。约 10% 病例皮疹泛发，累及躯干部位。红斑-丘疹型如渗出严重，可形成水疱、大疱或血疱，破溃后形成溃疡，有剧烈痛感和烧灼感。黏膜损害轻，常局限于口腔黏膜，表现红斑、水疱和糜烂，可影响进食。轻型一般不伴有严重内脏损害。

（2）重型：又称斯-琼综合征（SJS），皮肤损伤广泛、严重，且多伴有广泛黏膜病变和内脏受累，是一种严重的、致命性的疾病。皮疹累及范围广，可分布全身，躯干部更为多见，可见典型的靶形损害，红斑较大、疱疹多，容易糜烂及结痂，大疱破裂后大片皮肤剥脱和出血，继发细菌感染者可红肿化脓（见书末彩图 5-1 B）。黏膜损害广泛且严重，可累及口、鼻、结膜、肛门及外生殖器，尤以口唇炎及结膜炎更常见且严重。唇内及结膜可见疱疹、出血、溃疡及灰白色假膜，有脓性分泌物。眼睑红肿，畏光，角膜溃疡，重者可影响视力。偶见全眼球炎而导致失明。

病情严重者常伴高热、寒战，可发生中毒性休克、急性心肌炎、心脏扩大、心力衰竭。肺部可发生肺炎、肺不张、胸腔积液，上呼吸道可见咽喉炎而引起呼吸困难。泌尿系统可见尿道口炎、肾炎，少数可发生肾衰竭。肠道症状可见腹泻。部分病例可见反应性关节炎。病情严重者，在短期内就可出现多脏器衰竭，甚至死亡。

2. 实验室检查　无特异性实验室检查。重症病例外周血白细胞总数增高，中性粒细胞及嗜酸性粒细胞增高，血沉增快，重症者可有肝肾功能异常，电解质紊乱。继发感染患者的脓性分泌物培养及血培养可阳性。皮肤活检有助于诊断和鉴别诊断，并能明确表皮坏死的范围。

3. 诊断标准　本病的诊断主要根据泛发性的皮肤黏膜多形性皮损等临床表现。轻型以皮肤损害为主，黏膜病变轻，一般不伴有严重内脏器官的损害。重型在皮肤损害基础上合并严重的全身症状，黏膜损害较重，伴有肝肾等内脏器官损害。

【鉴别诊断】

1. 皮肤黏膜淋巴结综合征　本病很少可以见到疱疹，无溃疡及结痂。指/趾端红肿，恢复期见大片脱皮为其特征。冠状动脉可以发生扩张，形成动脉瘤，有猝死危险。

2. 葡萄球菌烫伤样皮肤综合征　多发生于婴儿，以全身泛发性红斑、松弛性大疱和大片表皮剥脱、口周放射状皲裂、Nikolsky 征阳性为特征；无溃疡及结痂。患儿常有葡萄球菌感染。

3. 中毒性表皮坏死性溶解症　发病与过敏有关，发热、皮肤红斑及压痛为前驱症状。出现疱疹后迅速出现广泛的表皮坏死，上皮大片脱落，剥脱面积 >30%，可见口炎、结膜炎及多脏器受损。病程进展很快，常伴脱水、继发感染、脓毒症，预后不良。

4. 变应性皮肤血管炎　其特征性损害为紫癜性斑丘疹，少数也可发生水疱、坏死及溃疡；皮疹好发于下肢及踝部，少数可累及内脏。

5. 水痘及疱疹样皮炎　亦系多形性皮疹，但多呈环状或半环状排列，大小差异不多，伴有瘙痒，病情一般较轻。

6. 手足口病　有手、足、口部病变，且可见疱疹。皮肤及黏膜病变较轻，以斑丘疹多见，少见多形性皮疹。重症病例可见心脏及脑部病症，但皮疹不典型。

【治疗】

1. 病因治疗　尽量明确病因，对于由药物引起该病的，立即停止使用可疑致敏药物及与该药化学结构类似的药物。

2. 局部治疗　皮损局部应用保护剂、温和消炎剂，如甲紫溶液、炉甘石洗剂、氧化锌油剂、硅油霜、糖皮质激素软膏等。口腔病变可用含漱剂保持口腔清洁，中药锡类散减轻疼痛促进恢复。眼部应用硼酸溶液冲洗，适当滴加含不致敏的抗生素和糖皮质激素滴眼液，防止角膜溃疡及穿孔。出现严重的结膜或角膜糜烂溃疡的 2 周内，最好行眼部角膜移植术。肛门及外生殖器部位可用 0.05% 氯己定液清洁，有感染时及时应用抗生素。此外，还应注意呼吸道、尿道和消化道黏膜的保护和护理，注意皮肤、口腔、眼部的卫生，预防继发感染。

3. 全身治疗

(1) 对症支持：全身症状重或口腔黏膜损伤严重者，可通过静脉补充液体保持水电解质平衡，并给予营养支持。口服抗组胺类药物可缓解局部症状。注意处理心、肺、肾并发症。

(2) 预防感染：不推荐预防性使用抗生素，但应定期行皮损分泌物、血液、尿液的细菌培养，以期早发现感染征象。当有确切感染时应根据细菌培养和药敏结果选择过敏反应少的抗生素。

(3) 糖皮质激素：对重型患儿，在应用抗生素控制感染的基础上，可予糖皮质激素治疗。病情严重或口腔糜烂服药困难者，采用静脉滴注甲泼尼龙 1~2mg/(kg·d)，或地塞米松 0.3~0.6mg/(kg·d)，必要时根据病情可加大剂量，病情控制后改为口服，逐渐停用，一般疗程不超过一周。如有单纯疱疹病毒感染时，不应用激素，以免引起严重后果。

(4) 免疫球蛋白：重症病例可静脉注射免疫球蛋白治疗，尤其适用于糖皮质激素疗效不佳或有糖皮质激素禁忌者。剂量为 400mg/(kg·d)，连用 5 日或者 1.0g/(kg·d)，连用 2 日。

(5) 免疫抑制剂：在其他治疗无效或不宜使用的情况下，可选择用环孢素、环磷酰胺、霉酚酸酯等免疫抑制剂。这些药物应用时要注意其不良反应。

(6) 生物制剂：资料显示，TNF-α 拮抗剂如英夫利昔单抗能快速改善患者皮损和临床症状，终止疾病发展进程。但目前仅限于个案报道，实验证据还缺少大样本数据的支持。

➢ 附：渗出性多形红斑诊治流程图

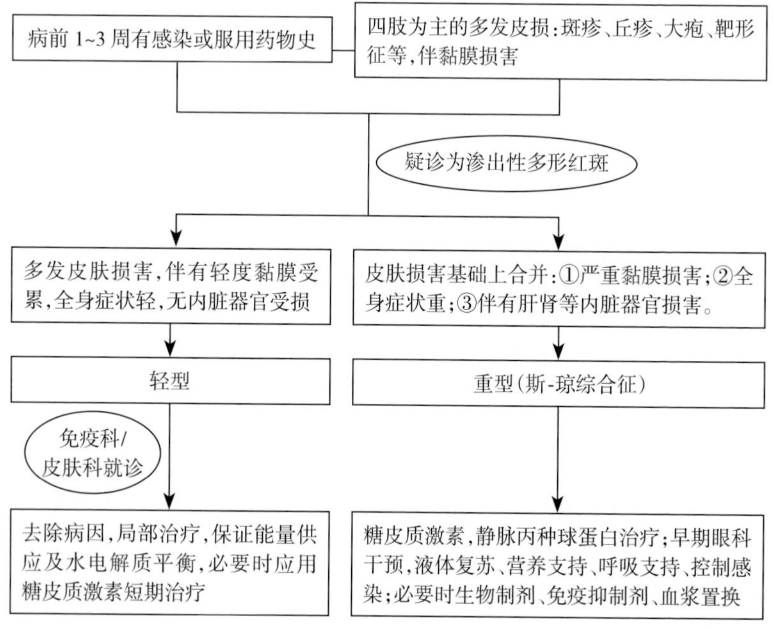

（卢美萍）

参考文献

1. Schneck J, Fagot JP, Sekula P, et al. Effects of treatments on the mortality of Stevens-Johnson syndrome and toxic epidermal necrolysis: A retrospective study on patients included in the prospective EuroSCAR Study. J Am Acad Dermatol. 2008; 58(1): 33-40.
2. Chang YS, Huang FC, Tseng SH, et al. Stevens-Johnson syndrome and toxic epidermal necrolysis: clinical manifestations, course, prognosis and cause of death in 49 patients. J Eur Acad Dermatol Venereol. 2018; 32(3): 379-382.

第十七节　干燥综合征

【概述】

干燥综合征（Sjögren syndrome，SS）分为原发性干燥综合征（primary Sjögren syndrome，pSS）和继发性干燥综合征（secondary Sjögren syndrome，sSS）两类，前者指 SS 不合并其他结缔组织病，后者指 SS 合并其他结缔组织病，最常合并的疾病为系统性红斑狼疮（SLE）和 RA。本节主要讨论 pSS。

pSS 是以累及外分泌腺为主的系统性自身免疫性疾病。除唾液腺和泪腺受累出现口腔和眼睛黏膜表面干燥外，腺体以外器官也可受损而出现相应的临床症状。pSS 患者的血清中有多种自身抗体和免疫球蛋白增高。

1933 年瑞典眼科学家 Henrik Sjögren 首先报告了这种疾病，并称之为干燥性角膜结膜炎。儿童 pSS 并不罕见，发病率低可能与儿童 pSS 和成人 pSS 临床表现不完全相同以及对儿童 pSS 疾病特点认识不足有关。

迄今为止，没有儿童 pSS 发病率的准确报告。成人 pSS 是发病率仅次于类风湿关节炎（RA）的常见风湿病，好发于 40~50 岁的女性，男女比约为 1∶20~1∶10。我国 20 世纪 90 年代成人 pSS 流行病学调查结果显示，采用哥本哈根标准，患病率为 0.77%，采用圣地亚哥标准，患病率为 0.34%。

pSS 病因和发病机制不完全清楚，一般认为是有遗传易感性的个体，在环境因素如病毒感染影响下，触发机体持久的自身免疫反应，这些免疫反应作用于外分泌腺上皮细胞，导致外分泌腺免疫损伤。干扰素（IFN）-α 和 B 细胞活化因子（BAFF）也可能参与 pSS 的发病。然而，这些病理改变的过程、初始自身免疫性外分泌腺炎与进一步的腺体外器官受累之间的关系尚不清楚。此外，pSS 患者中 HLA-DR2、DR3、DR52 频率明显增高，提示其亦与疾病发生相关。

【诊断】

1. 临床表现 儿童 pSS 大多起病隐匿，临床表现多样，常出现的症状为反复腮腺肿大和因远端肾小管酸中毒（RTA）导致的乏力和多尿，而口干燥症和干燥性角结膜炎相对少见。

（1）一般症状：以疲劳、低热、体重下降和肢体疼痛为常见，这些症状在腮腺炎发作时尤其明显。

（2）口腔症状：腮腺肿大是 pSS 患儿最常见的症状，发生率约为 50%~70%，明显多于成人 pSS 患者。腮腺肿大可以是单侧，更多为双侧；可疼痛或无痛；常为偶发，也可呈慢性过程。儿童 pSS 患者很少有口腔干燥的主诉，而 90% 的成人 pSS 患者有此症状，是成人 pSS 的主要临床表现之一，口腔唾液量减少导致患者吞咽固体食物困难、味觉改变、口臭和龋齿增加。

（3）眼干燥症状：眼干燥症状在 pSS 患儿中很少出现。成人 pSS 患者因泪腺分泌功能低下，可导致干燥性角结膜炎，出现眼干涩、异物感、烧灼感、痒感、泪少、畏光、视物模糊等症状。角膜可有浑浊、糜烂或溃疡及小血管增生，严重时可穿孔、失明。部分患者易出现反复眼部细菌及病毒感染。

（4）皮肤表现：因皮肤干燥可出现鱼鳞病样改变。皮肤血管炎以高 γ-球蛋白血症性紫癜最为多见，好发于下肢，可自行消退而遗有褐色色素沉着，也可见冷球蛋白血症性血管炎和荨麻疹性血管炎。其他皮肤表现有环形红斑、冻疮样皮损和雷诺氏现象等。

（5）关节肌肉：儿童 pSS 患者较少有关节症状，当患儿出现肌痛、肌无力症状时，需辨别有无继发 RTA 导致的低钾血症。成年 pSS 患者约 20% 有关节炎表现，通常为非侵袭性，症状不严重。

（6）呼吸系统：因鼻黏膜和气道黏膜干燥，pSS 患者可出现咽干、干咳和声音嘶哑，继发感染者可出现咳痰和喘憋。pSS 患者间质性肺病（ILD）发生率约为 8%，临床表现从无明显症状到咳嗽、咳痰、痰中带血，严重者血氧饱和度下降，最终进展为呼吸衰竭。ILD 发病率随病程延长而增加，尽管儿童 ILD 发病率不高，但是不及时发现和治疗可危及患儿生命。ILD 的诊断和严重性评估可根据呼吸困难程度、肺部薄层高分辨率 CT(HRCT)、肺功能和病理学检查等予以判断。其他呼吸系统病变包括肺动脉高压、肺结节和胸膜病变等。

(7) 消化系统:有肝功能损害、转氨酶升高和黄疸,部分患者可合并原发性胆汁性胆管炎、胰腺腺泡萎缩和胰管狭窄等。

(8) 肾脏受累:pSS 患儿肾损害以肾间质病变为主,肾脏病理可发现肾间质有灶性淋巴细胞浸润,临床上多数表现为远端 RTA,也可因肾结石致肾绞痛,儿童 pSS 患者远端 RTA 发生率高于成人。pSS 患儿其他肾脏病变包括近端 RTA、肾性尿崩、范可尼综合征、间质性膀胱炎和肾小球肾炎等。

(9) 神经系统受累:中枢神经系统(CNS)和周围神经系统(PNS)均可累及,以 PNS 损害更多见,PNS 病变可先于干燥症状出现。表现为对称性周围感觉神经和运动神经病变、脑白质病变、视神经脊髓炎或横贯性脊髓炎。

(10) 血液系统:pSS 患儿可出现血细胞减少,严重血小板低下者可有出血现象,部分患者血小板减少难控制、易复发。成人 pSS 患者患 B 细胞淋巴瘤的风险是正常人群的 15~20 倍。

(11) pSS 与新生儿狼疮综合征:pSS 女性体内常出现抗 SSA 抗体和/或抗 SSB 抗体,pSS 女性怀孕时这些自身抗体通过胎盘进入胎儿可引起新生儿狼疮综合征(NLS),表现为多系统受累,包括头、面、手足部位的环形红斑,心肌炎、心包炎、心内膜炎和完全性房室传导阻滞,血细胞减少,消化道出血、肝脾大和肝功能异常等。患 pSS 女性怀孕前应咨询专科医生,新生儿出生后需密切关注 NLS 的相关症状。

2. 实验室检查

(1) 血液学检查:血常规可见血小板减少或溶血性贫血,ESR 增高。尿常规可有蛋白尿;如尿 pH 值 >6 同时血气分析呈代谢性酸中毒,需考虑 RTA 可能,结合血电解质等检查可明确诊断。部分患儿有肝功能异常。90% 患儿有多克隆性高免疫球蛋白血症。

pSS 患儿抗核抗体(ANA)多数阳性。抗 SSA/Ro60 抗体阳性率约为 40%~95%,常和抗 SSA/Ro52 抗体同时出现。抗 SSB 抗体阳性率为

30%~50%，抗 SSB 抗体与抗 SSA/Ro60 抗体同时出现比例超过 93%。在抗 SSA/Ro60 抗体单阳性或抗 SSA/Ro60 抗体与抗 SSB 抗体双阳性患者中，pSS 的典型临床症状明显重于抗 SSB 抗体单阳性或抗 SSA/Ro60 抗体和抗 SSB 抗体双阴性的患者，因此，2016 年 pSS 分类标准已去除抗 SSB 抗体。需注意的是，抗 SSA/Ro52 抗体阳性并不等于抗 SSA 抗体阳性。pSS 患儿类风湿因子（RF）阳性率约为 57%~87.5%，低滴度多见，补体正常。

（2）影像学检查

1）唾液腺放射性核素检查：静脉注射放射性核素后，显示放射性核素在唾液腺及口腔的吸收和分布影像，在 pSS 患者中，放射性核素的摄取和分泌延迟或缺失。现认为唾液腺放射性核素检查对 pSS 诊断的特异性不高，2016 年的 pSS 分类标准已去除该项检查。

2）腮腺造影：检查腮腺导管有无扩张、狭窄和破坏等病变。腮腺造影对儿童 pSS 的诊断有较好的灵敏度和准确性。由于该检查本身对腮腺导管有不同程度的损害，在 2016 年的 pSS 分类标准已不再包括该项检查。

3）唾液腺超声：可用于 pSS 诊断、病情评估和疗效判断。pSS 患者腮腺超声表现为腮腺回声不均匀伴多发低回声区。唾液腺超声检查是一种有效、准确和无创性检查方法，在儿童 pSS 的诊断和病情评估中具有很大的价值。

（3）唇腺活检：pSS 的病理学特征为灶性淋巴细胞浸润（≥50 个淋巴细胞为 1 灶，浸润的淋巴细胞通常紧密聚集在唾液腺管或血管周围，而其周边的腺泡组织基本正常）。灶性淋巴细胞性唾液腺炎（focal lymphocytic sialadenitis，FLS）定义为每 $4mm^2$ 唇腺黏膜组织内平均≥1 个灶，即灶性指数≥1 灶/$4mm^2$，为唇腺病理阳性，是 pSS 诊断标准之一。因 pSS 患儿口干燥症或眼干燥症非常少见，唇腺活检对疑似 pSS 患儿的明确诊断有非常高的价值。唇腺活检也有助于 pSS 与结节病、IgG4 相关性疾病等所致的唾液腺损害相鉴别。

（4）功能评估

1）唾液流率：是指静息状态下一定时间内的唾液分泌量，是反映口干燥症的客观试验。包括未刺激的唾液流率和刺激后的唾液流率，其中未刺激的唾液流率能较好地体现唾液分泌的生理状态。测定方法：患者静坐10分钟，收集患者10~15分钟的全部唾液，唾液量≤0.1ml/min为唾液流率低下。

2）Schirmer试验：评估泪液分泌量。在眼表面非麻醉状况下，将5mm×35mm的滤纸条放置于下眼睑缘外1/3处并轻轻闭眼5分钟，泪液浸湿长度≤5mm/5分钟为泪液分泌减少。

3）泪膜破裂时间测定（tear break up time，BUT）：是评价泪膜稳定性的客观指标。采用荧光染色素滴眼，嘱患者眨眼后保持睁眼，观察首个干燥斑出现的时间，≤10秒为阳性。

4）角结膜染色：用角膜荧光素联合结膜丽丝胺绿（OSS）或孟加拉红对角结膜染色，评估眼干燥症所致的角结膜损伤，有OSS评分和van Bijsterveld评分两种方法。干燥综合征国际合作联盟（SICCA）建议任意一只眼睛OSS评分≥3分为阳性，支持干眼诊断。

（5）其他辅助检查：应依据患儿的临床症状、器官受累情况和鉴别诊断需要进行相应实验室、影像学和病理检查。

3. 诊断标准　2002年美国和欧洲共识组制定的SS分类标准（AECG标准）已在pSS患者中得到验证，其灵敏度为89.5%，特异度为95.2%，是目前临床上使用的SS分类标准之一（表5-18）。由于AECG标准主要关注外分泌腺症状而忽略了腺体外表现，2016年美国风湿病学会（ACR）/欧洲抗风湿病联盟（EULAR）制定了新的pSS分类标准（表5-19），该标准入选条件既可以是口干、眼干症状，也可以是在EULAR干燥综合征疾病活动指数（ESSDAI）问卷中至少出现一个系统阳性，而ESSDAI问卷内容包括了关节、肌肉、皮肤、肺部、肾脏、神经系统和血液系统等腺体外病变，该标准灵敏度为96%，特异度为95%。1999年曾有儿童免疫科医生提出儿童pSS的诊断标准，但未得到验证和临床应用。

表 5-18　2002 年干燥综合征 AECG 分类标准

表 5-18-1　2002 年干燥综合征 AECG 分类标准的项目

Ⅰ. 口腔症状:3 项中有 1 项或 1 项以上 1. 每日感口干持续 3 个月以上 2. 成年后腮腺反复或持续肿大 3. 吞咽干性食物时需用水帮助
Ⅱ. 眼部症状:3 项中有 1 项或 1 项以上 1. 每日感到不能忍受的眼干持续 3 个月以上 2. 有反复的沙子进眼或砂磨感觉 3. 每日需用人工泪液 3 次或 3 次以上
Ⅲ. 眼部体征:下述检查有 1 项或 1 项以上阳性 1. Schirmer 试验(+)(≤5mm/5min) 2. 角膜染色(+)(≥4 van Bijsterveld 计分法)
Ⅳ. 组织学检查:下唇腺病理示淋巴细胞灶≥1(指 $4mm^2$ 组织内至少有 50 个淋巴细胞聚集于唇腺间质者为 1 灶)
Ⅴ. 唾液腺受损:下述检查有 1 项或 1 项以上阳性 1. 唾液腺流率(+)(≤1.5ml/15min) 2. 腮腺造影(+)(依据 Rubin & Holt 评分系统) 3. 唾液腺放射性核素检查(+)(依据 Shell 法)。
Ⅵ. 自身抗体:抗 SSA 抗体(+)和/或抗 SSB 抗体(+)

表 5-18-2　2002 年干燥综合征 AECG 分类标准项目的具体分类

1. 原发性干燥综合征:无任何潜在疾病的情况下,有下述 2 条则可诊断 a. 符合表 5-18-1 中 4 条或 4 条以上,但必须含有条目 Ⅳ(组织学检查)和/或条目 Ⅵ(自身抗体) b. 条目 Ⅲ、Ⅳ、Ⅴ、Ⅵ 4 条中任 3 条阳性
2. 继发性干燥综合征:患者有潜在的疾病(如另一明确的结缔组织病),而符合表 5-18-1 中的 Ⅰ和 Ⅱ中任 1 条,同时符合条目 Ⅲ、Ⅳ、Ⅴ中任 2 条
3. 必须除外:颈头面部放疗史,丙型肝炎病毒感染,艾滋病,淋巴瘤,结节病,移植物抗宿主病,抗胆碱能药物应用史(停药时间短于 4 个半衰期)

表 5-19　2016 年 ACR/EULAR 制定的 pSS 分类标准

表 5-19-1　2016 年干燥综合征 ACR/EULAR 分类标准的入选标准

Ⅰ. 以下问题至少获得 1 个肯定回答 1. 每日感到不能忍受的眼干持续 3 个月以上 2. 有反复的沙子进眼或砂磨感觉 3. 每日需用人工泪液 3 次或 3 次以上 4. 每日感口干持续 3 个月以上 5. 吞咽干性食物时需用水帮助
Ⅱ. 怀疑干燥综合征者，在 EULAR 的 SS 疾病活动度指数（ESSDAI）问卷中出现至少一个系统阳性

表 5-19-2　2016 年干燥综合征 ACR/EULAR 分类标准的排除标准

颈头面部放疗史，活动性丙型肝炎感染（PCR 证实），艾滋病，结节病，淀粉样变，移植物抗宿主病，IgG4 相关性疾病

表 5-19-3　2016 年干燥综合征 ACR/EULAR 分类标准的评分项目

符合纳入标准Ⅰ和/或Ⅱ，且不符合排除标准者进行评分，总分≥4 符合分类标准

项目	得分
唇腺活检存在灶性淋巴性唾液腺炎，灶性指数≥1 灶/$4mm^2$	3
抗 SSA 抗体阳性	3
至少 1 只眼睛 OSS 评分≥5（或 van Bijsterveld 计分法≥4）	1
至少 1 只眼睛 Schirmer 试验≤5mm/5min	1
未刺激的唾液流率≤0.1ml/min（依据 Navazesh & Kumar 法）	1

注：抗胆碱能药物应用者需在充分的停药间隔后进行唾液腺和泪腺的功能检测

当患儿出现腮腺肿大、RTA 相关症状、皮疹或血细胞减少等临床症状，同时抗 SSA/Ro60 抗体阳性和唇腺活检阳性，在排除了其他原因所致后，参照 2016 年 ACR/EULAR 制定的 pSS 分类标准可以作出

pSS 的诊断。因 pSS 患儿口干燥症和干燥性角结膜炎相对少见，限制了 AECG 标准在儿童中的应用。

4. 疾病评估 EULAR 干燥综合征患者报告指数（ESSPRI）评价患者主观症状的准确性较高，与 EULAR 干燥综合征疾病活动指数（ESSDAI）合用，可有效、系统地对疾病进行评估，是现阶段成人 pSS 临床中应用最多的病情活动评估方法。目前尚无儿童 pSS 疾病活动评估标准的研究。由于儿童 pSS 的临床表现与成人不完全相同，成人 pSS 疾病活动评估标准用于儿童 pSS 疾病活动评估的价值有限。

【鉴别诊断】

诊断 pSS 之前，除了需了解有无颈、头面部放疗史，并排除丙型肝炎和艾滋病等感染性疾病外，还需与以下疾病鉴别。

1. 系统性红斑狼疮 pSS 可有口干眼干，无蝶形红斑，肾损害以 RTA 为主，有高免疫球蛋白血症，补体水平正常，病理检查有 FLS，可以与 SLE 鉴别。

2. IgG4 相关性疾病（IgG4-RD） 为免疫介导的慢性炎症伴纤维化性疾病，可累及唾液腺和泪腺，儿童罕见，多数患者血清 IgG4 水平升高。IgG4-RD 的特征性的病理改变（以 $IgG4^+$ 浆细胞为主的淋巴、浆细胞浸润，并伴有席纹状纤维化、闭塞性静脉炎和嗜酸性粒细胞浸润）可与 pSS 相鉴别。

3. 自身免疫性肝病 主要表现为慢性肝炎，高免疫球蛋白血症、ANA、抗平滑肌抗体（SMA）和抗肝肾微粒体抗体（LKM1）阳性，肝组织病理学为界面性肝炎，可与 pSS 鉴别。

4. 结节病 可以出现眼炎、口干和腮腺肿大等症状，除此以外，结节病常累及其他部位，如肺内结节和皮下结节等，病理检查可见非干酪性坏死性肉芽肿，抗酸染色阴性。ANA、抗 SSA/Ro60 抗体和抗 SSB 抗体均阴性。

5. 导致腮腺肿大的其他疾病 包括与各类病原（EBV、CMV、细小病毒、副黏病毒、溶血性链球菌、葡萄球菌）导致的腮腺感染、腮腺血管瘤、腮腺肿瘤（良性或恶性）和腮腺结石等鉴别。

【治疗】

目前无根治 pSS 的方法。治疗方案依据累及脏器不同和疾病严重性而定，多数为经验性治疗。常用药物包括非甾体抗炎药（NSAIDs）、糖皮质激素（GC）、免疫抑制剂和生物制剂，严重者可选用静脉注射丙种球蛋白（IVIG）和血浆置换（PLEX）。对口干、眼干首选局部治疗以缓解症状，免疫抑制剂主要用于治疗腺体外器官病变，药物用法可参照 SLE 治疗。在有效控制病情的前提下，应尽量减少 GC 剂量、缩短 GC 疗程，加用免疫抑制剂有助于 GC 减量。

1. 局部症状的治疗

（1）口干治疗：非药物治疗为主，多喝水，无糖糖块或口香糖有助于刺激唾液腺分泌。如口干症状严重，可参考成人经验口服毒蕈碱激动剂类药物。良好的口腔卫生习惯、定期口腔健康检查和护理，对预防或发现龋齿非常重要。

（2）眼干燥症治疗：增加环境的湿度、避免使用减少泪液的药品，保持眼部卫生，用人工泪液滋润角结膜。眼干燥症状严重时可应用环孢素滴眼液。如有角膜损伤，应及时眼科就诊。对没有眼干燥症状的患儿，应至少每年一次眼部检查，以早期发现结膜和角膜病变。

（3）腺体肿大治疗：治疗前需排除感染和淋巴瘤等，确定为 pSS 所致唾液腺肿大者，可使用 NSAIDs 或短期 GC 治疗，对药物治疗无效的唾液腺肿大和疼痛，可外科治疗。

2. 系统病变的治疗

（1）全身症状治疗：羟氯喹（HCQ）可改善 pSS 患儿疼痛和与疾病相关的疲劳，也能改善患儿免疫学指标，症状明显可短期 NSAIDs 或小剂量 GC 治疗。

（2）皮肤治疗：外用保湿剂可改善皮肤干燥。有雷诺现象患儿，除保暖外，可选用钙离子拮抗剂如苯磺酸氨氯地平片，剂量为 2.5~5mg，每日 1 次，口服。环状红斑可短期局部使用 GC，也可服用 HCQ 治疗。

（3）肌肉关节症状：GC 为 pSS 伴有肌炎的一线治疗，严重者应同时给予甲氨蝶呤(MTX)7.5~10mg/m^2,每周1次。NSAIDs或HCQ可缓解关节疼痛,如有关节炎可用MTX治疗。

(4) 呼吸系统:参照成人经验,当ILD病情进展和/或ILD病情严重如有呼吸系统症状、肺HRCT病变范围>10%或肺一氧化碳弥散量小于预计值65%时,可GC联合环磷酰胺(CYC)或霉酚酸酯(MMF)诱导治疗。ILD患儿用吡非尼酮或尼达尼布抗纤维化治疗的疗效有待进一步观察。有肺动脉高压者可吸氧、利尿、抗凝、强心和扩张肺血管等治疗。

(5) 肾脏受累:RTA时需使用枸橼酸盐合剂纠正酸中毒、低钾血症、防治肾结石、肾钙化和骨病。有肾小球肾炎时,应根据肾脏病理检查结果,运用GC和免疫抑制剂(MMF或CYC)治疗。

(6) 神经系统:无论是PNS还是CNS病变,在病情活动或进展时,应给予足量GC和CYC诱导治疗。对病情严重的CNS病变患者,可先予以大剂量GC冲击治疗。依据疾病特点和对治疗反应还可联合PLEX、利妥昔单抗(RTX)或IVIG治疗。

(7) 血液系统:严重血小板减少、溶血性贫血时可IVIG和/或GC联合免疫抑制剂(MMF或他克莫司)治疗。难治性血小板减少还可用RTX治疗。

(8) 血管炎:单纯皮肤血管炎,局部使用GC乳膏或他克莫司软膏治疗,也可合用MTX或MMF等。系统性血管炎与冷球蛋白血症密切相关,累及中枢神经系统或发生胃肠道穿孔可危及生命,需大剂量GC冲击和CYC诱导疾病缓解,同时联合RTX和PLEX可提高疗效。

(9) 生物制剂应用:对严重血细胞减少、周围神经病变和冷球蛋白相关血管炎等,如果常规治疗效果不好,可使用B细胞靶向性生物制剂,如RTX或贝利尤单抗(BEL)治疗。

附：干燥综合征诊治流程图

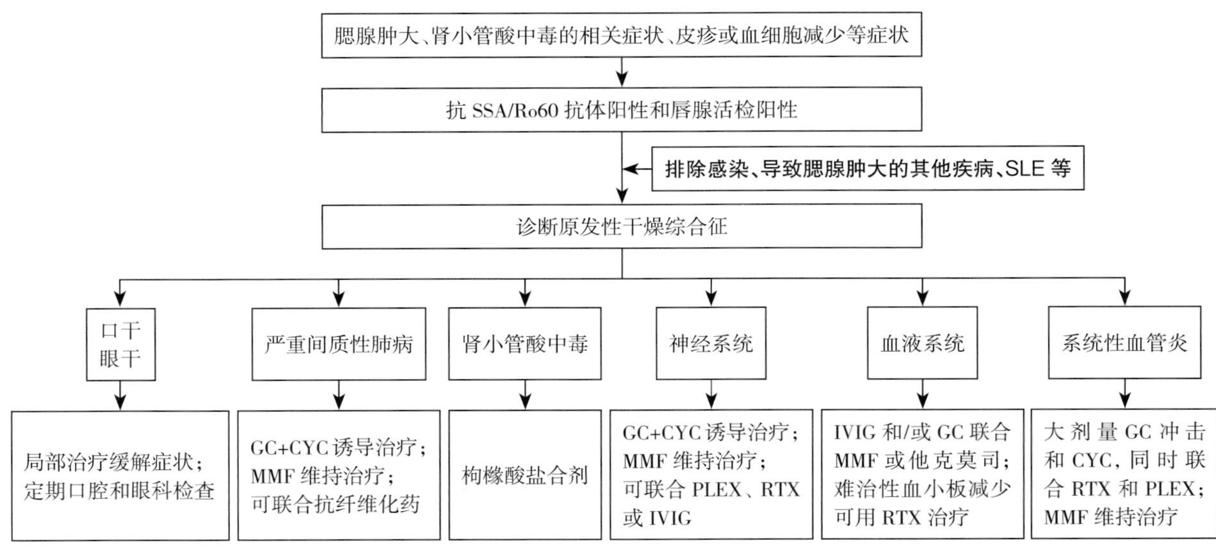

（周 纬）

参考文献

1. BAER AN, MCADAMS DEMARCO M, SHIBOSKI SC, et al. The SSB-positive/SSA-negative antibody profile is not associated with key phenotypic features of Sjögren's syndrome. Annals of the Rheumatic Diseases, 2015, 74(8): 1557-1561.
2. 张文，厉小梅，徐东，等. 原发性干燥综合征诊疗规范. 中华内科杂志，2020，04: 269-276.
3. RAMOS-CASALS M, BRITO-ZERÓN P, BOMBARDIERI S, et al. EULAR recommendations for the management of Sjögren's syndrome with topical and systemic therapies. Ann Rheum Dis, 2020, 79(1): 3-18.

第十八节 硬 皮 病

【概述】

硬皮病（scleroderma）是一种病因不明的慢性多系统的自身免疫性疾病，以皮肤增厚和纤维化及内脏器官受累为特征，特点是皮肤、关节和内脏的弥散性纤维化、退行性改变和血管异常。常见症状包括雷诺现象、多关节痛、吞咽困难、胃灼热和皮肤的肿胀增厚及手指变形。肺脏、心脏和肾脏的受累是造成死亡的主要原因。根据临床特点，分为系统性硬化症（systemic sclerosis，SSc）和局灶性硬皮病（local sclerosis，LS）两大类。

硬皮病是一种散发性疾病，各种族均可发生。尚无文献支持该病有地区或季节集中现象。总体而言，女性发病多于男性，发病年龄高峰在30~50岁。儿童发病率极低，约占病例总数的10%，儿童LS发病率为（1~3）/100 000人，儿童SSc发病率约（0.27~0.50）/1 000 000人。儿童LS平均发病年龄为7.3~8.3岁，儿童SSc平均发病年龄为8.1~11.0岁。

目前该病病因不明，但通常认为该病是由血管病变、自身免疫、免疫激活和纤维化共同作用的结果。

【诊断】

1. 分类 目前根据临床特征，硬皮病分为系统性硬化症和局灶性硬皮病两大类。系统性硬化症特点为皮肤及内脏均有受累，而局灶性硬皮病与系统性硬化症在临床和组织病理学改变方面存在类似的皮肤改变，但缺乏典型的内脏和血管表现。目前硬皮病采用如下分型（表5-20）。

表5-20　硬皮病临床分类

系统性硬化症
(1) 弥漫皮肤型：有广泛的皮肤受累，皮肤增厚向近端延伸到肘部或膝部，并常累及胸壁或腹壁
(2) 局限皮肤型：皮肤受累局限于肢体末端，或仅累及手指（指端硬化），也可累及脸部和颈部。即CREST综合征［C：皮下钙化；R：雷诺现象；E：食管功能异常；S：指/趾硬化；T：毛细血管扩张］
(3) Sine硬皮病：典型内脏表现、血管和血清学异常，临床未发现皮肤增厚表现，但有雷诺现象
(4) 重叠发生：前三种亚型的任一种与系统性红斑狼疮、炎性肌病或幼年特发性关节炎同时出现。具有SSc特征性的血管和脏器受累及血清学表现，但缺乏典型的皮肤硬化
(5) 未分化结缔组织病：雷诺现象，伴系统性硬化的临床和/或血清学表现（指端溃疡、异常甲襞毛细血管环、抗着丝点抗体阳性、手指水肿），但无皮肤增厚和其他系统性硬化内脏受累。
局灶性硬皮病
(1) 局限性硬斑病：可发生于任何部位，也可同时发生于多个部位。皮损为卵圆形或圆形质硬斑块，局限于表皮或真皮，伴有色素改变，紫红色及红色晕环。病变可累及皮下组织、筋膜，甚至肌肉。可在数月或数年持续发展，也可在数月或数年后出现持续性色素改变的退化性萎缩，甚至自发缓解。
(2) 线性硬斑病：特征为一侧肢体或面部色素沉着的硬化条带（书末彩图5-2，彩图5-3）。各年龄段均可发病，主要发生于儿童。起病初通常为无症状条带状红斑，随后硬化损害和皮肤增厚迅速进展，累及皮肤、皮下组织，有时甚至累及其下肌肉、骨骼，出现躯干或四肢的线状质硬斑块。
(3) 泛发性硬斑病：≥3处的质硬斑块（>3cm），可互相融合，至少累及头颈、四肢（左右上下肢共计4个部位）、躯干前侧、躯干后侧7个解剖部位中的2处。
(4) 全硬化性硬斑病：皮损环绕肢体，累及皮肤、皮下组织、肌肉骨骼及躯干其他部位，但内脏并未受累。该类型可导致进行性的严重残疾。
(5) 混合性硬斑病：上述两种或两种以上亚型共存

2. 临床表现

(1) 系统性硬化症：系统性硬化症通常起病隐匿。雷诺现象、伴有抗核抗体异常、甲襞毛细血管异常通常为其最常见的首发表现，并逐渐发展为皮肤肿胀，皮肤毛细血管扩张，并出现内脏器官受累表现。

1) 皮肤：临床上皮肤病变可分为水肿期、硬化期和萎缩期。

①水肿期：皮肤呈非凹陷性肿胀，触之有坚韧感；②硬化期：皮肤呈蜡样光泽，不易捏起；③萎缩期：浅表真皮变薄变脆，表皮松弛。儿童 SSc 皮肤肿胀常为对称性，并逐步发生硬化。随病情发展，皮肤变得紧张、光亮、褪色或伴色素沉着，形成面具脸，手指、面部、嘴唇和舌出现毛细血管扩张。胸部及肩部有紧绷感，仰头时颈部紧绷感明显，口周呈放射性沟纹，口唇变薄。雷诺现象是由末梢动脉和小动脉暂时性痉挛所致，寒冷或精神紧张可诱发，是儿童 SSc 较为常见的现象，发生率约为 74%~100%。而长期血管痉挛可导致局部缺血，长期缺血可导致指/趾端溃疡或坏疽。其中，雷诺现象、手指肿胀、指背硬化、皮肤异色症、毛细血管扩张、口唇变薄、口周放射性条纹有助于儿童 SSc 早期诊断。皮肤硬化顺序大多从手开始，继而面部、颈部受累，数月累及全身，有些呈间歇进展，通常在发病 3 年内皮损程度达到高峰。

2) 骨和关节：非特异性关节疼痛及晨僵是 SSc 的典型症状，多见多关节痛和轻度的关节炎，可见手指、腕、肘的屈曲变形，部分可有侵蚀性关节病。皮肤增厚可致关节活动受限。由于失用性萎缩，可致隐匿性肌无力，可出现轻度近端肌无力、轻度肌酶升高。晨僵、关节痛和关节炎通常是儿童 SSc 的最初症状。

皮下钙质沉着易见于指尖和骨隆突的上方，常见部位有手指、鹰嘴区域、髌骨前囊、下肢前部，多见于局限皮肤型患者。营养性溃疡常见，尤其见于指尖、指关节或钙化结节上。

3) 内脏：①消化系统：儿童 SSc 患者中约有 1/3 有胃肠道受累，仅次于皮肤改变和雷诺现象。口腔受累，可出现张口受限，齿龈萎缩、牙槽周围退化等。食管功能障碍是常见的内脏病变。最早出现吞咽困难，随后胃酸反流导致胃灼热感和狭窄。消化道毛细血管扩张极少引起上下消化道出血。小肠受累见于病程长的局限皮肤型者，可出现腹部痉挛性疼痛，间歇性腹泻或慢性腹泻。结肠受累常见，可出现便秘、假性肠梗阻。原发性胆汁性肝硬化主要见于病程长的局限皮肤型患者。②呼吸系统：儿童 SSc 肺脏累及高达 34%~55%，包括肺动脉高压和肺间质受累。肺部病变常呈隐匿性，可表现为渐进性劳力性呼吸困难、运动不耐受、干咳、呼吸困难和右心衰竭。间质性肺病或肺纤维化可影响气体交换，导致限制性肺通气功能障碍。肺纤维化患者肺部高分辨 CT（HRCT）可表现为磨玻璃样、胸膜下微结节或线性浑浊，进而发展成"蜂窝肺"的不可逆肺纤维化征象。定期行肺功能检查、肺部 HRCT 有利于早期诊断。肺动脉高压是预后不良因素，建议定期行心脏超声检查。③心血管系统：心肌纤维化与心律失常、心室肥厚和心功能下降有关。心血管系统受累在儿童 SSc 发病时约占 8.4%，而在整个病程中约有 24% 患者有心脏受累。心肺受累往往合并存在，心肺疾病是儿童 SSc 的最常见死亡原因。④泌尿系统：儿童 SSc 患者肾脏受累少见，主要表现为蛋白尿，肌酐水平增高，很少出现肾危象。肾危象是一种严重和危及生命的并发症，表现为突然发作的高血压和急性肾衰竭。⑤内分泌系统：易出现隐匿性甲状腺功能减退，约占 1/4 病例。急性自身免疫性甲状腺炎临床表现并不常见。⑥神经系统：可表现卡压性神经病变，如腕管综合征、三叉神经病变和面神经麻痹，中枢神经系统极少累及。⑦外分泌腺表现 20%~30% 可发生干燥综合征，出现口干、眼干症状，其小唾液腺体病理显示纤维化改变，无单核细胞浸润。

（2）局灶性硬皮病临床表现及影像学表现见书末彩图 5-2。

3. 实验室检查　目前，没有硬皮病的特异性实验室指标。

（1）血液检查

1）常规实验室检查：常规实验室检查可用于评估炎症指标以及监测药物副作用。血常规及生化检查可发现白细胞计数升高、嗜酸性粒细胞增多、肌酶增高、贫血。血沉可正常或稍快，球蛋白升高，纤维蛋白原增高。

2）免疫学检查：80%~97% 的儿童 SSc 患者和 23%~73% 的儿

童 LS 患者 ANA 阳性，斑点型和核仁型较为特异。抗拓扑异构酶Ⅰ(SCL-70)抗体在儿童 SSc 患者中的阳性率为 20%~46%，在儿童 LS 中阳性率约 2%~3%，该抗体与弥漫皮肤型 SSc、肺纤维化相关。抗着丝点抗体(ACAs)的阳性率远低于成人 SSc，该指标与肺动脉高压、严重雷诺现象有一定关系。抗 U1RNP 和 PM-Scl 抗体与重叠综合征有关，阳性提示肌肉骨骼受累。抗组蛋白抗体在儿童 LS 中阳性率约 47%。

(2) 其他检查：食管钡餐可发现食管功能异常，如食管扩张、蠕动停止等。心脏超声检查利于心脏疾病及肺动脉高压的诊断。心脏磁共振及超声心动图斑点追踪技术有利于早期发现心脏受累。肺部高分辨率 CT 可见肺纤维化和间质性病变。肺功能检测可发现限制性通气障碍情况，包括肺活量降低、肺顺应性降低、用力呼气容积与肺活量之比增加。气体弥散功能降低是最敏感的异常指标。X 线检查可发现骨质减少，病程长者可发生指端吸收和肢端骨质溶解，部分患者可见软组织内钙盐沉积。MRI 检查可用于评估局部软组织受累的程度及深度，还可用于评估面部线状硬斑病患者中枢神经系统受累情况。红外热像仪对活动性 LS 病变的检测敏感度高。皮肤组织病理检查并不建议作为常规检查，但有助于不典型皮损的鉴别。

4. 诊断

(1) 系统性硬化症：2007 年 PRES/ACR/EULAR 提出了儿童 SSc 的分类标准(表 5-21)。满足主要标准(必备条件)即掌指关节或跖趾关节近端皮肤增厚或硬化及 20 项次要标准中的 2 条可诊断为儿童 SSc。该分类标准有较高的灵敏度和特异度。2013 年 EULAR/ACR 更新了成人 SSc 的分类标准(表 5-22)，认为各项权重系数最高分相加≥9 分可诊断 SSc，该标准更有利于早期 SSc 的识别，目前尚没有对 2007 年儿童 SSc 分类标准进行更新。

(2) 局灶性硬皮病：儿童 LS 临床表现各异，大多参照其亚型表现进行分类诊断。临床上需注意与 SSc 区别，即缺乏 SSc 典型面部症状、血管病变(雷诺现象、凹陷性瘢痕、消化道溃疡)及相关抗体(抗着丝点抗体、抗 Scl-70 抗体)阳性等特征。

表 5-21　2007 年 PRES-ACR-EULAR 关于儿童 SSc 分类标准

主要标准(必备条件)	掌指关节或跖趾关节近端皮肤增厚或硬化	
次要标准(至少满足下列 2 条)		
	皮肤	指端硬化
	外周血管	雷诺现象 甲襞毛细血管扩张 指端溃疡
	胃肠道	吞咽困难 胃食管反流
	心血管	心律不齐 心力衰竭
	肾脏	肾危象 新出现的肾性高血压
	呼吸系统	肺纤维化(高分辨 CT/胸部 X 线片) 肺一氧化碳弥散功能减低 肺动脉高压
	神经系统	神经精神病变 腕管综合征
	骨骼肌肉	肌腱摩擦音 关节炎 肌炎
	血清学检查	抗核抗体阳性 硬皮病相关抗体阳性:抗着丝点抗体,抗拓扑异构酶Ⅰ抗体(Scl-70),抗纤维蛋白抗体,抗 PM/Scl 抗体,抗 RNA 聚合酶Ⅰ/Ⅲ抗体等

表 5-22　2013 年 EULAR/ACR 制定的系统性硬化症诊断标准

标准	子标准	评分
双手指皮肤增厚越过掌指关节（MCP）		9
手指肿胀（取最高分）	手指肿胀整个手指	2
	指端硬化（累及掌指关节远端，近端指间关节近端）	4
指尖损害（取最高分）	指尖溃疡	2
	指尖凹陷性瘢痕	3
毛细血管扩张		2
异常甲襞微血管		2
肺部受累	肺动脉高压和/或间质性肺病	2
雷诺现象		3
SSc 相关抗体	抗着丝点抗体、抗 Scl-70 抗体、抗 RNA 聚合酶Ⅲ	3
总分≥9 分可诊断为 SSc		

【治疗】

1. 系统性硬化症　目前尚无药物能够根本改变本病的自然病程，但多种药物对改善症状或内脏病变有一定价值。治疗目的是于病变早期阻止新的皮肤及脏器受累，于病变晚期阶段改善相关症状。涉及的主要药物包括免疫学治疗药物、糖皮质激素、血管作用药物等。

（1）免疫学治疗药物：①环磷酰胺（CTX）：主要用于儿童 SSc 合并间质性肺病患者，剂量及疗程参考儿童系统性红斑狼疮的治疗方法，主要副作用有胃肠道反应、骨髓抑制、肝功能损害、出血性膀胱炎、性腺抑制等。②甲氨蝶呤（MTX）：在 SSc 应用中，主要针对发生相关的炎症性关节炎和肌肉病变患者；在改善早期弥漫性 SSc 患儿皮肤病变的临床疗效仍有一定的争议。③吗替麦考酚酯（MMF）：对于炎性细胞具有良好的抗增殖作用，可选择性地抑制已活化的 T、B 淋巴细胞及所产生的免疫应答。现已发现，MMF 可改善皮肤纤维化，在改善肺功能方面与 CTX 相当，副作用较 CTX 小。④硫唑嘌呤：可作为 CTX 静脉使用疗程结束后的日常维持用药,对于其改善肺功能的疗效尚有争议。⑤生物制剂:利妥昔单抗(rituximab,RTX)能有效清除循环及皮肤浸润的B细胞,使患者真皮层胶原减少,肺功能好转。RTX联合小剂量糖皮质激素及MMF能显著降低儿童SSc患者严重度评分(J4S),心功能、肺功能、雷诺现象及皮肤受累均有明显改善。托珠单抗(tocilizumab,TCZ)治疗可使患者皮肤软化和真皮胶原纤维变薄,缓解皮肤增厚硬化及改善肺功能。

(2) 糖皮质激素:其作用不能减缓本病的进展,作用仅限于皮肤病变水肿期、炎性肌肉病变、关节病变、间质性肺病的炎症期,MRI检查发现的心肌水肿等早期糖皮质激素治疗有益。建议小剂量口服糖皮质激素[0.3~0.5mg/(kg·d)]联合免疫抑制剂,可缓解关节疼痛和改善生活质量。中等或大剂量糖皮质激素可能与SSc肾危象相关,但至今未见儿童相关报道。

(3) 血管作用药物:用于治疗血管并发症如雷诺现象/指/趾端溃疡等。①钙离子拮抗剂:一线用药,通常使用硝苯地平和地尔硫草,基础心率较慢者选择硝苯地平,反之选用地尔硫草。从小剂量开始,在血压无明显变化下可逐渐递增。②前列环素类药物:该类药物代表是伊洛前列素,该药可减少SSc患者雷诺现象发生,并能促进肢端溃疡的愈合,显著降低肺动脉高压者的肺血管阻力。该药可提高SSc相关肺动脉高压患者生存率,但突然停药可引起致命性肺动脉高压反弹。③内皮素-1受体拮抗剂:常见的是波生坦、西他生坦等。可改善肺动脉高压患者临床症状和血流动力学指标,提高运动负荷量。对于已发的肢端溃疡无效,但可预防新溃疡产生。波生坦还可改善皮肤纤维化。该类药物副作用为肝功能损害,需每月监测肝功能。④5型磷酸二酯酶抑制剂:西地那非可改善肺动脉高压患者活动能力、功能分级和血流动力学指标,但需注意其头痛、面部潮红等副作用。

(4) 相关受累脏器治疗包括:①皮肤关节:抗皮肤纤维化药物可考虑青霉胺、波生坦、吗替麦考酚酯、甲氨蝶呤、环孢素、IVIG等,西罗莫司、利妥昔单抗等新型药物,确切疗效仍需进一步临床研究。关节炎患者可考虑应用非甾体消炎药、甲氨蝶呤等,如合并肌炎或混合性结缔组织病则应用糖皮质激素治疗。物理治疗可有助于保护肌力,但不能防止关节挛缩;钙质沉着目前无有效治疗手段。②肺部病变:环磷酰胺用于治疗成人SSc合并间质性肺病者有效,被认为是有肺泡炎或间质性肺病的SSc患者的首选诱导治疗药物。吗替麦考酚酯可改善SSc相关肺功能,安全性更高。内皮素-1受体拮抗剂、5型磷酸二酯酶抑制剂、前列环素对改善肺动脉高压均有一定作用。③消化道病变:主要是对症支持治疗。口服质子泵抑制剂,少量多餐及安睡时抬高头位有利于缓解胃食管反流及其并发症。胃肠道蠕动功能减弱,可口服促胃动力药物,如多潘立酮。吸收不良主要与肠道细菌过度生长有关,如合并感染可考虑抗生素轮流使用,以减少耐药菌的产生,严重患者可考虑予肠内肠外营养治疗。④相关性肾病:特别是硬皮病肾危象,需及时诊断并积极处理进展性高血压,血管紧张素转化酶抑制剂为首选治疗硬皮病并发肾危象高血压,也可选择使用钙离子拮抗剂和α-受体阻滞剂;如患者发生尿毒症,须及时进行透析治疗。

(5)其他治疗:对于传统治疗无效、病情快速进展并有器官衰竭危险的儿童SSc患者,造血干细胞移植可能是一种有效的治疗措施。终末期肺病而无严重肺外受累时可考虑肺移植。

2. 局灶性硬皮病

(1)光疗:UVA具有免疫抑制和抗纤维化作用,并由于波长因素,UVA对于皮肤穿透深度优于UVB,故临床上多采用UVA。中剂量UVA1(MD-UVA1,每次40~70J/cm^2)光疗对LS表现出良好的疗效和耐受性,具有良好的风险效益比,成为LS首选光疗措施。

(2)局部治疗:在疾病活动阶段,可考虑使用外用药物。如糖皮质激素软膏,但疗程限制于3个月内。0.005%卡泊三醇(维生素D_3活性代谢物类似物)软膏,每天2次,至少使用3个月以上。0.1%他克莫司软膏对于改善皮损有显著疗效。5%咪喹莫特乳膏已被证明是安全有效的,能有效改善儿童LS的皮肤增厚和硬化。

(3)全身治疗:甲氨蝶呤被推荐用于中重度儿童LS,甲氨蝶呤和糖皮质激素联合治疗儿童LS是有效的,尤其适用于线性硬斑病、泛发性硬斑病和硬斑已累及深部的病变,可防止病变扩展,利于皮肤软化及改善关节活动。建议糖皮质激素治疗时间不超过3个月，甲氨蝶呤[15mg/(m^2·周)]治疗持续时间至少2年，有利于疾病缓解。吗替麦考酚酯可用于反复复发或甲氨蝶呤耐药的儿童LS患者。有研究显示托珠单抗能改善患者皮肤纤维化，对泛发型硬斑病、全硬化型硬斑病均有效。

3. 预后　JLS通常是自限性的，平均疾病持续时间为3~5年，也有报道称活动性疾病持续时间长达20年。由于关节挛缩、肌肉萎缩、肢体缩短、面部不对称、色素沉着或色素脱失，儿童LS可导致毁容和残疾。面部线性硬斑病伴进行性神经功能下降可导致死亡。

儿童SSc患者的预后变化较大，部分患者病程缓慢、隐匿，但也有部分表现出病情迅速发展，早期出现器官衰竭和死亡。总的来说，儿童SSc的预后优于成人，儿童的5年、10年和15年生存率分别为89%、80%~87%和74%~87%。最常见的死亡原因是心肌和肺纤维化引起的心力衰竭。

➢ 附：儿童系统性硬化症与儿童局灶性硬皮病的诊治流程图

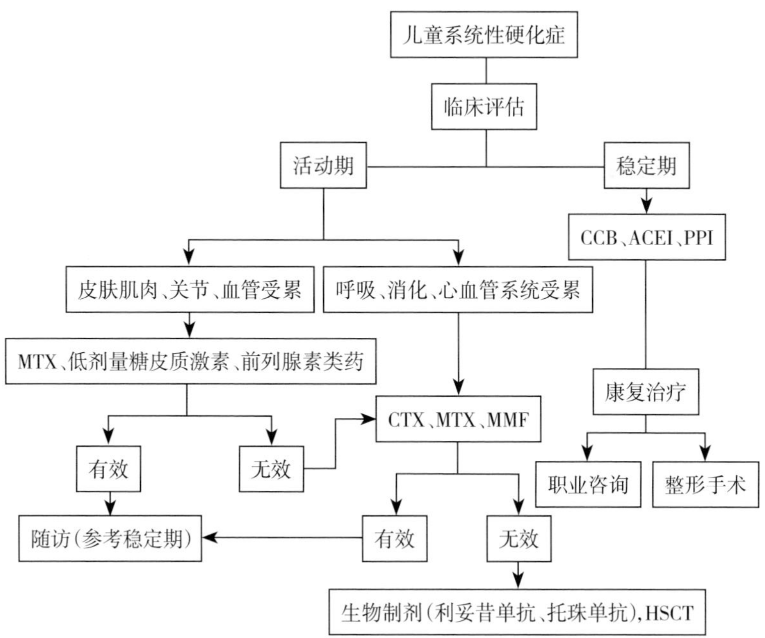

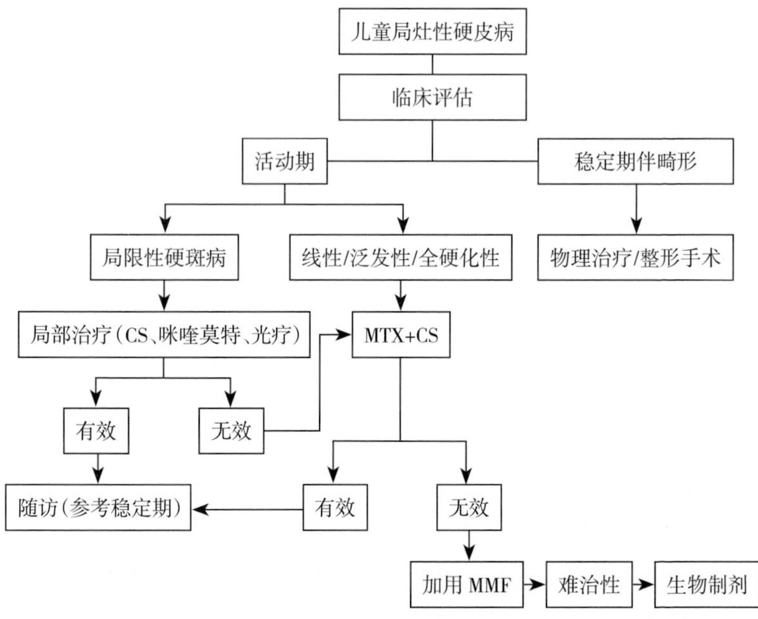

注：CS：corticosteroids，糖皮质激素；CCB：calcium channel blocker，钙通道阻滞剂；ACEI：angiotensin converting enzyme inhibitor，血管紧张素转换酶抑制剂；PPI：proton pump inhibitors，质子泵抑制剂；MTX：Methotrexate，甲氨蝶呤；CTX：Cyclophosphamide，环磷酰胺；MMF：Mycophenolate Mofetil，霉酚酸酯；HSCT：Hematopoietic Stem Cell Transplant，造血干细胞移植

（卢美萍）

参考文献

1. LI SC. Scleroderma in Children and Adolescents：Localized Scleroderma and Systemic Sclerosis. Pediatr Clin North Am，2018，65（4）：757-781.
2. ZULIAN F. Scleroderma in children. Best Practice & Research. Clinical Rheumatology，2017，31（4）：576-595.
3. 郑嵘君，卢美萍. 儿童风湿病国际相关诊治指南系列解读之八——儿童系统性硬化症分类标准解读及诊治进展. 中国实用儿科杂志，2020，35（04）：273-277.

第十九节　混合性结缔组织病

【概述】

混合性结缔组织病（mixed connective tissue disease，MCTD）是一类以血清中存在高滴度抗U1核糖核蛋白抗体（U1nRNP）并同时存在系统性红斑狼疮（SLE）、系统性硬化症（SSc）、多发性肌炎（PM）/皮肌炎（DM）、类风湿关节炎（RA）和干燥综合征等两种及以上结缔组织病的自身免疫性疾病。本病病因及发病机制尚不明确，儿童相对少见，发病率约为（1.9~2.1）/100 000，占儿童风湿免疫性疾病的0.3%~0.6%。

【诊断】

1. 临床表现　MCTD可以表现为多种结缔组织病（SLE、RA、DM/PM、SSc等）的临床症状，典型临床表现有：手指肿胀和硬化、多关节炎、雷诺现象、间质性肺病、肌炎和食管功能障碍、淋巴结肿大、脱发、颊部皮疹以及浆膜炎等。

（1）皮肤黏膜：雷诺现象伴指端肿胀、硬化是MCTD最早和最常见的表现。患者手指皮肤出现水肿、紧绷、增厚，皮肤皱褶变浅、消失，极少数患者可出现面部皮肤硬皮样改变。部分患者表现为颊部红斑、盘状红斑、光过敏、甲周毛细血管扩张等狼疮样皮疹，少数患者出现眼睑紫罗兰样皮疹、指/肘/膝关节伸侧面皮肤红斑、丘疹等皮肌炎的特征性表现。

（2）关节：MCTD患者中有60%出现RA样表现，患者有关节疼痛和晨僵，尤以手指关节受累多见，但较少出现天鹅颈、纽扣花等关节畸形，50%以上患者血清类风湿因子（RF）阳性。

（3）肺：MCTD患者中85%可并发肺部损害，多数患者早期没有明显临床症状，间质性肺病患者随着疾病进展逐渐出现干咳、胸痛、呼吸困难等表现。肺高分辨CT检查有助于早期发现肺间质性改变，肺功能检查有助于早期发现肺功能改变。

（4）肌肉：有PM或DM的患者临床可出现肌痛、肌无力的表现，部分患者急性期可伴发热、血清肌酶升高、肌电图呈现肌源性损害，肌肉活检提示浆细胞和淋巴细胞等炎性细胞浸润、肌纤维退行性变和束周萎缩等。

（5）心脏：心包炎是 MCTD 患者心脏受累最常见的临床表现，约 20% 患者出现心律失常，心电图表现为束支传导阻滞、右心室高电压等。多普勒超声可提示右心室肥厚、右心房增大等改变。肺动脉高压是 MCTD 患者累及心脏的又一重要表现，患者出现以下 6 条标准中的 4 条需考虑肺动脉高压，包括：①劳累性呼吸困难；②胸骨左缘收缩期的搏动；③肺动脉瓣区第二心音增强；④胸部 X 线片示肺动脉增宽；⑤心电图示右心室肥厚；⑥超声心动图示右室增大。

（6）胃肠道：MCTD 胃肠道表现包括食管蠕动障碍、硬皮病相关肠病和肝脏纤维化等。患者可出现进食后吞咽困难、胃食管反流和胃动力不足等表现。少数患者可出现胃肠血管炎表现，重症者继发肠穿孔、胰腺炎等。

（7）肾脏：约 25% 患者出现肾脏受累，多数与狼疮性肾炎、硬皮病等相关，患者可出现血尿、蛋白尿、肾性高血压、肾脏淀粉样变等表现。

（8）血液系统：约 3/4 患者出现贫血，其中半数以上患者 Coombs 试验阳性，患者亦可出现血小板减低和白细胞减少，重症者继发血栓性血小板减少性紫癜。

（9）其他：包括发热、淋巴结肿大、肝脾大等非特异表现。Sjogren 综合征在儿童 MCTD 中较为常见，临床表现为反复腮腺肿大和/或干性角膜结膜炎伴或不伴声嘶。极少数患者可出现头痛、癫痫样发作、脑出血及脑血栓等颅内血管炎表现。

2. 实验室检查　患者血清中存在高滴度的抗 U1nRNP 抗体是诊断 MCTD 的必备条件，同样也是儿童 MCTD 必不可少的诊断依据。高滴度斑点型 ANA 是 MCTD 又一实验室特征。患儿通常有白细胞减少、血小板减少、高丙种球蛋白血症、RF 阳性、抗 Ro 抗体阳性、抗 RNP 抗体阳性和抗 Sm、dsDNA 抗体阴性（一些患儿可有低滴度的 Sm 抗体），血清补体通常正常。MCTD 患儿可能会发展成硬皮病，Scl-70 抗体或抗着丝点抗体的出现强烈提示硬皮病的诊断。

3. 诊断标准　目前国际上应用较广的MCTD诊断标准包括美国Sharp标准(灵敏度57.7%,特异度90%)、墨西哥Alarcon-Segovia标准(灵敏度69.4%,特异度99.4%)、法国Kahn标准(灵敏度52.3%,特异度99.4%)和日本Kasukawa(灵敏度77.5%,特异度92.2%)诊断标准。具体如表5-23所示。

【鉴别诊断】

1. 未分化结缔组织病　具备结缔组织病的某些特征但未达到某个疾病的诊断标准称之为未分化结缔组织病(undifferentiated connective tissue disease,UCTD)。它可能属于某一种结缔组织病的早期阶段,因此疾病早期易与MCTD相混淆。

2. 重叠综合征(overlap syndrome)　通常同时患有2种或2种以上明显可识别的风湿病的患者,MCTD是与特定自身抗体(高低度抗-U1RNP抗体滴度)相关的重叠综合征,因此,完善自身抗体的测定有助于两者的区分。

3. 其他结缔组织疾病　MCTD可能在疾病初期以SLE样症状为主要表现,在另一时期又以SSc或PM或RA样症状为主要表现,或最终转为某一特定的结缔组织病。因此,本病需与SLE、SSc、PM、RA和原发性干燥综合征等相鉴别。

【治疗】

目前对MCTD没有特定的治疗方法,针对患儿的关节炎、皮肤症状或内脏器官受累情况制定相应的治疗措施。多数患儿对小剂量糖皮质激素、非甾体类抗炎药、羟氯喹等药物的反应良好。

1. 雷诺现象　注意保暖,避免情绪紧张、压力应激等,症状反复者可使用血管舒张剂,包括钙离子通道拮抗剂、磷酸二酯酶抑制剂、前列环素、内皮素受体拮抗剂等。

2. 关节炎　症状轻者可使用非甾体类抗炎药缓解症状,关节病变较重者可加用甲氨蝶呤、羟氯喹、柳氮磺吡啶等。

3. 肺动脉高压　选用中等剂量或大剂量糖皮质激素治疗,免疫抑制剂首选环磷酰胺和甲氨蝶呤,钙通道拮抗剂如硝苯地平、血管紧张素转化酶抑制剂如卡托普利等有助于降低肺动脉压力。

表 5-23　混合性结缔组织病诊断标准

Sharp 标准	**主要标准** （1）肌炎 （2）肺部受累： （a）弥散功能 < 正常的 70% （b）肺动脉高压 （c）肺活检提示增殖性血管病变 （3）雷诺现象或食管功能低下 （4）手指肿胀 （5）抗-ENA 抗体 1 : 10 000 和抗-U1 RNP 抗体阳性，同时抗 Sm 抗体阴性	**次要标准** （1）脱发 （2）白细胞减少 （3）贫血 （4）浆膜炎 （5）心包炎 （6）关节炎 （7）三叉神经病变 （8）颊部红斑 （9）血小板减少 （10）轻度肌炎 （11）手指肿胀病史	**诊断** 至少满足： 4 项主要标准以及抗-U1RNP 抗体滴度 >1 : 4 000 或主要诊断标准 1、2、3 中的两项加上 2 项次要标准以及抗-U1RNP 抗体滴度 >1 : 1 000 排除标准：抗 Sm 抗体阳性
Kasukawa 标准	**常见症状** （1）雷诺现象 （2）肿胀手或指 抗-RNP 抗体阳性	**重叠表现** （1）狼疮样表现： （a）多关节炎 （b）淋巴结病 （c）面部红斑 （d）心包炎或浆膜炎 （e）白细胞减少或血小板减少	**诊断** 至少存在一项常见症状 + 抗-U1 RNP 抗体阳性 + 三项重叠表现中的至少两项

续表

		(2) 硬皮样表现： (a) 硬皮病 (b) 肺纤维化，限制性肺疾病，弥散功能减低 (c) 食管蠕动功能减低 (3) 多发性肌炎表现： (a) 肌无力 (b) 肌酶升高 (c) 肌电图提示肌源性损害	
Alarcón-Segovia 标准	**血清学标准** 抗-U1nRNP 抗体滴度≥1：1 000	**临床标准** (1) 肿胀手 (2) 滑膜炎 (3) 肌炎 (4) 雷诺现象 (5) 肢端硬化	**诊断** 血清学标准加上至少 3 项临床标准（其中包含滑膜炎和/或肌炎）
Kahn 标准	**血清学标准** 存在滴度≥1：2 000（斑点型 ANA）的高滴度抗 RNP 抗体	**临床标准** (1) 雷诺现象 (2) 滑膜炎 (3) 肌炎 (4) 手指肿胀	**诊断** 血清学标准加上雷诺现象，以及以下三种症状中的至少两种（滑膜炎、肌炎和手指肿胀）

4. 肺间质病变

（1）糖皮质激素：泼尼松1~2mg/（kg·d）应用4~8周，根据临床表现、肺功能及高分辨CT结果调整激素用量，疗程6个月以上。存在严重低氧血症或呼吸衰竭的患者可采用大剂量糖皮质激素冲击治疗［剂量10~20mg/（kg·d），单次最大剂量1g］，连用3天。

（2）免疫抑制剂：对糖皮质激素治疗反应不佳者可选用环磷酰胺500mg/m^2静脉滴注，每4周一次（累计剂量不超过150~250mg/kg）；甲氨蝶呤10~15mg/（m^2·周）；环孢素4~6mg/（kg·d）；霉酚酸酯600mg/（m^2·d）等。

5. 其他　神经系统等重要脏器受累的患者往往需要加大糖皮质激素用量，甚至需要大剂量激素冲击治疗，部分患者需联合使用免疫抑制剂如环磷酰胺、甲氨蝶呤、环孢素等。

➤ **附：混合性结缔组织病诊治流程图**

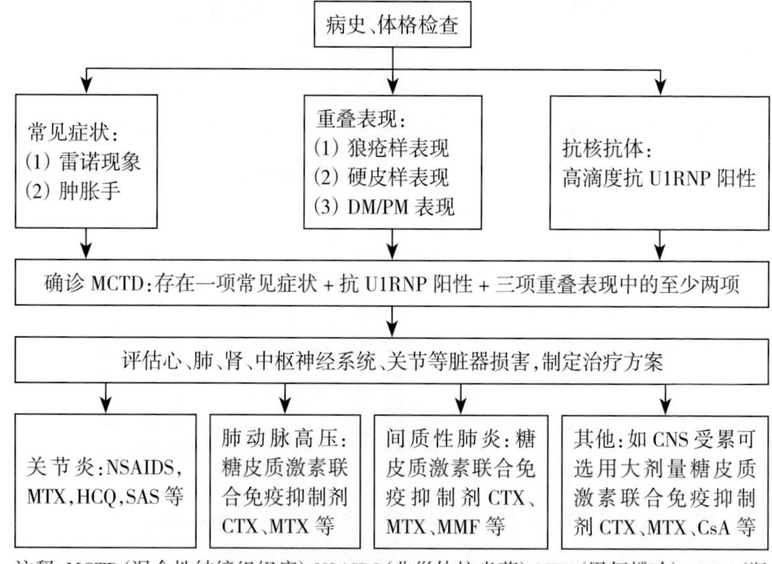

注释：MCTD（混合性结缔组织病）；NSAIDS（非甾体抗炎药）；MTX（甲氨蝶呤）、HCQ（羟氯喹）、SASP（柳氮磺吡啶）、CTX（环磷酰胺）、MMF（马替麦考酚酸酯）、CsA（环孢素）

（卢美萍）

参考文献

1. JOHN KJ, SADIQ M, GEORGE T, et al. Clinical and Immunological Profile of Mixed Connective Tissue Disease and a Comparison of Four Diagnostic Criteria. Int J Rheumatol, 2020, 2020(9692030).
2. CHAIGNE B, SCIRÈ CA, TALARICO R, et al. Mixed connective tissue disease: state of the art on clinical practice guidelines. RMD Open, 2018, 4(Suppl 1): e000783.
3. REISETER S, GUNNARSSON R, MOGENS AALØKKEN T, et al. Progression and mortality of interstitial lung disease in mixed connective tissue disease: a long-term observational nationwide cohort study. Rheumatology (Oxford), 2018, 57(2): 255-262.

第二十节　葡萄球菌性烫伤样皮肤综合征

【概述】

葡萄球菌烫伤样皮肤综合征(staphylococcal scalded skin syndrome, SSSS)曾称新生儿剥脱性皮炎(neonatal exfoliative dermatitis)或 Ritter 病(Ritter's disease),是由金黄色葡萄球菌(staphylococcus aureus, *S. aureus*)产生的表皮剥脱毒素(exfoliative toxin, ET)引起的以皮肤形成浅表水疱、皮肤弥漫性红斑及皮肤大面积剥脱后留有潮红的糜烂面为特征的细菌感染性皮肤病。SSSS 全球患病率约为(0.09~0.56)/百万,主要发生于新生儿及 5 岁以下儿童,以 2~3 岁儿童最为常见,偶见于患有慢性肾功能不全或免疫抑制的成人,患病儿童的男女比例大致相等,成人男女比例大概为 2∶1。

SSSS 主要致病菌为凝固酶阳性的金黄色葡萄球菌,主要是噬菌体Ⅱ组(3A、3C、55 和 71 型),少数为噬菌体Ⅰ组和Ⅲ组。通过对致病菌进行多位点序列分型(multilocus sequence typing, MLST)发现,大多数致病菌为 ST21 型。致病菌可从患者的皮损或远处感染灶如咽、鼻或结膜分离得到。金黄色葡萄球菌能够释放多种酶和毒素,但只有约

5% 的金黄色葡萄球菌可产生致 SSSS 的表皮剥脱毒素 A 和 B(ETA、ETB)。ETA 和 ETB 具有谷氨酸特异性丝氨酸蛋白酶活性,能够选择性裂解桥粒芯糖蛋白-1(desmoglein 1,DSG-1),导致角质形成细胞间黏附破坏,从而形成大疱和大片表皮剥脱。葡萄球菌产生的 ET 作为一种可溶性的剥脱毒素,可通过血液循环至全身皮肤组织,与细胞间黏附分子 DSG-1 结合并活化,参与裂解钙依赖性 DSG-1。而 DSG-1 作为维持表皮正常结构和功能的黏附分子,DSG-1 的裂解将破坏表皮颗粒层,造成皮肤的剥脱损害。ET 结合 DSG-1 后,可水解 DSG-1 位于细胞外的氨基末端,从而导致颗粒层内角质形成细胞黏附破坏,进而发生皮肤表皮层的松弛和剥脱。另外,DSG-1 只存在于表皮层而不在黏膜,所以 SSSS 病变只侵犯表皮。临床试验提示,携带 *fnbB* 基因的金黄色葡萄球菌长期存在于鼻黏膜将会增加感染的风险。

关于儿童 SSSS 发病率较高有两个假说,一是婴幼儿免疫系统尚未成熟,缺乏对葡萄球菌毒素的保护抗体;另一方面,试验证明 ET 主要由肾脏排出,婴、幼儿排泄很缓慢,此毒素在血清中含量增高而引起皮肤损害和剥脱。发生于成年人的葡萄球菌皮肤烫伤样综合征多见于患有肾炎、尿毒症、身体衰弱、免疫功能缺陷或有严重的葡萄球菌败血症的人,可能与肾脏排泄功能和机体免疫功能低下,或特异性抗体的滴度低有关。

【诊断】

1. 临床表现　本病多见于 5 岁以内的婴幼儿,好发于夏秋季。病初患儿可有鼻炎、化脓性咽炎、皮肤化脓性感染和外伤,新生儿常有脐带或泌尿道感染。皮损常初起于头面部,特别是口周或眼周,初期常较浅表并伴有结痂,24 小时内其周围皮肤出现疼痛,发红呈猩红热样,迅速波及躯干、四肢,以皮肤褶皱部位及脐带为重。皮损的特征表现为红斑基底大小不等的水疱,并可互相融合;疱液为浆液性,也可混浊似脓疱病;触痛明显,疱壁薄、松弛易破,尼氏征阳性;大片表皮剥脱后,露出鲜红水肿性糜烂面,呈烫伤样外观。面部受累可见浅黄色痂、口周可见放射状皲裂,但无口腔黏膜损害。手足皮肤可呈手套或袜套样剥脱。急性期患儿自觉皮肤疼痛,触痛明显,表现为哭闹、拒抱,可伴有发热、厌食、腹泻等症状。病情轻者皮损经过 3~5 天后渗出减少,开始结痂和脱屑,10~14 天后上皮重新生成,皮损愈合后不留瘢痕;病情严重者可继发支气管肺炎、败血症、脓肿或坏疽等危及生命。近年来,由于对本病认识的提高及治疗手段的进步,儿童死亡率由以往的 30% 下降至目前的 5% 左右。

2. 实验室检查

(1) 常规检查:白细胞总数升高,皮损严重或伴全身症状者更明显。约 80% 患者中性粒细胞比例增高,少数患者血沉增快。临床研究表明,患儿 T 细胞尤其以 $CD4^+$ T 细胞数量减少,血清 IgG 水平较健康婴儿血清 IgG 水平降低,可能与 IgG 的 Fc 段与金黄色葡萄球菌表面 A 蛋白特异性结合发挥的杀菌作用有关。尿常规检查可见尿蛋白轻度升高。

(2) 病原学检查:SSSS 是由表皮剥脱毒素介导的感染性疾病,不能从皮损处培养获得病原体。可以从患者感染部位的分泌物、脓疱液等培养到产 ET 的金黄色葡萄球菌,最常见的部位包括结膜、鼻咽部、脐、直肠。血培养在儿童一般为阴性,成人可为阳性,若血培养阳性则提示预后不良。分离的细菌应同时做药敏试验,有条件可进一步做分型和毒力鉴定。

(3) 病理学检查:病理显示浅表性非炎症性表皮分离。表皮中上部颗粒层可见裂隙,正在剥脱或已经剥脱的表皮上部,细胞变性,可见嗜酸性坏死,表皮下部细胞呈嗜酸性。真皮层反应轻微,仅在血管周围有少许炎性细胞浸润。电镜下表现为颗粒层细胞间桥粒被破坏。病理组织改变与天疱疮有相似之处。

3. 诊断标准 本病的诊断主要依赖于患儿的临床症状和体征以及组织病理学检查,新生儿或婴幼儿突发发热、全身弥漫性红斑和皮肤触痛,要考虑到本病的可能;病情迅速发展,短时间内出现烫伤样表皮剥脱、尼氏征阳性可建立诊断;血白细胞升高以及病原学检查对确诊有一定价值。

根据皮损表现可分为三型:①全身型:起病急,红斑起自眼周、口周,迅速波及颈部、腋下及腹股沟等皮肤薄且褶皱部位,表现为受累皮肤弥漫性潮红，部分患儿可伴有烫伤样水泡，尼氏征阳性，疼痛明显；部分患儿颈部皮损可见密集分布的米粒大小水疱，易误诊为猩红热；部分未见水疱，仅见红色湿润创面或结痂，口周、眼周出现放射性皲裂，具有诊断意义。②局限型：表现为大疱性脓疱疮，周围伴有红晕，大疱破溃后易向周围蔓延。③顿挫型：表现为全身性猩红热样红斑，皮损疼痛，部分伴尼氏征阳性。

【鉴别诊断】

1. 落屑性红皮症 多发生于出生后 2~4 个月婴儿，损害为弥漫性潮红，表面附有大量糠状鳞屑、无脓疱及糜烂，头皮、眉、肢体屈侧有脂溢性皮炎改变，病程慢性、使用足量抗生素治疗无效。

2. 新生儿脓疱病 某些临床表现与本病类似，有人认为可能是同病异型。但新生儿脓疱病以脓疱为主，不形成全身红皮症，尼氏征阴性，无表皮松解，常于出生 2 周内发病。

3. 中毒性表皮坏死松解症（toxic epidermal necrolysis，TEN） TEN 好发于成年人，发病前有可疑用药史，起病急、发展快。皮损初期表现为大片鲜红色或褐色斑块，麻疹样或猩红热样改变，继而出现大疱，病变累及皮肤、口腔及会阴部黏膜，仅皮损处可表现为尼氏征阳性，可伴有全身中毒症状甚至多器官衰竭。病理学检查，TEN 病变发生在表皮与真皮层交界处，表皮角质形成细胞可见明显的嗜酸性变性及坏死，坏死细胞肿胀、红染，结构不清，近角质层侧细胞表现为细胞核固缩，基底层及近基底层表现为细胞空泡化。TEN 的治疗依赖于糖皮质激素，而抗生素无效。

此外，有时还需与湿疹、单纯疱疹、猩红热等疾病鉴别。

【治疗】

治疗包括早期应用有效抗生素、支持治疗及局部治疗。

1. 全身治疗

（1）全身应用抗生素：早期应使用足量有效的抗生素，以清除存在体内的金葡菌感染灶，终止细菌毒素产生。并作抗生素敏感试验，以便选用适宜抗生素。可给甲氧苯青霉素，儿童按每天每千克体重 150~250mg，分 4 次静脉滴注。对于耐青霉素酶菌株可选用先锋霉素V号、邻氯青霉素等，也可选用其他二代或三代头孢菌素，或万古霉素。

(2) 支持疗法：注意维持水和电解质平衡，尤其是口周皮损影响患儿进食阶段。严重者可输入血浆，或静脉注射免疫球蛋白。丙种球蛋白可直接中和细菌抗原和毒素，阻断免疫细胞的Fc受体，并与C3b和C4b结合抑制炎症反应，改善中毒症状。有研究表明，抗生素联合免疫球蛋白对SSSS患儿的治疗不仅可以提高有效率，还能促进患儿的恢复。

2. 局部治疗

(1) 急性期：由于皮损严重，似烫伤，故护理原则同烫伤患者，如放置于消毒房间，应用烫伤支架；保持室内适宜温度、湿度；新生儿应置于暖箱内保持体温；医护人员及陪护人员严格执行消毒隔离制度。局部应使用温和的润滑剂，以减轻摩擦和减少体液的丢失及无刺激性的杀菌剂，如0.5%~1%新霉素乳剂外用。大疱疱膜最好移除，然后用1∶10 000~1∶5 000高锰酸钾溶液或1∶2 000黄连素液湿敷，清洁换药用1%甲紫溶液涂擦等。对于存在眼部损害者，每天对结膜进行清洗，利用利福平眼药水或0.25%氯霉素眼药水进行滴眼，并在睡前应用红霉素眼膏涂眼。注意避免胶带直接接触皮肤。

(2) 恢复期：由于自觉皮肤干痒，可应用润肤霜剂。

3. 糖皮质激素　关于激素的应用意见不一，禁止单独使用激素。有学者认为使用糖皮质激素可以稳定溶酶体膜，减少溶酶体内水解酶的释放，从而减轻组织损伤；也可直接中和ET；同时糖皮质激素有较强的抗炎作用，通过抑制免疫分子和免疫细胞起到抗免疫作用，从而减轻细胞损伤。同时有学者认为糖皮质激素可导致机体免疫抑制，从而使病情变得更加复杂；而应用糖皮质激素本身存在一些不良反应，如感染性差、胃肠道出血、水电解质紊乱等，也使得糖皮质激素在应用于治疗SSSS存在阻碍。对一时难以明确病因和诊断的患者，可抗生素与激素合并应用。

4. 预防

(1) 在新生儿养育室出现的暴发病例常起因于无症状的携带产

毒株金黄色葡萄球菌的看护员和父母。需要严格的感染控制措施，包括患者隔离、隔离护理及洗手。

(2) 筛查程序可鉴别患者接触者中的金黄色葡萄球菌携带者，包括卫生保健人员。

(3) 携带者需外用消毒剂如氯己定，而鼻部携带者通过局部使用抗菌药物根除。

5. 预后　近年来，随着抗生素的应用，SSSS 的病死率显著降低，但病情发展凶险，全身中毒症状重，且伴随严重的基础疾病或免疫功能低下，其预后较差。通常病死率在 5% 以下，成人患者病死率显著高于婴幼儿。

➤ 附：葡萄球菌性烫伤样皮肤综合征诊治流程图

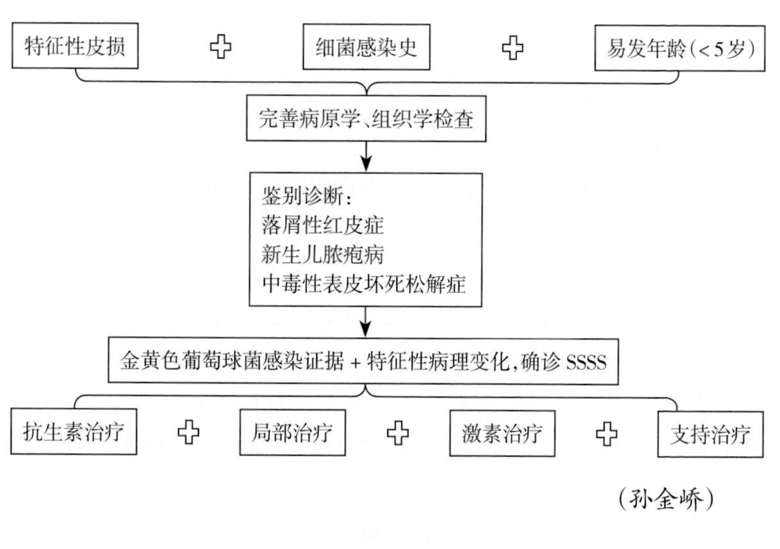

(孙金峤)

参考文献

1. LEUNG AKC, BARANKIN B, LEONG KF. Staphylococcal-scalded skin syndrome: evaluation, diagnosis, and management. World J Pediatr, 2018, 14 (2): 116-120.

2. JORDAN KS. Staphylococcal Scalded Skin Syndrome: A Pediatric

Dermatological Emergency. Adv Emerg Nurs J,2019,41(2):129-134.

3. LIY-WONG C,POPE E,WEINSTEIN M,et al. Staphylococcal scalded skin syndrome:An epidemiological and clinical review of 84 cases. Pediatr Dermatol,2021,38(1):149-153.

第二十一节　巨噬细胞活化综合征

巨噬细胞活化综合征(macrophage activation syndrome MAS)是儿童风湿性疾病的严重并发症,是一种继发性噬血细胞淋巴组织细胞增生症(hemophagocytic lymphohistiocytosis,HLH),常并发于全身型幼年特发性关节炎(SJIA),也见于川崎病(KD)、系统性红斑狼疮(SLE)等其他风湿性疾病。本病以发热、肝脾淋巴结肿大及神经系统受累为主要临床表现,辅助检查显示全血细胞减少、凝血功能障碍、肝功能损害及铁蛋白升高,骨髓检查可伴噬血现象。MAS 发生急骤,临床异质性较大,目前无特异性临床及实验室预警指标,早期诊断较困难,且进展迅速,病死率高,因此早期诊断及合理治疗对于改善 MAS 预后尤为重要。

【诊断】

1. 临床表现

(1) 发热:持续高热常常是 MAS 的首发症状,多为稽留热及弛张热。

(2) 肝脾增大、淋巴结增大:可以表现为恶心、呕吐、黄疸及肝酶在短期内迅速增高,肝功能急剧恶化,并可以出现肝脏其他代谢功能紊乱;肝脾淋巴结呈不同程度增大。

(3) 出血现象:可以表现皮肤黏膜紫癜,黏膜出血、消化道出血,也可能出现弥散性血管内凝血(DIC)。

(4) 中枢神经系统功能障碍:可以有嗜睡、烦躁、定向力障碍、头痛、抽搐、昏迷等。

(5) 其他:可伴肾脏、肺脏及心脏受累,少见。

儿童风湿病相关的 MAS 临床表现变异性大,严重者由于肝功能衰竭及出血,可迅速进展出现多脏器功能衰竭而入 ICU,也可以仅表现为持续发热,血象相对降低,轻微的凝血功能障碍。

2. 实验室检查

(1) 血细胞下降:末梢血细胞减低,表现为白细胞及血小板减低为主,一系或三系减低。

(2) 肝功能及生化改变:血清肝酶增高,ALT、AST、GGT、LDH 增高等,可有血胆红素增高。多伴甘油三酯、LDH 增高,LDH 可以迅速增高而且程度较高;低钠血症、低蛋白血症等。

(3) 凝血功能异常:出现 PT、APTT 延长,纤维蛋白原降低,FDP 增加,D-二聚体增高。

(4) ESR 降低:由于血液纤维蛋白原降低所致。

(5) 血清铁蛋白增高:是本病重要特点之一,增高程度往往达数千甚至上万,是诊断 MAS 的必要指标。

(6) 组织病理学特征:骨髓穿刺活检或淋巴结活检,可发现活跃增生的吞噬血细胞现象,发现吞噬细胞,则对诊断有非常重要的意义。但并非所有患者均可以发现,未找到吞噬细胞不能除外 MAS。

3. 诊断标准 MAS 是一种威胁生命的并发症,早期诊断及快速和有效的治疗是抢救生命的关键。目前诊断参考 Ravelli2002 年和 2005 年的初步诊疗方案。下面列出了两种不同的诊断方案(表 5-24、表 5-25)。

表 5-24 SOJRA 合并 MAS 的参考诊断指标(2002 年)

临床标准
1. 持续高热
2. 肝和/或脾增大(肋缘下 >3cm)CNS 受累
3. 出血
实验室标准
1. 全血细胞减低 WBC < 9 000/mm^3 和/或 Hgb < 9.0g/dl 和/或 PLT < 262 000/mm^3
2. ESR 下降(≤26mm/h)
3. 肝功损害(GOT ≥59U/ml a/o GPT ≥42U/ml)凝血异常(纤维蛋白原 ≤250mg/dl 和/或 FDP+)血清铁蛋白增高(≥5 460ng/ml)
组织病理学标准
骨髓中吞噬血细胞

表 5-25　SOJRA 合并 MAS 的参考诊断指标(2005 年)

临床标准
1. CNS 功能障碍(易激惹、定向力障碍、嗜睡、头痛、抽搐、昏迷)
2. 出血表现(紫癜、易出血、黏膜出血)
3. 肝脾增大(肋缘下≥3cm)
实验室标准
1. 血小板≤262×10^9/L
2. 谷草转氨酶 >59U/L
3. 白细胞≤4.0×10^9/L
4. 纤维蛋白原降低(≤2.5g/L)
组织学标准
骨穿有巨噬细胞吞噬血细胞的证据
诊断原则:诊断 MAS 需要任何 2 个或以上的实验室标准,或 2 个以上的临床和/或实验室标准。骨髓中发现吞噬血细胞,仅仅是对于可疑病例才必须具备
建议:上述诊断指标仅用于活动性 SOJRA 合并 MAS,实验室检查值仅作为参考

EULAR/ACR 儿童风湿病国际试验组织(Paediatric Rheumatology International Trails Organisation,PRITO)于 2014 年 3 月 21~22 日在意大利热那亚举行了国际 MAS 分类标准共识大会,联合制定了关于 sJIA 并发 MAS 的新分类标准:确诊或疑似 sJIA 的发热患者,符合以下标准可以诊断为 MAS:①铁蛋白 >684ng/ml;②血小板≤181×10^9/L;③AST>48U/L;④TG>1 560mg/L;⑤纤维蛋白原≤3 600mg/L。诊断条件:1 为必备条件,2~5 满足任意 2 条或 2 条以上(注:实验室数据异常需排除伴发免疫介导的血小板减少症,传染性肝炎、内脏利什曼病或者家族性高脂血症等疾病)。在临床中需密切观察病情的动态变化,在诊断中尚需要鉴别诊断。

此标准强调了铁蛋白在 MAS 诊断中的重要地位。有研究表明铁蛋白水平可作为 MAS 严重程度、疾病活动、治疗效果及预后等评估的指标，最初是用于临床研究，缺乏除了发热以外的临床指标，但其反映了 MAS 的主要特征，简洁直观，便于临床运用。

从上述诊断标准中可见，MAS 的标准与 HLH 不同，有些指标异常变化的程度较轻，这与其原发病的改变有关，也是为了能够早期诊断。在临床中密切观察病情的动态变化，可能更有意义。在诊断中尚需要鉴别诊断，如：疾病的活动和复发、继发感 染及药物副作用。

【治疗】

有报道 MAS 死亡率达 20%~60%，早期诊断，积极治疗可以极大地改善预后。目前尚无 MAS 的标准治疗方案，主要治疗原则为抑制炎症细胞因子风暴，清除过度活化的免疫细胞，治疗潜在疾病和消除触发因素。

目前常用的治疗方法如下。

1. 肾上腺皮质激素　静脉应用肾上腺皮质激素是治疗 MAS 的首选治疗方法，常常需要大剂量甲泼尼龙冲击治疗。剂量为 30mg/(kg·d)，一般最大剂量为 1g/d，连用 3~5 天，改为口服，如果病情需要，可以重复应用。

2. 环孢素　治疗重症 MAS，激素耐药者需应用环孢素 A，通过抑制巨噬细胞和 T 细胞而达到治疗 MAS 的有效作用，常用剂量为 3~6mg/(kg·d)，急性期以静脉用药为佳，一旦病情控制，即改为口服治疗，应用本药需要监测血药浓度。

3. 依托泊苷　对于皮质激素及环孢素治疗无效者，建议加用依托泊苷(VP16)，可参考 HLH-2004 方案进行。

4. 生物制剂　MAS 的生物制剂为细胞因子拮抗剂，有报道应用 TNF 受体拮抗剂、IL-1 拮抗剂、IL-18 结合蛋白(IL-18BP)等有很好的治疗作用，尤其是 IL-1 拮抗剂、IL-18 结合蛋白对 MAS 和难治性 sJIA 均有较好效果。细胞因子 IL-6 拮抗剂有报道对 sJIA 和 MAS 的治疗有效。但目前均缺乏 MAS 治疗适应证。

5. 其他治疗　其他治疗还有静脉输注免疫球蛋白(IVIG)及血浆置换均可作为 MAS 的辅助治疗，因缺乏大样本治疗报道，作用尚不确定。

儿科风湿性疾病相关MAS并不少见，风湿性疾病出现持续高热、肝脾大、血常规下降、铁蛋白升高需警惕MAS发生。出血、中枢神经系统症状、呼吸衰竭、严重的低纤维蛋白原血症、多器官功能不全提示预后不良，死亡率约8%~17%，常见死因有多器官功能衰竭、急性肾衰竭、充血性心力衰竭、肝功能衰竭、呼吸衰竭和肺出血等。糖皮质激素是风湿病合并MAS治疗的首选，激素治疗无效患儿联合使用环孢素及依托泊苷可提高缓解率，生物制剂在MAS发生及治疗中的作用尚有待进一步大样本临床研究证实。

➤ **附：巨噬细胞活化综合征诊治流程图**

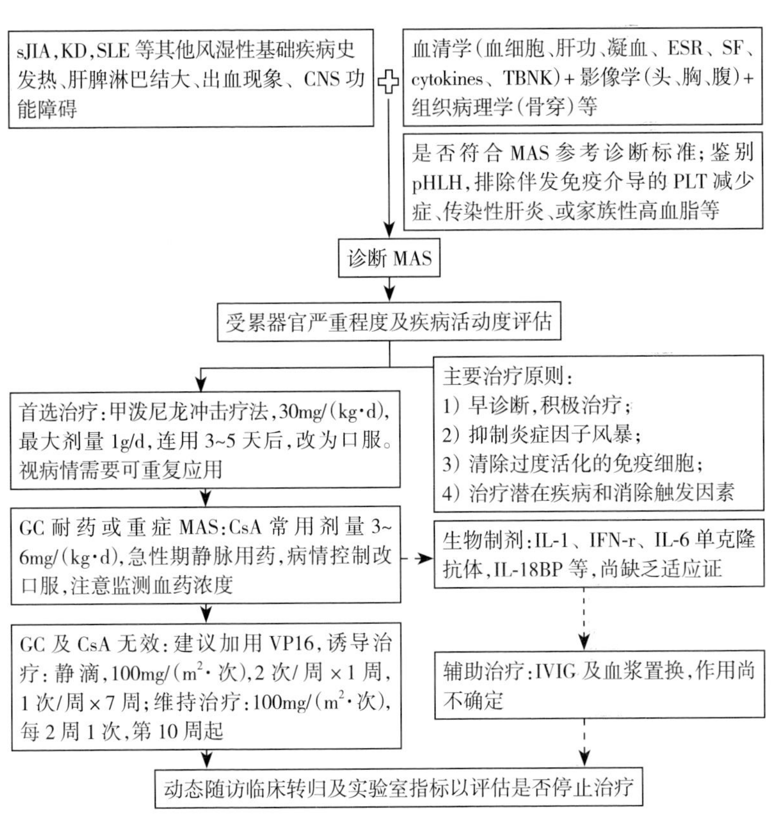

（唐雪梅）

参考文献

1. Ravelli A, Minoia F, Davì S, et al. 2016 Classification criteria for macrophage activation syndrome complicating systemic juvenile idiopathic arthritis: a European League Against Rheumatism/American College of Rheumatology/ Paediatric Rheumatology International Trials Organisation collaborative initiative. Ann Rheum Dis. 2016; 75(3): 481-489.
2. Schulert GS, Grom AA. Pathogenesis of macrophage activation syndrome and potential for cytokine- directed therapies. Annu Rev Med. 2015; 66: 145-159.

第六章　免疫功能异常与疫苗接种

第一节　原发性免疫缺陷儿童的疫苗接种

【概述】

原发性免疫缺陷病（primary immunodeficiency diseases，PID）也称为免疫出生错误（inborn error of immunity，IEI），是遗传因素导致免疫细胞及其组成成分发生质或量的变化，引发机体对多种病原体易感性显著增高的一组疾病，可累及固有免疫（innate immune）和/或适应性免疫（adaptive immune），不仅表现为免疫功能低下或缺失而易感染，还包括诸多免疫功能亢进或失调、临床表现为自身免疫、过度炎症、过敏等。2019 年国际免疫联合会（International Union of Immunological Societies，IUIS）将 PID 分为 10 类，包括：联合免疫缺陷、伴典型表现的联合免疫缺陷综合征、抗体免疫缺陷、免疫失调性疾病、吞噬细胞缺陷、天然免疫缺陷、自身炎症性疾病、补体缺陷、单基因骨髓衰竭综合征、拟表型免疫疾病。

PID 患者的预防接种要考虑疫苗的安全性和有效性，即疫苗是否会在部分 PID 患者中增殖并引起播散性感染以及患者能否在接种后充分应答。灭活疫苗包含灭活的细菌和病毒（完整、片段或经修饰），也可能包含类毒素、纯化多糖和蛋白多糖偶联疫苗。对于大多数免疫缺陷患者使用此类疫苗的风险不高于免疫能力正常人群。减毒活疫苗的安全性因免疫缺陷程度而异。疫苗的有效性取决于 PID 患者接种后的免疫应答，一般来讲免疫抑制程度越高，患者获得保护性免疫效果的可能性越小。

国家免疫规划疫苗儿童免疫程序及说明（2021 年版），国家免疫规划疫苗包括:乙肝疫苗、卡介苗、脊灰疫苗、百白破疫苗、麻腮风疫苗、乙脑疫苗、流脑多糖疫苗、甲肝疫苗。非国家免疫规划疫苗包括肺炎球菌疫苗、水痘疫苗、流感疫苗、B 型流感嗜血杆菌疫苗、轮状疫苗。其中乙肝疫苗、脊灰灭活疫苗、吸附无细胞百白破联合疫苗、乙脑灭活疫苗、流脑多糖疫苗、甲肝灭活疫苗、肺炎球菌疫苗、流感疫苗、B 型流感嗜血杆菌疫苗为灭活疫苗,而口服脊髓灰质炎疫苗、卡介苗、麻腮风疫苗、乙脑减毒活疫苗、水痘疫苗、轮状疫苗是减毒活疫苗。

对于原发性免疫缺陷病的疫苗接种的一般建议如下。

1. 原发性免疫缺陷的患者一般可以接种灭活疫苗,但是某些情况下,接种后可能无法产生理想的免疫应答。

2. 除轻度抗体缺陷的患者外,绝大多数免疫功能低下的患者禁用减毒活疫苗。

3. 建议原发性免疫缺陷病的患者及其家庭成员每年接种流感灭活疫苗。

4. 接受免疫球蛋白替代治疗的患者可以考虑接种各种灭活疫苗,但接种的有效性尚未完全明确。

5. 对于原发性免疫缺陷病的儿童,除非有禁忌,应完成灭活疫苗的接种。

6. 建议原发性免疫缺陷病患者接种肺炎球菌疫苗。

7. 建议原发性免疫缺陷病患者,尤其是补体缺陷或先天性无脾患者接种 B 型流感嗜血杆菌疫苗。

8. 建议原发性免疫缺陷病尤其是补体缺陷或先天性无脾/脾功能减退的患者接种脑炎灭活疫苗。

【不同 PID 的预防接种建议】

1. 联合免疫缺陷

(1) 疾病概况:患者的细胞免疫及体液免疫均有严重缺陷,根据病情轻重可分三类,即 $T^-B^+NK^-$ 重症联合免疫缺陷(severe combined immunodeficiency,SCID),如:X-SCID;$T^-B^-NK^+$SCID,如:AK2 缺陷;症状较轻的联合缺陷,如:主要组织相容复合物Ⅰ类分子缺陷。

(2) 接种建议

1) 可以接种:任何灭活疫苗。

2) 禁忌接种:各类减毒活疫苗,如卡介苗(BCG)、脊髓灰质炎减毒活疫苗(OPV)、麻腮风疫苗、水痘疫苗等。

SCID 患儿应在干细胞移植治疗成功,并已停止对移植物抗宿主病治疗 1 年后再考虑恢复免疫接种。

2. 伴典型表现的联合免疫缺陷综合征

(1) 疾病概况:是指一类已明确定义的免疫缺陷综合征,这组疾病的异质性较强,可以影响 T 细胞和/或 B 细胞功能。根据 2019 版分类包括 9 大类:遗传性血小板减少性免疫缺陷;未纳入 CID 的 DNA 修复酶缺陷性疾病;胸腺缺陷伴先天畸形;免疫-骨发育不良疾病;高 IgE 综合征;维生素 B_{12} 和叶酸代谢缺陷;无汗性外胚层发育不良伴免疫缺陷病;钙通道缺陷;其他联合免疫缺陷综合征等。

高 IgE 综合征(HIES)的特征包括出生后或 1 岁以内出现湿疹、严重的皮肤感染和脓肿、化脓性肺炎和皮肤黏膜念珠菌病,此外淋巴结炎、鼻窦炎、中耳炎、关节炎、骨髓炎和败血症也很常见。大多数为散发性病例,而 *STAT3* 和 *DOCK8*、*PGM3*、*TYK2* 基因突变可分别引起常染色体显性遗传(AD-HIES)和隐性遗传的 HIES(AR-HIES)。这些患者的常见感染病原包括单纯疱疹、金黄色葡萄球菌、流感嗜血杆菌、化脓性链球菌 A 组、铜绿假单胞菌、大肠埃希氏菌等。同时口腔和指甲的慢性念珠菌病以及念珠菌、曲霉、隐球菌引起的侵袭性感染也较为常见。

Wiskott-Aldrich 综合征(WAS)是一种 X-连锁隐性遗传病,由 WAS 蛋白(WASP)基因突变引起,其特征是血小板减少症伴小血小板、湿疹、反复感染、自身免疫疾病和恶性肿瘤的风险增加。WAS 患者常表现出进行性免疫损伤,如淋巴细胞减少、低丙种球蛋白血症和抗体反应降低,尤其是针对多糖抗原的抗体反应。常见感染病原方面,单纯疱疹 1 型和 2 型以及念珠菌和肺孢子菌感染均很常见。

共济失调毛细血管扩张症是一种常染色体隐性遗传疾病,由位于 11 号染色体上的 *ATM* 基因突变引起,该基因与 DNA 修复机制有关，突变后导致 DNA 的高度脆弱性，从而导致染色体的频繁易位、倒位和断裂。常以进行性小脑性共济失调为首发表现，此后逐渐出现皮肤黏膜和眼部毛细血管扩张，特别好发于面部以及膝盖和肘部的皱褶处。这些患者对呼吸道感染的易感性增加，具有很高的支气管扩张或慢性阻塞性肺病的风险。感染病原体方面，以包囊细菌，尤其是流感嗜血杆菌、肺炎链球菌和铜绿假单胞菌较为常见。

Di George 综合征（DGS），也称为染色体 22q11 缺失综合征或 CATCH 综合征（心脏异常、面部异常、胸腺发育不全、腭裂、低钙血症），是来自第三和第四咽囊的遗传疾病。Di George 综合征可能是散发性的，也可能是常染色体显性遗传。大多数病例表现为部分性 DiGeorge 综合征：胸腺残留、T 淋巴细胞异常和淋巴细胞减少，而体液反应通常是正常的；约有 1% 的患者表现为完全性的 DGS，即胸腺缺失。

（2）接种建议：在 HIES 患者中，建议使用所有死疫苗、灭活疫苗和重组疫苗。许多研究证明了疫苗可在这些患者中产生一定程度的保护性抗体反应。HIES 患者禁用卡介苗。其他减毒活病毒疫苗对于 AD-HIES 患者而言是安全的，但不推荐对存在 T 细胞免疫缺陷（$CD4^+$ T 细胞 $<500\times10^6/L$、$CD8^+$ T$<200\times10^6/L$ 和增殖试验异常）的 *DOCK8* 或 *PGM3* 突变所致的 HIES 患者接种减毒活疫苗。

对于 WAS 患者，推荐接种灭活疫苗，考虑到 T 淋巴细胞数量或功能缺陷在这些患者中很常见，不推荐这些患者接种减毒活疫苗。

对于共济失调毛细血管扩张症患者，灭活疫苗是安全的。在有效性方面，尽管注射疫苗后患者体内针对多糖的特异性抗体的产生量低于健康人群，但针对肺炎球菌、流感嗜血杆菌和脑膜炎双球菌的结合疫苗仍然具有预防效果，因此推荐该类患者接种上述疫苗。对于减毒病毒疫苗的接种同样需要评估 T 细胞免疫功能（$CD4^+$ T 细胞 $\geq500\times10^6/L$、$CD8^+$ T$\geq200\times10^6/L$ 和增殖试验正常）。

对于完全性 DGS 患者，由于疫苗相关疾病的潜在风险，所有减毒活疫苗都是禁忌的，但推荐接种灭活流感疫苗和针对有荚膜病菌的疫苗包括肺炎链球菌、流感嗜血杆菌和脑膜炎双球菌。对于部分性 DGS 患者，推荐接种灭活流感疫苗和肺炎链球菌、流感嗜血杆菌和脑膜炎双球菌等有荚膜病菌疫苗。若评估患者 $CD4^+$ T 细胞≥500×10^6/L、$CD8^+$ T≥200×10^6/L 和增殖试验正常，可以接种减毒活病毒疫苗；若不满足上述条件，建议进行免疫调控并推迟疫苗接种。对于年龄小的孩子，要求的 $CD4^+$T 细胞数量可能会更高，如 1~6 岁患儿 $CD4^+$T 细胞应高于 1 000×10^6/L，而 1 岁以内患儿应高于 1 500×10^6/L 方可接种上述疫苗。

3. 抗体免疫缺陷

(1) 疾病概况：是指由于 B 细胞的发育障碍引起的 PID，通常占所有 PID 的 1/3~1/2。根据 2019 年版分类，目前共有 39 种基因突变和 1 种染色体部分缺失导致的 45 种疾病。根据其免疫学特征，可分为以下几组：①所有血清免疫球蛋白严重减少，B 细胞显著减少或缺失；②至少两种血清免疫球蛋白严重减少，B 细胞计数正常或偏低；③血清 IgG 和 IgA 严重减少，IgM 正常/升高，B 细胞计数正常；④B 细胞计数一般正常的同种型或轻链缺陷；⑤特异性抗体缺乏，Ig 浓度正常，B 细胞计数正常；⑥B 细胞计数正常的婴儿暂时性低丙种球蛋白血症。

该类疾病的特点是对细菌感染的易感性增加，例如肺炎链球菌和流感嗜血杆菌。同时也会增加发生肠道病毒引起的中枢神经系统感染和蓝氏贾第鞭毛虫和隐孢子虫引起的胃肠道感染的机会。此外，原发抗体缺陷患者可能会发展为自身免疫性疾病和/或肿瘤。一般而言，病程受低丙种球蛋白血症的严重程度和循环 B 细胞计数减少的程度的影响。

(2) 接种建议

1) 灭活疫苗对于抗体缺陷的患者，通常认为是安全且耐受良好的，即使部分患者体内不能产生保护性反应。不建议在 XLA 和 CVID 患者中使用减毒活病毒疫苗。除减毒脊髓灰质炎疫苗外，大部分可用的减毒病毒疫苗都可以用于 IgA 缺陷或 IgG 亚类缺陷的患者。

2) 免疫球蛋白替代治疗：使用免疫球蛋白治疗时建议暂缓接种除灭活流感疫苗外其他灭活疫苗。现有的输注免疫球蛋白具有广泛免疫作用和抗微生物作用，如中和细菌毒素、补体介导裂解的调理作用、吞噬细胞杀伤作用以及细胞介导的 NK 细胞或吞噬细胞诱导的病原体杀伤作用。免疫球蛋白治疗可能会干扰对麻疹、风疹和水痘活疫苗的免疫反应,建议在接受免疫球蛋白后3~11个月内避免接种这些疫苗。同时建议在某些疾病暴露后预防性接种抗体和疫苗,例如乙型肝炎、狂犬病和破伤风。

3)禁忌接种:禁用口服脊髓灰质炎疫苗。关于卡介苗对原发抗体缺陷患者影响的研究很少,通常认为在原发抗体缺陷患者中禁忌接种卡介苗。

4. 免疫失调性疾病

(1)疾病概况:该类疾病包括家族性噬血淋巴组织细胞增生症、淋巴增殖性疾病、不伴淋巴细胞增生的自身免疫性疾病、自身免疫性淋巴细胞增生综合征、调节性T细胞功能异常相关性疾病、合并结肠炎的免疫失调性疾病和易感EB病毒和淋巴增殖病7大类,主要为免疫失调所致。

(2)接种建议

1)可以接种:灭活疫苗。

2)禁忌接种:减毒活疫苗,特别是家族性嗜血细胞综合征和X-连锁淋巴增殖综合征(XLP)的患儿。

5. 吞噬细胞缺陷

(1)疾病概况:由于吞噬细胞包括中性粒细胞、单核细胞、巨噬细胞和树突细胞在内的数量和/或功能缺陷导致的一类疾病,可分为先天性中性粒细胞减少、趋化黏附缺陷、呼吸爆发缺陷和其他非淋缺陷。其中先天性中性粒细胞减少是最严重的一类。此类患者对细菌感染的易感性增加,尤其是金黄色葡萄球菌、黏质沙雷氏菌、诺卡氏菌属、洋葱伯克霍尔德氏菌和真菌如念珠菌和曲霉。这些疾病中的典型疾病是慢性肉芽肿病(CGD)。

(2)接种建议:对于此类患者,强烈建议采取主动免疫。目前认为,灭活细菌疫苗对于此类患者是有用、安全且耐受良好。CGD或先天性中性粒细胞减少症影响的患者能够对减毒病毒疫苗的抗原刺激做出一定的反应,但白细胞黏附缺陷(LAD)或Chediak-Higashi(CH)综合征患者由于细胞介导和细胞溶解活性受损,接种活病毒疫苗会产生严重的副作用。因此，除LAD或CH外，这类患者可接种减毒病毒疫苗。减毒活细菌疫苗方面，根据报道，吞噬细胞缺陷患者接种BCG后发生播散性分枝杆菌病的风险会增加，且多项研究表明，62%~75%的发生分枝杆菌感染的CGD患者实际上与BCG相关，而由环境分枝杆菌引起的疾病风险反而较低。因此，诊断为CGD的患者禁用BCG疫苗接种。

6. 天然免疫缺陷

(1) 疾病概况：是指天然/固有免疫系统的细胞或分子缺陷导致的一类疾病，包括孟德尔遗传的分枝杆菌易感性疾病（MSMD）、疣状表皮发育不良、严重病毒易感性疾病、单纯疱疹病毒脑炎、皮肤黏膜白念珠菌病（CMCD）、侵袭性真菌易感性疾病、Toll样受体信号通路缺陷、其他非造血组织相关固有免疫缺陷及白细胞相关固有免疫缺陷等。此类患儿通常对分枝杆菌易感，同时，对于干扰素产生缺陷的患儿，机体抗病毒能力也存在缺陷。

可引起MSMD的基因包括*IFNGR1*、*IFNGR2*、*STAT1*、*IRF8*、*GATA2*、*CYBB*、*IL12B*、*IL12RB1*、*ISG15*和*NEMO*等，通常参与IL-12/干扰素-γ通路。接种BCG可以激活该通路，因此对于此类患者，接种BCG后会产生各种局限并发症如淋巴结炎、骨髓炎，或播散性并发症如发热、体重下降、贫血、肝脾大等。除表现出分枝杆菌易感外，这些患者也容易感染沙门氏菌和其他细胞内细菌（李斯特菌、诺卡氏菌和克雷伯菌）、真菌（念珠菌、组织胞质菌、副球孢菌）、寄生虫（利什曼原虫、弓形虫）和病毒（巨细胞病毒、人类疱疹病毒8型和水痘带状疱疹病毒）等。

皮肤黏膜白念珠菌病（CMCD）的特征是IL-17介导的免疫反应受损，这导致对念珠菌属引起的皮肤、指甲和黏膜感染的易感性增加。大多数CMCD是由于杂合的*STAT1*功能获得性突变引起，此外，包括*STAT3*、*CARD9*、*AIRE*、*IL-17RA*、*IL17RC*、*IL17F*、*CLEC7A*和*TRAF3IP2*在内的基因突变均可以引起该病。

(2) 接种建议：建议接种13价肺炎球菌结合疫苗（PCV-13）和23价肺炎球菌多糖疫苗（PPSV23）、B型嗜血杆菌结合疫苗和脑膜炎双球菌结合疫苗。这些患者需要反复接种疫苗并测定抗体反应。

2016年一项纳入274名*STAT1*功能获得性突变患者的队列中报告了卡介苗疫苗引起的局部和播散性疾病以及活病毒疫苗引起的严重疾病(如天花和麻疹)。因此,对于CMCD,通常可以接种灭活疫苗,而禁用减毒活疫苗。

1) 可以接种:灭活疫苗。

2) 禁忌接种:BCG。

干扰素-γ或白细胞介素-12轴缺陷的患儿应避免接种病毒和细菌类减毒活疫苗。

7. 自身炎症性疾病

(1) 疾病概况:是一组由固有免疫系统缺陷或失调导致的系统性炎症性疾病,病程常呈复发性或慢性持续性,临床表现包括发热(尤其是周期性发热)、皮疹、关节痛/关节炎、眼部病变及神经系统无菌性脑膜炎等各系统炎症反应。患者体内适应性免疫(包括自身反应性T细胞或自身抗体)通常不参与致病机制。根据IUIS分类,包括Ⅰ型干扰素病、炎症小体病和非炎症小体病三类。

(2) 接种建议:该类疾病尚缺少预防接种的证据,可遵循PID疫苗接种的一般建议。大多数此类疾病患者需应用免疫抑制或免疫调节治疗,需根据治疗情况制订接种方案。免疫抑制治疗后,根据治疗的时间和程度、所用药物和/或是否使用生物制剂可能会出现不同水平的免疫功能损害。通常认为过去14天内接受小剂量激素(<20mg/d或等效剂量)治疗或应用激素隔日疗法、MTX≤每周0.4mg/kg以及低剂量甲氨蝶呤联用羟氯喹为轻度免疫抑制状态,可以根据个体情况评估是否存在其他禁忌证和风险获益比后考虑应用活疫苗;接受每日大剂量皮质类固醇治疗[≥20mg/d或对于体重低于10kg的患者>2mg/(kg·d)]、应用TNF-α抑制剂、JAK抑制剂和IL-6抑制剂的患者认为是中高度免疫抑制状态:这些患者禁用活疫苗。如需接种疫苗,应在免疫抑制治疗前4周或停用免疫抑制治疗至少3个月后接种。

8. 补体缺陷(CD)

(1) 疾病概况:是一类较为少见的原发性免疫缺陷病,指补体成分(经典途径和旁路途径)缺陷导致的 PID,几乎每一种补体系统的组成成分均可发生缺陷引起免疫缺陷。大多数补体缺陷为常染色体隐性遗传,少数疾病为常染色体显性遗传。其特征是对侵袭性细菌感染高度易感,主要由肺炎链球菌、脑膜炎双球菌和流感嗜血杆菌等包膜病原体引起;同时常有免疫失调和自身免疫表现。在 3 个主要激活途径中已经报道了不同程度和类型的感染,即经典途径(CP)、旁路激活途径(AP)和凝集素途径(LP)。由于 CP 成分对于针对包裹细菌的免疫反应至关重要,因此在经典途径缺陷的患者的感染谱与其他原发性 B 细胞缺陷疾病患者的感染谱相似。凝集素途经,也称为甘露聚糖结合凝集素(MBL)途径,该途经导致的补体缺陷患儿通常可无明显症状,或表现出气道或皮肤复发性细菌感染,也有部分患者会出现慢性隐孢子虫腹泻、脑膜炎球菌性脑膜炎、复发性单纯疱疹感染。而替代途径中涉及的因子(即备解素、因子 B 和 D)或末端序列中涉及的蛋白质(即 C5、C6、C7、C8 和 C9)的缺陷主要与发生脑膜炎球菌病的风险相关,这些患者的风险可以比正常人高 7 000~10 000 倍。

(2) 接种建议:根据一些观察,疫苗对于补体缺陷的患者是安全的,并具有足够的免疫原性。此外,强烈推荐早期成分和晚期成分(如 C3、备解素、D 因子、H 因子或 C5~C9)缺乏的患者接种肺炎球菌、流感嗜血杆菌和脑膜炎双球菌的疫苗。

可以接种:

通常认为,对所有常规疫苗的接种没有禁忌。

建议对于脑膜炎球菌疫苗加强接种;建议接种肺炎球菌疫苗。

9. 单基因骨髓衰竭综合征

(1) 疾病概况:是 2019 年版分类单独列出的一大类疾病,临床特点主要包括全血细胞减少、先天畸形及肿瘤易感性,多数具有反复感染史,T、B 或 NK 细胞数量异常或功能缺陷,低免疫球蛋白血症等典型 PID 表型,包括范可尼贫血、先天性角化不良等多种表型。

(2) 接种建议:该类疾病尚缺少预防接种的循证证据,遵循 PID 疫苗接种的一般建议。

对于范可尼贫血的患儿,建议 9 岁后接种人乳头瘤病毒疫苗以降低女性患者中妇科肿瘤以及所有患者中口腔肿瘤的发生风险。

10. 拟表型 PID

（1）疾病概况：包括 12 种体细胞突变或产生细胞因子/补体自身抗体导致的与经典 PID 表现类似的疾病。

（2）接种建议：该类疾病尚缺少预防接种的循证证据，遵循 PID 疫苗接种的一般建议。

（马明圣）

参考文献

1. PRINCIPI N, ESPOSITO S. Vaccine use in primary immunodeficiency disorders. Vaccine, 2014, 32(30): 3725-3731.
2. 宋红梅. 免疫功能异常患儿的预防接种专家共识(试行稿)：原发性免疫缺陷病. 中华儿科杂志, 2015, 53(12): 898-902.
3. RUBIN LG, LEVIN MJ, LJUNGMAN P, et al. 2013 IDSA clinical practice guideline for vaccination of the immunocompromised host. Clin Infect Dis, 2014, 58(3): 309-318.
4. CORDERO E, GOYCOCHEA-VALDIVIA W, MENDEZ-ECHEVARRIA A, et al. Executive Summary of the Consensus Document on the Diagnosis and Management of Patients with Primary Immunodeficiencies. The Journal of Allergy and Clinical Immunology. In Practice, 2020, 8(10): 3342-3347.

第二节　继发性免疫缺陷儿童的疫苗接种

【概述】

继发性免疫缺陷是指由后天因素（如感染、营养、疾病、药物等）引起的免疫功能障碍。这一人群由于存在继发性免疫功能异常，机体防御功能降低，因而疫苗接种所起到的预防作用更显重要。

【免疫抑制剂所致继发性免疫功能异常的疫苗接种】

1. 糖皮质激素所致继发性免疫功能异常的疫苗接种　糖皮质激

素对一系列免疫应答具有抑制作用。糖皮质激素可抑制多种免疫细胞,因此能非常有效地控制炎症性疾病和自身免疫性疾病的许多急性反应。糖皮质激素的免疫学效应呈剂量依赖性,不同个体对糖皮质激素的治疗作用和不良反应的敏感性也有不同。糖皮质激素的剂量和使用持续时间,以及患者的基础健康或疾病状况都会影响患者对疫苗接种的应答。即使给予很低剂量的糖皮质激素也可能导致儿童的免疫应答出现一定程度的损害。

(1) 接受小~中等剂量全身性糖皮质激素治疗[泼尼松及其等效药物 <2mg/(kg·d)或患儿体质量 >10kg,<20mg/d,治疗 <1 周;或日剂量较低(1mg/kg)及隔日给药方案,治疗 <4 周],可以按照正常人群免疫计划接种灭活疫苗或减毒活疫苗。

(2) 接受中等或大剂量全身性皮质激素治疗[泼尼松或其等效药物≥2mg/(kg·d)或患儿体质量 >10kg,≥20mg/d]:①灭活疫苗:可接种(免疫功能抑制,免疫应答降低,预防接种的效果因人而异);②减毒活疫苗:停用激素治疗 >3 个月,可接种。

2. 生物制剂治疗诱导的继发性免疫功能异常的疫苗接种　抑制免疫功能的生物制剂可影响免疫功能,降低宿主免疫防御并导致严重感染。某些生物制剂也有可能引起其他免疫抑制表现,如自身免疫性疾病或恶性肿瘤。

影响生物制剂免疫并发症风险的因素包括:所用药物及其剂量和治疗时间,以及患者因素,如基础疾病的性质、患者的功能状态和疾病易感性、免疫抑制剂的联用情况。在用药之前应尽量考虑到它们的潜在并发症。会增加感染风险的生物制剂包括抗胸腺细胞球蛋白(antithymocyte globulin,ATG)、T 细胞和 B 细胞的单克隆抗体、抗细胞因子疗法和阻断 T 细胞共刺激信号的药物。以上药物针对免疫系统的细胞和信号通路产生选择性靶向作用,以达到特定的治疗效果,主要用于治疗风湿性疾病、炎症性疾病和恶性肿瘤性疾病等。部分常用免疫抑制剂对疫苗免疫原性的影响见表 6-1。

表 6-1　部分免疫抑制剂对疫苗免疫原性的影响

疫苗	甲氨蝶呤	TNF-α 抑制剂	抗-CD20 抗体（例：利妥昔单抗）	CTLA-4 抑制剂（例：阿巴西普）	JAK 抑制剂（例：托法替尼）	抗-IL-6 抗体（例：托珠单抗）
肺炎球菌疫苗	降低	微小影响	大幅度降低	降低	降低	微小影响
季节性流感病毒	很可能降低	微小影响	大幅度降低	降低	微小影响	微小影响
乙肝病毒疫苗	不详	降低	不详	不详	不详	不详

接受生物制剂，如全面抑制 B 细胞功能的单克隆抗体利妥昔单抗治疗的患儿建议停药 6 个月后再开始接种疫苗，因利妥昔单抗治疗 6~10 个月患儿的体液免疫功能才逐渐恢复。其他抑制 B 细胞功能的单克隆抗体包括托珠单抗（抗 IL-6）和贝利尤单抗（抗可溶性人 B 淋巴细胞刺激因子）等，与全面抑制 B 细胞作用的药物相比，这类药物引起严重感染的风险更低，但对疫苗接种的影响研究尚不明确。

3. 其他免疫抑制剂所致继发性免疫功能异常的疫苗接种　免疫抑制剂是风湿性疾病、免疫相关疾病常用的治疗药物，具有抑制免疫功能的作用，使宿主免疫应答降低。应用免疫抑制剂治疗者进行疫苗接种的预防效果低于健康人群，具体下降程度因人而异。

接受免疫抑制剂治疗的肾脏疾病患儿可接种灭活疫苗。

接受免疫抑制剂治疗的患儿，接种减毒活疫苗应在停用环磷酰胺 >3 个月；停用钙调磷酸酶抑制剂（CNI）（如环孢素、他克莫司）、来氟米特、吗替麦考酚酯（MMF）>1 个月后再开始接种。

【自身免疫性炎症性风湿病患者的疫苗接种】

自身免疫性炎症性风湿病（autoimmune inflammatory rheumatic disease，AIIRD）患者，如类风湿关节炎（rheumatoid Arthritis，RA）和系统性红斑狼疮（systemic lupus erythematosus，SLE）患者，发生严重感染的风险较高，很可能是由于疾病相关免疫功能障碍和使用免疫抑制药物。鉴于该风险,疫苗接种是治疗的重要部分。

1. 疫苗接种时机及方案　推荐在对 AIIRD 患者进行初始评估时,应详细核查每例患者的疫苗接种、暴露和旅行史。为获得最大限度的保护,应尽可能在开始免疫抑制治疗之前进行疫苗接种核查及补充接种疫苗,这时机体对任何所需疫苗产生保护性免疫应答的概率最大,能够增加产生保护性免疫反应的可能性(尤其是对即将应用利妥昔单抗的患者来说,利妥昔单抗会极大地降低体液免疫反应,造成疫苗免疫原性降低,免疫效能下降),且可安全接种活疫苗。在免疫抑制治疗之前可以接种任何所需的活疫苗,而一旦免疫抑制治疗开始,活疫苗通常是禁忌接种的。如果可以,应尽可能在开始免疫抑制治疗前接种所有需要接种的疫苗。

无论是否在接受免疫抑制治疗,未及时接种其他常规推荐疫苗(基于年龄或其他危险因素)的患者应接种任何所需的灭活(非活性)疫苗(表 6-2),所需的活疫苗(如麻疹或带状疱疹疫苗)最好在免疫抑制治疗开始前 4 周或更早接种。但以下情况例外:接受低剂量免疫抑制治疗且需要接种水痘疫苗的患者,以及疫苗接种的益处超过中断或减少免疫抑制药物风险的某些其他情况。

表 6-2　为患有自身免疫性风湿性疾病(AIIRD)者接种疫苗

疫苗类别	疫苗成分	适应人群
灭活疫苗/重组疫苗	肺炎球菌(PCV13 和/或 PPSV23*)	所有以前未接种过该疫苗的患者
	流感灭活疫苗	对所有患者每年进行一次
	甲肝灭活疫苗	以前未接种过该疫苗的高危患者
	乙肝疫苗	以前未接种过该疫苗的高危患者(如具有职业或生活方式风险因素的患者);在疫苗系列完成后,建议检查抗体滴度以评估免疫效应
	脊髓灰质炎病毒灭活疫苗	所有以前未接种过该疫苗的患者

续表

疫苗类别	疫苗成分	适应人群
灭活疫苗/重组疫苗	破伤风、白喉、百日咳(Tdap)或破伤风、白喉(Td)	以前未接种过该疫苗的患者，按照健康常规接种指南接种
	流脑A+C群结合疫苗	以前未接种过该疫苗的患者，按照健康常规接种指南接种
	人乳头瘤病毒	以前未接种过该疫苗的高危患者，按照健康常规接种指南接种
	b型流感嗜血杆菌疫苗	以前未接种过该疫苗的高危患者
	乙脑灭活疫苗	以前未接种过该疫苗的患者，按照健康常规接种指南接种
减毒活疫苗	麻疹-腮腺炎-风疹(MMR)疫苗	以前未接种该疫苗和/或缺乏麻疹免疫证据(血清麻疹IgG阴性)的患者，推荐免疫抑制治疗开始前≥4周，按照健康常规接种指南接种疫苗 免疫抑制治疗后禁用

注：*PCV13：13价肺炎球菌结合疫苗；PPSV23：23价肺炎球菌多糖疫苗

当在免疫抑制治疗前接种全部需要接种的疫苗不可行时，应尽快在免疫抑制程度较低的时期接种所需的灭活(非活性)疫苗。在开始使用免疫抑制药物后，通常应避免使用活疫苗，或推迟使用直到免疫功能有所恢复后。另外，在少数情况下当疫苗接种的益处超过暂停免疫抑制药物的风险时，可在暂停免疫抑制治疗维持低免疫抑制状态时接种活疫苗，虽然停用免疫抑制治疗的最佳方案尚未确定，但通常在接种活疫苗之前停用任何免疫抑制药物≥4周(或更长时间，具体取决于药物半衰期)，并在接种后继续暂停任何免疫抑制药物≥4周。

美国风湿病学会提出：

低剂量免疫抑制治疗通常是指泼尼松<20mg/d(或等效剂量)、甲氨蝶呤每周≤0.4mg/kg、硫唑嘌呤每日≤3.0mg/kg或巯嘌呤每日≤1.5mg/kg，还包含了单用或与低剂量甲氨蝶呤联用羟氯喹、来氟米特、米诺环素和柳氮磺吡啶的患者。

中~高剂量免疫抑制治疗是指使用泼尼松>20mg/d(或等效剂量)、抗CD20抗体、TNF-α抑制剂、阿巴西普,Janus激酶(Janus kinase, JAK)抑制剂和抗IL-6抗体的患者。

对于接受中~高剂量免疫抑制治疗的患者,既不推荐使用重组疫苗,也不推荐使用活疫苗。这些患者禁用活疫苗,因为理论上存在疫苗病毒播散的风险。虽然没有明确禁止使用重组疫苗,但尚未在炎症性疾病患者或中度~重度免疫抑制的其他患者中评估其效力和安全性。

2. 自身免疫性炎症性风湿病患者疫苗免疫原性和免疫效力 对于大多数使用常规合成改善病情的抗风湿药(disease-modifying antirheumatic drug,DMARD)、大部分生物制剂和糖皮质激素的AIIRD患者,接种疫苗有望提供足够的保护,不过机体对某些疫苗的免疫应答可能减弱。这些药物改变免疫应答的程度因具体免疫调节方案和接种疫苗的不同而有所差异。一般来说,利妥昔单抗能最大程度削弱机体对疫苗接种的免疫应答,其次是甲氨蝶呤和阿巴西普。在接受肿瘤坏死因子抑制剂(tumor necrosis factor inhibitor,TNFi)治疗的患者中,机体对疫苗接种的免疫应答往往充分保留,但对HBV疫苗例外,TNFi会降低机体对HBV疫苗的免疫应答。

3. 自身免疫性炎症性风湿病患者疫苗接种的安全性 减毒活疫苗通常禁用于免疫功能受损患者,但可以在免疫抑制治疗开始前和某些特定情况下(如暂时中断免疫抑制治疗或低免疫抑制状态下具有充分必要性且经充分衡量效益/风险比)接种。

如有可能,建议AIIRD患者的密切接触者在患者免疫抑制治疗开始之前接种所需的活病毒疫苗。在免疫抑制治疗开始后,仍建议AIIRD患者的密切接触者接种所有需要的疫苗,但尽可能选择非活性疫苗制剂。当免疫功能受损患者的密切接触者需要接种(或已经接种)活病毒疫苗时,因部分活疫苗中使用的减毒病毒株能够传播给疫苗接种个体的密切接触者,但传播风险很低,对AIIRD患者的密切接触者进行疫苗接种的益处大大超过不接种疫苗的风险。建议针对可能将病毒传播给他人的疫苗采取额外的预防措施。

理论上,机体对疫苗的免疫应答可能诱导自身免疫性疾病加重。

但有限的证据表明，在 AIIRD 患者中接种疫苗没有增加疾病活动性。

【肿瘤患儿的疫苗接种】

由于肿瘤本身对免疫功能的破坏、放化疗对免疫功能的影响以及患儿的营养不良状态等原因，肿瘤患儿发生严重感染的风险明显高于健康儿童，这其中很多感染可以通过疫苗接种来进行预防。血液系统恶性肿瘤患者的免疫功能受损程度常比实体瘤患者更严重。然而，实体瘤患者由于常规活动能力严重受损、营养不良及某些情况下的解剖性阻塞（如肺部肿块阻塞支气管引流），同样存在感染的风险。疫苗接种对于恶性肿瘤患者非常重要，但不应在化疗免疫治疗期间免疫抑制的情况下接种，因为此时接种疫苗可能无效，并且活疫苗可能导致疫苗衍生感染。近年来，许多儿童肿瘤的治疗已大大强化，患儿结局得以改善，肿瘤患儿的疫苗接种问题也逐渐受到重视。

1. 疫苗接种时机及方案　如果可以，应尽可能在开始放化疗及免疫抑制治疗前接种所有需要接种的疫苗（表 6-3），推荐建立形成程序化肿瘤放化疗治疗前疫苗接种方案。灭活疫苗应在化疗前至少 2 周接种，活病毒疫苗应在化疗前至少 4 周接种。通常无需在放化疗结束后再次接种疫苗，但造血干细胞移植（hematopoietic cell transplantation，HCT）由于免疫重建需要在移植后重新接种疫苗。

表 6-3　肿瘤患儿推荐接种疫苗

推荐接种疫苗	禁忌接种疫苗
乙型肝炎灭活疫苗	卡介苗
百白破疫苗	麻腮风疫苗
脊髓灰质炎病毒灭活疫苗	脊髓灰质炎减毒活疫苗
流脑 A+C 群结合疫苗	轮状病毒减毒活疫苗
甲型肝炎灭活疫苗	水痘减毒活疫苗
乙脑灭活疫苗	甲型肝炎减毒活疫苗
13 价肺炎球菌结合疫苗	乙脑减毒活疫苗
23 价肺炎球菌多糖疫苗	
b 型流感嗜血杆菌疫苗	
流感灭活疫苗	
人乳头瘤病毒疫苗	

正在接受化疗或其他免疫抑制治疗的肿瘤患儿/青少年，因处于免疫抑制状态，应避免接种灭活疫苗，因为此时接种可能无效，但考虑到需要每年接种流感疫苗以预防流行的季节性流感病毒株，目前推荐对肿瘤患儿接种灭活流感疫苗。肿瘤放化疗期间也不应接种活病毒疫苗，因为有发生疫苗衍生感染的风险。

放化疗及免疫抑制治疗结束后，推荐在肿瘤缓解期进行灭活疫苗接种，但由于免疫功能仍较健康儿童差，疫苗的免疫应答低于健康儿童，如预计免疫应答程度差，可行血清抗体滴度检测进行评估，必要时可重新接种。若放化疗前未能完成活病毒疫苗（包括卡介苗、麻腮风疫苗、水痘疫苗、轮状病毒疫苗等）接种，应在放化疗及免疫抑制治疗结束后，肿瘤缓解期，在放化疗结束后 3 个月、抗 B 淋巴细胞免疫治疗 6 个月后，可考虑接种。

2. 放化疗及免疫抑制治疗后的疫苗补种　肿瘤治疗期间接种的灭活疫苗，应在放化疗结束 3 个月后、抗 B 细胞免疫治疗结束 6 个月后，检测抗体滴度评估疫苗免疫效应，如血清抗体滴度未达标，建议进行疫苗复种，方案如下：

(1) 单剂接种：百白破疫苗、乙型肝炎灭活疫苗、脊髓灰质炎病毒灭活疫苗、13 价肺炎球菌结合疫苗、23 价肺炎球菌多糖疫苗、b 型流感嗜血杆菌疫苗、流脑 A+C 群结合疫苗、甲型肝炎灭活疫苗。其中 23 价肺炎球菌多糖疫苗需在 13 价肺炎球菌结合疫苗接种至少 8 周以后进行接种；麻腮风疫苗单剂接种后 6~8 周检测麻疹抗体滴度，如血清抗体仍阴性，建议再次补种。

(2) 1~3 剂次：人乳头瘤病毒疫苗，如既往未接种，则采取 3 剂次方案接种，如年龄 >9 岁且已完成初次免疫，则补种 1 剂。

【实体器官移植候选者与受者的疫苗接种】

对于越来越多的实体器官移植（solid organ transplant，SOT）受者来说，一旦发生感染有很高的并发症发生率和死亡率，且抗生素治疗效果通常不及免疫正常宿主，所以预防感染对于 SOT 受者尤为重要，疫苗接种则是预防感染的重要手段。获得感染的风险及免疫接种无法预防感染均与患者的“免疫抑制净状态”直接相关。免疫抑制程度越高，患者对免疫接种产生应答的可能性越小。促使 SOT 受者出现免疫抑制的因素包括：肾/肝功能不全等基础疾病、移植后的免疫抑制方案、存在移植物排斥反应、高龄及其他合并症，如糖尿病和无脾等。

1. 实体器官移植候选者与受者疫苗接种的时机　在移植前，应仔细回顾 SOT 候选者的疫苗接种和暴露史，并进行必要的疫苗接种。在SOT前进行完整的疫苗系列接种可以提高SOT候选者的免疫能力，更好地预防感染，尽管在移植前期患者的疫苗应答可能减弱，但移植后患者将处于免疫抑制状态，疫苗应答会更弱，SOT 后接种还会缩短天然免疫与疫苗诱导免疫的持续时间，且移植后不能接种活病毒疫苗，例如麻疹、腮腺炎、风疹、水痘、带状疱疹活疫苗及鼻内流感疫苗。所以应积极推动完整程序化移植前疫苗接种方案：更新肺炎球菌、流感和破伤风免疫，及根据血清检查结果推荐接种麻疹、腮腺炎、水痘/带状疱疹、乙肝和甲肝疫苗等。在器官衰竭的情况下疫苗免疫原性通常会降低，因此 SOT 候选者应尽可能在病程早期进行免疫接种。美国感染病学会（Infectious Diseases Society of America，IDSA）推荐，接种活病毒疫苗后至少应等待 4 周才能进行移植。

移植后通常至少等待 3~12 个月才能接种疫苗，因为此时已达到维持免疫抑制水平。移植后接种灭活疫苗是安全的，但效果可能减弱，为尽量提高免疫应答，移植后通常会等待至少 3 个月，有时长达 12 个月才接种需要的灭活（非活）疫苗。但流感暴发期间除外，此时可早在移植后 1 个月时接种灭活流感疫苗（inactivated influenza vaccine，IIV）。

2. SOT 候选者与受者疫苗接种方案　见表 6-4。

表 6-4　实体器官移植候选者与受者免疫接种方案

疫苗名称	移植前	移植后（如移植前未接种）
百白破疫苗	推荐接种	推荐接种
破伤风疫苗	推荐接种	推荐接种

续表

疫苗名称	移植前	移植后（如移植前未接种）
脊髓灰质炎灭活疫苗	推荐接种	推荐接种
卡介苗	不推荐	不推荐
麻腮风疫苗（MMR）	推荐接种	不推荐
脑膜炎球菌疫苗	推荐接种	推荐接种
乙脑灭活疫苗	推荐接种	推荐接种
甲型肝炎灭活疫苗	推荐接种（血清学阴性者）	推荐接种（血清学阴性者）
乙型肝炎重组疫苗	推荐接种	推荐接种
流感灭活疫苗	推荐每年接种	推荐每年接种
b 型流感嗜血杆菌结合疫苗	推荐接种	推荐接种
13 价肺炎球菌结合疫苗（PCV13）	推荐接种（≥6 周）	推荐接种（≥6 周）
23 价肺炎球菌多糖疫苗（PPSV23）	推荐接种（PCV13 后≥8 周）	推荐接种（PCV13 后≥8 周）
人乳头瘤病毒疫苗	推荐接种（>10 岁女童）	推荐接种（既往未接种者）
水痘减毒活疫苗		不推荐

3. SOT 候选者与受者免疫接种注意事项 可能还需要结合年龄、疫苗接种史或其他特定危险因素对患者接种其他疫苗，如对接受依库珠单抗治疗的患者接种脑膜炎球菌疫苗。

暴露后预防：在暴露于某些病原体之后，例如水痘-带状疱疹病毒、麻疹病毒或乙型肝炎病毒，免疫功能严重受损的患者和/或未接种疫苗来预防这类病原体感染的患者，可能需要使用免疫球蛋白等进行被动免疫和/或在暴露后预防性应用抗生素。

建议 SOT 候选者的密切接触者接种所有需要的疫苗。应尽量在移植和/或开始免疫抑制治疗前接种活病毒疫苗。

【造血干细胞移植候选者与受者的疫苗接种】

预防感染对于接受造血干细胞移植（hematopoietic cell transplantation，HCT）的患者来说极为重要。这类患者感染的并发症发病率和死亡率过高，并且抗生素治疗的疗效低于免疫功能正常的人群。尽管免疫接种是一种明确能预防感染的方法，但部分免疫受损的患者对接种疫苗的主动免疫并不能产生足够的保护性免疫反应，仍有一定的感染风险。感染发生的风险及免疫接种能否预防感染与患者“净免疫抑制状态”或疾病的严重程度直接相关。免疫抑制的程度越高，患者对免疫接种产生应答的可能性就越小。虽然某些疫苗能够使免疫功能受损的患者有一定获益，但不能认为这些疫苗能产生足够的免疫反应。

HCT 后的免疫抑制程度因移植的类型而异。

异基因 HCT 后，受者的免疫系统会被供者的免疫系统取代。因此，受者“净免疫抑制状态”的促进因素包括 HCT 的预处理方案，移植物抗宿主病（graft-versus-host disease，GVHD）的存在，以及移植后免疫抑制剂的应用。

自体 HCT 后移植物和宿主之间不存在免疫学差异，因此受者“净免疫抑制状态”的促进因素是移植前的大剂量放化疗和基础疾病。自体 HCT 受者发生感染的风险可能还与移植前免疫抑制的累积效应相关，包括 HCT 前治疗基础恶性肿瘤药物的使用，如利妥昔单抗和氟达拉滨等。

自体和异基因 HCT 受者在免疫重建过程中都有发生感染性并发症的风险。在这两种类型移植后的早期，受者都存在严重的体液免疫和细胞免疫抑制，后逐渐恢复至能够产生功能性 B 细胞和 T 细胞反应的水平。$CD4^+$ 细胞计数的恢复是免疫系统功能恢复的合理提示。

造血干细胞移植患儿的疫苗接种方案

（1）HCT 前预防接种：免疫功能正常的 HCT 候选者应根据年龄、疫苗接种史和疾病暴露史，按常规接种计划进行疫苗接种。其中，病毒活疫苗接种应在预处理方案开始 4 周前完成，而灭活疫苗应在预处理方案开始 2 周前完成（表 6-5）。

表 6-5　造血干细胞移植患儿的疫苗接种方案

疫苗	HCT 前	HCT 后
	建议	建议;移植后最早接种时间;剂量剂次
b 型流感嗜血杆菌疫苗	推荐移植 2 周前接种	推荐;6 个月;3 剂
甲肝灭活疫苗	推荐移植 2 周前接种	谨慎接种
甲肝减毒活疫苗	移植 4 周前接种,未行免疫抑制治疗	谨慎接种;移植后≥24 个月,无 GVHD 存在,停用免疫抑制药物 12 个月
乙肝重组疫苗	推荐移植 2 周前接种	推荐;6 个月;3 剂,间隔 1~3 个月
百白破疫苗	推荐移植 2 周前接种	推荐;年龄 <7 岁,DTaP,6 个月;3 剂 推荐;年龄≥7 岁,DTaP,6 个月;3 剂 或 1 剂 Tdap,后 2 剂 DT 或 Td;6 个月
人乳头瘤病毒疫苗	推荐移植 2 周前接种	推荐;6 个月;3 剂
流感灭活疫苗	推荐移植 2 周前接种	推荐;4 个月,每年流感季节接种直至免疫功能正常
减毒流感活疫苗	禁忌	禁忌
MMR	推荐移植 4 周前接种,未行免疫抑制治疗	延迟接种;移植后≥24 个月,无 GVHD 存在,停用免疫抑制药物 12 个月;2 剂;间隔 4 周

续表

疫苗	HCT 前	HCT 后
	建议	建议;移植后最早接种时间;剂量剂次
流脑 A+C 群结合疫苗	推荐移植 2 周前接种	推荐;11~18 岁;移植后 6 个月;2 剂
13 价肺炎球菌结合疫苗(PCV13)	推荐移植 2 周前接种	推荐;3 个月;3 剂,间隔 8 周
23 价肺炎球菌多糖结合疫苗(PPSV23)	推荐移植 2 周前接种	推荐;移植后≥12 个月,无 GVHD 者
脊髓灰质炎灭活疫苗	推荐移植 2 周前接种	推荐;3 个月;3 剂
脊髓灰质炎减毒活疫苗	禁忌	禁忌
轮状病毒活疫苗	禁忌	禁忌
卡介苗	禁忌	禁忌
水痘减毒活疫苗	移植 4 周前接种,未行免疫抑制治疗	延迟接种;移植后≥24 个月,无 GVHD 存在,停用免疫抑制药物 12 个月;1 剂

(2) HCT 后预防接种：患儿在 HCT 后最初 24 个月内，受者应完全避免接种病毒活疫苗；无活动性 GVHD 且未使用免疫抑制剂的患儿，HCT 后 24 个月需接种部分特定疫苗（见表 6-5）。

【HIV 感染患儿的免疫接种】

感染 HIV 会损害免疫功能状态，是多种感染造成并发症和死亡的危险因素，而这些感染通常可通过免疫接种预防。许多因素促成了 HIV 感染者的“净免疫抑制状态”，包括细胞介导免疫缺陷、B 细胞功能障碍和体液免疫应答不佳。若不使用有效治疗，免疫功能受损会持续进展。而抗反转录病毒治疗（antiretroviral therapy，ART）有效者的 CD4 细胞数量会大幅增加，且免疫功能得到改善。尽管疫苗效力在疾病晚期常会降低，但在 HIV 感染后早期或在 ART 实现病毒抑制和免疫重建后接种疫苗常可获得充分应答。

总体来说，HIV 感染者中疫苗的免疫原性往往会降低，抗体应答的持续时间也更短。一般情况下，在感染早期、$CD4^+$ 细胞计数下降之前，或者采用 ART 重建免疫和抑制病毒之后，接种疫苗更易产生保护性抗体。

灭活疫苗用于 HIV 感染者是安全的。尽管在 $CD4^+$ 细胞计数较高或病毒抑制的情况下某些疫苗的免疫原性较强，但即使未达此标准，也不必推迟灭活疫苗的接种。

活疫苗 MMR 的安全性数据充分，因此也推荐用于 $CD4^+$ 细胞比例≥15% 持续≥6 个月（年龄 <5 岁）或 $CD4^+$ 细胞比例≥15% 且 $CD4^+$ 细胞计数≥200/μl 持续≥6 个月（年龄≥5 岁）的 HIV 感染者。符合上述标准的无 MMR 接种史的≥12 月龄的 HIV 感染儿童，建议接种 2 剂 MMR 疫苗。$CD4^+$ 细胞低于上述阈值的 HIV 感染者不应接种活疫苗，因为缺乏安全性数据且可能发生疫苗相关感染。如果没有检测 $CD4^+T$ 淋巴细胞百分比，可根据 $CD4^+T$ 淋巴细胞计数评估是否为重度免疫抑制。以下情况定义为无重度免疫抑制：6~12 月龄，$CD4^+T$ 淋巴细胞计数 >750 个/μl 持续≥6 个月；1~5 岁，$CD4^+T$ 淋巴细胞计数≥500 个/μl 持续≥6 个月。

<2 岁的 HIV 感染患儿接种疫苗后可产生较好的体液和细胞免

疫,2 岁后免疫反应下降,所以 HIV 感染母亲所生新生儿应尽早接种疫苗。出现严重症状的 HIV 感染患儿不建议接种疫苗。无症状性 HIV 感染和症状性 HIV 感染的疫苗接种禁忌证不同(表 6-6)。与免疫功能正常儿童相比,HIV 感染的儿童感染水痘和带状疱疹后出现并发症的风险升高,$CD4^{+}T$ 淋巴细胞计数 >200 个/μl 的 HIV 感染儿童应考虑接种水痘疫苗,12 月龄以上的 HIV 感染者应接受 2 剂单组分水痘疫苗,间隔 3 个月。HIV 感染患儿预防接种程序见表 6-7。

表 6-6　HIV 感染儿童国家规划疫苗接种建议

疫苗	HIV 感染儿童	
	有症状/有免疫抑制	无症状/无免疫抑制
卡介苗	不推荐接种	不推荐接种
乙肝疫苗	推荐接种	推荐接种
脊髓灰质炎灭活疫苗	推荐接种	推荐接种
脊髓灰质炎减毒活疫苗	不推荐接种	不推荐接种
百白破疫苗	推荐接种	推荐接种
白破疫苗	推荐接种	推荐接种
麻风疫苗	不推荐接种	推荐接种
麻腮风疫苗	不推荐接种	推荐接种
乙脑灭活疫苗	推荐接种	推荐接种
乙脑减毒活疫苗	不推荐接种	不推荐接种
A 群流脑多糖疫苗	推荐接种	推荐接种
A+C 群流脑多糖疫苗	推荐接种	推荐接种
甲肝减毒活疫苗	不推荐接种	不推荐接种
甲肝灭活疫苗	推荐接种	推荐接种

表 6-7 HIV 感染患儿预防接种程序

接种时间	接种疫苗
出生时	乙肝疫苗
1 月龄	乙肝疫苗
2~3 月龄	百白破疫苗、b 型流感嗜血杆菌结合疫苗、脊髓灰质炎灭活疫苗 + 肺炎球菌疫苗 + 乙肝疫苗(+ 轮状病毒疫苗)
3~5 月龄	百白破疫苗、b 型流感嗜血杆菌结合疫苗、脊髓灰质炎灭活疫苗 + 肺炎球菌疫苗 + 乙肝疫苗(+ 轮状病毒疫苗)
4~7 月龄	百白破疫苗、b 型流感嗜血杆菌结合疫苗、脊髓灰质炎灭活疫苗 + 肺炎球菌疫苗 + 乙肝疫苗(+ 轮状病毒疫苗)
每年秋季(>6 月龄)	流感灭活疫苗,1 个月后加强接种
12 月龄	乙肝疫苗(+ 甲肝灭活疫苗)
13 月龄	b 型流感嗜血杆菌结合疫苗、脑膜炎球菌疫苗 + 肺炎球菌疫苗 + 麻腮风疫苗
15 月龄	水痘疫苗
18 月龄	水痘疫苗(+ 甲肝灭活疫苗)
3 岁 4 月龄	百白破疫苗、脊髓灰质炎灭活疫苗 + 麻腮风疫苗
12~18 月龄	百白破疫苗 + 脑膜炎球菌疫苗

【脾功能缺失者的疫苗接种】

脾脏是体内最大的淋巴器官,是生产 IgM 抗体的重要场所之一。脾窦通过单核巨噬细胞吞噬循环中的细菌,特别是未受调理作用的微生物。脾功能缺失发生于下列情况:手术切除脾脏、先天性无脾、反复梗死导致脾萎缩(如镰状细胞病)或脾动脉血栓形成。脾淤血(即镰状细胞疾病相关性脾隔离危象、疟疾、脾静脉血栓形成)或浸润性受累(如结节病、淀粉样变性、肿瘤或囊肿)以及血液系统疾病(如血红蛋白病、镰状细胞病、溶血性疾病等)时可能出现继发性脾脏功能降低(即脾功能减退或功能性无脾),严重时甚至需要脾切除(如原发性免疫性血小板减少症、脾功能亢进、脾切除等)而形成解剖学无脾。

免疫接种的时机:疫苗应至少在拟行脾切除术前 14 日接种。如需要,可在同次就诊时在不同解剖部位进行多种疫苗接种,但某些疫苗不能同时接种(如 PCV13 与 PPSV23)。如果在术前接种不可行,则可在脾切除手术 14 日后接种。如果术后疫苗接种是在脾切除术后 14 日内进行的,那么需要在首剂接种 8 周后重复疫苗接种。对于接受免疫抑制化疗或放疗的患者,应在完成治疗至少 3 个月后再行接种。

脾脏是生产 IgM 抗体的主要场所,而 IgM 是针对有荚膜病原体的调理作用中所需要的。脾功能缺失/脾功能降低患者有一定风险发生凶险性或致命性感染——暴发性脓毒症。这种严重感染一般由具有荚膜的微生物引起,尤其以肺炎链球菌(*Streptococcus pneumoniae*)最为多见,流感嗜血杆菌(*Haemophilus influenzae*)和脑膜炎奈瑟菌(*Neisseria meningitidis*)感染也可致病。因此,只要考虑进行择期脾切除术,脾功能缺失/脾功能降低患者应在适当的时候接受针对以上细菌的疫苗的预防接种(表 6-8、表 6-9)。

表 6-8 脾功能缺失/脾功能受损者的疫苗接种推荐

疫苗	脾功能缺失/脾功能受损	
	推荐	推荐强度,证据等级
b 型流感嗜血杆菌疫苗	推荐,<5 岁	强,中等
	推荐,≥5 岁	弱,低
甲肝疫苗	推荐	强,中等
乙肝疫苗	推荐	强,中等
百白破疫苗	推荐	强,中等
人乳头瘤病毒疫苗	推荐	强,中等
灭活流感疫苗	推荐	强,中等
减毒流感活疫苗	禁忌	弱,非常低

续表

疫苗	脾功能缺失/脾功能受损	
	推荐	推荐强度,证据等级
麻-腮-风减毒活疫苗	推荐	强,中等
13 价肺炎球菌结合疫苗(PCV13)	推荐,<6 岁	强,中等
	推荐,≥10 岁	强,非常低
23 价肺炎球菌多糖疫苗(PPSV23)	推荐,≥2 岁	强,低
脊髓灰质炎灭活疫苗	推荐	强,中等
轮状病毒活疫苗	推荐	强,中等
水痘活疫苗	推荐	强,中等
带状疱疹病毒活疫苗	推荐	强,中等

表 6-9 脾功能缺失/脾功能受损者的推荐疫苗接种

疫苗	推荐程序
b 型流感嗜血杆菌疫苗	按常规免疫计划接种,12~15 月龄时加强 1 剂补种:1~5 岁:12 月龄前接种过 2 剂,补种 1 剂;未接种过或 12 月龄前仅接种 1 剂,补种 2 剂,接种间隔为 2 个月。5 岁及以上:未接种过疫苗,补种 1 剂
脑膜炎双球菌疫苗	按常规免疫计划接种。建议 A+C 群流脑结合疫苗或 ACYW135 流脑多糖疫苗
PCV13	常规疫苗接种:分别在 2、4、6、12~15 个月接种 4 次 补种:2~5 岁:已接种 3 剂 PCV13:补种 1 剂 PCV13(上次接种 PCV13 后至少 8 周);已接种 3 剂以下 PCV13:上次接种后 8 周,补种 2 剂 PCV13,每次间隔 8 周 尽可能在 PPV23 之前接种 PCV13
PPV23	常规疫苗接种:2 岁时接种,5 年后第 2 剂补种:6~18 岁:未接种过 PCV13 或 PPV23:1 剂 PCV13,2 剂 PPV23(接种 PCV13 后 8 周接种第 1 剂 PPV23,接种第 1 剂 PPV23 后至少 5 年,接种第 2 剂 PPV23)。接种过 PCV13,但未接种过 PPV23:2 剂 PPV23(上次接种 PCV13 后 8 周接种第 1 剂 PPV23,接种第 1 剂 PPV23 后至少 5 年,接种第 2PPV23)

【终末期肾病患者的免疫接种】

由于存在与尿毒症有关的全身性免疫抑制,终末期肾病(ESRD)患者对疫苗接种的免疫应答减少。与无 ESRD 的疫苗接种者相比,透析患者的抗体滴度更低,并且随着时间推移不能维持充分的抗体滴度。

尽管终末期肾病患者接种乙肝疫苗后通常不能以最理想的方式获得并维持保护性抗体滴度,但仍推荐对 ESRD 患者接种乙肝疫苗。有可能提高乙肝抗体应答的措施包括:在慢性肾脏病(CKD)病程早期接种疫苗、给予双倍剂量的疫苗、额外给予 1 个剂量的疫苗以及在抗体滴度下降时及早给予 1 次加强接种。

ESRD 患者对肺炎球菌疫苗的免疫应答减弱,尤其是难以维持足够的抗体滴度。尽管如此,仍然推荐对 ESRD 患者接种肺炎球菌疫苗。

流感病毒抗体持续时间较短,所有透析患者都应每年接种流感疫苗。

【慢性肝病患者的免疫接种】

慢性肝病患者和肝移植受者中急性病毒性肝炎可导致严重并发症和死亡。因此应尽可能在慢性肝病早期及肝移植术前完成甲肝和乙肝病毒疫苗接种。

建议所有类型的慢性肝病患者,无论病情轻重,均进行灭活甲肝疫苗和乙肝疫苗免疫接种,除非患者对此已有免疫力。那些相对为进展性疾病的患者或存在进展性肝病风险的患者,接种疫苗的预期效益最大。

建议对所有慢性肝病患者进行肺炎球菌疫苗接种,无论年龄大小。

肝病患者应接受适用于其他健康人群的标准免疫接种。

并不建议慢性肝病患者在免疫接种后常规检测抗体滴度来确定疫苗效力。但慢性肝病进展期患者和反复暴露风险增高的患者在接种乙肝疫苗后推荐检测免疫应答情况。

(宋红梅 杨思睿)

参考文献

1. MARTIRE B, AZZARI C, BADOLATO R, et al. Vaccination in immunocompromised host: Recommendations of Italian Primary Immunodeficiency Network Centers (IPINET). Vaccine, 2018, 36 (24): 3541-3554.
2. PAPP KA, HARAOUI B, KUMAR D, et al. Vaccination Guidelines for Patients with Immune-mediated Disorders Taking Immunosuppressive Therapies: Executive Summary. The Journal of Rheumatology, 2019, 46 (7): 751-754.
3. DANZIGER-ISAKOV L, KUMAR D. Vaccination of solid organ transplant candidates and recipients: Guidelines from the American society of transplantation infectious diseases community of practice. Clinical Transplantation, 2019, 33 (9): e13563.
4. SIBERRY GK, ABZUG MJ, NACHMAN S. Executive summary: 2013 update of the guidelines for the prevention and treatment of opportunistic infections in HIV-exposed and HIV-infected children. The Pediatric Infectious Disease Journal, 2013, 32 (12): 1303-1307.

第三节　过敏性疾病与疫苗接种

【概述】

首先明确的是，过敏性疾病儿童与普通儿童一样，也需要通过疫苗接种以预防疫苗可预防性疾病，所以按时接种疫苗对过敏性疾病儿童十分重要。但因为过敏性疾病儿童具有潜在的疫苗过敏风险，甚至发生危及生命的不良反应。因此，在指导该类儿童疫苗接种时应十分小心谨慎。

【过敏性疾病儿童疫苗接种】

临床医师应首先根据患儿是否曾对疫苗或其成分过敏进行接种指导。罹患过敏性疾病、过敏体质及有过敏家族史的儿童，只要患儿本身既往对疫苗或其成分不过敏、所患过敏性疾病与疫苗成分无关，可按计划常规行疫苗接种。接种时机一般选择过敏缓解期或恢复期。

如果考虑患儿曾对疫苗或其成分过敏、所患过敏性疾病与疫苗成分有关,请参照下文进行疫苗接种。

1. 曾对疫苗过敏的儿童疫苗接种　该部分儿童疫苗接种的指导,要基于准确的“疫苗过敏”诊断,这不仅能避免今后可能发生的严重过敏反应,也可避免因误判接种禁忌而导致疫苗漏种。“疫苗过敏”的诊断应在过敏发生后、由变态反应科医师或相关专业临床医师确立,并通过皮肤试验、特异性 IgE 检测等积极寻找过敏原,然后进行准确、详细地记录。

极可能提示疫苗过敏的表现:疫苗接种 4 小时内出现多于一个系统的症状或体征:①皮肤:荨麻疹、面部发红、神经性水肿、瘙痒等;②呼吸道:鼻结膜炎(鼻塞、鼻痒、流涕、喷嚏、结膜充血、流泪、眼睛瘙痒)、上呼吸道水肿(声音改变、吞咽困难、呼吸困难)、支气管痉挛或哮喘(咳嗽、气短、喘息、胸闷)等;③心血管:高血压、心律失常、心悸、头晕、意识丧失等;④胃肠道:恶心、呕吐、腹泻等。

可能提示对疫苗过敏的表现:疫苗接种后超过 4 小时出现多于一个系统的症状或体征;或仅出现一个系统的症状或体征。

轻微的局部反应或接种后发热常见,不作为今后疫苗接种的禁忌。

“疫苗过敏”很罕见,一旦发生,应由专业的变态反应科医师进一步评估及寻找过敏原。若过敏反应是致命的全身反应,检测过敏原选用 1∶100 的疫苗稀释液做皮肤点刺试验;其他情况可用疫苗原液,若原液点刺试验结果阴性,再进一步做皮试。疫苗成分如鸡蛋、酵母、乳胶、凝胶等皮肤试验也应进行。必要时检测特异性 IgE。

若皮试阴性,特异性 IgE 检测一般阴性,此时可按计划接种疫苗,接种后观察至少 30 分钟。若皮试阳性,应评估继续接种该疫苗及含同类成分的疫苗的必要性:检测该疫苗的 IgG 抗体水平,若产生足够的保护性抗体(表 6-10),可不再接种;若未产生足够的保护性抗体,仍有接种的必要性,则需权衡利弊,与家长商量是否继续接种该疫苗或者含有该成分的其他疫苗。值得注意的是,皮试可发生假阳性,与操作员的手法有关。无论皮肤试验是否阳性、是否能找到致敏原，若患儿曾发生严重的疫苗过敏反应，决定是否继续接种该疫苗或含有该成分的其他疫苗时应十分慎重。

表 6-10　可预防疾病的保护性抗体水平

疫苗	保护水平的 IgG 抗体最低水平
白喉疫苗	0.1IU/ml
流感嗜血杆菌疫苗	0.15μg/ml
甲肝疫苗	10mIU/ml
乙肝疫苗	表面抗体≥10mIU/ml
麻疹疫苗	120 PRN 滴度
脊髓灰质炎疫苗 1、2、3 型	1∶8 中和抗体滴度
狂犬病疫苗	病毒中和抗体 0.5IU/ml
风疹疫苗	10IU/ml
破伤风疫苗	0.1IU/ml
黄热病疫苗	0.7IU/ml

注：IU=international units，国际单位；PRN=plaque reduction neutralization，蚀斑减少中和试验

若决定继续接种，可采用分级剂量注射方案：逐次接种 1∶10 稀释液 0.05ml（实际原液 0.005ml）、0.05ml 原液、0.1ml 原液、0.15ml 原液、0.2ml 原液，每次间隔 15~30 分钟，接种结束后观察至少 30 分钟。

2. 罹患与疫苗成分有关的过敏性疾病儿童疫苗接种　该部分适用于曾对疫苗中某些成分过敏或罹患的过敏性疾病与疫苗含有的某些成分有关，而未曾在疫苗接种后发生过敏反应的儿童。

（1）鸡蛋：对鸡蛋不同程度过敏的儿童，医生应留意以下疫苗：麻风疫苗和狂犬疫苗用鸡胚成纤维细胞培养制备，不含或仅含微量鸡蛋白，可用于鸡蛋过敏儿童；流感疫苗、麻腮风及黄热病疫苗也含有鸡蛋白。鸡蛋过敏儿童对流感疫苗产生过敏反应十分罕见，不应以此限制该类儿童接种流感疫苗。该类儿童应在配备有过敏抢救的物品

及装置的医疗机构接种流感疫苗，常规接种后观察至少60分钟。麻腮风疫苗对鸡蛋过敏儿童也可常规接种。而黄热病疫苗接种前应行皮试，若结果阳性，则采用分级剂量注射方案，并观察至少60分钟；如果皮试阴性，则常规接种后观察至少60分钟。

(2) 乳胶：对乳胶有不同程度过敏的儿童，医生应留意以下疫苗：百白破、麻腮风、乙脑、水痘、带状疱疹、流感、狂犬病、伤寒、黄热病疫苗均含有乳胶。接种环境中也含有乳胶，如护士的乳胶手套、乳胶封口塞等。如果疫苗用乳胶封口塞或者疫苗中含有乳胶，仍可接种，注意取药时勿将针头穿过乳胶塞，并在接种后观察至少60分钟。

(3) 酵母：乙肝疫苗是基因重组疫苗，病毒颗粒需转入酵母中进行表达，但是接种乙肝疫苗因酵母过敏者极罕见。人乳头状瘤病毒疫苗含有酵母残基。对酵母过敏的儿童，接种前行皮试，若结果为阳性，则采用分级剂量注射方案，并观察至少60分钟；如果皮试阴性，则常规接种后观察至少60分钟。

(4) 凝胶：麻腮风、百白破、水痘、带状疱疹、黄热病、狂犬病、流感、乙脑疫苗均含凝胶成分。对凝胶过敏的儿童，接种前应行皮试，若结果阳性，则采用分级剂量注射方案，并观察至少60分钟；如果皮试阴性，则常规接种后观察至少60分钟。

(5) 抗生素：麻腮风、灭活脊髓灰质炎疫苗、狂犬病、流感、水痘、甲肝及带状疱疹疫苗均含新霉素。其他抗生素如链霉素、庆大霉素在某些疫苗中也存在。如果曾发生抗生素局部过敏反应，可常规接种疫苗，并在接种后观察至少60分钟；如果曾发生抗生素全身过敏反应，则不宜接种该疫苗。

【疫苗接种与罹患/加重过敏性疾病的风险】

目前尚无证据证实疫苗接种会导致过敏性疾病的发生或使原有的过敏性疾病加重。相反，有研究发现接种某些疫苗与儿童今后罹患过敏性疾病的风险减少有关。有系统综述提示接种卡介苗与湿疹的患病率减少相关，接种麻疹疫苗与湿疹、哮喘的患病率减少有关。疫苗接种对过敏性疾病的保护机制尚不清楚，可能是疫苗能减少某些非特异性感染。

附：疫苗接种流程图

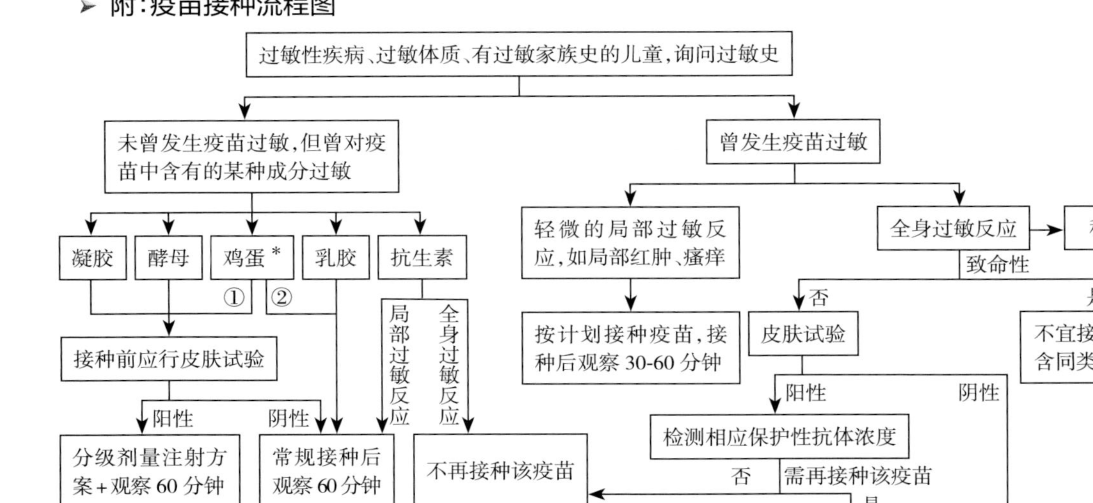

* 黄热病疫苗按①，麻腮风疫苗、流感疫苗按②。

说明：对于曾发生疫苗过敏，但未确定致敏原者：①若是发生致命性全身过敏反应，则不再接种该疫苗，并对该疫苗及其成分、周围环境进行充分分析，今后每次接种其他疫苗均应十分谨慎；②若发生非致命性疫苗过敏，且有再接种该疫苗的必要性，也对该疫苗及其成分、周围环境进行充分分析，今后每次接种其他疫苗须在配备有抢救物品及装置的医疗机构进行，并在接种后留观。

（宋红梅）

参考文献

1. Nilsson L, Brockow K, Alm J, Cardona V, Caubet JC, Gomes E, Jenmalm MC, Lau S, Netterlid E, Schwarze J, Sheikh A, Storsaeter J, Skevaki C, Terreehorst I, Zanoni G. Vaccination and allergy: EAACI position paper, practical aspects. Pediatr Allergy Immunol. 2017 Nov; 28(7): 628-640.
2. Lambert, M., Influenza Vaccination Recommendations for 2017-2018: Updates from ACIP. American Family Physician, 2017. 96(8): p. 545-546.
3. Navaratna S, Estcourt MJ, Burgess J, Waidyatillake N, Enoh E, Lowe AJ, Peters R, Koplin J, Dhamage SC, Lodge CJ. Childhood vaccination and allergy: A systematic review and meta-analysis. Allergy. 2021 Jul; 76(7): 2135-2152.
4. 中华儿科杂志编辑委员会, 中华医学会儿科学分会. 儿童过敏性疾病诊断及治疗专家共识[J]. 中华儿科杂志, 2019, 057(003): 164-171.

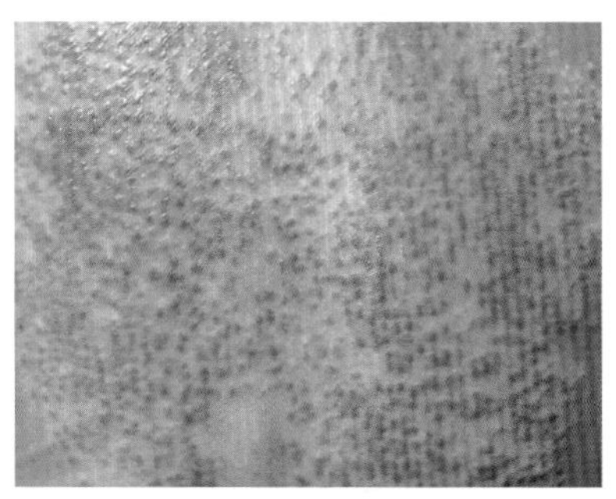

图 2-1　BS 患者皮疹形态

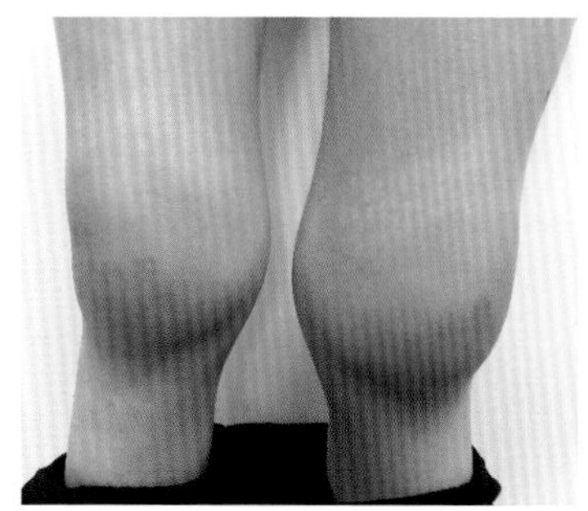

图 2-2　BS 患者关节病变

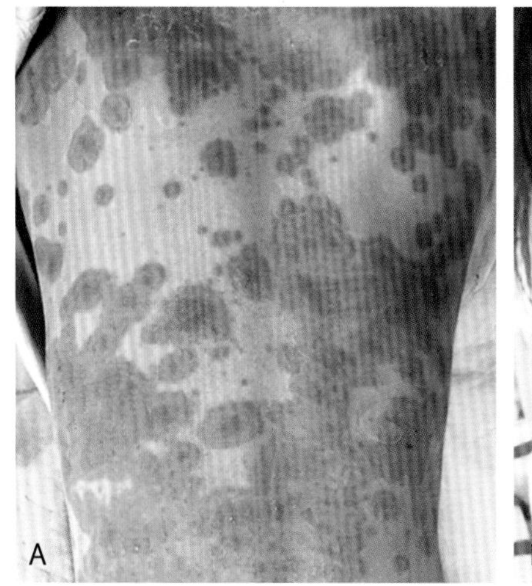

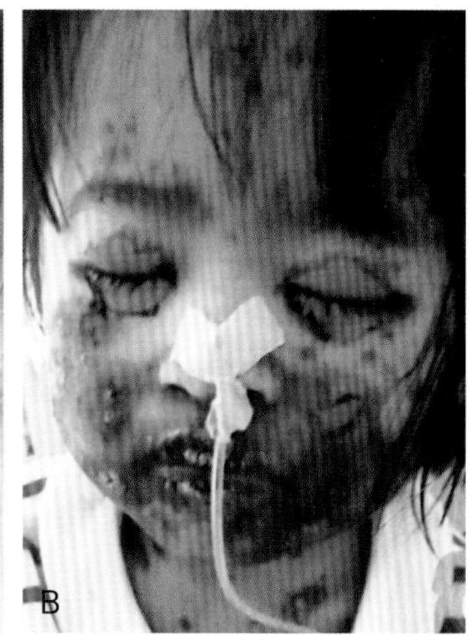

图 5-1　渗出性多形红斑

A. 靶形征：躯干部水肿性红斑，中央部位暗红色或紫红色，中带为淡红色水肿性隆起，外带为深红色，境界清楚。B. 口唇、结膜糜烂及血痂，面颈部红斑基础上可见大疱破裂，皮肤剥脱

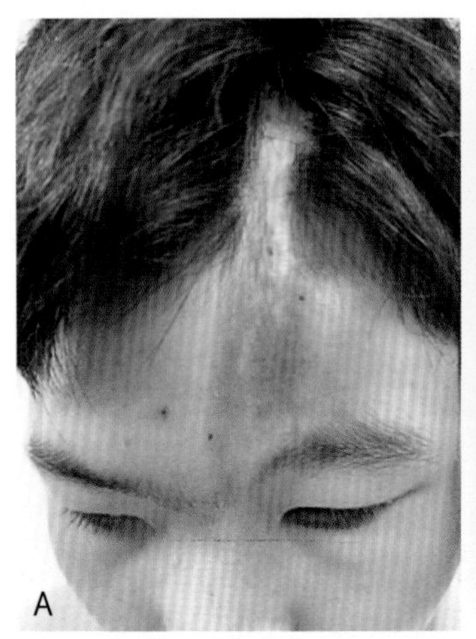

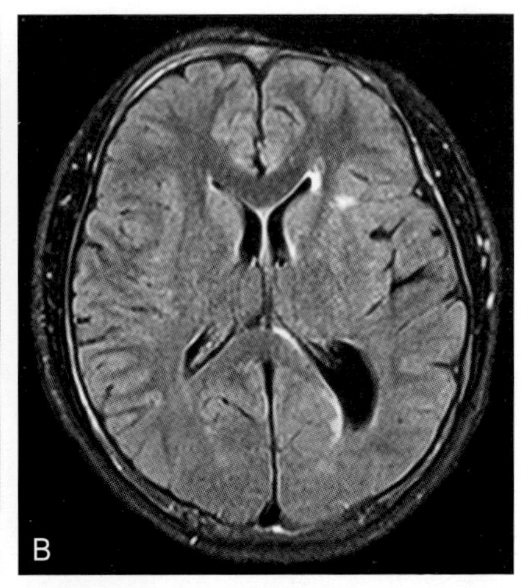

图 5-2　局灶性硬皮病的临床表现及影像学表现

A. 头面部线性硬斑病导致局部秃发，色素脱失及色素沉着；B. 头颅磁共振显示左侧额骨形态不规则伴头皮变薄，皮下脂肪层变薄、缺如，左侧大脑半球多发异常信号，左侧脑室扩张。

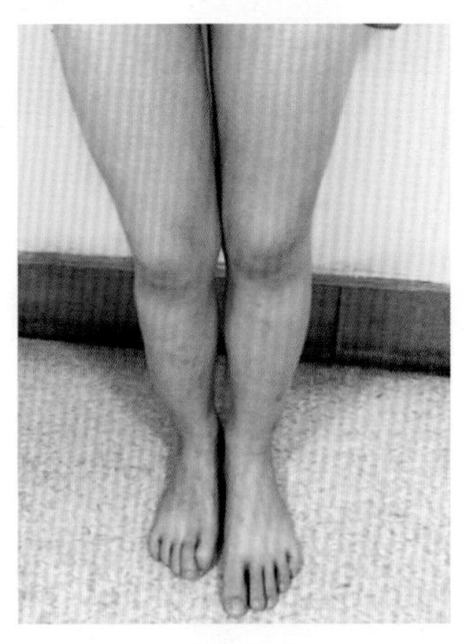

图 5-3　右脚线状硬皮病

皮肤变薄伴局部色素沉着，第一、二指肌腱缩短，右足畸形